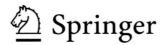
Springer

主　编
[美]约翰·B. 汉克斯（John B. Hanks）
[美]威廉·B. 伊纳内特三世（William B. Inabnet Ⅲ）

AME 学术盛宴系列图书 3B013

# 甲状腺外科领域的争议

主　译：田　文　张　浩　刘绍严

U0332134

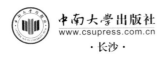
中南大学出版社
www.csupress.com.cn
·长沙·

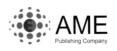
AME
Publishing Company

## 图书在版编目（CIP）数据

甲状腺外科领域的争议/（美）约翰·B. 汉克斯（John B. Hanks），（美）威廉·B. 伊纳内特三世（William B. Inabnet III）主编；田文，张浩，刘绍严主译. —长沙：中南大学出版社，2020.11

ISBN 978 - 7 - 5487 - 4173 - 2

Ⅰ.①甲… Ⅱ.①约… ②威… ③田… ④张… ⑤刘… Ⅲ.①甲状腺疾病—外科学—研究 Ⅳ.①R653

中国版本图书馆CIP数据核字(2020)第175867号

AME 学术盛宴系列图书 3B013

# 甲状腺外科领域的争议

JIAZHUANGXIAN WAIKELINGYU DE ZHENGYI

主编：[美]约翰·B. 汉克斯（John B. Hanks）
[美]威廉·B. 伊纳内特三世（William B. Inabnet III）
主译：田 文 张 浩 刘绍严

| | |
|---|---|
| □丛书策划 | 郑 杰 汪道远 |
| □项目编辑 | 陈海波 廖莉莉 |
| □责任编辑 | 谢新元 王仁芳 廖莉莉 |
| □责任校对 | 石曼婷 |
| □责任印制 | 易红卫 潘飘飘 |
| □版式设计 | 林子钰 汤月飞 |
| □出版发行 | 中南大学出版社 |

社址：长沙市麓山南路　　　　邮编：410083
发行科电话：0731-88876770　　　传真：0731-88710482

□策 划 方　AME Publishing Company
地址：香港沙田石门京瑞广场一期，16 楼 C
网址：www.amegroups.com

□印　装　天意有福科技股份有限公司

□开　本　710×1000　1/16　□印张 23.5　□字数 470 千字　□插页
□版　次　2020 年 11 月第 1 版　□2020 年 11 月第 1 次印刷
□书　号　ISBN 978 - 7 - 5487 - 4173 - 2
□定　价　168.00 元

# 主编

### 约翰·B. 汉克斯
医学博士，美国外科医师学会会员
美国弗吉尼亚州夏洛茨维尔市弗吉尼亚大学
卫生系统外科部普通外科
C 布鲁斯·莫顿教授、主任
（C Bruce Morton Professor and Chief Division of
General Surgery Department of Surgery
University of Virginia Health System Charlottesville, VA, USA）

### 威廉·B. 伊纳内特三世
医学博士，美国外科医师学会会员
西奈山贝丝以色列医院外科部主任
（Chairman Department of Surgery Mount Sinai Beth Israel），
美国纽约州纽约市西奈山伊坎医学院
尤金·W·弗莱德曼外科教授（Eugene W Friedman Professor of
Surgery Icahn School of Medicine at Mount Sinai New York, NY, USA）

# 主译风采

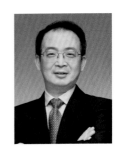

**主译：田文** 主任医师、教授、研究生导师

**解放军总医院第一医学中心普通外科医学部甲状腺与疝外科**

全国甲状腺外科、疝和腹壁外科专业学术带头人。中国医师协会外科医师分会甲状腺外科医师委员会主任委员、中国研究型医院学会甲状腺疾病专业委员会主任委员、中华医学会外科学分会疝与腹壁外科专业学组副组长、中国医师协会科学普及分会副会长。

担任Annals of Thyroid终身主编；《中华内分泌外科杂志》和《中华疝和腹壁外科杂志（电子版）》副主编；《中华外科杂志》《中华消化外科杂志》《中国实用外科杂志》《中国微创外科杂志》等核心期刊编委。

以第一作者或通讯作者发表论文50余篇，主编英文版《甲状腺外科》专著、主持Surgery of the Thyroid and Parathyroid Glands和Thyroid Surgery—Preventing and Managing Complications等译著、牵头组织编写并发表了12篇中国版甲状腺专家共识和临床指南，如《甲状腺及甲状旁腺手术中神经电生理监测临床指南》《分化型甲状腺癌颈侧区淋巴结清扫专家共识》《超声引导下甲状腺结节细针穿刺活检专家共识及操作指南》《甲状腺围手术期甲状旁腺功能保护指南》《机器人甲状腺及甲状旁腺术中神经电生理监测临床操作专家共识》等。编写及录制卫生部甲状腺系列教学录像《甲状腺手术系列》、编写电子书《实用甲状腺外科新技术—术中神经监测技术》。曾获北京市茅以升科学技术奖、军队医疗成果一等奖、军队医疗成果二等奖、军队科学技术进步三等奖。

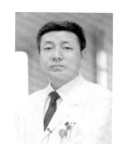

**主译：** *张浩* 主任医师，教授，博士生导师

## 中国医科大学附属第一医院甲状腺外科主任

辽宁省甲状腺外科学术带头人。现任中华医学会外科学分会甲状腺及代谢外科学组副组长、国家卫生健康委能力建设和继续教育外科学专家委员会甲状腺专业委员会副主任委员、中国研究型医院学会甲状腺疾病专业委员会副主任委员兼秘书长、中国医师协会外科医师分会甲状腺外科医师委员会副主任委员、中国研究型医院学会甲状旁腺及骨代谢疾病专业委员会副主任委员、中国医疗保健国际交流促进会临床实用技术分会副主任委员兼秘书长、中国医学装备协会外科医学装备分会甲状腺外科装备委员会副主任委员、辽宁省医学会外科学分会副主任委员兼甲状腺外科学组组长。

担任Annals of Thyroid、《中国实用外科杂志》和《中国普外基础与临床杂志》编委。执笔编写《甲状腺外科能量器械应用专家共识》和《甲状腺手术切口入路、缝合技术与缝合材料选择中国专家共识（2018版）》；作为编委参与6部指南及专家共识的制定。

承担国家自然科学基金及省部级科研课题14项。获实用新型专利1项。主译Thyroid Surgery—Preventing and Managing Complications，作为第一作者或通讯作者发表相关论文133篇，其中45篇被SCI所收录，发表在Hepatology、Clin Cancer Res、Oncogene、Cancer、Thyroid、Cell Death & Disease、European Journal of Endocrinology、Clinical Endocrinology、Endocrine等国际权威性杂志，总影响因子达129.05。

荣获2007年中华医学科技奖二等奖和辽宁省科学技术奖二等奖、2015年辽宁省科技进步奖二等奖和辽宁医学科技奖三等奖。荣获首届辽宁青年名医，辽宁省特聘教授，辽宁省"百千万人才工程"百人层次人选，辽宁"双千计划"百千万工程领军人才。全国医德标兵，辽宁省医德楷模，沈阳市白求恩杯先进个人。

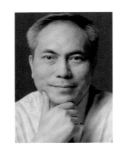

**主译：刘绍严** 主任医师，教授，博士生导师

国家癌症中心/中国医学科学院北京协和医学院肿瘤医院头颈外科主任

现任中华医学会耳鼻咽喉头颈外科学分会委员兼头颈外科学组副组长、中华医学会肿瘤学分会甲状腺专业委员会副主任委员、中华医学会外科学分会代谢与甲状腺学组委员、中国整形美容协会肿瘤整复分会会长、中国医疗保健国际交流促进会甲状腺疾病专业委员会主任委员、中国医师协会外科医师分会甲状腺外科医师委员会副秘书长、常委、中国癌症基金会头颈肿瘤学人才培养及科研基金副主任委员、中国医疗保健国际交流促进会常务理事、世界华人肿瘤医师协会副秘书长、北京市肿瘤协会理事。

作为主要编写人员编写2016年国家卫计委《甲状腺癌分级治疗指技术方案》、2018年国家卫健委《甲状腺癌诊疗规范》等国家级行业规范。执笔编写《分化型甲状腺癌颈侧区淋巴结清扫专家共识（2017版）》，作为编委参编行业指南或专家共识5部。参编参译多部专业教材及专著，如《肿瘤外科学》（中国协和医科大学出版社）、《局部晚期甲状腺癌的多科联合诊治》《内分泌外科学》《耳鼻咽喉头颈外科学》、*Surgical Oncology: Fundamentals, Evidence-based Approaches and New Technology*、*Surgery of Thyroid and Parathyroid Glands*、*Pearls and Pitfalls of Head and Neck Surgery*等。担任多本核心期刊编委，承担科研课题多项，在专业知名期刊如"*Otolaryngology-Head and Neck Surgery*"等发表论文多篇。

# Contributors

**Michael S. Benninger, M.D.**
Head and Neck Institute, The
Cleveland Clinic, Cleveland, OH, USA
Lerner College of Medicine, Case
Western Reserve University, Cleveland,
OH, USA

**William S. Duke, M.D.**
Department of Otolaryngology, Georgia
Regents University, Augusta, GA, USA

**Dawn M. Elfenbein, M.D., M.P.H.**
Department of Surgery, University of
Wisconsin, Madison, WI, USA

**Victoria M. Gershuni, M.D.**
Department of General Surgery,
Hospital of the University of
Pennsylvania, Philadelphia, PA, USA

**John B. Hanks, M.D., F.A.C.S.**
Division of General Surgery,
Department of Surgery, University of
Virginia Health System, Charlottesville,
VA, USA

**Yinin Hu, M.D.**
Division of General Surgery,
Department of Surgery, University of
Virginia Health System, Charlottesville,
VA, USA

**Judy Jin, M.D.**
Department of Surgery, Cleveland
Clinic Foundation, CaseWestern
Reserve University School of Medicine,
Cleveland, OH, USA

**Elena K. Korngold, M.D.**
Department of Radiology, Thyroid and
Parathyroid Center, Oregon Health and
Science University (OHSU), Portland,
OR, USA

**Aarti Mathur, M.D.**
Endocrine Surgery, Department of
Surgery, The Johns Hopkins University
School of Medicine, Baltimore,
MD, USA

**Daniel C. McFarland, D.O.**
Internal Medicine, Division of
Hematology and Oncology, Mount
Sinai Medical Center, New York,
NY, USA

**Christopher R. McHenry, M.D.,
F.A.C.S.**
Department of Surgery, MetroHealth
Medical Center, CaseWestern Reserve
University School of Medicine,
Cleveland, OH, USA

**Mira Milas, M.D., F.A.C.S.**
Department of Surgery, Thyroid and
Parathyroid Center, Knight Cancer
Institute, Oregon Health and Science
University (OHSU), Portland,
OR, USA

**Krzysztof Misiukiewicz, M.D.,
M.S.C.R.**
Hematology and Medical Oncology,
Mount Sinai Hospital, New York,
NY, USA

**Jeffrey F. Moley, M.D., F.A.C.S.**
Department of Surgery, Washington
University School of Medicine, St.
Louis, MO, USA

**Alireza Najafian, M.D.**
Endocrine Surgery, Department of
Surgery, The Johns Hopkins University
School of Medicine, Baltimore,
MD, USA

**Salem I. Noureldine, M.D.**
Division of Head and Neck
Endocrine Surgery, Department of
Otolaryngology—Head and Neck
Surgery, Johns Hopkins University
School of Medicine, Baltimore,
MD, USA

**John A. Olson Jr., M.D., F.A.C.S.**
Department of Surgery, University of
Maryland, College Park, MD, USA

**Mark D. Pace, M.B.B.S., F.R.A.C.P.**
Department of Endocrinology and
Diabetes, The Alfred, Melbourne,
VIC, Australia

**Kepal N. Patel, M.D., F.A.C.S.**
Division of Endocrine Surgery,
Department of Surgery, Thyroid
Cancer Interdisciplinary Program, NYU
Langone Medical Center, New York,
NY, USA

**Joseph Scharpf, M.D.**
Head and Neck Institute, The
Cleveland Clinic, Cleveland, OH, USA
Lerner College of Medicine, Case
Western Reserve University, Cleveland,
OH, USA

**Maisie Shindo, M.D.**
Department of Otolaryngology, Thyroid
and Parathyroid Center, Knight Cancer
Institute, Oregon Health and Science
University (OHSU), Portland,
OR, USA

**Allan Siperstein, M.D., F.A.C.S.**
Endocrine Surgery Department,
Cleveland Clinic, Cleveland, OH, USA

**Rebecca S. Sippel, M.D., F.A.C.S.**
Section of Endocrine Surgery,
Department of Surgery, University of
Wisconsin, Madison, WI, USA

**Philip W. Smith, M.D., F.A.C.S.**
Division of General Surgery,
Department of Surgery, University of
Virginia Health System, Charlottesville,
VA, USA

**Samuel K. Snyder, M.D., F.A.C.S.**
Department of Surgery, Baylor Scott &
White Health, Temple, TX, USA

**Julie Ann Sosa, M.D., M.A., F.A.C.S.**
Endocrine Neoplasia Diseases
Group, Duke Cancer Institute, Duke
University, Durham, NC, USA
Duke Clinical Research Institute,
Department of Surgery, Duke
University, Durham, NC, USA

**David J. Terris, M.D., F.A.C.S.**
Department of Otolaryngology, Georgia
Regents University, Augusta, GA, USA

**Ralph P. Tufano, M.D., M.B.A.,
F.A.C.S.**
Division of Head and Neck
Endocrine Surgery, Department of
Otolaryngology—Head and Neck
Surgery, Johns Hopkins University
School of Medicine, Baltimore,
MD, USA

**R. Michael Tuttle, M.D.**
Endocrinology Service, Department of
Medicine, Memorial Sloan Kettering
Cancer Center, New York, NY, USA

**Brian R. Untch, M.D.**
Department of Surgery, Gastric and
Mixed Tumor Service, Memorial Sloan
Kettering Cancer Center, New York,
NY, USA
Department of Surgery, Head and Neck
Service, Memorial Sloan Kettering
Cancer Center, New York, NY, USA

**Indu Varier, M.D.**
Department of Otolaryngology—Head
and Neck Surgery, Baylor College of
Medicine, Houston, TX, USA

**Tracy S. Wang, M.D., M.P.H.,
F.A.C.S.**
Department of Surgery, Medical
College of Wisconsin, Milwaukee,
WI, USA

**James X. Wu, M.D.**
Section of Endocrine Surgery, General
Surgery Resident, UCLA David Geffen
School of Medicine, Los Angeles,
CA, USA

**Michael W. Yeh, M.D., F.A.C.S.**
Department of Surgery, UCLA David
Geffen School of Medicine, Los
Angeles, CA, USA

**Jennifer Yu, M.D.**
Department of Surgery, Barnes-Jewish
Hospital, St. Louis, MO, USA

**Martha A. Zeiger, M.D., F.A.C.S.**
Endocrine Surgery, Department of
Surgery, The Johns Hopkins University
School of Medicine, Baltimore,
MD, USA

**编审委员会**（以姓氏拼音首字母为序）：

程若川　关海霞　郭朱明　贺青卿　黄 韬　嵇庆海　姜可伟　凌 瑞
刘绍严　卢秀波　孙 辉　田 文　王 平　王 宇　邬一军　吴国洋
徐震纲　詹维伟　张 浩　朱精强　庄佩耘

**述评作者**（以姓氏拼音首字母为序）：

**陈林**
复旦大学附属华东医院

**程若川**
昆明医科大学第一附属医院

**刁畅**
昆明医科大学第一附属医院

**樊玉霞**
郑州大学第一附属医院

**顾玲**
湖北省仙桃市第一人民医院

**关海霞**
广东省人民医院

**郭朱明**
中山大学肿瘤防治中心

**贺青卿**
中国人民解放军联勤保障部队
第九六〇医院

**黄辉**
国家癌症中心 / 中国医学科学院
北京协和医学院肿瘤医院

**黄韬**
华中科技大学同济医学院附属协和医院

**嵇庆海**
复旦大学附属肿瘤医院

**姜可伟**
北京大学人民医院

**李小磊**
中国人民解放军联勤保障部队
第九六〇医院

**林福生**
厦门大学附属中山医院

**凌瑞**
空军军医大学西京医院

**刘绍严**
国家癌症中心 / 中国医学科学院
北京协和医学院肿瘤医院

卢秀波
郑州大学第一附属医院

渠宁
复旦大学附属肿瘤医院

孙辉
吉林大学中日联谊医院

孙威
中国医科大学附属第一医院

田文
解放军总医院第一医学中心

王平
浙江大学附属第二医院

王宇
复旦大学附属肿瘤医院

王哲
空军军医大学西京医院

邬一军
浙江大学附属第一医院

吴国洋
厦门大学附属中山医院

徐震纲
国家癌症中心 / 中国医学科学院
北京协和医学院肿瘤医院

詹维伟
上海交通大学医学院附属瑞金医院

张浩
中国医科大学附属第一医院

赵群仔
浙江大学附属第二医院

赵诣深
吉林大学中日联谊医院

朱见
中国人民解放军联勤保障部队
第九六〇医院

朱精强
四川大学华西医院

朱一鸣
国家癌症中心 / 中国医学科学院
北京协和医学院肿瘤医院

庄佩耘
厦门大学医学院嗓音研究所

**译者**（以姓氏拼音首字母为序）：

陈刚
福建省立医院

陈万志
南昌大学第二附属医院

范博
大连医科大学附属第二医院

韩春
中国科学院大学附属肿瘤医院
（浙江省肿瘤医院）

李波
兰州大学第一医院

李永平
复旦大学附属浦东医院

刘安阳
清华大学附属北京清华长庚医院

刘晓莉
吉林大学中日联谊医院

刘序
解放军南部战区总医院

孙劲文
应急总医院

王波
福建医科大学附属协和医院

王素
山东省青岛市城阳人民医院

魏伟军
上海交通大学医学院附属仁济医院

徐波
广州市第一人民医院

杨华
暨南大学附属第一医院／香港大学李嘉诚医学院

余坤
郑州大学第一附属医院

郑守华
郑州大学第一附属医院

朱成佩
天津市第三中心医院

**审校者**（以姓氏拼音首字母为序）：

程若川
昆明医科大学第一附属医院

刁畅
昆明医科大学第一附属医院

樊玉霞
郑州大学第一附属医院

关海霞
广东省人民医院

郭朱明
中山大学肿瘤防治中心

贺青卿
中国人民解放军联勤保障部队
第九六〇医院

黄辉
国家癌症中心 / 中国医学科学院北京协
和医学院肿瘤医院

黄韬
华中科技大学同济医学院附属协和医院

李超
四川省肿瘤医院

林福生
厦门大学附属中山医院

凌瑞
空军军医大学西京医院

刘绍严
国家癌症中心 / 中国医学科学院
北京协和医学院肿瘤医院

卢秀波
郑州大学第一附属医院

苏安平
四川大学华西医院

孙辉
吉林大学中日联谊医院

田文
解放军总医院第一医学中心

王平
浙江大学附属第二医院

王宇
复旦大学附属肿瘤医院

王哲
空军军医大学西京医院

邬一军
浙江大学附属第一医院

吴国洋
厦门大学附属中山医院

徐震纲
国家癌症中心 / 中国医学科学院北京协
和医学院肿瘤医院

**詹维伟**
上海交通大学医学院附属瑞金医院

**张浩**
中国医科大学附属第一医院

**赵群仔**
浙江大学附属第二医院

**赵诣深**
吉林大学中日联谊医院

**赵文新**
福建医科大学附属协和医院

**朱精强**
四川大学华西医院

**朱一鸣**
国家癌症中心 / 中国医学科学院
北京协和医学院肿瘤医院

**庄佩耘**
厦门大学医学院嗓音研究所

# AME 学术盛宴系列图书序言

这个系列图书具有几大特色：其一，这个系列图书来自Springer，Elsevier，Wolters Kluwer，OUP，CUP，JBL，TFG等各大出版社，既有一些"经典图书"，也有一些实用性较强的"流行图书"，覆盖面甚广；其二，这个系列图书的翻译工作，都是基于"AME认领系统"，我们花费近1年时间，开发了这套"认领系统"，类似出版界的"Uber/滴滴"，成功地对接了图书编辑、译者和审校者之间的需求。一般情况下，我们发布一本书的目录等信息之后，48小时内该书的翻译任务就会被AME注册会员一抢而空——在线完成译者招募和审校等工作，参与翻译和校对工作的人员来自国内众多单位，可谓"智力众筹"；其三，整个翻译、审校、编辑和出版过程，坚持"品书"与"评书"相结合，在翻译的同时，我们邀请国内外专家对图书进行"点评"，撰写"Book Review"，一方面刊登在我们旗下的杂志上，另一方面将其翻译成中文，纳入本书中文版，试图从多个角度去解读某本图书，给读者以启迪。所以，将这个系列图书取名为"学术盛宴"，应该不足为过。

虽然鲍鱼、鱼翅等营养价值较高，但是并非适合所有人，犹如餐宴一样，享受学术之宴也很有一番讲究。

与大家分享一个真实的故事。有一天，南京一家知名上市公司的总裁盛情邀请我参加一个晚宴。

席间，他问了我一个问题："国外的医术是不是比中国先进？瑞士的干细胞疗法是不是很神奇？"

因为我没有接受过瑞士的干细胞治疗，所以，对此没有话语权，我个人对这个疗法的认识仅限于"一纸"——只是有几次在航空杂志上看到过相关的"一纸"广告。

正当我准备回答他的时候，他进一步解释："上个月，我的一位好朋友就坐在你今天这个座位，他已超过50岁，但是，看起来很年轻，因为他去瑞士接受过干细胞治疗……"

"您的这位朋友，他的心态是不是很平和？他的家庭是不是很幸福？他的爱情是不是很美满？"我反问了几个问题。

他毫不犹豫地回答："是的。"

"他的外表看起来很年轻，可能是由于接受干细胞治疗这个因素导致的，更可能是干细胞治疗、家庭、爱情、事业等多个因素共同作用所造成的。"听完我的回答，这位优秀的总裁先生好像有所感悟，沉默了片刻。

虽然这个系列图书，从筛选图书，到翻译和校对，再到出版，所有环节层层把关，但是，我们仍无法保证其内容一定就适合您。希望您在阅读这个系列图书的过程中，能够时刻保持清醒的头脑、敏捷的思维和独立的思考，去其糟粕，取其精华，通过不断学习消化和吸收合适的营养，从而提高和超越自我的知识结构。

开卷有益，思考无价，是为序。

**汪道远**
AME出版社社长

# 序言

任时光飞逝，岁月变迁，某些事物依旧如初。

Jean Baptiste Alphonse Karr 1849

我们都还记得自己作为低年资医生时，第一次参加甲状腺手术时的情景：1973年，当时一年级住院医生的Hanks医生在杜克大学医院普外科与Sam Wells医生一起手术；1990年，当时四年级医学生的Inabnet医生在新英格兰女执事医院外科轮转时参与Blake Cady先生的诊疗工作。时光飞逝，我们很荣幸能师从我们时代中最杰出的医生。同时我们见证了内分泌外科在普外科住院医师培训中与日俱增的重要性与相关性。

古老的法国谚语曾说过"万变不离其宗"，这句话也适用于甲状腺手术。手术成功的必备条件是丰富的解剖学、生理学、术后护理和术中决策判断的知识以及娴熟的手术技术。所有这些手术成功的先决条件在过去的几十年里都没有改变过。然而新技术、基于循证医学的临床决策、对手术质量和预后的探索这些新理念，不仅逐渐开始影响甲状腺外科，甚至影响着整个医学的发展。

因此，当我们决定编辑出版《甲状腺外科领域的争议》这本书时，我们意识到当今许多令人感兴趣的话题已经对我们过去掌握的手术技术产生了影响，例如电生理监测、机器人手术、微创方法、术前影像学检查，尤其是超声。此外，临床质量管理和病源数量等因素也会影响转诊模式及手术实践。

本书中，我们选择的每位作者皆为该领域的，在国内外内分泌外科领域界作出过杰出贡献的著名专家。每位受邀的甲状腺手术领域专家将分别介绍改变甲状腺手术临床实践模式的新变化。很高兴看到专家们的热情响应和精心准备的工作。我们邀请各位作者参与到 "争议"话题的讨论中来。特别是所涉及领域的重要性、相关性或成本效益比如何？例如，机器人手术目前主要应用于普通外科和胸外科手术中，那么它是否适用于于甲状腺手术中？

我们希望读者能享受专家们的观点和理念。编辑整理这些观点带给我们极大的乐趣。

我们诚挚地感谢斯普林格出版社的Tracy Marton编辑，她负责本书出版过程中的准备和沟通工作。作为一名细心周到、富有耐心的合作者，我们由衷地感谢她。

Charlottesville, VA, USA                         John B. Hanks, M.D., F.A.C.S.
New York, NY, USA                    William B. Inabnet III, M.D., F.A.C.S.

译者：范博，大连医科大学附属第二医院
审校：邬一军，浙江大学附属第一医院

# 致谢

此书献给Dorothy T Hanks（1916—2002）。她曾在1959—1987年间担任隶属于美国国家卫生研究院的国家医学图书馆的图书管理员。1965年，她告诉正在读高中的我"计算机是医学的未来之路"，那时她正在参与Medline数据库的早期录入工作。

母亲的直觉总是正确的。

此书同时献给信任我们的患者。我们必须掌握最新的知识和技能，并致力于为他们提供最佳的医疗服务。

John B. Hanks


我将这本书献给我的妻子和孩子：Kathleen、Frances和William。我由衷地感谢他们对我无私地支持和爱护。

William B. Inabnet III

# 前言

　　近年来，甲状腺疾病特别是甲状腺恶性肿瘤在世界范围内呈高发趋势，对人民生命健康与幸福生活造成了极大的威胁。目前有很多医院都开展甲状腺疾病诊治工作，但不同医院、不同医生对同一疾病的诊治仍有较大差异，推广甲状腺疾病的规范化诊疗依然任重道远。*Controversies in Thyroid Surgery*一书集中了众多国外甲状腺领域专家的观点，但由于社会发展水平不一，医疗制度和传统文化的差异，有些观点并不适应我们的临床实践。因此，在中文版《甲状腺外科领域的争议》中增加了当今国内该领域著名专家的最新观点，以便读者在参考时能更好地对照学习。

　　随着生物医学向"生物—心理—社会"的综合健康医学模式的逐渐转变，以及循证医学证据的更新，本书中的一些观点很有可能会在将来被补充、修改甚至推翻。但我们相信，只有加强交流，特别是国际间交流，才能使我国甲状腺事业取得源源不断的进步。这也是我将本书介绍给各位读者的初衷。

田文

解放军总医院第一医学中心普通外科医学部甲状腺与疝外科

# 目　录

## 第一部分　总论

### 第一章　甲状腺结节管理
甲状腺结节管理中的争议 ················· 2
中国专家述评：甲状腺结节管理中的争议 ················· 14

### 第二章　甲状腺超声
超声在甲状腺疾病诊治中的应用 ················· 23
中国专家述评：中国与美国甲状腺超声的差异 ················· 40

### 第三章　甲状腺手术与嗓音评估
甲状腺手术前后的嗓音评估 ················· 49
中国专家述评：甲状腺手术前后的嗓音评估 ················· 58

### 第四章　术中喉神经监测
甲状腺术中喉神经监测 ················· 63
中国专家述评：甲状腺术中喉神经监测 ················· 81

### 第五章　甲状腺外科医生
甲状腺手术应该谁来做？ ················· 85
中国专家述评：中国的甲状腺外科医师培养之路 ················· 97

### 第六章　甲状腺日间手术
甲状腺日间手术：这是未来的方向吗？ ················· 99
中国专家述评：国内甲状腺日间手术所面临的挑战 ················· 113

### 第七章　机器人甲状腺切除术
机器人甲状腺切除术：占有一席之地吗？ ················· 118
中国专家述评：机器人甲状腺手术的发展现状和思考 ················· 131

## 第八章　Graves病

Graves病，外科手术的地位和时机是什么？ ················· 138

中国专家述评：Graves病，外科手术的地位和时机 ············· 160

## 第九章　甲状腺手术与声带麻痹

声带麻痹与甲状腺手术 ·································· 170

中国专家述评：声带麻痹的管理 ··························· 188

# 第二部分　甲状腺癌

## 第十章　甲状腺微小乳头状癌

甲状腺微小乳头状癌的最佳治疗 ····················· 192

中国专家述评：甲状腺微小乳头状癌的治疗，诸多争议源于未知问题众多

····································································· 209

## 第十一章　分子表达谱与甲状腺结节

分子表达谱和不确定性甲状腺结节 ··················· 213

中国专家述评：甲状腺结节的分子标志物检测 ··········· 230

## 第十二章　甲状腺髓样癌的外科处理

甲状腺髓样癌外科处理的争议 ······················· 234

中国专家述评：甲状腺髓样癌国内诊治现状及热点问题思考 ··········· 249

## 第十三章　中央区淋巴结清扫

分化型甲状腺癌的中央区淋巴结清扫 ················· 257

中国专家述评：分化型甲状腺癌中央区淋巴结清扫 ········· 265

## 第十四章　危险度分层与分化型甲状腺癌治疗

危险度分层在分化型甲状腺癌治疗中的意义 ············· 268

中国专家述评：危险度分层在分化型甲状腺癌治疗中的作用 ········· 280

**第十五章　术前影像评估和分期**

　　甲状腺癌术前影像评估和分期 ···················· 282

　　中国专家述评：甲状腺癌术前影像评估和分期 ········· 294

**第十六章　罕见甲状腺肿瘤**

　　甲状腺未分化癌及其他罕见甲状腺肿瘤 ··············· 298

　　中国专家述评：甲状腺未分化癌及罕见甲状腺肿瘤 ······· 307

**第十七章　甲状腺恶性肿瘤靶向治疗或非手术治疗**

　　甲状腺恶性肿瘤靶向治疗或非手术治疗的作用，手术治疗正在被取代吗？
·················· 314

　　中国专家述评：原文导读及国内靶向药物应用研究体会 ········· 347

第一部分

总论

# 第一章　甲状腺结节管理

## 甲状腺结节管理中的争议

Judy Jin[1], Christopher R. McHenry[2]

[1]Department of Surgery, Cleveland Clinic Foundation, CaseWestern Reserve University School of Medicine; [2]Department of Surgery, MetroHealth Medical Center, CaseWestern Reserve University School of Medicine

## 一、前言

　　对于非毒性甲状腺结节的评估和治疗已基本达成共识。然而，对于细针穿刺活检（fine needle aspiration biopsy，FNAB）结果为特殊类型的甲状腺结节患者，在其评估和治疗细节上，仍然存在不同领域的争议。其中一些争议包括：通过FNAB甲状腺结节命名为非典型/滤泡性病变（AFLUS）患者的适当评估和治疗、FNAB可疑甲状腺乳头状癌患者的术中处理及手术切除范围以及具备手术指征的甲状腺良性结节的手术切除范围。本章节将重点围绕争议领域，回顾总结非毒性甲状腺结节的评估与治疗。

## 二、流行病学

　　甲状腺结节很常见，文献报道甲状腺结节的患病率因调查人群与检查方法的不同而有所不同。在甲状腺结节主要靠体格检查诊断的时代，Framingham研究报道了甲状腺结节的患病率为4.2%，其中女性为6.4%、男性为1.5%[1]。然而在尸检和颈部超声检查中，甲状腺结节的患病率可高达67%[1-3]。甲状腺结节好发于女性，随着年龄增长，发病率随之增加。值得庆幸的是，90%的结节是良性的。

　　近年来，因超声（US）、计算机断层扫描（CT）、磁共振成像（MRI）、正电子发射断层扫描（PET）检查而偶然发现的甲状腺结节逐渐增多，而需要开这些检查的疾病种类大多与甲状腺疾病并不相关。影像学检查意外发现的甲状腺结节的发生率为20%~30%[4]。由氟脱氧葡萄糖正电子断层扫描（FDG-PET）意外发现的伴有局部FDG摄取的甲状腺结节最受关注，因为其恶性风险高达35%[5]。

## 三、评估

一般来说，对于直径> 1 cm的甲状腺结节应进行进一步检查。直径<1 cm的甲状腺结节存在以下情况之一时应进行评估：有头颈部放射线暴露史、一级亲属中有甲状腺癌病史、不正常的超声特征。通过[18]F-FDG-PET检查发现的甲状腺结节，即使直径<1 cm，也应进行评估，因为这些结节中有大约1/3是恶性的。

对甲状腺结节患者的评估包括病史、体格检查、血清促甲状腺素（TSH）水平，颈部超声与FNAB检查。辅助FNAB所获取的标本可用于分子检测，尤其是对FNAB检查结果不确定的患者。近年来，通过检测DNA的突变可诊断甲状腺癌，同时也可以通过良性结节mRNA表达谱排除恶性结节[6-7]。

对甲状腺良性结节的评估首先要录入完整的病史和进行全身体格检查。要询问患者有无以下症状：甲状腺功能亢进和甲状腺功能减低的表现、吞咽困难、平躺时呼吸困难、憋气、声音嘶哑或声音改变、颈部疼痛、阻塞性睡眠呼吸暂停、结节快速地增长。随着通过影像学偶然发现的甲状腺结节数量越来越多，患者初诊时可无任何体征与症状。

除此之外，要询问患者有无头颈部放射线暴露史，甲状腺癌家族史，其他家族性综合征或者内分泌病史。有头颈部放射线暴露史的甲状腺结节患者，大约有40%的癌症发生率，而且癌灶可能会在主要结节外被发现[8]。家族性非髓样甲状腺癌，定义为在一级亲属中存在2个或更多的发生分化型甲状腺癌，约占全部甲状腺癌的5%。甲状腺癌还会出现在其他家族性综合征中，包括多发性内分泌异型增生综合征MENIIA型和MENIIB型、家族性腺瘤性息肉病、加德纳（Gardner's）综合征、卡尼（Carney's）病、维尔纳（Werner's）综合征。

体格检查主要应包括结节的大小、形状，是否存在甲状腺炎引起的颈部触痛和是否存在其他甲状腺结节。还应该评估是否存在胸骨后甲状腺肿以及是否存在气管偏移，颈部其他区域也应该评估是否存在颈部和锁骨上淋巴结肿大。要对有声音嘶哑或者声音改变的患者行喉镜检查。固定性质硬的结节、声带麻痹和淋巴结肿大均提示甲状腺癌。

对所有患者均要筛查性测定血清TSH水平。绝大多数甲状腺结节患者的甲状腺功能是正常的，不需要进一步检查甲状腺功能。对于TSH降低的甲状腺结节患者，要测定其游离T4和游离T3，对于[123]I扫描发现低功能的甲状腺结节还要行FNAB。对于高功能甲状腺结节，甲状腺癌的发生率<1%，可以用抗甲状腺药物、放射性碘治疗或行腺叶切除。

　　超声是评估甲状腺最好的影像学检查方式。所有因体格检查或其他影像学检查发现的甲状腺结节，都应进一步行颈部超声检查。颈部超声包括对甲状腺腺体、中央区及颈侧区的不正常肿大淋巴结的检查。超声还可以对患有与分化型甲状腺癌风险有关的家族性综合征群体进行监测。一旦发现甲状腺结节，应进一步评估以下与甲状腺癌风险相关的特异性超声特征，包括低回声、边界不清楚、纵横比>1、形状不规则、晕征缺乏、结节内部血流丰富、微小钙化[9-14]（图1.1）。进行性增大的甲状腺结节与甲状腺癌并无绝对关系[15]。在评估甲状腺结节时，当患者颈部过度后仰时仍无法看到甲状腺下极，应考虑行颈部及胸部CT检查，这种情况下患者存在胸骨后甲状腺肿的可能性很高。

　　超声检查下异常的颈部淋巴结通常看上去更圆，且缺乏代表血管蒂的条带状高回声结构。出现囊性变与微钙化也提示异常的淋巴结。图1.2是一名家

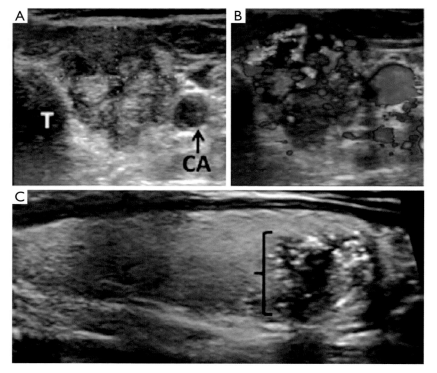

**图1.1　高度怀疑甲状腺癌的超声特征**

（A）边界不规则的低回声结节，高大于宽；（B）结节内部血流丰富；（C）微钙化。T：气管；CA：颈总动脉。

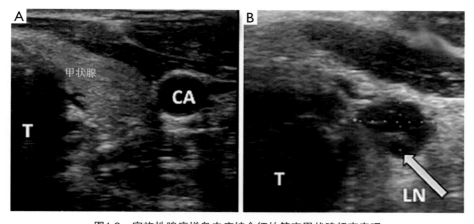

**图1.2　家族性腺瘤样息肉病综合征的筛查甲状腺超声表现**

（A）无结节的正常甲状腺腺叶；（B）中央区的圆形淋巴结伴钙化。T：气管；CA：颈总动脉；LN：淋巴结。

族性腺瘤样息肉病患者的筛查性超声，提示正常的甲状腺腺体与具有圆形轮廓和微钙化的异常中央区淋巴结。对此淋巴结进行FNAB，提示甲状腺乳头状癌转移淋巴结。图1.3超声所示一名患者发现甲状腺左叶直径为3.2 cm孤立结节和对侧颈部Ⅲ区直径2 cm的异常淋巴结，FNAB证实为乳头状癌淋巴结转移。这些病例说明，对患有甲状腺结节性疾病的患者要常规检查中央区及颈侧区淋巴结。

《美国甲状腺协会指南》（*The American Thyroid Association Guidelines*，简称ATA指南）[16]是一部关于甲状腺结节及甲状腺癌患者的指南，其中指出：对直径>1 cm的甲状腺结节应行FNAB，除非结节为纯囊性（<2%）；对于直径<1 cm的具有异常超声表现的结节，若具有以下特征也推荐行FNAB：PET阳

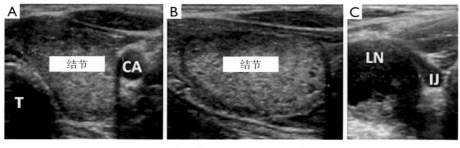

**图1.3　27岁患者，左侧腺叶孤立的毒性结节**

（A）和对侧Ⅲ区部分囊性淋巴结；（B）穿刺活检证实乳头状癌转移。T：气管；CA：颈总动脉；IJ：颈内静脉；LN：淋巴结。

性发现、甲状腺乳头状癌家族史、既往患甲状腺癌或有放射线暴露史。手触指引下FNAB是甲状腺结节活检的标准方法，然而对于无法触及的结节、触摸下FNAB无法诊断的结节以及囊性占主要成分、需要保证活检到实性部分的结节，仍需要在B超引导下行FNAB。因目前超声越来越普及，也有些人推荐所有结节均应常规在B超引导下行FNAB[17]。超声的优点是可以对混合型、囊实性结节的可疑实性部分在B超引导直视下活检（图1.4）。

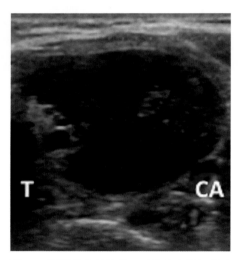

图1.4　囊性为主的结节，对其中实性部分活检是有必要的

T：气管；CA：颈总动脉。

## 四、治疗

2007年，美国国家癌症协会（NCI）举办了细针穿刺活检科学会议，在这次会议中，制定了甲状腺细胞病理学报告（BSRTC）的Bethesda系统[18]。BSRTC效仿了宫颈细胞学的Bethesda系统，共分为6个细胞学类型，每个类型对应不同的估算出的恶性风险以及推荐的治疗方案。该系统的制定是为了对甲状腺结节进行统一的治疗，目标是建立一个灵活的框架以适应特定细胞病理学实验室和患者的需要。然而这一系统也有另外一些意想不到的结果，导致对同一个概念的诠释与治疗存在不同的观点。接下来的部分我们将介绍每一个细胞学类型以及它们相应的临床意义、治疗选择以及存在的一些争议。

## （一）Bethesda I

第一个细胞学类型是"无法诊断型"。当甲状腺FNAB的取材量无法满足诊断的最低标准，则定义为"无法诊断型"。为了使取材的标本能够满足细胞学诊断需要，穿刺时，至少抽吸2次，得到至少6组，每组至少10个以上保存完好的滤泡细胞。FNAB结果为"无法诊断型"的患者，需要再次穿刺，50%~88%的病例可以获得足够的样本。ATA指南推荐对于血清TSH低于正常水平的患者，可以做[123]I扫描来区分结节是恶性可能较高的低功能结节还是恶性可能极低、不需要手术治疗的高功能结节。

对于纯囊性结节行穿刺，活检标本很可能是"无法诊断型"；通常这类结节穿刺的标本只获取了一些含血铁黄素的巨噬细胞和细胞碎片，可能还含有一些胶质成分。结合超声检查和临床体检，纯囊性结节穿刺结果为"无法诊断型"的，可以被认为是良性，只需要临床随访（图1.4）。值得注意的是，对"无法诊断型"的混合性结节，必须对其实性部分再次行穿刺活检。

对反复行FNAB均为"无法诊断型"的甲状腺结节我们推荐行手术治疗，因为这部分结节的恶性风险大约是8%[19]。手术治疗包括腺叶切除、峡部切除和冰冻病理切片检查（FSE）；如果冰冻结果结节是恶性的，则推荐进一步行甲状腺全切术。

## （二）Bethesda II

第二个细胞学类型是"良性"。大约占所有FNAB的60%。假阴性率大约是2%~3%[20]。这部分患者的临床随访包括病史、体格检查、血清TSH与超声检查。对于体积变大的甲状腺结节，可以再次行FNAB，以排除罕见的第一次穿刺为假阴性的情况。如果有以下情况，也可以行甲状腺切除术：结节产生压迫症状，有气管、食管及主要血管压迫的影像学证据，存在胸骨后甲状腺肿，伴随甲状腺功能亢进以及患者有美观方面的需求。

甲状腺良性结节的手术范围是有争议的。传统上，良性甲状腺结节性疾病的标准手术方式是甲状腺次全切除术。这种决策的理由是可以降低喉返神经损伤和术后甲状旁腺功能低下的风险，以及能留下足够的甲状腺组织以确保术后正常的甲状腺功能。但是经过平均9~10年的随访，发现复发率为5%~43%[21-24]。由于选择次全切除术所造成的高复发率，有部分专家推荐对良性甲状腺结节行甲状腺全切术[25]。这些数据大部分来源于甲状腺超声检查尚未常规应用于甲状腺结节性疾病的评估与治疗的年代。目前，超声检查不仅可以评估主要结节，还可以显示其余甲状腺组织的精细解剖结构。我们的做法是，如果术前超声及术中触摸探查均未发现对侧腺叶有结节，则行患侧腺叶加峡部甲状腺组织切除，这种做法的复发率为2%，且有73%的患者术后有正常的甲状腺功能[26]。当对侧结节≥1 cm，推荐行甲状腺全切术，尤其是年轻患者，因为这部分患者复发率较高。

## （三）Bethesda Ⅲ

第三种类型是意义未明的非典型/滤泡状病变（AFLUS）。这是为那些因具有非一致性的细胞学特点，如不同程度的不典型细胞核、细胞结构，而无法确诊为良性或恶性的一类穿刺结果而定义的新类型。AFLUS理论上占所有FNAB病例的比例<7%，但有些报道为3%~47%[27-31]。美国NCI国家科学会议报道中，AFLUS恶性的比例为5%~15%，但是，在将AFLUS的概念引入临床实践后，报道中恶性的比例为6%~48%[31-32]。报道中AFLUS发病率的差异，一种情况是由于"低估"了曾经分类为滤泡状/Hurthle细胞瘤或者可疑甲状腺乳头状癌的样本；另一种情况是"高估"了曾经分类中为良性的样本。当为患者制定治疗方案时，了解出具其病理报告的检测机构是非常重要的，检测机构的经验越丰富，AFLUS的诊断率会降低。

目前FNAB结果为AFLUS的患者推荐3~6个月后再次行FNAB。然而，更早地再次行FNAB未发现会影响细胞学结果[33]。通常应至少间隔4周再行第二次FNAB，因为这可以避免所得到的不典型细胞是第一次FNAB的炎性反应形成的，2/3的患者可以在第二次FNAB中得到确诊[34-35]。由于AFLUS存在异质性，一些临床医生提出把这个类型进一步分层，以进一步为临床治疗提供指导。标本含有适量或者大量的稀疏胶质、存在核异形但没有核包涵体的标本多为良性[30]。另一方面，样本中含微小滤泡[35]，无论是否存在细胞异形，恶性率为20%~30%[36]。当核异形非常明显（核仁明显，大的、不规则的异形核仁伴有不规则的染色质，一定量的包涵体和核沟），恶性的可能性高达50%。因为这个亚型恶性风险较高，许多检测中心都默契地将这个亚型单独列为一个独立的细胞学分类[32,37]。这些被标注为"非典型性上皮细胞，不能排除乳头状癌"的标本，恶性风险为40%~50%[38]。

尽管推荐首次穿刺结果为AFLUS的患者再次行FNAB，多达65%的患者没有做第二次穿刺便直接接受了手术[28,35]。有一项研究报道，对于AFLUS患者，当存在核包涵体和核沟时，恶性风险较大，此时建议放弃再次行FNAB而直接行甲状腺切除术[30]。这部分选择手术而非再次穿刺的患者组，无法避免的存在选择偏倚：当FNAB结果为AFLUS时，除了Bethesda系统的考量外，其他因素如临床、细胞学、分子学特征均需纳入考量范围，包括：头颈部放射线暴露史、甲状腺癌家族史、高度怀疑为癌症的超声和临床特征，除结节外同时伴随的其他甲状腺疾病以及原癌基因及基因表达检测结果。局限于一侧叶的病变，建议行腺叶、峡部切除与术中冰冻病理切片检查。冰冻病理切片检查对甲状腺乳头状癌有很高的诊断价值，尤其对于AFLUS患者群体，具有很高的特异性和阳性预测价值。因此当冰冻病理切片诊断为恶性病变时，推荐行甲状腺全切除术。

**（四）Bethesda IV**

第四种细胞学类型是可疑滤泡状肿瘤或者滤泡状肿瘤（SFN/FN），包括滤泡状和Hurthle细胞肿瘤。这个类型的特征是穿刺样本中存在占绝对多数的滤泡细胞和Hurthle细胞（>75%的细胞总数），这些细胞排列为板状、小滤泡状或小梁状且无或仅有少量胶质。核不典型/多形性与核分裂并不常见。在BSRTC推广之前，在FNAB结果中滤泡状和Hurthle细胞肿瘤占20%。Chen等[34]展示了在BSRTC推广之后，在FNAB中滤泡状和Hurthle细胞肿瘤的比例显著下降。这是由于一部分标本现在已被归为AFLUS，其恶性风险为20%~30%。穿刺结果为滤泡状肿瘤患者的最终病理诊断包括滤泡状腺瘤、腺瘤样增生、滤泡状癌、乳头状癌的滤泡亚型和经典型。Hurthle细胞肿瘤的最终诊断可以为Hurthle腺瘤、Hurthle结节、甲状腺炎以及Hurthle癌。

对FNAB结果为SFN/FN的患者可以做进一步检查，这具有一定的价值。如进行$^{123}$I扫描和血清TSH水平检查，可以排查低功能结节，这种结节相对高功能结节有更高的恶性风险，而高功能结节很少恶变且没有必要接受甲状腺切除术。基因表达检测也被应用于这些结节的定性研究，但目前尚无成熟的指导意见。据报道，其敏感性为90%，特异性为53%和49%（AFLUS和SFN/FN），阴性预测率为95%和94%（AFLUS和SFN/FN）[39]，假阴性率为5%~15%，假阳性率为62%和63%（AFLUS和SFN/FN）[37]。因此利用基因表达检测的结果很难说服患者放弃手术，特别是在医生不能确保他们没有患癌症的情况下，而且基因表达检测价格昂贵且需大量人力，成本效益比尚需权衡。

所有诊断为Hurthle细胞肿瘤，血清TSH正常或增高的滤泡状肿瘤，闪烁扫描法发现的低功能肿瘤的患者都应该行甲状腺手术。在大多数患者中，只有通过是否侵犯包膜和是否侵犯血管来区分滤泡状或Hurthle细胞肿瘤是良性还是恶性。对于对侧无病变、无淋巴结转移，结节无腺外侵犯的患者，行患侧腺叶加峡部甲状腺组织切除是标准的手术方式。我们不推荐术中冰冻病理切片检查，因为其很难辨认包膜和血管侵犯情况。如果最终病理诊断为恶性，主张行甲状腺全切除术。

**（五）Bethesda V**

第五种细胞学分型是可疑甲状腺乳头状癌（PTC），占所有FNAB的5%。这种类型仅具有部分而非全部PTC细胞学特征，同时具有部分良性疾病的特征，恶性风险为60%~75%。原癌基因突变的分子检测对于可疑PTC而无其他甲状腺全切术适应证的患者或许是有价值的。有报道存在原癌基因突变时结节恶性率为88%~95%，因此对于这类患者我们主张行甲状腺全切除术[40]。

对于无原癌基因突变且FNAB结果为可疑PTC的患者，应选用何种手术，目前仍存争议缺乏共识。文献报道主要原因是这部分患者的恶性率差别较大，为40%~82%[41]。由于PTC发生率高，一些作者推荐对所有FNAB中怀疑PTC的患者，一律行甲状腺全切除术，这样更符合成本效益学[42]。Mittendorf等[43]报道，冰冻病理切片检查改变了56%的FNAB怀疑PTC患者的手术范围。因此，对于局限于一侧腺叶的甲状腺结节且冰冻病理切片证实是良性，行患侧腺叶加峡部甲状腺组织切除是合理的选择。

### （六）Bethesda VI

第六种类型，也是最后一种，为恶性组，占所有FNAB的5%，假阳性率1%~2%。因此，FNAB提示恶性的患者，应行甲状腺全切除术。值得强调的是，应当仔细检查颈部淋巴结，以寻找可能的转移淋巴结。对于存在肉眼可见的中央区淋巴结转移的患者，要同时行中央区淋巴结清扫术，颈侧区淋巴结转移的患者要同时行颈侧区淋巴结清扫术。

## 五、结论

病史、体检、血清TSH筛查、颈部超声检查、FNAB等是甲状腺结节的主要评估项目。$^{123}$I核素扫描可选择性用于长期不能确诊患者或FNAB结果为SFN/FN的患者。FNAB结果为"无法诊断型"、AFLUS和"可疑PTC型"的甲状腺结节患者的标准手术方式为甲状腺腺叶加峡部甲状腺组织切除术加术中冰冻病理切片检查。FNAB提示SFN/FN的患者的标准手术方式为甲状腺腺叶加峡部甲状腺组织切除术，术中不需要冰冻病理切片检查。然而，临床因素和分子检测结果可能会将这类患者的最佳治疗方案变为甲状腺全切除术。对于FNAB提示恶性的患者，需行甲状腺全切除术。

## 参考文献

[1] Vander JB, Gaston EA, Dawber TR. The significance of nontoxic thyroid nodules. Final report of a 15-year study of the incidence of thyroid malignancy[J]. Ann Intern Med, 1968, 69: 537-540.

[2] Brander A, Viikinkoski P, Nickels J, Kivisaari L. Thyroid gland: US screening in a random adult population[J]. Radiology, 1991, 181: 683-687.

[3] Ezzat S, Sarti DA, Cain DR, Braunstein GD. Thyroid incidentalomas. Prevalence by palpation and ultrasonography[J]. Arch Intern Med, 1994, 154: 1838-1840.

[4] Jin J, McHenry CR. Thyroid incidentaloma[J]. Best Pract Res Clin Endocrinol Metab, 2012, 26: 83-96.

[5] Soelberg KK, Bonnema SJ, Brix TH, Hegedus L. Risk of malignancy in thyroid incidentalomas detected by 18F-fluorodeoxyglucose positron emission tomography: a systematic review[J]. Thyroid, 2012, 22: 918-925.

[6] Kimura ET, Nikiforova MN, Zhu Z, Knauf JA, Nikiforov YE, Fagin JA. High prevalence of

BRAF mutations in thyroid cancer: genetic evidence for constitutive activation of the RET/PTC-RAS-BRAF signaling pathway in papillary thyroid carcinoma[J]. Cancer Res, 2003, 63: 1454-1457.

[7]　Nikiforov YE, Ohori NP, Hodak SP, et al. Impact of mutational testing on the diagnosis and management of patients with cytologically indeterminate thyroid nodules: a prospective analysis of 1056 FNA samples[J]. J Clin Endocrinol Metab, 2011, 96: 3390-3397.

[8]　Calandra DB, Shah KH, Lawrence AM, Paloyan E. Total thyroidectomy in irradiated patients. A twenty-year experience in 206 patients[J]. Ann Surg, 1985, 202: 356-360.

[9]　Leenhardt L, Hejblum G, Franc B, et al. Indications and limits of ultrasound-guided cytology in the management of nonpalpable thyroid nodules[J]. J Clin Endocrinol Metab, 1999, 84: 24-28.

[10]　Papini E, Guglielmi R, Bianchini A, et al. Risk of malignancy in nonpalpable thyroid nodules: predictive value of ultrasound and color-Doppler features[J]. J Clin Endocrinol Metab, 2002, 87: 1941-1946.

[11]　Cappelli C, Castellano M, Pirola I, et al. The predictive value of ultrasound findings in the management of thyroid nodules[J]. QJM, 2007, 100: 29-35.

[12]　Nam-Goong IS, Kim HY, Gong G, et al. Ultrasonography-guided fine-needle aspiration of thyroid incidentaloma: correlation with pathological findings[J]. Clin Endocrinol (Oxf), 2004, 60: 21-28.

[13]　Frates MC, Benson CB, Doubilet PM, et al. Prevalence and distribution of carcinoma in patients with solitary and multiple thyroid nodules on sonography[J]. J Clin Endocrinol Metab, 2006, 91: 3411-3417.

[14]　Moon WJ, Jung SL, Lee JH, et al. Benign and malignant thyroid nodules: US differentiation-multicenter retrospective study[J]. Radiology, 2008, 247: 762-770.

[15]　McHenry CR, Huh ES, Machekano RN. Is nodule size an independent predictor of thyroid malignancy[J]? Surgery, 2008, 144: 1062-1068; discussion 1068.

[16]　Cooper DS, Doherty GM, Haugen BR, et al. Revised American Thyroid Association management guidelines for patients with thyroid nodules and differentiated thyroid cancer[J]. Thyroid, 2009, 19: 1167-1214.

[17]　Carmeci C, Jeffrey RB, McDougall IR, Nowels KW, Weigel RJ. Ultrasound-guided fine-needle aspiration biopsy of thyroid masses[J]. Thyroid, 1998, 8: 283-289.

[18]　Cibas ES, Ali SZ. The Bethesda system for reporting thyroid cytopathology[J]. Thyroid, 2009, 19: 1159-1165.

[19]　McHenry CR, Walfish PG, Rosen IB. Non-diagnostic fine needle aspiration biopsy: a dilemma in management of nodular thyroid disease[J]. Am Surg, 1993, 59: 415-419.

[20]　Mittendorf EA, McHenry CR. Follow-up evaluation and clinical course of patients with benign nodular thyroid disease[J]. Am Surg, 1999, 65: 653-657; discussion 657.

[21]　Ucheddu A, Cois A, Licheri S. The choice of the intervention in the surgical treatment of nontoxic diffuse multinodular goiter [J]. Minerva Chir, 1996, 51: 25-32.

[22]　Pappalardo G, Guadalaxara A, Frattaroli FM, Illomei G, Falaschi P. Total compared with subtotal thyroidectomy in benign nodular disease: personal series and review of published reports[J]. Eur J Surg, 1998, 164: 501-506.

[23] Marchesi M, Biffoni M, Tartaglia F, Biancari F, Campana FP. Total versus subtotal thyroidectomy in the management of multinodular goiter[J]. Int Surg, 1998, 83: 202-204.

[24] Delbridge L, Guinea AI, Reeve TS. Total thyroidectomy for bilateral benign multinodular goiter: effect of changing practice[J]. Arch Surg, 1999, 134: 1389-1393.

[25] Liu Q, Djuricin G, Prinz RA. Total thyroidectomy for benign thyroid disease[J]. Surgery, 1998, 123: 2-7.

[26] Phitayakorn R, Narendra D, Bell S, McHenry CR. What constitutes adequate surgical therapy for benign nodular goiter[J]? J Surg Res, 2009, 154: 51-55.

[27] Broome JT, Solorzano CC. The impact of atypia/follicular lesion of undetermined significance on the rate of malignancy in thyroid fine-needle aspiration: evaluation of the Bethesda System for Reporting Thyroid Cytopathology[J]. Surgery, 2011, 150: 1234-1241.

[28] Broome JT, Cate F, Solorzano CC. Utilization and impact of repeat biopsy for follicular lesion/atypia of undetermined significance[J]. World J Surg, 2014, 38: 628-633.

[29] Rabaglia JL, Kabbani W, Wallace L, et al. Effect of the Bethesda system for reporting thyroid cytopathology on thyroidectomy rates and malignancy risk in cytologically indeterminate lesions[J]. Surgery, 2010, 148: 1267-1272; discussion 1272.

[30] Chen JC, Pace SC, Khiyami A, McHenry CR. Should atypia of undetermined significance be subclassified to better estimate risk of thyroid cancer[J]? Am J Surg, 2014, 207: 331-336; discussion 335.

[31] Theoharis CG, Schofield KM, Hammers L, Udelsman R, Chhieng DC. The Bethesda thyroid fine-needle aspiration classification system: year 1 at an academic institution[J]. Thyroid, 2009, 19: 1215-1223.

[32] Renshaw AA. Subclassification of atypical cells of undetermined significance in direct smears of fineneedle aspirations of the thyroid: distinct patterns and associated risk of malignancy[J]. Cancer Cytopathol, 2011, 119: 322-327.

[33] Singh RS, Wang HH. Timing of repeat thyroid fine-needle aspiration in the management of thyroid nodules[J]. Acta Cytol, 2011, 55: 544-548.

[34] Chen JC, Pace SC, Chen BA, Khiyami A, McHenry CR. Yield of repeat fine-needle aspiration biopsy and rate of malignancy in patients with atypia or follicular lesion of undetermined significance: the impact of the Bethesda System for Reporting Thyroid Cytopathology[J]. Surgery, 2012, 152: 1037-1044.

[35] Nagarkatti SS, Faquin WC, Lubitz CC, et al. Management of thyroid nodules with atypical cytology on fine-needle aspiration biopsy[J]. Ann Surg Oncol, 2013, 20: 60-65.

[36] Renshaw AA, Gould EW. Should "indeterminate" diagnoses be used for thyroid fine-needle aspirates of nodules smaller than 1 cm[J]? Arch Pathol Lab Med, 2013, 137: 1627-1629.

[37] Jeong SH, Hong HS, Lee EH, Cha JG, Park JS, Kwak JJ. Outcome of thyroid nodules characterized as atypia of undetermined significance or follicular lesion of undetermined significance and correlation with Ultrasound features and BRAF(V600E) mutation analysis[J]. AJR Am J Roentgenol, 2013, 201: W854-W860.

[38] Weber D, Brainard J, Chen L. Atypical epithelial cells, cannot exclude papillary carcinoma, in fine needle aspiration of the thyroid[J]. Acta Cytol, 2008, 52: 320-324.

[39] Alexander EK, Kennedy GC, Baloch ZW, et al. Preoperative diagnosis of benign thyroid

nodules with indeterminate cytology[J]. N Engl J Med, 2012, 367 : 705-715.

[40] Nikiforov YE. Molecular analysis of thyroid tumors[J]. Mod Pathol, 2011, 24 Suppl 2 : S34-S43.

[41] Chen H, Zeiger MA, Clark DP, Westra WH, Udelsman R. Papillary carcinoma of the thyroid: can operative management be based solely on fine-needle aspiration[J]? J Am Coll Surg, 1997, 184 : 605-610.

[42] Leiker AJ, Yen TW, Cheung K, Evans DB, Wang TS. Cost analysis of thyroid lobectomy and intraoperative frozen section versus total thyroidectomy in patients with a cytologic diagnosis of "suspicious for papillary thyroid cancer" [J]. Surgery, 2013, 154 : 1307-1313; discussion 1313.

[43] Mittendorf EA, Khiyami A, McHenry CR. When fine-needle aspiration biopsy cannot exclude papillary thyroid cancer: a therapeutic dilemma[J]. Arch Surg, 2006, 141 : 961-966; discussion 966.

译者：李永平，复旦大学附属浦东医院
审校：田文，解放军总医院第一医学中心
　　　鄢一军，浙江大学附属第一医院
　　　李超，四川省肿瘤医院

13

# 甲状腺结节管理中的争议

田文[1]，邬一军[2]

[1]解放军总医院第一医学中心；[2]浙江大学附属第一医院

　　甲状腺结节是内分泌系统的多发病和常见病，其诊断和治疗涉及甲状腺外科、影像学、病理学等多个临床学科。虽然目前对甲状腺结节的评估和治疗已有颇多的研究，也逐渐形成了一些权威的共识和指南，但在某些特定情况下结节的评估与治疗观点，仍然存在争议。对于这部分情况，各临床学科的意见是重要的，但需要指出的是，与患者直接进行沟通、综合评估患者情况、判断结节性质并最终决定诊疗计划与实施是甲状腺外科医生必须掌握的知识。因此，在整个综合管理体系中，甲状腺外科医生扮演着决策者和实施者的角色。为方便大家参考，现将国内外评估与治疗非毒性甲状腺结节的一些观点做一梳理。

## 一、国内外较一致的观点

### （一）流行病学

　　甲状腺结节很常见，男女结节患病比约为1:4，其发生率随着年龄的增长而增加，>50岁人群结节发生率达5%，其中50%是良性。每年新发现结节发生率为0.1%，有头颈部放射史发生率可高达2%。超声检查对甲状腺结节的检出率为19%~67%[1]，恶性结节为5%~15%。甲状腺癌是目前最常见的内分泌恶性肿瘤之一，也是发病率增长最快的实体肿瘤，其发病率为11.4/10万[2]，并以年均6.2%的速度继续增长，近20年增加了2.4倍[3]，约占全身实体恶性肿瘤的3%[4]。预计到2030年，美国女性甲状腺癌的发病率将会升至第二位[5]。

## （二）高危因素和血清学检查

绝大多数甲状腺结节并没有临床症状，但当合并甲状腺功能异常时，可出现相应的临床表现。部分患者由于结节压迫周围组织，出现声音嘶哑、憋气感、呼吸或吞咽困难等压迫症状。从目前的研究结论来看，甲状腺癌的高危因素为：①童年期头颈部放射线照射史或放射性尘埃接触史；②全身放射治疗史；③有分化型甲状腺癌既往史或家族史；④男性；⑤结节生长迅速；⑥伴持续性声音嘶哑、发音困难；⑦伴吞咽困难或呼吸困难；⑧结节形状不规则与周围组织粘连固定；⑨伴颈部淋巴结病理性肿大[6]。

所有甲状腺结节患者均应测定血清TSH水平，对于TSH降低的甲状腺结节患者，要测定其游离T4和游离T3，为方便诊断也可同步检测。甲状腺结节患者伴有TSH低于正常，其为恶性的比例将降低[7-8]。甲状腺球蛋白（Tg）是甲状腺产生的特异性蛋白，由甲状腺滤泡上皮细胞分泌。多种甲状腺疾病均可引起血清Tg水平升高，包括分化型甲状腺癌、甲状腺肿、甲状腺组织炎症或损伤、甲状腺功能亢进症（甲亢）等，因此血清Tg不能鉴别甲状腺结节的良性、恶性[9]。降钙素（Ctn）由甲状腺滤泡旁细胞（C细胞）分泌，当血清Ctn >100 pg/mL提示甲状腺髓样癌可能[10]。癌胚抗原（CEA）与部分甲状腺髓样癌患者的诊断及临床进展存在相关性，可与Ctn一同应用于甲状腺髓样癌的检测，如考虑甲状腺髓样癌，应同时检测血清Ctn和CEA基础值[11]。

## （三）影像学评估方法

目前，高分辨率超声检查被认为是评估甲状腺结节的首选方法[12]。颈部超声除可证实甲状腺结节外，更重要的是可确定结节和淋巴结的大小、数量、形态和结构特点，这些都是鉴别良性、恶性结节的依据。甲状腺癌常见的超声影像特点包括：①有沙砾样钙化；②结节的回声低；③富血管；④结节边界不规则、并向周围浸润；⑤横截面纵径大于横径[13-14]。

为提高超声诊断的准确性，减少主观因素影响，方便交流，国内外较多采用甲状腺影像报告和数据系统（TI-RADS）分级标准，共分7级9类。0级：影像学评估不完全，需要进一步评估；1级：阴性发现；2级：良性发现；3级：可能良性发现（恶性可能<5%）；4级（细分为a、b、c 3类），4a级：低度可疑恶性（5%~45%恶性可能）；4b级：中度可疑恶性（45%~75%恶性可能）；4c级：高度可疑恶性（75%~95%恶性可能）；5级：典型恶性征象（恶性可能>95%）；6级：已行活检证实的恶性肿瘤。但该分类系统依赖于超声医生的经验，常有不同等级医院的结果不一致，即使水平相近的医生，也会有不同的诊断。

其他的影像学检查方式，在诊断甲状腺结节中也有一定的意义。甲状腺发射计算机断层（ECT）检查适用于评估直径>1 cm的甲状腺结节，在诊断甲状腺良性、恶性中作用不明确，对于TSH低于正常者，为排除甲状腺高功能腺瘤应行ECT检查[15-16]。在评估甲状腺结节良性、恶性方面，CT和MRI检查不优于超声，但术前颈部CT或MRI检查，有助于显示结节与周围解剖结构的关系，寻找异常淋巴结，协助制定手术方案[15-16]。对于18氟脱氧葡萄糖（18F-FDG）正电子发射断层成像（PET），并非所有的甲状腺恶性结节都为阳性表现，因此单纯依靠18F-FDG PET显像不能准确鉴别甲状腺结节的良性、恶性[15-16]。

## （四）细针穿刺细胞学检查

细针穿刺细胞学检查是目前公认的术前鉴别结节良性、恶性的金标准，其敏感度为83%（65%~98%），特异度为92%（72%~100%），阳性预测率为75%（50%~96%），假阴性率为5%（1%~11%），假阳性率为5%（0~7%）[17]。2007年，美国国家癌症协会（NCI）制定了甲状腺细胞病理学报告（BSRTC）的Bethesda系统，共分为6个细胞学类型[18]：①取材无法诊断或不满意（恶性风险1%~4%），穿刺标本取材量无法满足诊断或不能够诊断。穿刺时，至少抽吸2次，得到更多的滤泡细胞。必要时再次重复穿刺，50%~88%的病例可以获得足够的样本。②良性（恶性风险1%~4%），假阴性率为2%~3%[19]。该部分患者可以随访观察。对于体积增大的甲状腺结节，可以再次行FNAB。③意义不明确细胞非典型/滤泡状病变（AFLUS，恶性风险5%~15%）[20]，这是为那些具有非一致性的细胞学特点，如不同程度的不典型细胞核或细胞结构，而无法确定良恶性而定义的新类型，占所有FNAB的比例<7%[21]。对于诊断不明确的患者，推荐3~6个月后再次行穿刺活检。一般来说，应至少间隔4周，以避免前次FNAB炎症反应的影响。④可疑滤泡状肿瘤或者滤泡状肿瘤（SFN/FN）其恶性风险15%~30%，包括滤泡状和Hurthle细胞肿瘤，特征为一个切片上滤泡细胞和Hurthle细胞占绝对多数（含>75%的细胞总数），占所有FNAB的比例<7%，但有报道为3%~47%。这是争议最大的类型，其包括滤泡性病变、非典型滤泡性肿瘤、不能确定为肿瘤、可疑恶性肿瘤、意义不明确细胞非典型病变以及意义不明确细胞滤泡状病变6类。可以通过重复穿刺提高诊断准确性，但仍有20%~25%的患者诊断不明。对穿刺结果为SFN/FN的患者，可以通过其他相关检查综合评估来决定是否进行手术处理。基因检测也可作为进一步评估项目，其敏感性为90%，特异性为53%和49%（AFLUS，SFN/FN），阴性预测率为95%和94%（AFLUS，SFN/FN）[22]，但目前尚无成熟指导意见，也未被指南推荐。⑤可疑恶性（恶性风险60%~75%），占所有FNAB的5%，对于这类患者，主张行甲状腺切除术[23]。⑥恶性（恶性风险97%~99%），占所有FNAB的5%，假阳性率占1%~2%。经验丰富的操作者和细胞病理诊断医师是提高FNAB成功率和诊断准确性的重要保证。

## （五）手术治疗及术后管理

目前国内外专家一致认为手术切除是治疗甲状腺癌效果最佳的方法，对原发灶手术方式的观点基本接近，包括全/近全甲状腺切除术和甲状腺腺叶+峡部切除术，对于有明确颈侧区转移的患者建议同时行颈侧区淋巴结清扫术。甲状腺全切的适应证包括：①原发灶最大直径>1 cm（有争议）；②多灶癌、双叶癌；③不良的病理亚型；④已有远处转移、腺外侵犯，术后需行$^{131}$I治疗。

术后复发危险度分层评估，有利于预测患者的预后，制定个体化的治疗方案，包括$^{131}$I治疗和TSH抑制治疗，以减少复发率和死亡率。在实施$^{131}$I清甲治疗方面，目前未有统一的标准。总体来说，除所有癌灶<1 cm且无腺外浸润、无淋巴结和远处转移的分化型甲状腺癌外，行甲状腺全切术的患者均可考虑清甲治疗。分化型甲状腺癌术后TSH抑制治疗与肿瘤的复发、转移和癌症相关死亡的关系密切。高危患者初始TSH抑制至<0.1 mU/L时，肿瘤复发、转移率显著降低，中低危患者术后初始TSH抑制目标应控制在0.1~0.5 mU/L。分化型甲状腺癌患者术后虽拥有良好的预后，但仍有约30%的复发或转移率，因此需要进行长期随访。建议定期（3~6个月）行超声检查及血清Tg测定（甲状腺全切患者），对术后血清Tg水平呈持续升高趋势者，应考虑肿瘤复发，需结合超声等其他检查进一步评估。

## 二、国内外现状的比较和争议

### （一）国内外整体治疗水平的比较

2012年之前，国内部分医生在临床工作中会参照美国国家综合癌症网络（NCCN）、美国甲状腺学会（ATA）或欧洲等国家制定的诊治指南，标准不统一。2012年国内四大协会在参考国际相关指南的基础上结合我国实际情况制定了中国版的《甲状腺结节和分化型甲状腺癌诊治指南》[6]，随后中国医师协会外科医师分会甲状腺外科医师委员会推出了一系列的诊治指南和共识，如《甲状腺及甲状旁腺手术中神经电生理监测临床指南（2013版）》[24]《甲状腺手术中甲状旁腺保护专家共识（2015版）》[25]《甲状腺及甲状旁腺术中喉上神经外支保护与监测专家共识（2017版）》[26]《分化型甲状腺癌颈侧区淋巴结清扫专家共识（2017版）》[27]以及《超声引导下甲状腺结节细针穿刺活检专家共识及操作指南（2018版）》[28]等，使国内甲状腺结节的诊治有了较统一的标准。2003年我国甲状腺癌的5年生存率仅为67.5%，到2012年上升到84.3%[29]，而美国2018年甲状腺癌的生存率为98.3%，欧洲为90%左右。在提高甲状腺癌的生存率上，我们虽取得了较大的进步，但与国外数据相比仍有较大的差距。据我国国家癌症中心2019年最新发布的数据显示，甲状腺癌总发病率位居恶性肿瘤第7位，女性位于第4位。与2017年国家癌症中心发布数据相比，尽管甲状腺癌的发病位次没有变化，但是发病率仍有相对明显上升趋势[15-16]。因此，我们必须清楚地认识到当前临床工作中对甲状腺癌早诊早治和规范化治疗的不足性，坚决摒弃甲状腺癌病死率相对较低不需要积极治疗，以及手术方式对疗效影响不大等错误观点，而这些都将会导致肿瘤残留率和复发率增加，再次手术率升高，并发症风险倍增，甚至出现甲状腺癌失分化而丧失手术机会。

**（二）评估可疑甲状腺结节的大小**

对于甲状腺结节性质的评估，国外的观点大多认为超过1 cm的甲状腺结节需要完善检查以明确良、恶性质，但国内专家认为，<1 cm的甲状腺癌与>1 cm的肿瘤相比，除腺外侵犯下降之外，在多灶癌、淋巴结转移等方面没有明显差别。同时，由于患者对疾病认知能力和医患沟通等原因的差异，国内专家普遍认为，如果存在下述情况之一者，直径<1 cm的甲状腺结节也建议行FNAB。这些情况包括：①超声检查提示结节有恶性征象；②伴颈部淋巴结超声影像异常；③童年期有颈部放射线照射史或辐射污染接触史；④有甲状腺癌家族史或甲状腺癌综合征病史；⑤18F-FDG PET显像阳性；⑥伴血清降钙素水平异常升高。确因结节较小或其他原因不能行穿刺明确的，需告知患者恶性及转移的可能并建议密切观察。甲状腺结节FNAB排除指征：①经甲状腺核素显像证实为有自主摄取功能的"热结节"；②超声检查提示为纯囊性的结节。经FNAB仍不能确定良恶性的甲状腺结节，如Bethesda Ⅲ类，意义不明确的非典型性病变或意义不明确的滤泡性病变，可行重复穿刺提高检出率，重复穿刺一般在3个月后进行，当有明显的临床体征或超声征象时可适当缩短穿刺间隔时间；必要时可行粗针穿刺。而对Bethesda Ⅳ类，滤泡性肿瘤或可疑滤泡性肿瘤，多次重复穿刺并不能提高阳性检出率，可直接手术明确性质。现有研究提示，对穿刺标本进行某些甲状腺癌的分子标记物检测，例如BRAFV600E突变、Ras突变、RET/PTC重排等，能够提高确诊率[30]。特别是对于甲状腺乳头癌，术前检测穿刺标本的BRAFV600E突变状况，有助于诊断和临床预后预测，利于个体化手术方案的制定[15-16]。

**（三）良性甲状腺结节的治疗**

ATA、NCCN等指南均只提到了良性甲状腺结节的评估，但并未给出明确的治疗建议。国内专家认为，如果超声检查考虑结节良性可能性较大，可建议3~6个月随访，无须特殊治疗。良性甲状腺结节的手术指征是：①出现与结节明显相关的局部压迫症状；②合并甲状腺功能亢进症，内科治疗无效者；③肿物位于胸骨方式后或纵隔内；④结节进行性生长，临床考虑有恶变倾向或合并甲状腺癌高危因素；⑤因外观或思想顾虑过重影响正常生活而强烈要求手术者[31]。手术方式主要以完整去除病灶为主，有时可选择一侧甲状腺全/近全切除术，术中更要保护好喉返神经及甲状旁腺的功能，避免损伤。若术后甲状腺功能减退可予以左甲状腺素治疗，维持 TSH 水平在正常范围即可，不建议抑制TSH来预防结节再发。

## （四）直径>1.0 cm甲状腺乳头状癌的手术方式

分化型甲状腺癌的切除术式主要包括全/近全甲状腺切除术和甲状腺腺叶+峡部切除术，这与国外主流指南相一致，主要的分歧在于对单侧低危直径>1.0 cm乳头状癌的手术切除范围。美国ATA的指南认为，直径1~4 cm的甲状腺乳头状癌可行患侧腺叶加峡部切除。但国内多数专家认为，对于直径>1.0 cm乳头状癌且具有高危因素的患者应行甲状腺全切或甲状腺近全切除术。对于直径<1.0 cm的低危甲状腺微小乳头状癌，有国外学者研究认为多数患者无进展，可以长期观察而不行手术，但其研究同时发现，长期保守观察后"低危甲状腺微小癌"中有15%将出现病情进展，最终仍须手术治疗。可见"低危"并不是真正意义上的低危，其中仍有高危患者存在。结合我国国情，如果对"低危甲状腺微小癌"只观察而不手术，势必会造成部分患者治疗延误，而引起医疗纠纷。同时此观点未被主流的专家学者认可，也未被共识或指南所采用。因此，明确诊断为甲状腺癌的患者，无论肿瘤大小，均应建议积极手术治疗，术后进行相关的内分泌抑制治疗和随访。

## （五）中央区淋巴结清扫

美国ATA、NCCN及欧洲的ETA的指南均认为，如果术前影像学检查未发现颈部淋巴结肿大的患者（cN0），不主张行预防性中央区淋巴结清扫，但国内专家认为在有效保护喉返神经及甲状旁腺功能的基础上预防清扫病灶同侧的中央区淋巴结。超声和CT是目前评估中央区淋巴结转移的主要手段，其敏感度均较低，分别为23.0%~53.2%和41.0%~66.7%，因此术前被判定为cN0的患者实际上有潜在的中央区淋巴结转移风险。另有研究表明，①20%~90%的分化型甲状腺癌患者存在颈部淋巴结转移。最近的DTCC研究报道，中央区淋巴结转移存在明显的种族差异，中国人较欧美患者易出现更多的中央区淋巴结转移；②中央区淋巴结转移是分化型甲状腺癌患者尤其是老年患者复发率增高和生存率降低的危险因素[32-33]。有效地清除中央区潜在的转移淋巴结，有利于手术的彻底性，减少再次手术的概率，避免再次手术造成喉返神经和甲状旁腺的损伤风险，降低术后Tg水平，完善肿瘤分期，并对颈侧区淋巴结转移起到一定的预测作用；③国内较多医院并未有甲状腺B超检查的专业团队，对于颈部淋巴结的术前判断准确性差异较大。另有研究提示，28%~33%的颈部淋巴结转移术前影像学未能发现，而是在预防性中央区淋巴结清扫后得以诊断[34]。如果不预防清扫中央区淋巴结，势必会导致近1/3的患者遗漏转移的淋巴结，手术不彻底的情况。因此，预防性中央区淋巴结清扫，也有着充分的科学依据。相信经过五到十年或更长时间对复发率及无病生存率的总结，会有越来越多的证据来支持中央区淋巴结清扫的价值和意义。此外，由于单侧甲状腺癌发生对侧中央区淋巴结转移的概率可达10%，对具有对侧转移危险因素如腺外侵犯或同侧中央区淋巴结转移的患者应推荐行双侧中央区清扫。

## 三、总结

综上所述，国内外专家对甲状腺结节管理中的观点大体一致，诸如甲状腺结节的流行病学，主要诊断评估项目及标准，以及手术治疗的方式和术后管理等方面。但由于社会发展水平不一，医疗制度，传统文化以及人种间的差异，导致小部分观点存在争议，如评估可疑甲状腺结节的大小，良性甲状腺结节的治疗，直径>1.0 cm甲状腺乳头癌的手术方式，以及甲状腺癌中央区淋巴结清扫的指征等。这些观点很有可能在将来会被融合、修改或是出现新的分歧，但我们相信及时地学习和总结，以及加强国际间的交流，一定会使我国甲状腺疾病的诊治水平得到不断地提升。

## 参考文献

[1] Gharib H, Papini E, Paschke R, et al. American Association of Clinical Endocrinologists, Associazione Medici Endocrinologi, and EuropeanThyroid Association Medical Guidelines for Clinical Practice for the Diagnosis and Management of Thyroid Nodules[J]. Endocr Pract, 2010, 16 Suppl 1: 1-43.

[2] Chen W, Zheng R, Baade PD, et al. Cancer statistics in China, 2015[J]. CA Cancer J Clin, 2016, 66(2): 115-132.

[3] Lim H, Devesa SS, Sosa JA, et al. Trends in Thyroid Cancer Incidence and Mortality in the United States, 1974-2013[J]. JAMA, 2017, 317(13): 1338-1348.

[4] American Thyroid Association Guidelines Taskforce on Thyroid N, Differentiated Thyroid C, Cooper DS, et al. Revised American Thyroid Association management guidelines for patients with thyroid nodules and differentiated thyroid cancer[J]. Thyroid, 2009, 19(11): 1167-1214.

[5] Rahib L, Smith BD, Aizenberg R, et al. Projecting cancer incidence and deaths to 2030: the unexpected burden of thyroid, liver, and pancreas cancers in the United States[J]. Cancer Res, 2014, 74(11): 2913-2921.

[6] 中华医学会内分泌学分会,中华医学会外科学分会内分泌学组,中国抗癌协会头颈肿瘤专业委员会,等.甲状腺结节和分化型甲状腺癌诊治指南[J].中华核医学与分子影像杂志, 2013, 33(2): 96-115.

[7]　Fiore E, Vitti P. Serum TSH and risk of papillary thyroid cancer in nodular thyroid disease[J]. J Clin Endocrinol Metab, 2012, 97(4): 1134-1145.

[8]　McLeod DS, Watters KF, Carpenter AD, et al. Thyrotropin and thyroid cancer diagnosis: a systematic review and dose-response meta-analysis[J]. J Clin Endocrinol Metab, 2012, 97(8): 2682-2692.

[9]　Pacini F, Pinchera A, Giani C, et al. Serum thyroglobulin in thyroid carcinoma and other thyroid disorders[J]. J Endocrinol Invest, 1980, 3(3): 283-292.

[10]　Bae YJ, Schaab M, Kratzsch J. Calcitonin as Biomarker for the Medullary Thyroid Carcinoma[J]. Recent Results Cancer Res, 2015, 204: 117-137.

[11]　Wells SA, Jr., Asa SL, Dralle H, et al. Revised American Thyroid Association guidelines for the management of medullary thyroid carcinoma[J]. Thyroid, 2015, 25(6): 567-610.

[12]　Ryan J. Institutional analysis of diagnostic yield of ultrasound guided thyroid FNA[J]. Ir Med J, 2010, 103(4): 126.

[13]　Lee YH, Kim DW, In HS, et al. Differentiation between benign and malignant solid thyroid nodules using an US classification system[J]. Korean J Radiol, 2011, 12(5): 559-567.

[14]　Cappelli C, Castellano M, Pirola I, et al. The predictive value of ultrasound findings in the management of thyroid nodules[J]. QJM, 2007, 100(1): 29-35.

[15]　Lee ST, Kim SW, Ki CS, et al. Clinical implication of highly sensitive detection of the BRAF V600E mutation in fine-needle aspirations of thyroid nodules: a comparative analysis of three molecular assays in 4585 consecutive cases in a BRAF V600E mutation-prevalent area[J]. J Clin Endocrinol Metab, 2012, 97(7): 2299-2306.

[16]　Rossi M, Buratto M, Bruni S, et al. Role of ultrasonographic/clinical profile, cytology, and BRAF V600E mutation evaluation in thyroid nodule screening for malignancy: a prospective study[J]. J Clin Endocrinol Metab, 2012, 97(7): 2354-2361.

[17]　Carmeci C, Jeffrey RB, McDougall IR, et al. Ultrasound-guided fine-needle aspiration biopsy of thyroid masses[J]. Thyroid, 1998, 8(4): 283-289.

[18]　Baloch ZW, LiVolsi VA, Asa SL, et al. Diagnostic terminology and morphologic criteria for cytologic diagnosis of thyroid lesions: a synopsis of the National Cancer Institute Thyroid Fine-Needle Aspiration State of the Science Conference[J]. Diagn Cytopathol, 2008, 36(6): 425-437.

[19]　Mittendorf EA, McHenry CR. Follow-up evaluation and clinical course of patients with benign nodular thyroid disease[J]. Am Surg, 1999, 65(7): 653-657; discussion 657-658.

[20]　Theoharis CG, Schofield KM, Hammers L, et al. The Bethesda thyroid fine-needle aspiration classification system: year 1 at an academic institution[J]. Thyroid, 2009, 19(11): 1215-1223.

[21]　Broome JT, Solorzano CC. The impact of atypia/follicular lesion of undetermined significance on the rate of malignancy in thyroid fine-needle aspiration: evaluation of the Bethesda System for Reporting Thyroid Cytopathology[J]. Surgery, 2011, 150(6): 1234-1241.

[22]　Alexander EK, Kennedy GC, Baloch ZW, et al. Preoperative diagnosis of benign thyroid nodules with indeterminate cytology[J]. N Engl J Med, 2012, 367(8): 705-715.

[23]　Bhaijee F, Nikiforov YE. Molecular analysis of thyroid tumors[J]. Endocr Pathol, 2011, 22(3): 126-133.

[24]　中国医师协会外科医师分会甲状腺外科医师委员会. 甲状腺及甲状旁腺手术中神经电生理监测临床指南(中国版)[J]. 中国实用外科杂志, 2013, 33(6): 470-474.

21

[25] 中国医师协会外科医师分会甲状腺外科医师委员会.甲状腺手术中甲状旁腺保护专家共识[J].中国实用外科杂志,2015,(7):731-736.

[26] 中国医师协会外科医师分会甲状腺外科医师委员会.甲状腺及甲状旁腺术中喉上神经外支保护与监测专家共识(2017版) [J].中国实用外科杂志,2017,37(11):1243-1249.

[27] 中国医师协会外科医师分会甲状腺外科医师委员会.分化型甲状腺癌颈侧区淋巴结清扫专家共识(2017版) [J].中国实用外科杂志,2017,37(09):985-991.

[28] 中国医师协会外科医师分会甲状腺外科医师委员会.超声引导下甲状腺结节细针穿刺活检专家共识及操作指南(2018版) [J].中国实用外科杂志,v.38(03):6-9.

[29] 田文,郄洪庆.甲状腺癌病人生存现状分析[J].中国实用外科杂志,2016,36(5):489-493.

[30] Nikiforov YE, Steward DL, Robinson-Smith TM, et al. Molecular testing for mutations in improving the fine-needle aspiration diagnosis of thyroid nodules[J]. J Clin Endocrinol Metab,2009,94(6):2092-2098.

[31] 田文,罗晋.中国与美国甲状腺结节与分化型甲状腺癌诊治指南比较[J].中国实用外科杂志,2013,33(6):475-479.

[32] Podnos YD, Smith D, Wagman LD, et al. The implication of lymph node metastasis on survival in patients with well-differentiated thyroid cancer[J]. Am Surg,2005,71(9):731-734.

[33] Zaydfudim V, Feurer ID, Griffin MR, et al. The impact of lymph node involvement on survival in patients with papillary and follicular thyroid carcinoma[J]. Surgery,2008,144(6):1070-1077; discussion 1077-1078.

[34] Moo TA, McGill J, Allendorf J, et al. Impact of prophylactic central neck lymph node dissection on early recurrence in papillary thyroid carcinoma[J]. World J Surg,2010,34(6):1187-1191.

# 第二章　甲状腺超声

## 超声在甲状腺疾病诊治中的应用

**Mira Milas[1], Maisie Shindo[2], Elena K. Korngold[3]**

[1]Department of Surgery, Thyroid and Parathyroid Center, Knight Cancer Institute, Oregon Health and Science University (OHSU); [2]Department of Otolaryngology, Thyroid and Parathyroid Center, Knight Cancer Institute, Oregon Health and Science University (OHSU); [3]Department of Radiology, Thyroid and Parathyroid Center, Oregon Health and Science University (OHSU)

## 一、前言

　　超声是目前评估甲状腺疾病最佳的影像学方法，超声在甲状腺疾病诊断中的地位不可撼动。超声能够提供甲状腺解剖结构和病理学信息，这是其他影像学方法不可比拟的。同时，超声还具有简便灵活的优势，在甲状腺疾病患者的临床诊疗工作中便于使用。许多临床医生把超声称为"听诊器"，这说明超声在临床工作中的重要性。目前，超声在甲状腺疾病的评估中仍存在一些争议和挑战，大致分为以下三类：①不同专业背景的医生在甲状腺超声检查中的角色；②超声报告的标准化以及最佳疾病评估和治疗模式；③通过教育和讨论人们有望对这些问题进行统一。本章主要探讨以上具有挑战性的主题，旨在通过主旨教学的形式对其进行统一并通过提供最新的数据和信息对甲状腺超声诊疗进行优化。最终，努力使超声在甲状腺疾病临床使用中达到最佳使用效果。

## 二、甲状腺超声涉及的问题：操作者是谁、执行的原因、如何执行、执行的时机和地点

　　在当前患者管理中，思考超声为何成为甲状腺临床评估的主要组成部分是有必要的[1-7]。从历史上看，实时灰阶B型超声发明于20世纪80年代初期，当时的超声完全是放射科医生的领域。十多年后，美国的临床医生开始将超声用

于患者的床边临床治疗，如创伤和危重症护理等，并被内分泌医生使用于甲状腺疾病的诊断。早期的甲状腺超声主要被期望能够区分良性和恶性甲状腺结节，但到目前为止这一目标并未达成。而在20世纪70年代中期，细针穿刺细胞学活检（fine-needle aspiration biopsy，FNAB）在鉴别甲状腺结节的良性、恶性上应用得较为成功，甚至比超声应用得更早。在这时间内，临床医生更加关注甲状腺结节FNAB的结果而非超声检测到的信息。早期行甲状腺FNAB时，是通过医生触诊结节引导而非超声引导，因为那时候还并没有意识到超声的使用对获得诊断的价值。即使1997年以后发表的文章中大力推崇术前FNAB，以避免对良性甲状腺结节进行诊断性切除，但依然没有文章提到FNAB是在超声引导下完成的[6]。

随着技术的进步，甲状腺超声的图像质量和实用性都有了较大提高。许多厂商制造了操作简单、多功能的超声设备，如便携式超声仪、高分辨率线阵（7.5~10 MHz）和凸阵探头逐渐应用于临床，可用于甲状腺及颈部其他结构精细显像。当高质量的超声设备价格低于两万美金而不需要几十万美金时，临床医生可自行购买并于诊所中应用。诸多因素的叠加促进了"临床医生进行超声检查"的势头。2004年是甲状腺超声时代的开始，那时候才开始获得高度的认可。在高影响力期刊 *Thyroid*（美国甲状腺学会创办的期刊）发表的社论中，内分泌学家和甲状腺超声先驱Jack Baskin嘱咐道："甲状腺超声：只管去做"[1]。

**（一）谁来操作甲状腺超声**

到2014年，也就是Jack Baskin发表社论后的第10年，甲状腺超声检查有了可放于口袋中的便携式超声仪（图2.1），并推广到初级诊疗和急诊诊疗[8-9]。那么，谁可以或应该操作甲状腺检查呢？从一开始到现在（按照时间的顺序），这个问题的答案是放射医师、超声医师、内分泌医师、外科医师、病理医师、急诊医学医师、初级保健医师以及现在的住院医师和医学生。甲状腺超声的操作和解释是一项习得的技能。这种技能不是以某个专业为基础的，学习甲状腺超声的途径通常是多学科的[10-12]。

当我们在考虑谁将执行甲状腺超声检查时，有几个关键问题值得我们思考：患者和他们的需求、超声专业知识范畴能否解决这种需求、是否有可用的超声设备和专家、是否能实现便捷的跨学科交流。每一个医学中心、医院、大学或其他医疗机构在回答这些问题时将会有自己的唯一答案。下面的例子说明国家实践模式的可变性。在一个独立的私人诊所，甲状腺专科的内分泌专家以解决问题为中心，超声检查可以作为解决问题的一种手段。在大学附属医院，放射科进行甲状腺超声扫查和诊断，临床医生并不接触超声设备，也不具备超声检查技术。在偏远的多学科乡村诊所，外科医生在具有超声执业资格证书的情况下，可以进行甲状腺超声和FNAB，由于最近的放射科也需要大约2小时路

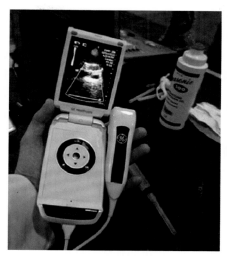

**图2.1　超声设备**

超声设备已经发展成为更小，便于携带，又
具有出色图像质量的仪器，使得医生可以更
便捷的检查患者。

程。在一个家庭诊所，当内科医生对肥胖患者进行颈部触诊而不能确定是否触
及甲状腺结节时，可使用便携式超声仪观察甲状腺的大小和质地，以帮助更好
的诊断，且不收取额外费用。

　　最新的文章列出了进行甲状腺超声的好处[13-20]。他们还指出无论是哪个专
业，甲状腺超声的使用以及如何最佳的使用仍未普及[20-21]。这一章的作者是特
意被挑选出来的我校（外科、耳鼻喉科和放射科）甲状腺超声的代表。每个
执业者根据他们对超声使用的经验和知识而有不同的观点。从外科医生的角度
来看，从术前超声观察甲状腺，到术中肉眼观察甲状腺，他们能从这一过程中
获得许多信息，比如对甲状腺的解剖结构有更深刻的认识。在普外和内分泌外
科，医生很早就在诊疗过程中接触到了超声：如胸腹部创伤，重症医学深静脉
穿刺，外周血管疾病的评估，外科肿瘤患者的肝脏、胰腺、肾上腺的评估，以
及头颈部疾病的评估。在耳鼻喉领域，超声是广泛评价头颈部恶性肿瘤以及良
性疾病非常重要的工具。从放射学的角度来看，超声作为一个基本、专业的重
要技术，能将其优点应用于甲状腺或颈部其他小器官的诊断，以及所有器官系
统介入诊断和治疗。尽管越来越多的医生开始自己完成超声检查，放射科医生
和超声技师以及正在培训的住院医师的经验不会受到影响，因为绝大多数的患
者仍需要到放射科进行超声检查。从住院医师和实习医生的培养角度来看，超
声技术的学习必不可少。

　　无论是谁进行甲状腺超声检查，想要获得最佳的医疗服务，沟通是必不

可少的。并非所有医生都有机会获得与甲状腺超声检查或FNAB相关的临床信息，即便有电子健康档案（electronic health records，EHR），这也是目前医疗系统的一大缺陷。当专家在进行超声检查时，他们未必了解该患者近期的甲状腺疾病治疗方法，因此不能给出最佳的建议。例如，超声报告给出的推荐甲状腺结节活检的建议可能并不适用于甲状腺功能亢进的患者，但进行超声检查的医师并没有办法了解到患者的临床病史。本章中涉及超声识别特征和报告的章节将进一步讨论这个难题。这一挑战的最有效的解决方案，就是需要医生之间充分沟通患者的病情，不管沟通的方式是通过电话、共享临床记录、多学科讨论、超声检查时从旁观察或使用更先进的EHR系统，沟通都是实现最佳患者管理必不可少的。

## （二）为什么以及如何进行甲状腺超声

甲状腺超声检查指征及其提供的独特信息见表2.1[22-28]。进行超声的临床原因可以归类为诊断性和介入性。此外，在甲状腺疾病诊断时，超声不仅可以进行全面综合评估，还能够围绕问题来评估。术语"定点护理""临床医师执行超声"和"外科医生执行超声"也已经进入专业词汇，是最终的主治医师在作临床决策之前对患者进行的超声手段，这些术语不太可能消失，从初级诊疗或急诊医师的角度，这是有意义的。为了减少争议，专业学会提出详细、明确的政策，并为相关专业的医师提供了获得可靠的超声上岗证及相互合作学习的机会[22-28]。在任何特定诊所或医院环境下，医生有责任最终决定推荐哪些专家以及如何为所有具有甲状腺超声检查指征的患者提供最佳方案：综合诊断，以问题为中心的诊断和介入治疗。

---

**表2.1　甲状腺超声提供的信息**

甲状腺超声的应用
- 颈部或甲状腺检查
- 初始甲状腺疾病的精确诊断
- 甲状腺结节（大小、内部结构、血流等）的特征鉴定
- 提高 FNAB 的靶向精度
- 介入治疗的可视化引导（囊肿引流、乙醇消融术）
- 治疗监测
- 复发或持续性癌的鉴定
- 颈部淋巴结肿大或转移的评价
- 通过超声获得更多的病灶信息，以优化手术方案（包括局部浸润、胸骨后甲状腺肿、甲状腺对侧叶病变、气管偏移、腺体血流等）
- 喉部超声对声带功能的评估
- 多种疾病共存的鉴定（包括甲状旁腺疾病，其他头颈部恶性肿瘤）
- 术中评估（定位，最佳手术切口位置的选择，超声引导下检测病灶活检）
- 教育

---

与甲状腺癌相关的特异性超声特征已被广泛报道[22-30]。这里强调的不是超声检查的争议，而是它的好处，经过深思熟虑后达到一致的结论对获得最佳的临床诊疗有帮助。所有诊断为甲状腺癌的患者需要在初次手术前进行颈部淋巴结的综合评估[18,29-30]，这一观点最初并没有被临床医师广泛接受，而是在它被提倡了10年之后才被接受。临床实践指南发布之后，也有类似的质疑报道出来[31-34]。来自美国超声医学研究所（AIUM）和美国甲状腺协会（ATA）的研究报道再次强调了甲状腺癌患者术前超声检查的必要和益处[28,30]。

超声检查如何执行取决于患者指征和检查的医师。许多好的资源说明了诊断和介入性甲状腺超声的应用是分步的[28,35-38]，认真思考并完善现有的技术是有价值的。这里做一个简要的介绍，以便大家了解该过程，进行超声检查开始时依赖于三个关键：输入患者信息、选择合适的探头、选择最适合甲状腺显像的预设。患者应舒适平躺，暴露颈部检查区域，每次扫查应按照一定顺序进行，以便获得全面、连续的图像。比如可以是这样的顺序：首先峡部横切，进而右叶横切和纵切，随之左叶的横切和纵切，然后对甲状腺病灶进行评估，最后检查中央组和颈侧组淋巴结，然后决定患者是否符合FNAB的标准，何时以及如何进行FNAB。值得强调的是，甲状腺结节FNAB要在真正有指征并且其结果会改变临床决策的时候才做。很多时候结节的特点符合FNAB的指征，但是对患者整体的治疗来说，可能没有做FNAB的必要。超声报告（后面章节有介绍）是在成像时记录，包括描述正常或异常的病灶特征，然后将超声检查保存到医疗记录或医院影像数据库中。基于办公室超声实践的实用指南初步提供了一个详细的、图文并茂的甲状腺超声检查报告，这将在"甲状腺超声报告标准化"一节中详述。

在任何技术领域，医师因数据、经验、传统和舒适程度不同而有自己的一些习惯。例如，甲状腺结节穿刺时的进针方向可以平行或垂直于探头，根据目标病灶的位置和医师的习惯来调整。医师可以根据操作方法的不同或透声窗大小不同而选择不同的探头，例如线阵探头提供更好的成像质量和更宽的透声窗。由于结节、淋巴结的位置不同以及线阵探头的大小不同，FNAB时对针头的引导可能具有不同的挑战性。相比之下，小型凸阵探头（不是所有制造商都提供）能更好地进行FNAB引导，尤其是它们可以在胸骨角附近很好地定位。但这些小型凸阵探头对结节的成像并不是很好。

对经验丰富的超声医生而言，扫查顺序的差异或者探头的选择并不影响他们进行FNAB操作，但却会影响诊断的准确性，如何最好地关注和解决这些问题有一定争议。比如，甲状腺超声通常以非常肤浅的方式进行，描述局限于甲状腺左右叶及峡部的异常，也就意味着超声预设了图像放大，无法看到甲状腺邻近器官的情况。最近，AIUM建议，即使是基本的颈部淋巴结筛查（而不是详细的定位）可以包括在初始的甲状腺超声诊断中[28]。对超声医师而言，这就意味着需要调整超声仪器的设置以获得更深部位的图像，然后移动探头以覆盖更多的颈部区域。调整设置看起来简单，但它是造成漏诊中央组肿大淋巴结、甲状旁腺疾病、气管偏移、异位组织和明显的颈侧组转移性淋巴结的原因。同时，挑战依赖于培养教育和持续的信息共享，以便可以获得更加统一的实践模式。

### （三）何时何地行甲状腺超声检查?

超声检查在诸多医疗环境中均有一席之地，不管是放射科、门诊部、急诊室还是手术室。对外科医生而言，超声检查在手术室中的使用有助于术区的暴露和手术的实施，并有助于住院医师及主治医师教学，同时也可能意外发现一些改变手术策略的病灶。

超声检查对甲状腺疾病评估有重要作用，表2.2概述了甲状腺疾病评估过程中超声起到显著作用的时机。对于甲状腺结节和甲状腺癌的长期随访频率和时机，目前仍具有争议[39-42]。循证医学证实，检查时机的选择是根据疾病进展及复发风险评估而定的[22-25,43-45]（表2.2）。

**表2.2　甲状腺疾病管理过程中行甲状腺超声检查的时间点**

| 甲状腺疾病 | 初评 | 引导 FNAB | 手术前 | 手术中 | 6 个月随访 | 每年随访 [a] |
|---|---|---|---|---|---|---|
| 结节 / 囊肿 | 是 | 是 | 是 | 如果可行 | 是 | 变量 |
| 甲状腺肿 | 是 | 是 | 是 | 如果可行 | 是 | 变量 |
| 甲状腺炎 | 也许 [b] | 是 | 是 | 如果可行 | N/A | 也许 [b] |
| Graves' 病 | 也许 [b] | N/A | 是 | 如果可行 | N/A | 也许 [b] |
| 癌症 | 是 | 是 | 是 | 如果可行 | 是 | 变量 |
| 颈部淋巴结肿大或已知的转移 | 是 | 是 | 是 | 如果可行 | 是 | 是 |

[a]：随访的频率有一些争议，但可以根据甲状腺癌复发风险评估、良性疾病、与甲状腺结节或甲状腺肿相关的特征和细胞学检查结果来决定；[b]：如果考虑手术治疗或体格检查时发现了阳性体征。

## 三、超声报告的规范化

除了甲状腺诊疗操作的差异，甲状腺超声检查报告的内容也同样具有差异。医生多根据临床所需的指标制定超声报告模板。一份报告，无论来自门诊、手术室或放射科，都反映了基本的临床日常活动。尽管记录报告对患者的诊疗和医患之间的交流十分重要，但因多种因素，它一直是敏感话题。记录报告是一个繁杂的工作，反复查验又非常耗时，负担重，而讨论又是多余的，为了改进而评论又会让人厌烦。然而，理想的报告记录已经是国家级医疗保健政策讨论的一部分，也更多出现在专业的会议议程中；在以下最新出版物的标题中有这些关键词，"甲状腺癌患者围手术期全面的多中心交流的金标准"，及

"关于跨学科交流的基本要素的声明"[46-47]。

　　诸多甲状腺超声报告缺乏细节且术语不统一（图2.2），而两篇最新文献中，一篇来自AIUM[28]，一篇来自TCCC，都报道了以非常精辟的术语完成甲

超声检查的理由：甲状腺囊性结节
＊＊＊＊医师解释＊＊＊＊

结果：
既往史：触诊发现甲状腺结节。

甲状腺右叶大小约4.4 cm×2.1 cm×1.9 cm，左叶大小约4.0 cm×1.9 cm×1.4 cm，其中部实性结节大小约0.7 cm×0.6 cm×0.6 cm。

峡部厚约0.5 cm。峡部偏右实性结节，大小约2.2 cm×1.2 cm×1.7cm。

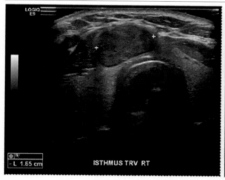
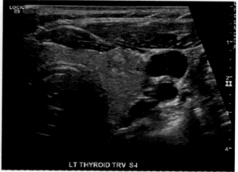

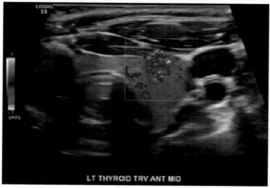

**图2.2　可能影响临床决策的甲状腺超声报告**

超声图像来自原始报告中的同一患者，显示左侧甲状腺中不规则边界伴血供丰富的结节，病理证实为高细胞变异亚型甲状腺癌。

状腺及甲状旁腺超声报告的例子，这对理解甲状腺的诊断及指导介入如FNAB
至关重要。AIUM与TCCC准备了一份甲状腺超声报告综合指南，里面详尽的
说明了哪些内容应包含在甲状腺超声报告中。实践指南也提出初次就诊所出的
超声报告也应该尽可能详细、图文并茂（图2.3）[49]。表2.3列出甲状腺超声报
告所包含的内容，以及恶性结节相关的超声术语。

医生姓名
部门，医院
医院标志

患者姓名＿＿＿＿＿＿＿＿＿＿＿＿
住院号／门诊号＿＿＿＿＿＿＿＿＿
日期＿＿＿＿＿＿＿＿＿＿＿＿＿＿

**甲状腺超声及细针穿刺操作报告**

开单医生姓名＿＿＿＿＿＿＿＿＿＿＿＿＿＿＿＿＿＿＿＿＿＿＿＿＿＿＿＿＿＿
行甲状腺超声的原因：结节、癌症、甲状腺肿、甲状腺炎、淋巴结、细针穿刺、
其他
知情同意：【 】已向患者解释本次操作的原因；【 】已回答患者疑问；
【 】已签署知情同意书；【 】可能出现操作终止的情况

操作相关的开单代码
头颈部诊断性超声
【 】76536 头颈部软组织超声（带图片）
【 】76942 超声引导下置管
【 】10021 非超声引导的细针穿刺
【 】10022 超声引导的细针穿刺
【 】60100 经皮粗针甲状腺活检
【 】76940 超声引导脏器组织消融
【 】76986 术中超声引导
【 】76999 未列出的超声操作（如诊断性介入）
【 】其他操作

CPT 代码
【 】240.9 未特指的甲状腺肿
【 】241.0 甲状腺结节
【 】193 甲状腺癌
【 】245.9 未特指的甲状腺炎
【 】241.1 多结节性甲状腺肿
【 】246.9 未特指的甲状腺疾病
【 】桥本氏甲状腺炎
【 】其他

超声描述：【 】已打印 【 】保存于 PACS 系统 【 】保存于硬盘；仪器名称，探头型号，频率
甲状腺表现＿＿＿＿＿＿＿＿（回声、血流、气管偏移）
右叶：**x**y**z（cm）
左叶：**x**y**z（cm）
结节（位置、大小）
特点描述：轮廓、甲状腺外侵犯、内部结构、回声、
良性回声灶、钙化、血流
淋巴结（颈部淋巴结分区、大小）
特点描述：淋巴门、形态、钙化、结构、血流、可
疑侵袭

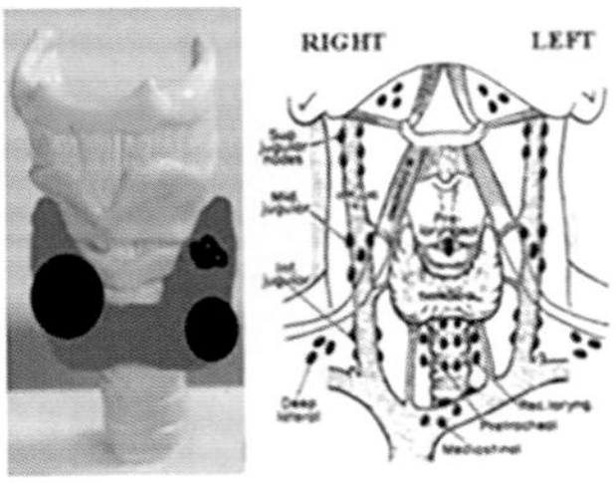

细针穿刺操作步骤（用于每一个活检部位）
准备(酒精或碘消毒)；麻醉(无麻醉，利多卡因，冰块)；即时细胞学检测(有／无)；
使用的穿刺针种类(**G)，穿刺*针；样本准备(涂片，Cytolyt 溶液，流式细胞仪)，
分子标记物（检测样本／基因种类）；生化标记物（Tg，降钙素，PTH）

结论

医生签名

**图2.3  一份注重细节和图文并茂的超声甲状腺报告（Nagarakatti等改编[49]）**

**表2.3　一份综合诊断性甲状腺超声报告中包含的最佳信息**

| 甲状腺超声检查报告中包括的信息 | 提示恶性可能的术语 |
|---|---|
| ❖ 患者信息 | 微钙化 |
| ❖ 仪器设置 | 不规则 / 不连续的粗钙化 |
| ❖ 检查日期 | 边缘不规则 |
| ❖ 解剖部位（左叶或右叶） | 纵横比 >1 |
| ❖ 正常和异常结构的图像 | 极低回声 |
| ·甲状腺右叶，横切面和纵切面 | 富血供 |
| ·甲状腺左叶，横切面和纵切面 | 实性 |
| ·峡部 | 甲状腺包膜外侵犯 |
| ·异常病灶 | 颈部淋巴结异常 |
| ❖ 正常或异常病灶的最佳切面的测量，包括上下径、前后径和左右径 | |
| ❖ 甲状腺整体评估 | |
| ·弥漫性或局限性病变 | |
| ·回声 | |
| ·血流 | |
| ·其他发现（锥状叶，胸骨后延伸，气管偏移，甲状舌管囊肿，异位组织） | |
| ❖ 结节特点 | |
| ·结节数目和位置 | |
| ·边缘 / 边界 | |
| ·甲状腺外侵犯 | |
| ·内部结构 | |
| ·回声 | |
| ·钙化或其他回声灶 | |
| ·血流 | |
| ❖ 淋巴结的评价 | |
| ❖ 其他病变的评估（甲状旁腺疾病，其他颈部肿块） | |
| ❖ 必要时动态图像的保存 | |
| ❖ 在病例记录中对图像进行保留 | |

参考 AIUM[28] 和 TCCC[48]。

## 四、超声评估甲状腺结节的风险分层

　　根据复发风险的预测所提出的"风险分层"这一概念，有助于甲状腺癌的分类，对用生存预测的传统癌症分期系统进行了补充。这一新理念的提出改变了甲状腺癌的诊疗现状。"风险分层"这一术语，似乎也符合改进甲状腺结节分类的理念，从而能更好地评估恶性风险。因此，2015年发表的ATA指南正式将"甲状腺结节风险分层"纳入甲状腺管理的一部分[45]。基于甲状腺结节及颈部淋巴结超声特征评估恶性风险并不是一种新概念[50-61]。众所周知，任何单个超声特征本身不能可靠地鉴别甲状腺恶性肿瘤。然而，对超声特征的综合判断，找到关键的恶性特征模式，有助于提高预测恶性的能力[45]。这意味着极低风险的甲状腺结节，若结节不是很大，或许能够避免FNAB；这还意味着，超声医生对该模式的准确分类有一定的期待。甲状腺结节风险分层是否能够统一仍具有一定挑战与争议，它对肿瘤风险是否具有前瞻性预测也是具有争议的。

超声解读是主观的，不同超声医生具有不同的诊断能力。为了区分这些新模式，需要学习新技能及新知识，从而完善这样的理念。此外，这种新算法的使用取决于准确和全面的超声报告。在2006年和2009年颁布的ATA指南，都推荐了这种基于证据的算法，意味着一个新的、详尽的超声报告解读的时期的到来。图2.4显示了一种新的超声分类的方法，其中如果存在异常颈部淋巴结，可直接将结节分类升级到高危。

## 五、甲状腺超声的教育与认证

一些专业的社会团体提供了甲状腺超声的基础和继续医学教育，如北美放射学会（RSANA）、美国外科医学院（ACS）、美国头颈部协会（AHNS）、美国内分泌外科医师协会（AAES）、美国甲状腺协会（ATA）、美国临床内分泌学家协会（AACE）、内分泌学会（TES）以及美国超声医学研究所（AIUM）等。大多数课程都分为理论和实践操作部分，不仅理论知识，实践也是通过甲状腺（颈部）超声执业认证的必要条件[9-10,12,62-65]。

获得专业的超声认证需要通过放射学住院医师培训或放射学亚专科培训，获得ACS对外科医师提供的认证，以及获得ECNU对达到符合条件的专家（内分泌学医师、细胞病理学医师、内分泌外科医师、耳鼻咽喉科医师和放射科医师）的认证。通过ACS和ECNU的认证是一个自愿过程，包括笔试考试，超声检查考试的表现、提交的超声报告及细针穿刺操作病例来评估能力[66-67]。成功获得ECNU认证的候选人有权在其他专业头衔之后使用ECNU的头衔。州认证委员会，医院管理部门和保险公司目前不要求对甲状腺超声检查进行认证或具有统一政策。然而自2013年以来，非官方消息称第三方赔付机构开始要求ECNU认证，这引起了大家的注意，暗示大家某种认证可能会对将来的赔付政策十分重要。

熟悉最新的教育机会、立场声明和社会准则需要足够的时间，这是一个冗长烦琐的过程，文件的信息量大，需要足够时间去理解。在本章中提及的内容，是一些实用的、可供认真思考的资源；电子工具和网站同样提供了一个十分有用的资源，因为它们不仅仅是文本，还有丰富的图像，类似模仿超声的本质。

## 六、总结

甲状腺超声的基本用途和多功能性改变了甲状腺疾病患者的管理方式，同

A

高度怀疑（恶性风险70%~90%）

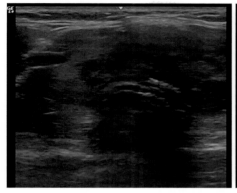

中度怀疑（恶性风险10%~20%）

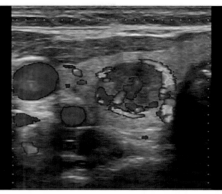

低度怀疑（恶性风险5%~10%）

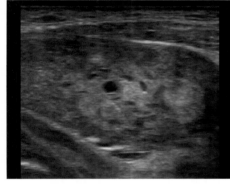

极低度怀疑（恶性风险<3%）

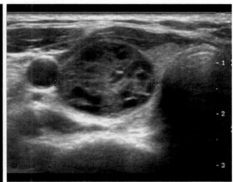

良性的（恶性风险<1%）

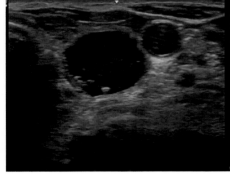

正常甲状腺

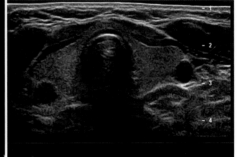

B

甲状腺真性结节

甲状腺真性结节

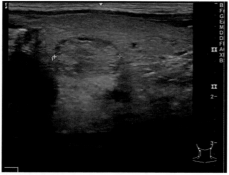

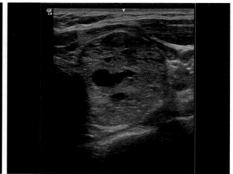

假结节（甲状腺炎）

假结节（甲状腺炎）

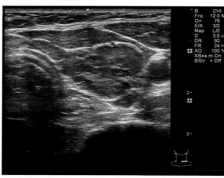

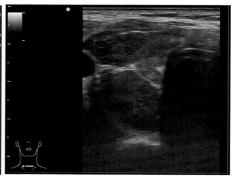

小的实性低回声结节中的钙化

多发囊性甲状腺病变中的胶质伴后方彗星尾征
（非微钙化）

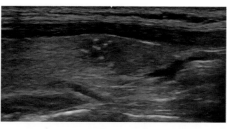

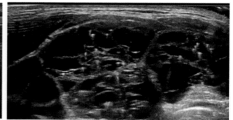

C

甲状腺癌中央组（Ⅵ）转移性淋巴结，位于颈总动脉（CA）和颈内静脉（JV）内侧

甲状腺癌颈侧组淋巴结转移（Ⅱ～Ⅴ），位于CA和JV外侧（彩色多普勒显示血管内血流信号填充）

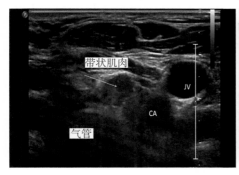
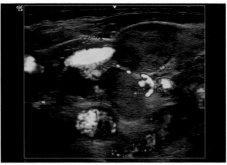

图2.4　超声评估甲状腺结节的风险分层

（A）显示甲状腺结节风险分层级别；（B）显示不同种类结节的超声特征（根据参考文献[45]和2015年ATA述评）；（C）显示中央和颈侧组的淋巴结转移。

时许多相关专业的医生也开始应用超声技术。超声是甲状腺疾病的主要成像方式，这一点少有争议。本章重点强调了沟通、教育和认证的重要性，并与创新和最佳临床指南保持一致，当这些环节不能被完善时，超声实践的多样性可能会受到质疑。

## 参考文献

[1]　Baskin JMH. Thyroid ultrasound-just do it[J]. Thyroid, 2004, 14(2)：91-92.

[2]　Baskin JMH. Thyroid ultrasonography——a review[J]. Endocr Pract, 1997, 3(3)：153-157.

[3]　Mazzaferri EL. Management of a solitary thyroid nodule[J]. N Engl J Med, 1993, 328(8)：553-559.

[4]　Alexander EK, Cooper DM. The importance, and important limitations, of ultrasound imaging for evaluating thyroid nodules[J]. JAMA Intern Med, 2013, 173(19)：1796-1797.

[5]　Tan GH, Gharib H, Reading CC. Solitary thyroid nodule. Comparison between palpation and ultrasonography[J]. Arch Intern Med, 1995, 155(22)：2418-2423.

[6]　Hadi M, Gharib H, Goellner JR, Van Heerden JA. Has fine-needle aspiration biopsy changed thyroid practice[J]. Endocr Pract, 1997, 3(1)：9-13.

[7]　Ross DS. Evaluation of the thyroid nodule[J]. J Nucl Med, 1991, 32(11)：2181-2192.

[8]　GeneralElectricHealthcare. Vscan[EB/OL]. Dateofpublication：4/15/2015——Document ID：JB20953XX(1) Available at：https://vscan.gehealthcare.com/introducing-vscanfamily

[9]　Society for Ultrasound in Medical Education[EB/OL]. (web- site accessed January 2015) Available at：http://www.susme.org/

［10］ American Association of Clinical Endocrinologists[EB/OL]. (website accessed January 2015) Available at: https://www.aace.com/files/listofultrasoundcourses.pdf

［11］ Gharib HM, Hodgson SFM. Endocrine university: Evolution of a novel educational program[J]. Endocr Pract, 2006, 12(2): 223-226.

［12］ American College of Surgeons (website accessed January 2015) [EB/OL]. Available at: http://www.facs.org/education/ultrasound/exported.html

［13］ Gu WX, Tan CS, Ho TW. Surgeon-performed ultrasound-guided fine-needle aspiration cytology (SP-US-FNAC) shortens time for diagnosis of thyroid nodules[J]. Ann Acad Med Singapore, 2014, 43(6): 320-324.

［14］ Kangelaris GT, Kim TB, Orloff LA. Role of ultrasound in thyroid disorders[J]. Otolaryngol Clin North Am, 2010, 43(6): 1209-1227. vi.

［15］ Beggs AD, Thomas PRS. Point of use ultrasound by general surgeons: Review of the literature and suggestions for future practice[J]. Int J Med, 2013, 11: 12-17.

［16］ Bohacek LM, Milas MM, Mitchell JM, Siperstein AM, Berber EM. Diagnostic accuracy of surgeon- performed ultrasound-guided fine-needle aspiration of thyroid nodules[J]. Ann Surg Oncol, 2012, 19: 45-51.

［17］ Mazzaglia PJ. Surgeon-performed ultrasound in patients referred for thyroid disease improves patient care by minimizing performance of unnecessary procedures and optimizing surgical treatment[J]. World J Surg, 2010, 34: 1164-1170.

［18］ Milas MM, Stephen AM, Berber EM, Wagner KM, Miskulin JM, Siperstein AM. Ultrasonography for the endocrine surgeon: A valuable clinical tool that enhances diagnostic and therapeutic outcomes[J]. J Surg, 2005, 138: 1193-1202.

［19］ Baskin JHM, Duick DSM. The endocrinologists' view of ultrasound guidelines for fine needle aspiration[J]. Thyroid, 2006, 16(3): 207-209.

［20］ Oltmann SC, Schneider DF, Chen H, Sippel RS. All thyroid ultrasound evaluations are not equal: Sonographers specialized in thyroid cancer correctly label clinical N0 disease in well differentiated thyroid cancer[J]. Ann Surg Oncol, 2014, 22: 422-428.

［21］ Miller BS, Guager PG, Broome JT, Burney RE, Doherty GM. An international perspective on ultrasound training and use for thyroid and parathyroid disease[J]. World J Surg, 2010, 34: 1157-1163.

［22］ American Thyroid Association Guidelines Taskforce on Thyroid Nodules and Differentiated Thyroid Cancer, Cooper DS, et al. Revised American Thyroid Association management guidelines for patients with thyroid nodules and differentiated thyroid cancer[J]. Thyroid, 2009, 19(11): 1167-1214.

［23］ Gharib H, Papini E, Paschke R, et al. American Association of Clinical Endocrinologists, Associazione Medici Endocrinologi, and European Thyroid Association medical guidelines for clinical practice for the diagnosis and management of thyroid nodules[J]. J Endocrinol Invest, 2010, 33(5 Suppl): 1-50.

［24］ National Comprehensive Cancer Network Clinical Practice Guidelines in Oncology— Thyroid Carcinoma[EB/OL]. 2013; Version 2.2013: Available at: http://www.nccn.org/ professionals/physician_gls/pdf/thyroid.pdf. Accessed January 9, 2014.

［25］ American Thyroid Association Guidelines Task F, Kloos RT, Eng C, et al. Medullary thyroid cancer: management guidelines of the American Thyroid Association[J]. Thyroid, 2009, 19(6): 565-612.

[26] Frates MC, Benson CB, Charboneau JW, et al. Management of thyroid nodules detected at US: Society of Radiologists in Ultrasound consensus conference statement[J]. Ultrasound Q, 2006, 22(4): 231-8; discussion 239-240.

[27] Milas Z, Shin J, Milas M. New guidelines for the management of thyroid nodules and differentiated thyroid cancer[J]. Minerva Endocrinol, 2011, 36(56-70): 53-70.

[28] AIUM practice guideline for the performance of a thyroid and parathyroid ultrasound examination[J]. J Ultrasound Med, 2013, 32(7): 1319-1329.

[29] Kouvaraki MA, Shapiro SE, Fornage BD, Edeiken- Monro BS, Sherman SI, et al. The role of preoperative ultrasonography in the surgical management of patients with thyroid cancer[J]. Surgery, 2003, 134(6): 946-955.

[30] Yeh MW, Bauer AJ, Bernet VA, for the American Thyroid Association Surgical Affairs Committee Writing Task Force, et al. American Thyroid Association Statement on preoperative imaging for thyroid cancer surgery[J]. Thyroid, 2015, 25(1): 3-14. doi: 10.1089/thy.2014.0096.

[31] Bahl M, Sosa JA, Nelson RC, Hobbs HA, Wnuk NM, Hoang JK. Thyroid cancers incidentally detected at imaging in a 1-year period: How many cancers would be missed with use of the recommendations from the society of radiologists in ultrasound[J]? Radiology, 2014, 271(3): 888-894.

[32] Hobbs HA, Bahl M, Nelson RC, Eastwood JD, Esclamado RM, Hoang JK. Applying the society of radiologists in ultrasound recommendations for fine-needle Aspiration of thyroid nodules: Effect on workup and malignancy detection[J]. Am J Radiol, 2014, 202: 602-607.

[33] Peli M, Capalbi E, Lovisatti M, Cosentino M, Berti E, Mattai Dal Moro R, et al. Ultrasound guided fine- needle aspiration biopsy of thyroid nodules: Guidelines and recommendations vs clinical practice; a 12-month study of 89 patients[J]. J Ultrasound, 2012, 15: 102-107.

[34] Goffredo P, Roman SA, Sosa JA. Have 2006 ATA practice guidelines affected the treatment of differentiated thyroid cancer in the United States[J]? Thyroid, 2014, 24(3): 463-471. doi: 10.1089/thy.2013.0319.

[35] Milas M. The technique of thyroid and parathyroid ultrasound and fine needle biopsy[Z]. In American College of Surgeons Endocrine Surgery Course Syllabus, 2013.

[36] Society of Ultrasound in Medical Education (2010) Learning modules[EB/OL]. Available at: http://www.susme.org/learning-modules/learning-modules/

[37] InCytePathology (2011) Aspirated material slide techniques[EB/OL]. Available at: http://www.youtube.com/watch?v=RoYfwyTyxJY

[38] Tsao GJ, Orloff LA. Clinician-performed thyroid ultrasound-guided fine-needle aspiration[J/OL]. Otolaryngol Clin North Am, 2014, 47(4): 509-518. doi: 10.1016/j. otc.2014.04.005.

[39] Lee S, Skelton TS, Zheng F, et al. The biopsy-proven benign thyroid nodule: Is long-term follow-up necessary[J/OL]? J Am Coll Surg, 2013, 217(1): 81-88; discussion 88-89.

[40] Alexander EK, Hurwitz S, Heering JP, et al. Natural history of benign solid and cystic thyroid nodules[J]. Ann Intern Med, 2003, 138(4): 315-318.

[41] Oertel YC, Miyahara-Felipe L, Mendoza MG, Yu K. Value of repeated fine needle aspirations

of the thyroid: An analysis of over ten thousand FNAs[J]. Thyroid, 2007, 17(11): 1061-1066.

[42] Wiebel JL, Banerjee M, Muenz DG, Worden FP, Haymart MR. Trends in imaging after diagnosis of thyroid cancer[J/OL]. Cancer, 2015, 121: 1387-1394. doi: 10.1002/cncr.29210.

[43] Tuttle RM, Leboeuf R. Follow up approaches in thyroid cancer: A risk adapted paradigm[J]. Endocrinol Metab Clin North Am, 2008, 37(2): 419-435.

[44] Tuttle RM, Ganly I. Risk stratification in medullary thyroid cancer: Moving beyond static anatomic staging[J]. Oral Oncol, 2013, 49(7): 695-701.

[45] 2014 American Thyroid Association (ATA) Guidelines on Thyroid Nodules and Differentiated Thyroid Cancer——Highlights, Consensus, and Controversies Webcast[EB/OL] (ATA website January 2015) Available at: http://www.thyroid.org/events/ata-satellite-symposium/

[46] Dos Reis LL, Tuttle RM, Alon E, Bergman DA, Bernet V, Brett EM, Cobin R, Doherty G, Harris JR, Klopper J, Lee SL, Lupo M, Milas M, Machac J, Mechanick JI, Orloff L, Randolph G, Ross DS, Smallridge RC, Terris DJ, Tufano RP, Mehra S, Scherl S, Clain JB, Urken ML. What is the gold standard for comprehensive interinstitutional communication of perioperative information for thyroid cancer patients? A comparison of existing electronic health records with the current American Thyroid Association recommendations[J]. Thyroid, 2014, 24(10): 1466-1472. doi: 10.1089/thy.2014.0209.

[47] Carty SE, Doherty GM, Inabnet 3rd WB, Pasieka JL, Randolph GW, Shaha AR, Terris DJ, Tufano RP, Tuttle RM, Surgical Affairs Committee of The American Thyroid Association. American Thyroid Association statement on the essential elements of interdisciplinary communication of perioperative information for patients undergoing thyroid cancer surgery[J/OL]. Thyroid, 2012, 22(4): 395-399. doi: 10.1089/ thy.2011.0423.

[48] Su HK, Dos Reis LL, Lupo MA, Milas MM, Orloff LA, Langer JE, et al. Striving toward standardization of reporting of ultrasound features of thyroid nodules and lymph nodes: A multidisciplinary consensus statement[J]. Thyroid, 2014, 24(9): 1-9.

[49] Nagarkatti SS, Mekel M, Sofferman RA, Parangi S. Overcoming obstacles to setting up office-based ultrasound for evaluation of thyroid and parathyroid diseases[J]. Laryngoscope, 2011, 121(3): 548-554.

[50] Kim MJ, Kim EK, Kwak JY, et al. Differentiation of thyroid nodules with macrocalcifications: role of suspicious sonographic findings[J]. J Ultrasound Med, 2008, 27(8): 1179-1184.

[51] Moon WJ, Jung SL, Lee JH, et al. Benign and malignant thyroid nodules: US differentiationmulticenter retrospective study[J]. Radiology, 2008, 247(3): 762-770.

[52] Urken ML, Milas M, Randolph GW, et al. A review of the management of recurrent and persistent metastatic lymph nodes in well differentiated thyroid cancer: A multifactorial decision making guide created for the Thyroid Cancer Care Collaborative[J]. Head Neck, 2014, Jan 17.

[53] Cappelli C, Castellano M, Pirola I, Gandossi E, De Martino E, Cumetti D, et al. Thyroid nodule shape suggests malignancy[J]. Eur J Endocrinol, 2006, 155: 27-31.

[54] Kim BK, Choi YS, Kwon HJ, Lee JS, Heo JJ, Han YJ, et al. Relationship between patterns of calcification in thyroid nodules and histopathologic findings[J]. Endocr J, 2012, 60: 155-160.

[55] Smith-Bindman R, Lebda P, Feldstein V, Sellami D, Goldstein RB, Brasic N, et al. Risk of

thyroid cancer based on thyroid ultrasound imaging characteristics results of a population-based study[J]. J Am Med Assoc, 2013, 173: 1788-1796.

[56] Langer JE, Mandel SJ. Sonographic imaging of cervical lymph nodes in patients with thyroid cancer[J]. Neuroimaging Clin N Am, 2008, 18: 479-89.

[57] Fish SA, Langer JE, Mandel SJ. Sonographic imaging of thyroid nodules and cervical lymph nodes[J]. Endocrinol Metab Clin North Am, 2008, 37: 401-17.

[58] Graff-Baker A, Milas M. Thyroid nodules. In: Morita S, Balch C, Klimberg S, Pawlik T, Posner M, Tanabe K. et al. (ed) Textbook of complex general surgical oncology[M]. McGraw-Hill, New York, NY. 2015.

[59] Popoveniuc G, Jonklaas J. Thyroid nodules[J]. Med Clin North Am, 2012, 96(2): 329-349.

[60] Gharib H, Papini E. Thyroid nodules: clinical importance, assessment, and treatment[J]. Endocr Metabol Clin N Am, 2007, 36(3): 707-735. vi.

[61] Papini E, Guglielmi R, Bianchini A, et al. Risk of malignancy in nonpalpable thyroid nodules: predictive value of ultrasound and color-Doppler features[J]. J Clin Endocrinol Metabol, 2002, 87(5): 1941-1946.

[62] American College of Surgeons (ACS) Exported ultrasound courses[EB/OL]. Available at: https://www.facs.org/education/accreditation/verification/ultrasound/exported

[63] American Association of Clinical Endocrinologists (no date) AACE Meetings[EB/OL]. Available at: https://www.aace.com/meetings

[64] American Thyroid Association (ATA) Events/education[EB/OL]. Available at: http://www.thyroid.org/events/

[65] Fish S, Gianoukakis AG (2011) ATA Fellows' Track 2011. Thyroid Ultrasound Course[EB/OL]. Available at: http://www.youtube.com/watch?v=bwuUR_Z8kb4

[66] American Institute of Ultrasound in Medicine (Website accessed April 2015) [EB/OL]. Available at: http://www.aium.org

[67] American Association of Clinical Endocrinologists (no date) Endocrine Certification in Neck Ultrasound (ECNU) Program[EB/OL]. Available at: https://www.aace.com/ecnu

译者：杨华，暨南大学附属第一医院/香港大学李嘉诚医学院
审校：詹维伟，上海交通大学医学院附属瑞金医院

## 中国专家述评

# 中国与美国甲状腺超声的差异

詹维伟[1]，陈林[2]

[1]上海交通大学医学院附属瑞金医院；[2]复旦大学附属华东医院

由于超声具有方便、快捷和图像清晰等优点，不管是在术前诊断、引导穿刺活检、还是在术后评估和随访中，都具有不可替代的作用，超声已成为超声医师、内分泌医师和外科医师等所公认的甲状腺疾病诊断一线影像学方法。该章作者系统阐述了甲状腺超声在美国的发展过程、操作者的资质、检查的场所、操作的方法、图像的模式、报告的规范化及教育和认证等问题，重点强调了超声对于甲状腺临床管理的重要性。同时，作者提出了甲状腺超声所面临的许多争议和挑战，其实这也是我们正在经历的和不可回避的问题。但是，由于国情不同，中国与美国（以下简称中美）甲状腺超声临床实践也有所差异，但总的来说各有优势，相互之间许多地方彼此可以借鉴。在此，笔者从一个超声医师的角度，结合中美甲状腺超声临床实践的差异做个比较，同时提出一些个人看法。

## 一、了解甲状腺超声发展的历程有助于把握今天和启示未来

20世纪50年代起，国外开始将A型超声应用于甲状腺检查，可以清晰地分辨出囊性与实性的区别，但重复性差，并且难以确定图像显示即为目标器官或组织。B型超声弥补了这些不足，并且图像更加接近真实器官组织。1955年Howry[1]首先描述了胶样甲状腺肿的B型超声图像特征。此后，国内外专家、学者对甲状腺超声进行了积极的探索，中国学者对甲状腺超声的研究几乎与国际同步，目前取得丰富成果。1979年，钱蕴秋等[2]用A型、B型超声探索甲状腺的表现；1981年，蔡起蓓等[3]探讨了甲状腺结节的超声特征；1985年，党渭楞[4]报道了正常甲状腺和其各种肿块等超声图像诊断，并指出腺内血管围绕可形成

假性占位误诊；1986年，许广波等[5]分别报道了甲状腺超声测值和检测甲状腺肿块的价值。1992年，燕山、龚雷萌等[6]用10 MHz检测甲状腺肿块，以往认为单纯性甲状腺肿在实际上多为结节性甲状腺肿和慢性甲状腺炎，高分辨力可检出2~4 mm的隐匿性结节，明显优于7.5 MHz和核素扫描。20世纪80年代，超声多普勒技术的问世和灰阶图像质量的进一步提高，使得超声诊断甲状腺弥漫性疾病和占位性疾病的能力进一步提升，超声成为临床鉴别甲状腺良、恶性结节的重要手段。进入21世纪以来，许多新的超声成像方法开始应用于临床，国内外许多作者对超声造影、三维超声及超声弹性成像在甲状腺中的应用进行了研究，并取得了可喜的成绩。

## 二、我国甲状腺超声从业者和从业场所与美国有较大的差别

对比中美超声从业者和检查场所，还是有所区别，这一区别可能是由于历史和国情两方面导致的，但总体来说我国的甲状腺超声从业者和检查场所的发展是跟随整个超声的发展而发展的。20世纪六七十年代，超声在我国临床的应用处于探索阶段，相关研究人员比较混杂，有临床医师，也有放射科医师、技师，甚至工科工程师，他们的积极探索为后来超声在我国临床的真正应用起到了极大的推动作用。到20世纪八九十年代，超声在我国各级医院的应用逐渐普及，二级以上医院基本都设置了专门的超声科室，但有少数医院将超声检查设置于放射科，还有一些规模较小的医院超声诊断与心电检查等放在一起称为物理诊断科，超声从业者逐步专业化，但大多数超声从业人员是从临床改行从事超声诊断，还有部分超声专业人员是由护士改行而来，这一时期超声的主要功能是辅助临床诊断。进入21世纪以来，随着老一辈超声从业人员的退休和质控要求的提高，超声从业人员日益专业化，素质得到全面提升，大量的硕士、博士等高学历人员加入超声专业队伍。我国大多数医院设置了专门的超声科室，名称有超声科、超声诊断科、超声影像科和超声医学科等，甲状腺超声诊断大多数是在超声科室由专门的超声医师完成[7]。近年来，由于网络技术的进步，全国多地实行了超声远程会诊，区域超声诊断中心专家可以远程可视下指导下级医院超声医师完成超声检查，并给出诊断报告[8]。

## 三、甲状腺超声在临床实践中的作用和地位

超声对于甲状腺疾病的临床诊断和治疗具有无可替代的作用，已成为国际共识。作者在表2.1中列出了13个甲状腺超声的指征，也基本适用于中国的甲状腺超声临床实践。目前，我国甲状腺超声也由既往的单纯诊断向介入性超声方向拓展，包括超声引导下FNAB[9-11]、超声引导下的甲状腺结节热消融或化学消融等[12]。该章作者指出甲状腺疾病诊断时，超声不仅可以进行全面综合评

估，还能够围绕问题来评估，这对我们有重要的启发意义。由于我国甲状腺超声主要是由超声医师来完成，超声医师可能将重点更多地放在了甲状腺本身的形态学改变的观察上，而忽略了患者临床其他检查对诊断的意义。为此，超声医师在做甲状腺超声前，需要与内分泌医师、普外科医师进行充分沟通，有必要对患者的检查目的、病史、目前的治疗情况和甲状腺功能检查结果等情况应有全面的了解，这有助于甲状腺超声的开展。沟通方式可以采用医院信息系统查询、医院内部电话或个人手机等多种方法。

## 四、甲状腺超声诊断逐步系统化

正如本章作者所说，甲状腺超声早期主要希望能够区分良性和恶性甲状腺结节，但到目前为止并未达成这一目标，但中国超声专家与国际超声专家围绕这一目标进行了大量的、系统的研究。甲状腺结节是一种常见的内分泌疾病，超声筛查的发现率高达20%~76%，其恶性比例占5%~15%。甲状腺超声专家试图从甲状腺结节的超声特征来评估其良性、恶性，超声评估指标有部位、大小、数目、形态、边界、边缘、内部结构、回声水平、钙化类型、血流分布等[13]。然而，单个指标鉴别诊断甲状腺结节的良恶性价值有限，多个指标联合应用可明显提高超声预测甲状腺癌的效能，这已成为大多数专家的共识[14]。为此，2009年智利[15]和韩国[16]、2011年韩国[17]和法国[18]、2014年英国[19]、2017年欧洲多国[20]和美国[21]等多个国家的医疗机构相继推出了甲状腺风险分层系统或甲状腺影像报告和数据系统（thyroid imaging reporting and data system，TI-RADS），并根据甲状腺结节的恶性风险高低给出了管理建议，这对规范甲状腺超声起到了积极作用。2015年上海瑞金医院基于大样本的数据推出了中国的TI-RADS系统和管理建议，这既是对国际甲状腺超声的贡献，也对中国甲状腺超声水平的提升和规范化有极大的推动作用[22]。需要指出的是上海瑞金医院所推出的TI-RADS系统和管理建议的数据是基于单中心，为了进一步提高和规范化我国的甲状腺结节诊断水平，需要卫生管理部门或行业协会牵头进行全国范围的多中心的研究，探索出适合中国人群的甲状腺风险分层和临床管理规范。幸运的是，中华医学会超声分会浅表超声组和中国超声医学工程学会浅表超声专业委员会分别开始着手进行这一工作，期待中国版的多中心TI-RADS早日推出，从而进一步提高我国的甲状腺超声水平。

## 五、规范化甲状腺超声报告有助于临床医师的交流

本章作者强调了甲状腺超声报告的规范化，这对中国甲状腺超声显得尤为重要。因为，中国的甲状腺超声模式为内分泌医师、普外科医师或其他临床科室医师开出检查单，患者拿着检查申请单，前往超声科室进行检查，然后由

专门的超声医师完成甲状腺超声检查；最后患者拿着超声医师出具的检查报告，再次找到临床医师进行综合诊断和治疗。这一就诊模式导致超声医师与临床医师对患者甲状腺超声诊断结果的沟通主要是通过超声报告单完成的，这也就突出了超声报告单规范化的重要性。甲状腺超声报告的内容应该包括准确的患者一般信息、超声设备信息、准确的超声描述、规范的超声诊断和检查时间等；同时，应该强调的是规范的超声报告应该有相关的规范的超声图片，图片对临床医师理解超声报告可以起到极大的帮助作用[23]。另外我国的超声检查模式和美国有所不同，美国除了临床医师可以从事超声检查外，大医院一般也设置了超声检查部门，这一部门基本是隶属于影像科，超声检查主要由超声技师完成，最后由影像医师出具超声报告；而中国的超声科室一般是独立的一个科室，超声检查和诊断均由超声医师完成，超声文员根据超声医师的口头陈述辅助超声医师完成超声报告的书写。如果超声医师和超声文员衔接不好，容易导致报告部分细节漏写，甚至发生书写错误，我国的这一模式工作对超声报告的规范化提出了更高的要求和挑战。

## 六、超声引导甲状腺FNAB指导外科手术

　　超声引导FNAB属于介入性超声的范畴，本章作者对比讲解了超声引导与非超声引导下甲状腺结节FNAB的价值，强调了超声引导下FNA的优势。自1975年Holm首先报道应用超声引导下甲状腺FNA细胞学检查[24]，1977年Walfish等[25]对甲状腺结节进行了FNAB细胞学评价的研究。超声引导FNAB是在超声直视下对甲状腺结节进行定点穿刺，迄今为止的临床应用也证明该方法是一种微创的、安全的和高性价比的评价甲状腺结节的方法，明显优于以往的医生通过触诊的盲穿。超声引导下FNAB已经被临床广泛接受和认可，它的应用减少了甲状腺结节临床外科手术的数量。目前，甲状腺结节风险分层系统和管理建议的广泛应用，进一步规范化了FNAB适应证的选择，这对减少不必要的甲状腺结节外科手术起到了积极作用。我国越来越多的医院也陆续开展FNAB技术，基于目前常规超声特征的甲状腺穿刺活检，笔者认可FNAB的价值的同时也有以下一些思考：①常规超声预测甲状腺结节恶性的能力有限，为此临床积极开展超声新技术的研究，包括超声弹性成像、超声造影等；②穿刺取材并不总是成功的，这导致部分病例需要进行第2次穿刺；③部分穿刺成功的病例，细胞学尚不能做出准确诊断，这对细胞学专家提出了更高的要求，并且也有专家正在开展细胞分子生物学研究，以期进一步提高诊断水平；④大多数甲状腺癌的恶性程度不高，为此也有许多专家正对细胞学样本进行分子生物学检测，以期预测甲状腺癌的侵袭性。

## 七、超声引导下甲状腺结节的消融治疗是甲状腺结节治疗的一个发展方向

介入性超声包括两个方面，一是介入性诊断，二是介入性治疗。本章作者对属于介入性诊断的FNAB在美国的应用情况做了详细介绍，但没有涉及介入性治疗的讲解。实际上超声引导下的甲状腺介入性治疗已经在临床广泛开展，并且我国超声专家在这一领域进行了大量的临床实践和研究，并进行了较多的报道。尽管甲状腺结节的发病率较高，但大多数结节属于良性结节，并且占比较小的恶性结节中大多数侵袭性不高。甲状腺结节最佳的治疗方法是最低限度的侵入，并能收到理想的效果，超声引导下介入性治疗为甲状腺结节患者提供了可以接受的非手术性治疗方案。目前，21世纪初临床应用最多的方法为超声引导下甲状腺结节内部注射药物的化学消融的方法，可用的注射药剂有无水乙醇、高糖溶液、高渗盐水、$^{32}$P胶体等，这一方法主要用于生长较快、体积较大的良性囊性或实质性结节的治疗[26-27]。目前，超声引导下的热消融技术在甲状腺结节的介入性治疗领域得到了较快速的发展，热消融技术有射频消融术（radiofrequency ablation，RFA）、微波消融（microwave ablation，MWA）和激光消融术（laser thermal ablation，LTA）等[28-30]，这些技术不但可应用于甲状腺良性结节的治疗，还可以应用于治疗体积较小的恶性结节，甚至治疗甲状腺癌的局部复发灶或术后发生的颈部转移性淋巴结。超声引导下热消融治疗甲状腺良性、恶性结节和复发转移灶具有创伤小、不影响美容、准确度高、疗效确切、安全、可控性强和并发症少等优点。但这些技术开展的时间还不够长，在现阶段仍属于有待成熟的技术，故需经过大样本的临床研究，以接受多中心临床实践的检验，并对其中远期的有效性和安全性进行必要的和充分的验证。

## 八、超声新技术的应用进一步促进甲状腺诊断和评价水平

超声造影（contrast-enhanced ultrasound，CEUS）[31-32]和超声弹性成像（ultrasound elostography，UE）[33-34]技术是超声影像近年来发展起来的两项新技术，本章作者未对其临床应用现状进行讲述。笔者认为超声新技术在甲状腺中的应用是甲状腺超声一个不可分割的部分，为此对其进行必要的补充和阐述。CEUS是一项非常敏感的血流检测技术，目前已广泛应用于肿瘤鉴别诊断、创伤评价和血管疾病诊断等。从21世纪初，CEUS就开始应用于中国、日本和欧洲等，目前在这些国家和地区CEUS应用较为广泛；但由于美国FDA于近年才批准临床应用，故美国CEUS临床应用和研究较少。临床研究和实践表明，CEUS能够显示甲状腺结节的血流灌注特征，CEUS时间-强度曲线可对甲状腺结节进行定量分析，该技术可作为常规超声检查的拓展和补充。但甲状腺

结节的CEUS增强模式表现为多样性和交叉性，目前国内外尚未形成统一甲状腺结节诊断标准，其价值有待进一步研究。但由于CEUS对血流的高敏感性，该技术评价甲状腺结节或转移性淋巴结热消融疗效具有较高的价值得到多数专家的认可。UE的概念最早于1991年由Ophir等[35]提出，2005年起应用于甲状腺组织。UE技术可根据不同组织间的硬度差异来鉴别其良性、恶性，弥补二维超声不能反映组织硬度的不足。甲状腺结节的硬度与其组织病理学密切相关，良性结节内滤泡和胶质成分较多，硬度低；而恶性结节的中心有较多纤维血管间质成分，并常见沙粒样钙化小体，组织硬度相对增加，这是UE对甲状腺结节定性诊断的病理基础。目前，UE技术包括实时超声弹性成像（RTE）、声脉冲辐射力成像（ARFI）和剪切波弹性成像（SWE），RTE可对组织和病灶进行定性评价，ARFI和SWE可对组织和病灶进行定量评价，国内外研究表明各种弹性成像技术在甲状腺良性、恶性结节的鉴别诊断中均具有重要价值。

## 九、完善的教育和认证系统是甲状腺超声质量的保证

中国超声医师教育和培养形成了较为完善的体系，但与美国比较有较大的不同。目前，我国在学历教育中设置有五年制医学影像专业本科、三年制影像医学与核医学专业硕士和三年制影像医学与核医学专业硕士、博士，硕士、博士教育中设置有超声医学方向[36]。医学影像专业本科前四年除了主要学习临床医学的所有课程外，还需要学习放射、核医学和超声医学等影像医学的基础与临床课程，最后一年进入医院进行临床各专业和影像各专业（包括超声医学）实习，毕业后进行三年的专业住院医师规范化培训，可以选择超声医学作为自己的职业方向，通过考核后准许上岗。另外，首都医科大学和浙江师范学院医学院均设置了专门的超声医学本科，他们的培养更注重于超声医学的专业教育。超声医学方向硕士和博士的来源有影像医学专业的本科生，也有临床医学专业的学生，他们在导师的指导下进行超声医学的临床和基础研究工作，毕业后也进行本科生类似的住院医师规范化培训和考核。中国超声医师独立从事超声专业工作前，除了需要完成上述培养和通过住院医师考核外，还需要取得中国《执业医师资格证书》和《彩色多普勒超声（CDFI）医师上岗证》。尽管中国超声医师培养制度对超声医学从业人员的技术准入有较大的保障，但是对于其他科室临床医师从事超声诊断工作的教育、培养和认证系统尚不完善。目前，随着人们对超声诊断的认识加深和超声设备的逐步普及，我国甲状腺超声使用场所也有向临床各科室转移的趋势，部分医院内分泌科、普外科和手术室也开始配置了超声设备，尽管他们临床知识较为丰富，但大多数没有进行系统的和必要的超声医学培训，难以保证超声诊断的质量安全。为了适应这一发展趋势，我国需要尽快建立临床医师从事超声诊断的相关配套超声技能培训制

度、技术准入制度和质量控制制度等。远程超声诊断模式中下级医院进行超声检查的操作者可以是超声医师，也可以是专门的超声技师，这对应对日益增长的患者数量和超声医师严重不足的矛盾有积极意义[37]。这一诊断模式也必将促进建立我国超声技师的培养制度，全国多家医学院正在进行积极探索。

综上所述，本章作者对美国甲状腺超声进行了系统介绍，对我国超声临床实践具有较大的启示作用。通过笔者对我国甲状腺超声的发展历史、现状和未来发展趋势做了简要阐述，相信超声医学科、内分泌科和普外科等各专业医师对甲状腺超声有更加深入的理解，让我们大家共同努力推动我国甲状腺超声的发展，笔者相信甲状腺超声在临床将发挥更大的作用。

## 参考文献

[1]  Howry D，Roderic Bliss W. Ultrasonic visualization of soft tissue structures of the body[J]. The Journal of Laboratory and Clinical Medicine，1952，40(4)：579-592.

[2]  郑玉凤.甲状腺疾病超声诊断现状及展望[J].人民军医，2002，45(5)：297-299.

[3]  蔡起蔷，周前，石健民.放射性核素及"B"超声扫描对鉴别甲状腺结节良恶性的初步评价[J].中国医学科学院学报，1981，3(1)：27-30.

[4]  党渭楞，燕山.甲状腺肿块的超声图象诊断[J].上海第二医学院学报，1985，1：13-15.

[5]  许广波，崔凤兰.B型超声诊断甲状腺肿块的探讨[J].吉林医学，1986，7(4)：40-41.

[6]  燕山，龚雷萌.10MHz双功式软探头临床应用的评价[J].现代医学仪器与应用，1992，1：16-17.

[7]  张晓燕，王红燕，姜玉新，等.质量控制专项管理在超声科中的应用效果[J].中华医学超声杂志(电子版)，2019，16(5)：348-351.

[8]  刘义灏，吕发勤，黎檀实.5G超声时代来临：远程超声应用的现状及进展[J].中华医学超声杂志(电子版)，2019，16(4)：241-243.

[9]  董屹婕，詹维伟.超声引导下细针穿刺在甲状腺结节诊断和鉴别诊断中的价值[J].中国实用外科杂志，2015，6：613-619.

[10] Feldkamp J，Führer D，Luster M，et al. Fine Needle Aspiration in the Investigation of Thyroid Nodules[J]. Dtsch Arztebl Int，2016，113(20)：353-359.

[11] 王丽荟，陈路增，高莹，等.超声引导下甲状腺结节粗针穿刺活检与细针抽吸取材满意率比较[J].中国超声医学杂志，2017，33(3)：199-202.

[12] Papini E，Pacella CM，Misischi I，et al. The advent of ultrasound-guided ablation techniques in nodular thyroid disease：towards a patient-tailored approach[J]. Best Pract Res Clin Endocrinol Metab，2014，28(4)：601-618.

[13] 詹维伟.甲状腺结节的评估指标[J].现代实用医学，2011，23(4)：361-364.

[14] Kwak JY，Han KH，Yoon JH，et al. Thyroid imaging reporting and data system for US features of nodules：a step in establishing better stratification of cancer risk[J]. Radiology，2011，260(3)：892-899.

[15] Horvath E，Majlis S，Rossi R，et al. An ultrasonogram reporting system for thyroid nodules stratifying cancer risk for clinical management[J]. J Clin Endocrinol Metab，2009，94(5)：

1748-1751.

[16] Park JY, Lee HJ, Jang HW, et al. A proposal for a thyroid imaging reporting and data system for ultrasound features of thyroid carcinoma[J]. Thyroid, 2009, 19(11): 1257-1264.

[17] Kwak JY, Han KH, Yoon JH, et al. Thyroid imaging reporting and data system for US features of nodules: a step in establishing better stratification of cancer risk[J]. Radiology, 2011, 260(3): 892-899.

[18] Russ G, Bigorgne C, Royer B, et al. The Thyroid Imaging Reporting and Data System (TIRADS) for ultrasound of the thyroid[J]. J Radiol, 2011, 92(7-8): 701-713.

[19] Perros P, Boelaert K, Colley S, et al. Guidelines for the management of thyroid cancer[J]. Clin Endocrinol (Oxf), 2014, 81 Suppl 1: 1-122.

[20] Russ G, Bonnema SJ, Erdogan MF, et al. European Thyroid Association Guidelines for Ultrasound Malignancy Risk Stratification of Thyroid Nodules in Adults: The EU-TIRADS[J]. Eur Thyroid J, 2017, 6(5): 225–237.

[21] Tessler FN, Middleton WD, Grant EG, et al. ACR Thyroid Imaging, Reporting and Data System (TI-RADS): White Paper of the ACR TI-RADS Committee[J]. J Am Coll Radiol, 2017, 14(5): 587-595.

[22] Xu SY, Zhan WW, Wang WH. Evaluation of thyroid nodules by a scoring and categorizing method based on sonographic features[J]. J Ultrasound Med, 2015, 34(12): 2179-2185.

[23] 姚延峰, 刘学. 超声医学科质量控制调查与对策[J]. 影像研究与医学应用, 2019, 3(8): 238-240.

[24] Holm HH, Pedersen JF, Kristensen JK, et al. Ultrasonically guided percutaneous puncture[J]. Radiol Clin North Am, 1975, 13(3): 493-503.

[25] Walfish PG, Hazani E, Strawbridge HT, et al. Combined ultrasound and needle aspiration cytology in the assessment and management of hypofunctioning thyroid nodule[J]. Ann Intern Med, 1977, 87(3): 270-274.

[26] Barile A, Quarchioni S, Bruno F, et al. Interventional radiology of the thyroid gland: critical review and state of the art[J]. Gland Surg, 2018, 7(2): 132-146.

[27] Dietrich CF, Müller T, Bojunga J, et al. Statement and Recommendations on Interventional Ultrasound as a Thyroid Diagnostic and Treatment Procedure[J]. Ultrasound Med Biol, 2018, 44(1): 14-36.

[28] Yang YL, Chen CZ, Zhang XH. Microwave ablation of benign thyroid nodules. Future Oncol, 2014, 10(6): 1007-1014.

[29] Papini E, Gugliemi R, Pacella CM. Laser, radiofrequency, and ethanol ablation for the management of thyroid nodules[J]. Curr Opin Endocrinol Diabetes Obes, 2016, 23(5): 400-406.

[30] Zhou, W, Jiang S, Zhan W, et al. Ultrasound-guided percutaneous laser ablation of unifocal T1N0M0 papillary thyroid microcarcinoma: Preliminary results[J]. Eur Radiol, 2017, 27(7): 2934-2940.

[31] 张波, 姜玉新, 戴晴, 等. 前瞻性观察甲状腺结节的SonoVue超声造影增强模式[J]. 中国医学影像技术, 2010, 26(5): 844-847.

[32] Zhou X, Zhou P, Hu Z, et al. Diagnostic Efficiency of Quantitative Contrast-Enhanced Ultrasound Indicators for Discriminating Benign From Malignant Solid Thyroid Nodules[J]. J Ultrasound Med, 2018, 37(2): 425-437.

[33] 陈林,陈悦,詹嘉,等.灰阶超声、弹性成像及二者联合应用鉴别诊断甲状腺肿块[J].中国医学影像技术,2011,27(2):291-294.

[34] Gay S, Schiaffino S, Santamorena G, et al. Role of Strain Elastography and Shear-Wave Elastography in a Multiparametric Clinical Approach to Indeterminate Cytology Thyroid Nodules[J]. Med Sci Monit,2018,8(24):6273-6279.

[35] Ophir J, Céspedes I, Ponnekanti H, et al. Elastography: a quantitative method for imaging the elasticity of biological tissues[J]. Ultrason Imaging,1991,13(2):111-134.

[36] 陈骊珠,刘福乐,杨泽宇,等.中美超声医学教育比较对我国住院医师培养的启示[J].基础医学教育,2017,19(7):531-533.

[37] 刘义灏,吕发勤,黎檀.5G超声时代来临:远程超声应用的现状及进展[J].中华医学超声杂志(电子版),2019,16(4):241-243.

# 第三章　甲状腺手术与嗓音评估

## 甲状腺手术前后的嗓音评估

Salem I. Noureldine, Ralph P. Tufano

Division of Head and Neck Endocrine Surgery, Department of Otolaryngology—Head and Neck Surgery , Johns Hopkins University School of Medicine

## 一、前言

　　甲状腺切除术被认为是治疗几乎所有甲状腺癌的主要手段，包括某些患有甲状腺良性肿瘤的患者也会选择该治疗手段[1]。目前，在高水平综合性医院，甲状腺切除术由不同专业背景医生执行，包括普通外科医生、耳鼻喉科医生、头颈外科医生以及内分泌外科医生。然而，在美国绝大多数甲状腺手术是由低年资的外科医生完成的，他们每年完成的甲状腺手术例数5~10例，甚至更少[2]。该事实导致甲状腺手术效果不甚理想。

　　据报道，甲状腺切除术后有25%~84%患者存在声音改变的风险[3-7]。这种改变可能是由于医源性喉返神经（RLN）损伤导致的。医源性RLN损伤的机制包括机械性损伤（例如挤压、扭曲、牵拉、撕裂）、热损伤以及血管因素（例如缺血性损伤）[8]。然而，喉返神经损伤与否不是预测术后嗓音功能改变的唯一因素。影响声带功能的其他因素包括喉上神经外支（EBSLN）损伤、术后炎症、喉部水肿、环甲肌损伤、气管插管相关损伤、环杓关节脱位以及喉痉挛[9-11]。源于不同病因的声学改变可以从一个看似正常的声音或暂时性声音疲劳到严重而持久的发音困难，从而对患者的生活质量产生不利影响[7]。

　　对甲状腺切除术患者术前和术后声带功能进行评估非常重要，有利于发现术前存在的RLN麻痹或者早期医源性RLN损伤[12]。尽管大多数甲状腺术后声音改变可在术后3~6个月内自行缓解，但患者在术后恢复过程中形成适应不良的代偿机制[13-15]。这种不良的代偿发声行为可在潜在的声带病变解决后仍持续存在，建议寻找专业嗓音治疗师进行评估与治疗。早期发现语音功能障碍并及时进行声带康复训练从而使发声功能得以改善，可能使这些患者受益。因此，术后声学评估应尽早开始，包括语音的功能性和器质性的综合评估。

## 二、喉返神经麻痹的发病率

目前文献对甲状腺手术后暂时性和永久性声带麻痹（VFP）的发生率尚不明确。以往研究VFP发生率的课题缺乏对术后声带运动的充分评估。事实上，大多数研究并未将声带的直观运动作为术后评估的一部分[5,16-17]。同时，在文献报道中由于用于诊断RLN损伤的标准不同，每种诊断标准的敏感性和特异性存在差异，导致VFP发生率也存在相当大的差异。这在Jeannon等进行的Meta分析中得到充分证实[7]。该研究显示暂时性VFP的发生率从1.4%~38.4%不等，均值为9.8%，然而永久性VFP的发生率可相差10倍，根据喉部检查的结果，发生率从0到18.6%不等，均值为2.3%（图3.1）。

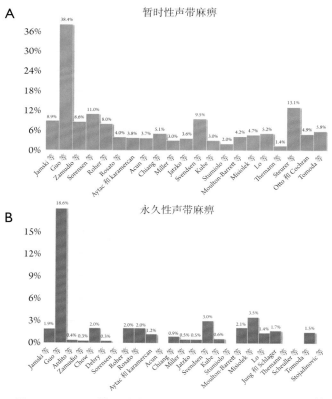

**图3.1　Jeannon等通过对25 000例病例进行的Meta分析结果[7]**
（A）暂时性声带麻痹的发生率；（B）永久性声带麻痹的发生率。

术前患者获得喉返神经损伤导致暂时性或永久性VFP发病率的正确数据的知情具有重要意义。隐瞒数据会对医患关系和疗效造成潜在的不利影响[18]。此外，由外科医生术前提供给患者的低VFP发生率通常是来源于高水平综合性医院临床数据报道。用于提供给患者知情的信息必须来源于个人数据并基于一定数量。总之，需要对术前、术后声带的评价制定统一规范的标准，以便在不同的中心进行比较。

## 三、喉镜与主观声学评价

由于部分患者出现VFP但声音没有任何改变，因此，建议对甲状腺手术患者术前和术后都要进行喉镜检查[5]。这种声带功能与声学改变不一致可能是由于患侧声带残余功能补偿、神经麻痹的位置以及对侧声带的代偿[19]。

在持续存在VFP患者中经常会出现声音症状的改善。这可能是由于声带恢复正常功能或者是由于患侧声带向中间移位[20-21]。没有喉镜检查，这种改变可能会被误认为VFP自行恢复。声音的改变可能由多种原因导致，并不一定意味着VFP。只有喉镜检查才能够准确识别VFP。

### （一）声带功能正常的声音改变

甲状腺手术后即使声带运动功能正常，患者也可能出现主观和客观的声音改变。主观变化可能包括出现发音疲劳和高音障碍。客观变化包括音频降低、音域变窄、最大声强降低、频率颤抖下降和发声时长缩短等[13-15]。主观和客观声音改变在声带功能正常的甲状腺切除术后患者中发生率高达80%~85%[5,22]。

声带功能正常的声音改变原因包括以下几点[9-11,23-24]：

（1）环甲肌功能障碍：这可能是由于手术中直接损伤、暂时性肌肉发炎以及血清肿形成导致。

（2）术中喉上神经外支（EBSLN）损伤。

（3）术后周围软组织变化对喉部的影响，包括水肿、带状肌挛缩、去神经支配和喉气管瘢痕形成。

（4）甲状腺手术中的带状肌分离。

（5）插管相关声带改变：包括暂时性的声门水肿、声带撕裂、环杓关节脱位以及远期的声带肉芽肿形成。

（6）上呼吸道感染：常见于与外科手术无关的病毒性喉炎。

需要注意的是，患者通常不会察觉细微的声音变化，这可能会使不细心的外科医生忽略。为了克服这个问题，可以使用可靠的鉴定甲状腺手术后声音功能不全的噪音障碍指数量表（VHI）。通常，VHI评分与术前基线改变>25者建议寻找专业嗓音治疗师和咽喉科进一步评估[25]。为了准确评估甲状腺手术效果，建议所有的患者均需进行喉镜检查。

## （二）无症状声带麻痹

据报道，20%的VFP患者未出现声学改变，这容易误导医生提供错误的治疗建议或者误认为不存在喉返神经损伤[20-21,26]。出现这种现象可能跟以下几种原因有关：①喉返神经部分功能尚存在（例如局部麻痹）；②声带固定于靠近中间位置；③健侧声带代偿。

这种情况进一步凸显了对再次手术患者进行喉部功能评估的重要性。无症状声带麻痹患者再次手术如果损伤健侧神经将进一步加重呼吸功能和吞咽功能障碍。

## 四、术前喉镜检查

由于甲状腺手术患者术前声带麻痹总体发生率相对较低，有些医院已经不再常规进行术前喉镜检查，而另一些医院仅针对特殊的病例进行喉镜检查（例如，之前接受过颈部手术者或者声音存在异常者）。

我们认为，对所有甲状腺手术患者进行常规声带功能评估是非常明智的。其理由概述如下[12,20,27-28]：①术前声带麻痹较常见，据报道可发生在1.9%~3.5%甲状腺良性病变的患者。②存在无声音改变的声带麻痹患者。通过声学改变预测声带麻痹的敏感性仅为30%~70%[12,20]。③为术后再次喉镜评估提供基线参考数据。④术前发现VFP可能提示存在恶性肿瘤浸润（即Ⅳ期患者）。提示需要对患者进行更详细气道和淋巴结评估以及针对患者病情进行更个体化的术前谈话。⑤术前了解声带功能有助于对术中受侵犯喉返神经进行正确处理。⑥为术后出现VFP患者寻找原因提供参考依据。⑦术前喉镜检查跟术后声带功能评估一样，对准确评估手术质量非常重要。

令人遗憾的是，来自美国的专业机构缺乏针对这一问题的指南，也没有专家共识可供参考。目前美国甲状腺协会（ATA）指南（简称ATA指南）和美国临床内分泌医师协会（AACE）指南（简称AACE指南）均未涉及该问题。只有美国耳鼻咽喉头颈外科手术指南推荐对于术前存在声音改变者、再次手术者、择期行甲状腺癌手术者进行喉镜检查[29]。而英国甲状腺协会（BTA）建议对于术前存在声音改变者和拟行甲状腺癌手术者行喉镜检查。英国内分泌和甲状腺外科学会（BAETS）建议所有的患者均应行术前和术后喉镜检查。同样，德国的内分泌外科医师委员会指南推荐所有接受甲状腺手术的患者术前和术后均应行喉镜检查。

## 五、术后喉镜检查

所有甲状腺术后患者均需常规行喉镜检查。这将使外科医生尽早发现医源性损伤和对其手术效果进行准确评估。术后越早进行声带评估，观察到异常的可能性越高。Dionigi等[16]研究发现手术当日的VFP发生率为6.4%，术后1 d发生率为6.7%，术后2 d发生率为4.8%，术后14 d发生率为2.5%，术后6周发生率为0.8%。该研究认为，术后尽早对声带功能进行评估可发现大多数VFP病例。

术后常规对声带功能进行评估的理论基础如下[20]：①对声带功能评估是证明术后喉返神经功能完整唯一准确的标准。部分患者在术后恢复过程中会出现声音异常，但可能并未发生VFP，通过术后声带功能评估可以确认喉返神经并未损伤。②验证术中操作手法以及术中肌电图结果。③明确甲状腺术后呼吸和吞咽功能是否正常。有时，部分患者虽然出现声带麻痹，但是由于气道阻力不大，术后早期并不会出现呼吸道症状，仅在随访时抱怨呼吸不畅或者用力呼吸出现喘鸣。

目前ATA指南尚未提及该问题。BTA指南推荐只有当术后声音障碍超过2周时进行喉镜检查。只有BAETS和美国耳鼻喉头颈外科手术指南建议所有甲状腺术后患者应进行喉镜检查。

## 六、喉镜检查的可行性

由于甲状腺手术由不同专业背景医生执行，有些医生认为有必要把患者转至专门的耳鼻喉科进行声带评估。我们建议所有进行甲状腺手术的外科医生应当熟练掌握喉镜检查技术并将该项检查作为常规检查。声带功能可以通过各种方式进行评估。最常用的方法包括间接喉镜检查（镜检）、频闪喉镜和纤维喉镜（FOL）。已有研究证实这些检查方法对VFP检出率差异十分显著[7]。

间接喉镜检查虽然操作简单，但它的视野受限而且诊断准确率低[30]。相当一部分患者对这种可导致吞咽反射的检查方法不能耐受。而频闪喉镜是通过利用高频闪光灯去分析声带发声时的振动和黏膜波动。频闪喉镜需要专门的设备，由专门人员进行操作，因而无法成为甲状腺术后常规进行评估声带功能的可行方法。与间接喉镜相比纤维喉镜检查可提供更清晰和更宽阔视野（图3.2）。光学照明和放大效果可以使图像清晰地显示在屏幕上进行评估。由于纤维喉镜患者耐受性好并且操作简便应被认为是诊断围手术期VFP的金标准。检查时将镜头视野置于会厌上方，让患者发"E"音和做"吸气"动作，可以评价声带的内收和外展功能。从业人员只需要做六次检查就可以掌握纤维喉镜检查技术[31]。

纤维喉镜检查应在术后24 h内进行。我们和其他学者一致认为术后24 h是进行术后喉镜检查的最佳时间窗，基本上能检测出包括术后最初几天即

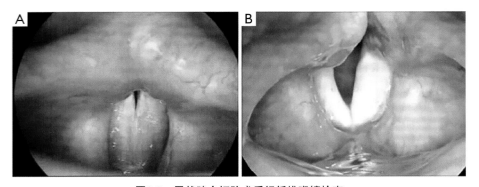

**图3.2　甲状腺全切除术后行纤维喉镜检查**

（A）发声时左右声带均移动；（B）发声时右侧声带麻痹（由Alexander Hillel博士供图）。

开始愈合的轻度损伤的VFP病例[16]。

　　喉镜检查方法的相对成本应该被考虑。使用间接喉镜检查实际费用较低，但进行纤维喉镜以及频闪喉镜检查容易产生额外的医疗费用。纤维喉镜和频闪喉镜建议仅用于间接喉镜无法评估的特定病例或者为了对已经明确存在声带运动障碍病例进行更加准确评估[29]。因此，外科医生对喉功能的评估应选择能够对患者进行最全面、最经济的检查方法并对检查结论进行准确记录。

## 七、经皮喉部超声检查的可行性

　　近来，经皮喉部超声检查（TLUSG）作为一种有前景的、非侵入性技术已经被推荐用于甲状腺手术检查声带功能[32-36]。由于大多数甲状腺疾病患者在进行临床评估时都要行超声检查，经皮喉部超声检查可能成为甲状腺手术患者围手术期评估声带功能确实可行方法。经皮喉部超声检查与直接喉镜检查相比的优势在于无创、方便、舒适、易操作和免用局部麻醉。此外，已证明在临床实践中使用经皮喉部超声检查是经济可行的。

　　这种技术的最适宜的人群是不能很好耐受无麻醉喉镜检查的儿科人群[37]。然而，最近在成人的研究中发现TLUSG在诊断术后VFP方面准确性与直接喉镜检查相近。研究表明，通过术前TLUSG筛选可以减少近2/3的喉镜检查[33]。尽管如此，但是20%~25%患者的声带功能还是不能由TLUSG评估，因此还是需行直接喉镜检查[33-35,38]。此外，TLUSG在验证VFP方面的敏感度为60%~95%[32-34,39-40]。男性、高龄、肥胖、甲状软骨钙化程度、喉结突出、甲状软骨位置较高以及超声检查操作者的经验都会都影响TLUSG的精度[38,41]。甚至部分患者的声带功能经TLUSG的检查结果与直接喉镜检查存在差异。因此，常规使用TLUSG作为诊断或筛查声带功能的方法仍然存有争议。

## 八、结语

尽管甲状腺手术后喉返神经损伤真实数据仍然未知，普遍观点认为甲状腺手术喉返神经损伤发生率约为10%。即使无喉返神经损伤，甲状腺手术后出现声音变化也很常见。只有常规对术前和术后喉部功能进行检查，术者才能客观评估手术对声带功能的影响，为临床决策提供依据，从而提高手术技术和手术效果。我们相信这是唯一可以快速准确地评估所使用的外科技术的可靠方法。这也将优化外科培训，可以更好地为患者服务。

## 声明

本文作者宣称无任何利益冲突。

## 参考文献

[1] Cooper DS, Doherty GM, Haugen BR, Kloos RT, Lee SL, Mandel SJ, et al. Revised American Thyroid Association management guidelines for patients with thyroid nodules and differentiated thyroid cancer[J]. Thyroid, 2009, 19(11): 1167-1214.

[2] Kandil E, Noureldine SI, Abbas A, Tufano RP. The impact of surgical volume on patient outcomes following thyroid surgery[J]. Surgery, 2013, 154(6): 1346-52; Discussion 52-53.

[3] de Pedro NI, Fae A, Vartanian JG, Barros AP, Correia LM, Toledo RN, et al. Voice and vocal self-assessment after thyroidectomy[J]. Head Neck, 2006, 28(12): 1106-1114.

[4] Musholt TJ, Musholt PB, Garm J, Napiontek U, Keilmann A. Changes of the speaking and singing voice after thyroid or parathyroid surgery[J]. Surgery, 2006, 140(6): 978-988; Discussion 88-89.

[5] Stojadinovic A, Shaha AR, Orlikoff RF, Nissan A, Kornak MF, Singh B, et al. Prospective functional voice assessment in patients undergoing thyroid surgery[J]. Ann Surg, 2002, 236(6): 823-832.

[6] Rosato L, Carlevato MT, De Toma G, Avenia N. Recurrent laryngeal nerve damage and phonetic modifications after total thyroidectomy: surgical malpractice only or predictable sequence[J]? World J Surg, 2005, 29(6): 780-784.

[7] Jeannon JP, Orabi AA, Bruch GA, Abdalsalam HA, Simo R. Diagnosis of recurrent laryngeal nerve palsy after thyroidectomy: a systematic review[J]. Int J Clin Pract, 2009, 63(4): 624-629.

[8] Hartl DM, Travagli JP, Leboulleux S, Baudin E, Brasnu DF, Schlumberger M. Clinical review: Current concepts in the management of unilateral recurrent laryngeal nerve paralysis after thyroid surgery[J]. J Clin Endocrinol Metab, 2005, 90(5): 3084-3088.

[9] McIvor NP, Flint DJ, Gillibrand J, Morton RP. Thyroid surgery and voice-related outcomes[J]. Aust N Z J Surg, 2000, 70(3): 179-183.

[10] Roubeau B, Chevrie-Muller C, Lacau Saint Guily J. Electromyographic activity of strap and cricothyroid muscles in pitch change[J]. Acta Otolaryngol, 1997, 117(3): 459-464.

[11] Jones MW, Catling S, Evans E, Green DH, Green JR. Hoarseness after tracheal intubation[J]. Anaesthesia, 1992, 47(3): 213-216.

[12] Farrag TY, Samlan RA, Lin FR, Tufano RP. The utility of evaluating true vocal fold motion

before thyroid surgery[J]. Laryngoscope, 2006, 116: 235-238. United States.

[13]　Hong KH, Kim YK. Phonatory characteristics of patients undergoing thyroidectomy without laryngeal nerve injury[J]. Otolaryngol Head Neck Surg, 1997, 117(4): 399-404.

[14]　Debruyne F, Ostyn F, Delaere P, Wellens W. Acoustic analysis of the speaking voice after thyroidectomy[J]. J Voice, 1997, 11(4): 479-482.

[15]　Debruyne F, Ostyn F, Delaere P, Wellens W, Decoster W. Temporary voice changes after uncomplicated thyroidectomy[J]. Acta Otorhinolaryngol Belg, 1997, 51(3): 137-140.

[16]　Dionigi G, Boni L, Rovera F, Rausei S, Castelnuovo P, Dionigi R. Postoperative laryngoscopy in thyroid surgery: proper timing to detect recurrent laryngeal nerve injury[J]. Langenbecks Arch Surg, 2010, 395(4): 327-331.

[17]　Bergenfelz A, Jansson S, Kristoffersson A, Martensson H, Reihner E, Wallin G, et al. Complications to thyroid surgery: results as reported in a database from a multicenter audit comprising 3,660 patients[J]. Langenbecks Arch Surg, 2008, 393(5): 667-673.

[18]　Abadin SS, Kaplan EL, Angelos P. Malpractice litigation after thyroid surgery: the role of recurrent laryngeal nerve injuries, 1989-2009[J]. Surgery, 2010, 148(4): 718-722; Discussion 22-23.

[19]　Randolph GW. The importance of pre- and postoperative laryngeal examination for thyroid surgery[J]. Thyroid, 2010, 20(5): 453-458.

[20]　Randolph GW, Kamani D. The importance of preoperative laryngoscopy in patients undergoing thyroidectomy: voice, vocal cord function, and the preoperative detection of invasive thyroid malignancy[J]. Surgery, 2006, 139: 357-362. United States.

[21]　Steurer M, Passler C, Denk DM, Schneider B, Niederle B, Bigenzahn W. Advantages of recurrent laryngeal nerve identification in thyroidectomy and parathyroidectomy and the importance of preoperative and postoperative laryngoscopic examination in more than 1000 nerves at risk[J]. Laryngoscope, 2002, 112(1): 124-133.

[22]　Lombardi CP, Raffaelli M, D'Alatri L, Marchese MR, Rigante M, Paludetti G, et al. Voice and swallowing changes after thyroidectomy in patients without inferior laryngeal nerve injuries[J]. Surgery, 2006, 140(6): 1026-1032; Discussion 32-34.

[23]　Peppard SB, Dickens JH. Laryngeal injury following short-term intubation[J]. Ann Otol Rhinol Laryngol, 1983, 92(4 Pt 1): 327-330.

[24]　Echternach M, Maurer CA, Mencke T, Schilling M, Verse T, Richter B. Laryngeal complications after thyroidectomy: is it always the surgeon[J]? Arch Surg, 2009, 144(2): 149-153; Discussion 53.

[25]　Stojadinovic A, Henry LR, Howard RS, Gurevich-Uvena J, Makashay MJ, Coppit GL, et al. Prospective trial of voice outcomes after thyroidectomy: evaluation of patient-reported and clinician-determined voice assessments in identifying postthyroidectomy dysphonia[J]. Surgery, 2008, 143(6): 732-742.

[26]　Sittel C, Stennert E, Thumfart WF, Dapunt U, Eckel HE. Prognostic value of laryngeal electromyography in vocal fold paralysis[J]. Arch Otolaryngol Head Neck Surg, 2001, 127(2): 155-160.

[27]　Shin JJ, Grillo HC, Mathisen D, Katlic MR, Zurakowski D, Kamani D, et al. The surgical management of goiter: Part I. Preoperative evaluation[J]. Laryngoscope, 2011, 121(1): 60-67.

[28] Fenton JE, Timon CI, McShane DP. Recurrent laryngeal nerve palsy secondary to benign thyroid disease[J]. J Laryngol Otol, 1994, 108(10): 878-880.

[29] Chandrasekhar SS, Randolph GW, Seidman MD, Rosenfeld RM, Angelos P, Barkmeier-Kraemer J, et al. Clinical practice guideline: improving voice outcomes after thyroid surgery[J]. Otolaryngol Head Neck Surg, 2013, 148 Suppl 6: S1-37.

[30] Bora MK, Narwani S, Agarwal S, Bapna AS. A study of routine exposure of recurrent laryngeal nerve during thyroid surgery[J]. Indian J Otolaryngol Head Neck Surg, 2005, 57(3): 182-184.

[31] Laeeq K, Pandian V, Skinner M, Masood H, Stewart CM, Weatherly R, et al. Learning curve for competency in flexible laryngoscopy[J]. Laryngoscope, 2010, 120(10): 1950-1953.

[32] Wong KP, Lang BH, Ng SH, Cheung CY, Chan CT, Lo CY. A prospective, assessor-blind evaluation of surgeon-performed transcutaneous laryngeal ultrasonography in vocal cord examination before and after thyroidectomy[J]. Surgery, 2013, 154(6): 1158-1164; Discussion 64-5.

[33] Cheng SP, Lee JJ, Liu TP, Lee KS, Liu CL. Preoperative ultrasonography assessment of vocal cord movement during thyroid and parathyroid surgery[J]. World J Surg, 2012, 36(10): 2509-2515.

[34] Wang CP, Chen TC, Yang TL, Chen CN, Lin CF, Lou PJ, et al. Transcutaneous ultrasound for evaluation of vocal fold movement in patients with thyroid disease[J]. Eur J Radiol, 2012, 81(3): e288-e291.

[35] Dedecjus M, Adamczewski Z, Brzezinski J, Lewinski A. Real-time, high-resolution ultrasonography of the vocal folds-a prospective pilot study in patients before and after thyroidectomy[J]. Langenbecks Arch Surg, 2010, 395(7): 859-864.

[36] Carneiro-Pla D, Miller BS, Wilhelm SM, Milas M, Gauger PG, Cohen MS, et al. Feasibility of surgeonperformed transcutaneous vocal cord ultrasonography in identifying vocal cord mobility: a multi-institutional experience[J]. Surgery, 2014, 156: 1597-1602.

[37] Friedman EM. Role of ultrasound in the assessment of vocal cord function in infants and children[J]. Ann Otol Rhinol Laryngol, 1997, 106(3): 199-209.

[38] Wong KP, Lang BH, Chang YK, Wong KC, Chow FC. Assessing the validity of Transcutaneous Laryngeal Ultrasonography (TLUSG) after thyroidectomy: what factors matter[J]? Ann Surg Oncol, 2014, 22: 1774-1780.

[39] Sidhu S, Stanton R, Shahidi S, Chu J, Chew S, Campbell P. Initial experience of vocal cord evaluation using grey-scale, real-time, B-mode ultrasound[J]. ANZ J Surg, 2001, 71: 737-739. Australia.

[40] Vats A, Worley GA, de Bruyn R, Porter H, Albert DM, Bailey CM. Laryngeal ultrasound to assess vocal fold paralysis in children[J]. J Laryngol Otol, 2004, 118(6): 429-431.

[41] Bozzato A, Zenk J, Gottwald F, Koch M, Iro H. Influence of thyroid cartilage ossification in laryngeal ultrasound[J]. Laryngorhinootologie, 2007, 86(4): 276-281.

译者：王素，山东省青岛市城阳人民医院
审校：庄佩耘，厦门大学医学院嗓音研究所
　　　吴国洋，厦门大学附属中山医院
　　　林福生，厦门大学附属中山医院

# 甲状腺手术前后的嗓音评估

庄佩耘[1]，吴国洋[2]，林福生[2]

[1]厦门大学医学院嗓音研究所；[2]厦门大学附属中山医院

虽然有报道显示甲状腺术后声音改变的风险为25%~84%，但是目前在国内，大部分的甲状腺外科医生对此仍没有给予高度的重视，只有在引起严重的发音障碍、呼吸困难、吞咽困难等严重并发症时才检查喉部，否则术后一般不常规检查喉部。对声带功能的评估也多限于术前纤维/电子喉镜检查，其他评估检查方式则很少涉及。部分医生则错误地认为，术后的声音改变，大部分可以通过后期的代偿来缓解，不需要特殊关注和治疗。另有部分医生因为对患者的声音诉求不了解而干脆选择直接忽视。随着人们对生活品质的要求不断提高和日益频繁的人际交流，人们对嗓音的要求越来越高，越来越多的医生开始重视甲状腺术后声音的改变。嗓音问题关系到每位患者的生活质量及工作，尤其对于那些职业用嗓人士。

## 一、嗓音功能的评估方法

目前针对甲状腺手术前后嗓音功能的评估方法主要包括主观评估和客观评估两个方面。

### （一）主观评估

#### 1.患者自我评估

患者自我评估即患者对嗓音异常的自我评价，主要采用问卷调查的形式，常见的嗓音障碍评估量表有嗓音障碍指数量表（voice handicap index，VHI），含VHI-30和VHI-10，嗓音相关生活质量量表（voice-related quality of life，V-RQOL），嗓音症状量表（voice symptom scale，VOISS），表演用声问卷（questionnaire of vocal performance，VPQ）。最为常用的为VHI-10。因为VHI-10在临床操作上简单易行，且对嗓音异常的诊疗有着广泛的临床应用价值。因此，推荐在术前术后常规行VHI-10评估，对艺术嗓音的患者加做表演用声问卷。

## 2. 甲状腺切除术相关语音问卷（TVQ）

TVQ是甲状腺手术后自我评估语音与吞咽相关症状的评估工具，推荐在术后常规行TVQ评估。

## 3. 主观听感知评估

主观听感知评估即患者嗓音异常的专业鉴定，主要依靠专业人员（嗓音医师和嗓音治疗师）的技巧进行主观听感觉评估，即通过听觉来评估嗓音障碍的程度或分析嗓音质量，而不依赖于仪器的测试，主观性较强。目前常用的为日本言语和嗓音医学学会提出的GRBAS分级和美国言语及听力协会提出的CAPE-V分级标准。推荐在术前术后常规行此检查，可任选其一。

## （二）客观评估

## 1. 嗓音声学评估

嗓音声学评估常用的软件为Praat、MDVP、ADSV等，检查方式简单易操作，且费用不高。因此推荐作为术前术后的常规检查。

## 2. 纤维喉镜检查

较间接喉镜而言，纤维喉镜检查可提供更详细和更宽阔的视野，有利于进行高清晰度的评估。纤维喉镜操作简单易行且患者的耐受性好，可以较好地评估声带的内收和外展功能。但由于自身的限制性，不能评估声带运动的周期性、对称性和黏膜波等，会忽略很多有关嗓音功能的信息，因此只推荐在基层医院作为术前术后的常规检查。

## 3. 动态喉镜检查

动态喉镜检查可分为软管镜和硬管镜，软管镜检查方法类似纤维喉镜，更有利于评估吞咽和言语功能。硬管镜类似间接喉镜，操作均简单易行，硬管镜检查多数可以在无麻醉的情况下进行。评估内容除了包括纤维喉镜检查的全部内容外，还可以评估声带振动的周期性、声带的闭合时相和开放时相、基频、振幅、黏膜波的数量和连续性等。因而推荐在条件允许的医院将动态喉镜作为术前术后的常规检查。

### 4. 喉肌电图检查

喉肌电图检查（laryngeal electromyography，LEMG）可用于评估多种喉部疾病，使临床医生能够区分上运动神经元、下运动神经元、周围神经、神经肌接头、肌病和机械障碍性等疾病，也可用于评估喉返/喉上神经麻痹，帮助预测喉神经麻痹患者的预后。推荐不管术前术后喉镜检查发现有声带运动障碍或任何怀疑有喉部神经异常的患者，应常规行喉肌电图检查。

### 5. 喉部CT或MRI检查

对不能明确病因的嗓音障碍患者或怀疑有环杓关节障碍的患者，行此检查帮助确诊。

### 6. 喉部经皮超声

喉部经皮超声国内鲜少应用。

甲状腺手术前后需常规行患者嗓音功能的主观和客观评估，评估方法的选择要针对甲状腺手术相关情况和目前国内的实际情况，综合考虑评估方法的经济性和实用性，鉴于目前国内这些评估设备均在耳鼻咽喉科，建议在基层医院对每个行甲状腺手术的患者在手术前后常规在耳鼻咽喉科行VHI-10和纤维/电子喉镜检查，术后常规行TVQ。但在条件允许的上级医院推荐在此基础上同时常规行CAPE-V和嗓音声学评估，动态喉镜检查替代纤维喉镜检查。对纤维喉镜检查发现有声带运动障碍或任何怀疑有喉部神经异常的患者，进一步行动态喉镜检查和喉肌电图检查，在这里特别强调喉肌电图检查的重要性和必要性，因为甲状腺术后造成声带运动障碍的病因不只是喉返神经损伤，由于麻醉插管等原因引起的环杓关节脱位/半脱位也是常见病因之一，而喉肌电图检查是目前确诊喉返神经损伤的金标准，因此对发现有声带运动障碍或任何怀疑有喉部神经异常的患者推荐常规行喉肌电图检查，以区分神经损伤、肌肉病变和关节异常，对怀疑有环杓关节脱位/半脱位的患者进一步行喉部三维CT重建，明确脱位的方向和程度，达到因病施治。

对术后嗓音功能的评估笔者同样建议应尽早开始，最好在术后24 h内进行，这是诊断大多数喉返神经麻痹病例的最佳时间段，同时对于环杓关节脱位患者而言，越早发现和治疗，疗效越好。对于评估有问题的患者，建议定期随访评估。

## 二、术前嗓音功能评估在甲状腺手术中的作用

术前嗓音功能评估在甲状腺手术中的作用，可以分为以下六方面：

（1）帮助发现术前即存在的除声带运动障碍外的其他细微声音改变，大部分患者通常不会表述这些细微的声音变化，如声音疲劳和高音困难等，不细心的外科医生也容易忽略，这时嗓音功能的主客观评估就显得尤为重要。术前评估可以为术后嗓音改变提供一个基线，如术后VHI评分与术前基线比较改变>25者建议进行进一步评估。

（2）帮助发现术前即存在的RLN麻痹，尤其对于那些无症状的RLN麻痹患者和需要再次行对侧甲状腺手术且存在喉返神经损伤风险的患者，术前评估对医生和患者都具有非凡的意义，可以促使医生在术前进行更适当的气道和淋巴结影像检查，并针对患者进行更个体化的术前谈话和手术准备，选择更合适的手术方式，谨慎手术，条件允许的行术中神经检测，避免严重呼吸和吞咽并发症的发生，防止不必要的医疗纠纷。

（3）只有全面的术前术后嗓音评估，才能为不同手术方式疗效的比较提供可能。

（4）有助于在术前就做好术中出现喉返神经受侵犯时的治疗计划。

（5）有助于医生作出明智的临床治疗策略，有助于不同手术方式的选择。

（6）有利于发现那些在术前就存在的错误发音方式，从而指导言语治疗师选择合适的治疗方案进行针对性的矫治，优化治疗效果，使患者获得更大的收益。

## 三、术后嗓音功能评估在甲状腺手术中的作用

术后嗓音功能评估在甲状腺手术中的作用，可以分为以下六方面：

（1）帮助发现除声带运动障碍外的其他嗓音问题。甲状腺手术后，即使声带运动功能正常，患者仍可能出现主观和客观的声音改变，其发病率常高达80%~85%。其发生机制包括环甲肌功能障碍、术中EBSLN损伤、术后软组织变化对喉部的影响、甲状腺手术使颈前带状肌暂时性功能障碍或气管活动受限而影响喉的垂直运动、插管导致的声带创伤性炎症和上呼吸道感染等多种因素，而这些异常单纯依靠纤维喉镜检查通常发现不了，就需要全方位的嗓音功能评估。

（2）帮助发现术后早期的医源性RLN损伤。有20%的VFP患者可表现为无症状的正常声音，嗓音声学评估和动态喉镜检查可以帮助早期发现这类患者，进一步通过喉肌电图检查，评估损伤性质和程度，指导选择治疗方案。如是单纯的嗓音训练，嗓音训练结合甲状软骨成型手术或者是早期神经修复手术。

（3）有助于医生客观地评估手术对声带功能的影响，从而改善预后。

（4）全方位的嗓音功能评估，动态喉镜检查、喉肌电图检查和喉部三维CT重建有助于插管导致的环杓关节脱位的诊断，尽早行环杓关节复位有助于患者的恢复，以免误诊延误病情。

（5）喉肌电图检查有助于评估喉部神经损伤性质和程度，预估神经恢复情况，从而指导进一步的治疗方案。如：对双侧不完全性声带麻痹并呼吸困难的患者，在神经功能恢复之前可行环甲肌及甲杓肌小剂量肉毒素注射代替气管切开，减轻患者痛苦；而对于完全神经离断的患者，可考虑尽早行神经移植手术。

（6）全方位的术前术后嗓音评估，结合术中喉返神经走行和受浸润情况，有利于术者更深入地了解甲状腺术后患者嗓音异常的原因，选择更恰当的手术方式，更好地保护患者的喉部神经和肌群。

# 第四章　术中喉神经监测

## 甲状腺术中喉神经监测

**Yinin Hu, John B. Hanks, Philip W. Smith**

Division of General Surgery, Department of Surgery, University of Virginia Health System

## 一、介绍

　　术中神经监测（IONM）可评估术中和术后支配喉部运动的神经功能完整性，尤其是定位神经走行和早期识别神经损伤优势明显。本章将主要描述喉返神经（RLN）正常走行和解剖变异，以及监测导管表面电极接收肌电信号模式，总结术中神经监测的电生理原理，综述甲状腺术中IONM的循证证据。

## 二、解剖

### （一）迷走神经

　　喉部由迷走神经及其分支支配。迷走神经源于脑干的髓质，经颈静脉孔出颅。与2个感觉神经节，上神经节（颈静脉神经节）和下神经节（结状神经节）相关。结状神经节位于颈静脉孔末端。迷走神经进入颈部时，入颈动脉鞘，走行于颈内静脉和颈总动脉之间或背侧。

### （二）喉上神经

　　迷走神经出颈静脉孔后，主干即发出喉上神经（SLN）。SLN下降至咽部，向内侧走行至颈动脉鞘。在甲状腺上极上方约2~3 cm处分成内、外2个分支。喉上神经内支传递声门裂水平以上喉部的痛觉、温觉和触觉等一般感觉。

### （三）喉上神经外支

SLN外支（EBSLN）支配咽下缩肌和环甲肌的运动。EBSLN横向进入环甲肌，参与咽丛神经支配。EBSLN的解剖变异复杂，Cernea等基于损伤风险进行了分型[1-2]（图4.1）。1型：EBSLN与甲状腺上极血管交叉点距甲状腺上极>1 cm。2型又根据神经与甲状腺上动脉交叉点相对甲状腺上极位置关系，进一步分为2a型和2b型。1型最常见（40%~60%），2a和2b型占30%~40%[3]。2a型：EBSLN与甲状腺上极血管交叉点距甲状腺上极≤1 cm；2b型：EBSLN与甲状腺上极血管交叉点位于甲状腺上极以下。由于2型EBSLN靠近上极血管，甲状腺术中处理上极时损伤风险增加。其他走行包括EBSLN与甲状腺上动脉分支远端交叉也有报道[4]。值得注意的是，约半数病例EBSLN解剖具有不对称性。

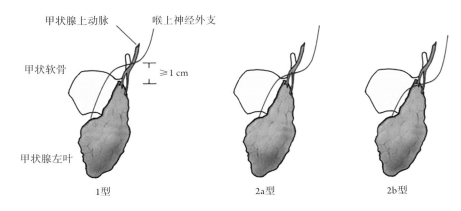

图4.1　喉上神经外支Cernea分型

1型：EBSLN与甲状腺上极血管交叉点距甲状腺上极>1 cm。2型又根据神经与甲状腺上动脉交叉点相对甲状腺上极位置关系，进一步分为2a型和2b型。2a型：EBSLN与甲状腺上极血管交叉点距甲状腺上极≤1 cm；2b型：EBSLN与甲状腺上极血管交叉点位于甲状腺上极以下。

### （四）喉返神经

喉返神经（RLN）解剖对甲状腺外科医生非常重要。由于第三和第四鳃弓的胚胎发育，左侧、右侧RLN在颈部走行不对称。右侧RLN由迷走神经发出，于锁骨下动脉前方勾绕，走行于气管食管沟（图4.2）。左侧RLN自迷走神经，于胸腔主动脉弓前勾绕，沿气管食管沟上行。甲状腺术区，左侧RLN走行更贴近气管食管沟，右侧RLN斜形走行，甲状腺下极变异复杂。右侧RLN可在甲状腺下极1 cm处寻找，沿气管食管沟向头侧上行。双侧RLN上行于咽下缩肌下缘、环甲关节后方入喉。支配杓状软骨、环杓侧肌和环杓后肌。双侧RLN

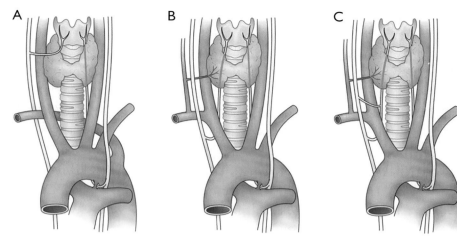

图4.2　右侧RLN解剖变异

（A）右侧锁骨下动脉起源的非返性喉返神经；（B）右侧解剖学正常RLN；（C）右侧锁骨下动脉起源的折返性和非折返性RLN共存。资料来源：Sabiston Textbook of Surgery：The Biological Basis of Modern Surgical Practice，19th Edition，Townsend CM，Beauchamp RD，Evers BM，Mattox KL，p.887，Copyright Elsevier (2012)。

包含支配喉内肌的运动纤维，以及支配声门、声门裂水平以下喉和气管的感觉纤维和运动纤维。喉内肌中，只有环甲肌由EBSLN支配，不受RLN支配[5]。

　　值得注意的是，RLN在入喉之前经常出现分支。通常这些分支位于甲状腺下动脉上方，但也有其他情况的存在。喉外分支被描述为功能分离的神经纤维。前支被认为是支配喉部的运动支，包括内收肌[6]。虽然前、后分支中运动和感觉纤维之间的功能分离机制尚不清楚，但重点是要意识到喉外分支的存在，即使分支直径较小，前支的损伤对喉部的运动功能有明显影响。在进入喉部之前，23%~34%的RLN存在分支，在这些患者中，大约1/4的患者双侧都存在分支，且这些双侧分支往往具有对称性[6-8]。

### （五）右侧非返性喉返神经

　　右侧非返性RLN是一种特殊变异。右侧非返性RLN发生率为0.4%~2.4%，左侧非返性RLN的发生率低于0.05%[9]。由于胚胎发育不良，这种神经变异与右锁骨下动脉解剖变异有关，称为动脉畸形。在这种变异中，右颈总动脉和右锁骨下动脉不由同一主干发出，异常的右锁骨下动脉直接从锁骨下游起源的主动脉弓发出，从食管后方上行，这通常无明显症状，也有报道称会导致吞咽功能异常。在这些情况下，右非返性RLN直接从迷走神经发出，沿甲状腺下动脉的下方或侧方在Berry韧带附近的入喉[10]（图4.2）。术前超声的广泛应用导致锁骨下动脉变异诊出率增加。术前行CT或MRI，也可以帮助患者发现这种解剖变异。因此，通过无创性术前评估，外科医生能够提前预警这种重要异常解剖的存在[9,11]。自20世纪初以来，甲状腺手术的先驱者Kocher和Billroth意识到甲状腺手术中单侧或双侧RLN损伤风险。他们主张通过避免暴露神经的方式来减少神经损伤的风险。几十年后，Lahey和其他人提倡常规暴露神经，并建议在气管食管沟内寻找定位喉返神经，以尽量减少其损伤。几十年来，仍没有确定最小化神经损伤的最佳方法。最近的文献证明，RLN的常规显露与暂时性和永久性神经损伤率降低相关，这已成为被广泛认定的金标准[12]。

随着甲状腺和甲状旁腺手术的增多，关于最大限度降低神经损伤风险，存在两个问题：首先，术中证实神经解剖完整并不能预判术后声带功能完整；第二，无法直接检测术中声带功能。由于这些问题的出现，大量文献对IONM在RLN和EBSLN中的研究进行报道。

## 三、神经监测

从根本意义上讲，RLN术中神经监测可定义为刺激神经并评估神经肌电信号完整性。术中通过刺激探针发出的电脉冲刺激神经。该脉冲以动作电位的形式沿着神经产生电流，通过离子流传输。在RLN完整的情况下，刺激电流可导致远端肌肉收缩。然后通过肉眼观察、压力监测或监测组织表面生物电（简称肌电图，英文简称为EMG）来记录这些收缩（图4.3）。

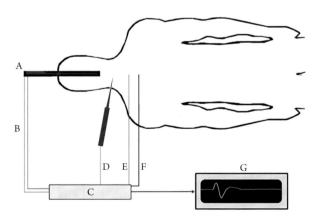

**图4.3　术中使用单极刺激探针和神经监测气管插管进行肌电图输出的神经监测设备示意图**
A：双电极气管插管；B：电极正负及连接线；C：界面板；D：刺激探针；E：刺激回路电极；F：接地电极；G：输出面板。

与单纯信号有无相比，EMG能传递更细微的信息。EMG信号由神经刺激产生，其振幅和潜伏期对IONM结果的解读也具有价值。潜伏期（单位：ms）是电脉冲从刺激部位传导到记录部位所需要的时间，与电通路的长度直接相关。振幅（单位：μV）是EMG波形从波峰到波谷的电位差值，反映单个肌纤维的动作电位总和。迷走神经、RLN、EBSLN均具有特定的潜伏期和振幅，有助于优化IONM的阴性预测能力（图4.4）。Sritharan等通过25例患者分析这三种神经参数[13]。使用具有表面电极的气管插管监测目标肌肉反应，左、右侧迷走神经的潜伏期平均值为：8.14 ms和5.47 ms。喉返神经和EBSLN双侧变化不大，分别为3.96 ms和3.56 ms。迷走神经平均振幅为739.7 μV，RLN为891.6 μV，EBSLN为246.6 μV。在一项涉及1 000根神经（3例永久性声带麻痹）的研究中，Genther确定200 μV为预测术后神经功能正常的最小振幅，阳性预测值为72%，阴性预测值99.9%[14]。使用这些值作为参考，比较术前和术后变化。经验丰富的外科医生可以准确地验证神经功能的完整性和良好神经通路的存在。

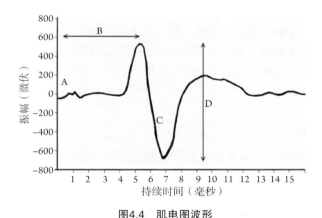

**图4.4　肌电图波形**
A：刺激信号；B：潜伏期；C：持续时间；D：振幅。

在过去10年中，涌现出了多种IONM方法，都很大程度上相异于主流的远端肌电信号评估法。

直接观察：①内镜观察环杓后肌收缩；②喉镜观察环杓后肌收缩。

压力监测：①触诊环甲肌或环状杓肌；②神经刺激下测监测插管内压力（声门压）。

EMG：①内镜下肌内声带电极放置；②肌内声带电极通过环甲膜放置；③专用电极放置在气管插管上，直接接触声带黏膜；④环状软骨表面电极置于环状软骨后方。

## （一）连续神经监测

无论何种神经监测方式，都要求术者间断监测解剖区域内的迷走神经或RLN，以验证其功能完整性，因此在两次间断刺激之间可能存在RLN损伤风险。于是，传统的IONM在预防神经损伤方面的能力受到质疑。最近，连续神经监测成为IONM的补充，直接固定在迷走神经上的电极每隔几秒提供自动化、周期性、低水平刺激。如果在解剖过程中振幅或潜伏期阈值异常，将会立刻给予术者提醒。

## （二）局限性

所有IONM方式都有其局限性，但可以将其分为以下几类：

①安装失败。设备设置中的一些错误可能导致假阳性提示；接地线移动可能导致监测装置失灵；气管插管旋转导致电极与声带接触不良；最后，刺激电流设置过低或阈值太高可能导致相同错误的阳性结果。②神经击晕。创伤或"击晕"的RLN术中刺激出现阴性结果，但实际上神经功能完整。③药物。在诱导期间，无意中肌松药可能损害目标肌肉的反应。④如果表面电极的气管插管放置在气管远端远处，则可能会出现假正常读数。这种放置可以检测气管或气管组织的直接刺激，这可以传播电流并产生EMG反应。⑤刺激位点错误。如刺激位点选择在神经受损部位与效应肌肉之间，即使是神经横断损伤也会产生正常监测结果。

## （三）技术概述

有效的IONM，应在术前麻醉评估时就开始。应选择一种短效神经肌肉阻滞剂进行诱导，应避免神经肌肉阻滞。应在直视下或视频喉镜下验证气管插管位置，确认电极与声带直接接触。应避免术中气管插管旋转，这可能导致术中信号中断。

在手术中，IONM的标准化操作有助于确定神经的损伤机制。目前，在许多IONM学者的倡导下，2008年Chiang等首次描述了标准化IONM操作四步法（V1/R1/R2/V2）[15]。V1的EMG信号通过直接刺激舌骨下肌群或胸锁乳突肌以及迷走神经本身产生。该步骤通过颈动脉鞘，使用1~2 mA刺激电流，阈值设定在100 μV[16]。无法引出V1信号意味着设备故障或解剖前神经通路不完整。接下来，将探针置于气管食管沟内来获得R1信号。无法引出R1信号意味着横向解剖期间导致神经损伤。RLN被全程解剖后，刺激神经最近端记录为R2信号，其他刺激神经时，刺激电流均为1 mA。

当遇到喉返神经的分支时，振幅可能进一步降低。与R1相比，R2明显下降或消失，则意味着神经损伤。待完成所有解剖操作、充分止血后，关闭切口或对侧解剖前，复测迷走神经（V2）。当R2或V2信号提示神经受损时，从入喉端开始向近侧方向连续刺激RLN，识别损伤点。值得注意的是，一些有经验的外科医生不进行连续刺激，尤其认为因使用IONM而常规进入颈动脉鞘可能是不必要的解剖操作。

Randolph等在2010年综述了过去15年来国际神经监测研究组的文献以及所累积的经验，为IONM制定了实践标准。考虑到美国许多诊疗中心中IONM和术后声带评估没有统一标准，该报告旨在建立操作标准，减少技术变异。主要针对气管内电极监测方法、涵盖设备设置的指南、术中故障排除和波形解读[17]。

有关RLN监测指南中的许多方面也适用于EBSLN神经监测，但是仍有需要重点注意的方面。鉴于评估模式的变化，EBSLN损伤率在文献中是高度可变的，从可视喉镜检查到主观调查，如语音障碍指数-10（VHI-10）。EMG提示暂时性EBSLN损伤率可能高达58%，而永久性高达4%[1,2,18]。在术中，EBSLN功能的完整性可以通过环甲肌震颤或肌电图验证。环甲肌震颤存在于所有EBSLN功能完整的患者中，而EMG波形仅存在于70%~80%EBSLN功能完整的患者中[19]。2013年国际神经监测学组建议进行EBSLN监测并强调两个关键步骤：①通过环甲肌震颤识别EBSLN（真阳性）；②验证阴性震颤（真阴性）[20]。EBSLN和RLN指南的出现将避免许多常见的技术陷阱。

## （四）故障排除

鉴于IONM对术中决策的潜在影响，当术中出现信号丢失（LOS）时，应逐条分析排除。当RLN监测期间，EMG消失或振幅低于100 μV时，首先通过喉震颤来区分设备故障和RLN损伤。方法为刺激位于环状软骨后方的环甲肌。阳性震颤表示检测故障，如气管插管偏转。阴性震颤则需要进行进一步排除系统故障。没有肌肉刺激信号表明刺激电流不足、接地电极移位、探针故障或肌松剂应用。对侧迷走神经无信号提示气管导管移位。此时应擦干手术区域、裸露神经、清除神经周围软组织。LOS故障排除法如图4.5所示。在排除其他因素之后，若LOS依旧存在，则可能出现RLN损伤。

## 四、神经监测结果

神经监测作为甲状腺和甲状旁腺术中神经肉眼识别的辅助手段，已经有了大量文献报道。随着对该技术兴趣度的增加，呈现出了越来越多与该技术的贡献和优势相关的报道。支持者认为，该设备有助于RLN的识别和保护，包括降低暂时性和永久性RLN损伤率。

喉部触诊作为术中评估RLN功能的一种手段，最初是在对449例甲状腺和

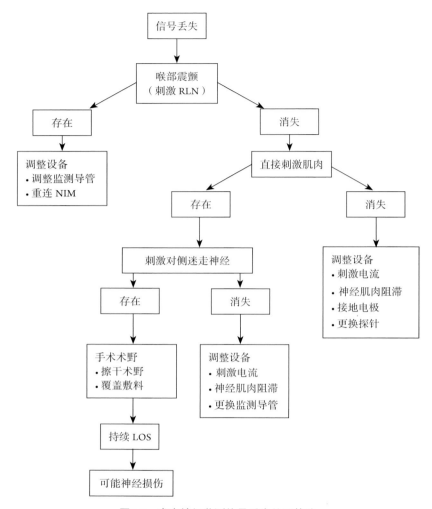

**图4.5　术中神经监测信号丢失处理策略**

甲状旁腺病例研究中提出的，其中患者进行术前和术后喉镜检查以评估声带运动功能[21]。除了喉部触诊之外，一组患者同时记录术中EMG参数，比较两者差异。虽然两组均无永久性声带麻痹出现，但是1例无喉部震颤的暂时性声带麻痹患者，通过EMG参数被正确诊断。

　　Cernea等对447名甲状腺切除术患者进行前瞻性分析，这些患者术中应用IONM。所有患者术后第4天或第5天进行声带评估，早期声带麻痹患者在4~6周后进行喉镜检查，以评估声带解剖和功能变化[22]。作者主要将术前和术后RLN监测参数（R1 *vs.* R2）与喉镜下声带麻痹进行比较，没有假阴性结果，阳性预测值（PPV）为40%，阴性预测值（NPV）为100%，这表明IONM对于预测RLN损伤是非常有效的。

Barczynski在2009年进行一项随机试验研究，对比RLN肉眼识别辅助联合IONM与仅在肉眼识别下行甲状腺手术的差异。每组500例，术前和术后第2天进行喉镜检查。若出现声带麻痹，应至少持续12个月进行喉镜检查以确定是否为永久性损伤。通过直接刺激RLN和间接刺激迷走神经，研究者发现，通过间接刺激准确性较高，其阴性预测值为98.9%，阳性预测值为37.8%。值得注意的是，肉眼识别组中10%的患者出现暂时性或永久性神经损伤，其发生率高于大多数文献报道。他们得出结论：神经监测有助于降低暂时性神经损伤率（2.9%）；然而，永久性神经损伤率差异无统计学意义[23]。此外，由于RLN损伤率低，这些研究普遍具有高阳性预测值和低阴性预测值，这表明IONM的主要意义在于正常EMG的解读来排除损伤，但对于异常EMG解读的临床意义并不一致。

虽然上述研究都强调IONM对于早期预测神经损伤的价值，但有关IONM治疗价值的报道较为少见。Beldi在对288例IONM辅助下行甲状腺手术患者研究中发现，其阳性预测值为33%，阴性预测值为99%。虽然这些值与Barczynski的研究相当，但Beldi的研究指出，应用IONM后神经损伤率无明显变化[24]。Dralle进行一项前瞻性、非随机、多中心研究，纳入16 448例病例，对三组病例进行了分析。第1组患者术中不进行神经识别、第2组患者仅进行肉眼识别，第3组患者肉眼识别辅助IONM。所有患者均术前和术后进行喉镜检查。在基于甲状腺病理学和体积的各种亚组分析中，IONM在原发性甲状腺肿亚组中具有显著优势。该组得出结论：肉眼识别是RLN保护的金标准，IONM可能在特殊情况下具有辅助作用，作为甲状腺术中神经识别和保护的"有效辅助工具"。值得注意的是，该研究报道了永久性RLN麻痹危险因素，包括结节性甲状腺肿、甲状腺恶性肿瘤和再次手术[25]。

Snyder通过对100例患者前瞻性研究，报告了甲状腺和甲状旁腺术中应用神经监测的实用价值。IONM在RLN定位中花费时间提高了9.2%，但他们注意到IONM提示神经假损伤的情况，如气管导管偏转、保险丝中断等。此外，使用神经监测可快速确定两种类型的神经损伤。但是，术中监测无法有效预防RLN横断伤。该组得出结论：阳性信号有助于解剖变异和危险区域解剖中神经的早期识别，而阴性信号可能表示非神经组织、神经功能损伤或设备故障[26]。在最近一项涉及3 435根神经的研究中发现，RLN识别越来越依赖于IONM使用经验。此外，神经监测中RLN损伤率较低，随着IONM的使用经验增加，气管旁淋巴结清扫中RLN损伤率呈降低趋势。虽然没有对照组进行评估，但研究仍然相信IONM有助于复杂手术中神经监测的早期识别[27]。

Pedro Netto报道了他们对104名患者进行神经监测的经验。所有患者术前和术后3个月常规行喉镜检查。3.4%的患者术后3个月出现声带运动障碍。如Snyder在研究的指出，4.8%因气管导管偏转出现假阴性信号。将这些结果与上篇报道中的100例患者中的3.1%声带运动障碍作比较，差异无统计学意义[28]。几项大型回顾性研究证实了这些前瞻性发现。在迄今为止最大的单机构研究中，Calo等通过对2 034名行甲状腺切除术的患者进行研究，其中大约一半以非随机方式分配为IONM组。神经监测组RLN损伤率为2.2%，未进行神经监测组为2.8%，两组间差异无统计学意义，阳性预测值与阴性预测值分别为77.8%和99.8%。通过该研究未发现神经损伤率的差异，作者认识到迄今为止困扰所有IONM研究的局限性。他们得出结论，虽然IONM可能有助于神经识别，但并无证据显示它具有降低RLN损伤率功效[29]。

Shindo团队通过对684例患者、1 000多根神经进行研究发现：神经监测组单侧声带麻痹发生率为2.1%，而未监测组为2.9%，差异无统计学意义。两组单侧完全声带麻痹的发生率均为1.6%。他们得出结论：甲状腺术中神经监测的应用并未降低暂时性或永久性声带麻痹的发生率[30]。Chan报告了647例甲状腺切除患者的研究结果，神经监测组和对照组分别涉及1 000根神经。总体上，暂时性和永久性声带麻痹率无明显差异。然而，在对照组中，二次手术患者声带麻痹发生率较高，而在IONM组中并无明显升高。因此，尽管本研究得出结论，IONM在甲状腺手术过程中整体上并没有显著降低RLN损伤率，但作者建议对RLN高危患者，选择性应用IONM。对于常规病例，肉眼识别下行甲状腺手术仍然为合适手段[31]。

另外，在单一机构的小型IONM回顾性研究中观察到RLN损伤率较低。Robertson通过对165例患者进行回顾性研究，对照组与IONM组总体上RLN损伤率无显著差异，即使在T3或T4期以及基础风险较高的患者中[32]。在另外一项回顾性研究中，Witt等将IONM组83例患者与非IONM组107例患者进行比较，IONM组暂时性和永久性RLN损伤率无明显降低，神经监测结果并不总是能在术后喉镜中反映出来。此外，他们发现神经监测能记录术后声带麻痹患者的解剖完整性[33]。

为了评估RLN低损伤率，Chiang研究中由经验丰富的外科医生使用四步法进行神经监测，通过该步骤评估甲状腺手术前后迷走神经和RLNs的EMG参数。113名患者的173根神经中，16根神经术后EMG信号发生改变。大多数由于Berry韧带附近牵拉导致。该研究得出的结论是：尽管IONM技术四步法没有降低RLN损伤率，但它有助于回顾性识别神经损伤发生于哪一步操作中[34]。最近报道了一项有关神经监测下与肉眼识别下行甲状腺手术的Meta分析[34]。该分析包括3例前瞻性随机试验研究、7例前瞻性队列研究和10例回顾性观察性研究。该报告涉及23 512名患者，IONM组涉及24 000余根神经，非IONM组11 400余根神经。整体上，IONM组RLN损伤率为3.5%，非IONM组为3.7%，其中暂时性RLN损伤率为2.6%和2.7%，而永久性RLN损伤率为0.8% vs. 0.9%，以上差异均无统计学意义。对于神经高危损伤亚组分析发现，IONM的应用同样对神经损伤率无显著影响。IONM组与非IONM组，手术时间无显著差异（97.6 vs. 94.6 min）。

连续IONM作为一个相对较新的技术，目前并没有连续IONM与肉眼识别或间断IONM随机对照的前瞻性试验。在最近的一项多中心试验中，Phelan等在102例有关连续IONM的研究中发现无神经损伤或其他不良事件。此外，作者定义了信号异常的两个阈值：振幅降低、潜伏期延长（联合事件）和信号丢失。严重的联合事件（振幅降低合并潜伏期延长）与可逆性声带麻痹以及低阳性预测值（33%）有关，这与经典IONM数据结果相似。另一方面，信号损失代表严重的不可逆性损伤，其发生率较低，阳性预测值为83%[35]。这些数据证实连续IONM为外科医生提供预警作用，在神经出现不可逆转损伤之前提前进行修正。而这种潜在的优势将需要通过前瞻性对照研究进行验证，并且必须权衡迷走神经连续监测是否增加额外损伤。尽管迄今为止还没有报道不良事件，但有在小样本研究中显示副交感神经不良事件有所升高[36]。

2000年由Jonas等在报道中提出EBSLN的监测，并在108例患者中识别出38%的EBSLN[3]。这项早期研究没有采用广泛的近端解剖来识别EBSLN，随后的报道中EBSLN的识别率>80%[19,37]。在IONM与神经肉眼识别随机对照试验中，Lifante等对患者术前和术后进行VHI-10评分。两组患者术后3周VHI-10评分均高于术前值，暂时性EBSLN损伤率均较高。然而，IONM组患者术后3个月随访中逐渐恢复了术前VHI-10评分值，而肉眼识别组患者评分持续上升[38]。本研究没有进行喉镜检查和声音功能性评估，但结果表明EBSLN中IONM的潜在作用。

Barczynski等进行了一项随机单盲研究，比较了使用IONM全麻下行甲状腺手术[19]。采用客观和主观双重评估标准，对患者术后2~3周以及术后3个月进行可视喉镜检查和声音功能评估。该组术后2~3周损伤率较高，术后3个月的表现相似。值得注意的是，作者发现3/105的假阳性结果，其神经解剖完整但信号丢失。Sanabria等在Meta分析中指出，虽然IONM确实增加了EBSLN识别率（69% vs. 29%的风险神经），但并没有显著降低神经损伤率（0.3% vs. 0.9%）[39]。

## 五、术中应用神经监测注意事项

尽管缺乏令人信服的数据证实IONM降低RLN损伤风险或导致带来更好的声带功能结果，但可以考虑将其作为神经肉眼识别的辅助工具。

### （一）解剖学定义

IONM可能有助于定义手术解剖区域，发现异常喉神经解剖。IONM通过刺激迷走神经时发出异常短时程波形来提醒外科医生发现非返性喉返神经。在存在RLN分支的情况下，通过触诊环甲肌确认双分支RLN中前支，从而避免运动功能的损伤。

IONM也可用于术中解剖、诊断或既往手术史等术中风险较大的病例中。"解剖风险"的定义因报道不同而存在差异。Chan等将再次手术、甲状腺癌、毒性甲状腺肿或胸骨后甲状腺肿物定义为"高风险"。如上所述，本研究的患者支持使用IONM[31]。Hermann使用IONM评估了328名患者（共计502根神经），将恶性疾病和再次手术患者作为高风险亚组。作者指出，与良性初次手术（86%）相比，IONM对高危组（<60%）损伤较不敏感。然而，所有患者的阴性预测值较好，作者指出，IONM适用于甲状腺癌或再次手术中[40]。Sanabria提出，在"高风险"的定义需要仔细的文献审查，因为该定义可能因作者不同而不同[39]。虽然大多数研究将具有一个风险因素的患者划分为"高风险"，但个体风险因素对临床结局的贡献尚不清楚，甲状腺手术没有广泛接受风险分类。虽然一些患者变量，如再次手术、甲状腺癌和甲状腺肿常被认为是相关危险因素，但其他因素（术前声带麻痹、淋巴结清扫）并不一致。因此，IONM是否有益于"高风险"患者仍是未知数。

对于无异常RLN解剖的常规情况，神经监测主要作用是一个辅助工具。此外还可以有助于术者熟悉设备使用和EMG解读。对于少数复杂的病例，由于再次手术、癌症侵袭或巨大甲状腺肿等存在高风险解剖隐私，IONM作为肉眼识别的辅助手段，验证术前和术后神经解剖功能完整性。

## （二）术者经验

外科医生可根据经验选择性使用IONM。但是可能只有经验丰富的医生能够意识到IONM的优势，据文献报道，高年资外科医生往往RLN损伤率相对较低[41]。因此，需要相当大量的患者样本以证实IONM的价值。另一方面，考虑到辨认复杂或解剖结构变异，IONM可能在低年资外科医生中更具效用性。然而，目前的文献中缺乏支持这一假设的数据。Dralle近3万例神经报告中显示，与低患者和高患者量中心相比，中等患者量的中心（每年90~275神经）RLN损伤率较高。但即使在这些中心内，也无法证实IONM可显著降低RLN损伤率[25]。由Sturgeon等对美国内分泌外科医师协会调查进行报道，IONM使用（常规或选择性）的总体普及率为37%。近50%为高年资外科医生（每年≥100次手术），而低年资外科医生占22%。总体而言，76%的受访者（其中包括56%应用IONM者）认为IONM不能提高甲状腺手术的安全性。Sanabria等认为应警惕IONM不应替代RLN的解剖精细化及直接可视化，因为低年资手术医生可能误解IONM的输出信息并产生假性安全感[42]。

## （三）手术方案

IONM的第三个潜在优点在于帮助术者选择调整术中方案。Goretzki回顾性分析了行甲状腺手术的1 333例双侧可疑良性甲状腺疾病患者，研究在甲状腺切除术初期IONM结果如何影响对侧甲状腺腺叶的手术策略；共计13例患者在手术初期发生原发或直接可见的神经损伤，其中11例通过限制进一步的解剖或请教上级医生改变手术策略。在36例初始手术阶段IONM结果异常中，有20例改变了手术策略。在未改变手术策略的16例患者中，3例出现双侧声带麻痹。其中有两例是因为IONM结果正常，但神经已发生损伤。在此研究中，当外科医生未及时发现预先存在或高度可疑的神经损伤时，双侧RLN损伤的概率为17%。此报告的数据支持了对于IONM争议。虽然IONM可以早期提示神经损伤从而影响手术决策，但错误的正常提示可能导致术者进行对侧操作[43]。Sadowski等在220例双侧甲状腺切除术的研究中证实了这些论点，其中9例在切除手术初始时出现IONM信号丢失，终止手术，在此研究中，阳性预测值为78%[44]。

据报道，IONM对RLN损伤的敏感性在60%和95%之间，该技术的阳性预测值报道同样不一致（30%~80%）。当发生信号丢失且无肉眼可见对RLN的完整性损伤时，调整手术决策具有一定的难度。由于显而易见的原因，在IONM怀疑单侧RLN损伤的情况下，行双侧甲状腺完全切除术的报道较少。然而，这种做法已有报道，尤其见于经验丰富的专家[45]。

## 六、结果定义

过去的十年内，由于外科手术的质量指标日益增多，因此外科医生对客观评价手术结果的兴趣日渐浓厚。在甲状腺手术操作中，很少有人会认为保护正常声音或最小化损伤声音是达到根治标准的主要质量指标之一。其他参数包括避免甲状旁腺功能减退和切口感染。有趣的是，客观评价声带功能的标准如直接喉镜、纤维喉镜或频闪喉镜检查，并不总是与语音控制功能呈一定的相关性。特别是在术后早期，气管插管的不适感可能会混淆患者自我评估语音控制功能。Pedro Netto回顾分析了100例甲状腺切除术患者，其中30%患者出现主观声音的改变，但喉镜检查中声带运动正常[46]。

不足为奇的是，IONM结果与临床相关的声音功能之间的关系尚不明确。由于插管后短暂的声音异常发生率较高，因此大多关于IONM的研究中应用喉镜检查作为评估声带功能的金标准。对244例已知术前声带麻痹患者的研究中，17%的患者IONM信号正常，表明客观信号与临床功能之间不完全相关[45]。然而，鉴于其作为术中声带评估的唯一且广泛应用的方法及对手术决策潜在影响的地位，常规应用IONM可能终将成为手术中的流程化的质控工具。

因此，为了熟悉IONM的优势和缺点，早期应用IONM可能会有争议，特别是在患者较少的诊疗中心内。

## 七、成本与收益

讨论IONM的成本收益的文章较少。与IONM相关的设备成本必须根据所使用的监测策略不同而不同。虽然声带触诊方法仅需要IONM刺激端的固定成本和输出显示，但是最常见的方法——气管导管内置电极，则因气管插管相关的成本不同而不同。Hemmerling[47]和Dionigi[48]的研究都表明最低化实施成本。然而，两位作者都建议将气管插管电极精确放置在声带上，这需要通过喉镜检查，将增加手术时间和设备成本。此外，没有文献报道因假阳性结果延长手术时间的成本、真阳性结果中神经损伤治疗的成本。将技术费用视为手术总成本的一小部分是合理的。迄今为止，尚无手术直接和间接成本和效用的决策分析。此类研究将需要包括深思熟虑的敏感性分析来自患者、疾病病理学、手术和外科医生在损伤风险的所占比例。

## 八、结论

综述相关文献，我们认为直接解剖识别神经是保护喉返神经的金标准。IONM是甲状腺和甲状旁腺手术中的辅助工具，越来越受外科医生欢迎。目前，虽然缺乏有关肉眼识别解剖神经临床优势的相关数据，但这并没有以下因素重要：IONM准确度易变和RLN损伤率较低。我们认为有经验的外科医生可能不会去衡量常规应用IONM的临床益处。即使在再次手术和其他高风险手术中，临床测量结果的变化都是由数千个操作来实现。然而，有证据表明，IONM可以作为指导性工具，帮助描绘复杂的解剖结构，并影响术中决策。因此，应鼓励外科医生熟悉IONM，以便术中作出明智的决策。只有应用该技术获得临床实践，外科医生才能了解其价值、局限性和缺陷。

## 参考文献

[1] Cernea CR, Ferraz AR, Furlani J, Monteiro S, Nishio S, Hojaij FC, Dutra Jr A, Marques LA, Pontes PA, Bevilacqua RG. Identification of the external branch of the superior laryngeal nerve during thyroidectomy[J]. Am J Surg, 1992, 164(6): 634-639.

[2] Cernea CR, Ferraz AR, Nishio S, Dutra Jr A, Hojaij FC, dos Santos LR. Surgical anatomy of the external branch of the superior laryngeal nerve[J]. Head Neck, 1992, 14(5): 380-383.

[3] Jonas J, Bahr R. Neuromonitoring of the external branch of the superior laryngeal nerve during thyroid surgery[J]. Am J Surg, 2000, 179(3): 234-236.

[4] Kierner AC, Aigner M, Burian M. The external branch of the superior laryngeal nerve: its topographical anatomy as related to surgery of the neck[J]. Arch Otolaryngol Head Neck

Surg, 1998, 124(3): 301-303.

[5]  Randolph GW, editor. Surgery of the thyroid and parathyroid glands[M]. Philadelphia, PA: Elsevier Science, 2002.

[6]  Serpell JW, Yeung MJ, Grodski S. The motor fibers of the recurrent laryngeal nerve are located in the anterior extralaryngeal branch[J]. Ann Surg, 2009, 249(4): 648-652.

[7]  Kandil E, Abdelghani S, Friedlander P, Alrasheedi S, Tufano RP, Bellows CF, Slakey D. Motor and sensory branching of the recurrent laryngeal nerve in thyroid surgery[J]. Surgery, 2011, 150(6): 1222-1227.

[8]  Kandil E, Abdel Khalek M, Aslam R, Friedlander P, Bellows CF, Slakey D. Recurrent laryngeal nerve: significance of the anterior extralaryngeal branch[J]. Surgery, 2011, 149(6): 820-824.

[9]  Henry JF, Audiffret J, Denizot A, Plan M. The nonrecurrent inferior laryngeal nerve: review of 33 cases, including two on the left side[J]. Surgery, 1988, 104(6): 977-984.

[10] Brauckhoff M, Thanh NP, Dralle H. Images in thyroidology. Nervus laryngeus inferior non recurrens and lusorial artery[J]. Thyroid, 2004, 14(1): 79-81.

[11] Avisse C, Marcus C, Delattre JF, Marcus C, Cailliez-Tomasi JP, Palot JP, Ladam-Marcus V, Menanteau B, Flament JB. Right nonrecurrent inferior laryngeal nerve and arteria lusoria: the diagnostic and therapeutic implications of an anatomic anomaly. Review of 17 cases[J]. Surg Radiol Anat, 1998, 20(3): 227-232.

[12] Steurer M, Passler C, Denk DM, Schneider B, Niederle B, Bigenzahn W. Advantages of recurrent laryngeal nerve identification in thyroidectomy and parathyroidectomy and the importance of preoperative and postoperative laryngoscopic examination in more than 1000 nerves at risk[J]. Laryngoscope, 2002, 112(1): 124-133.

[13] Sritharan N, Chase M, Kamani D, Randolph M, Randolph GW. The vagus nerve, recurrent laryngeal nerve, and external branch of the superior laryngeal nerve have unique latencies allowing for intraoperative documentation of intact neural function during thyroid surgery[J]. Laryngoscope, 2015, 125(2): E84-E89.

[14] Genther DJ, Kandil EH, Noureldine SI, Tufano RP. Correlation of final evoked potential amplitudes on intraoperative electromyography of the recurrent laryngeal nerve with immediate postoperative vocal fold function after thyroid and parathyroid surgery[J]. JAMA Otolaryngol Head Neck Surg, 2014, 140(2): 124-128.

[15] Chiang FY, Lu IC, Kuo WR, Lee KW, Chang NC, Wu CW. The mechanism of recurrent laryngeal nerve injury during thyroid surgery-the application of intraoperative neuromonitoring[J]. Surgery, 2008, 143(6): 743-749.

[16] Poveda M, Dionigi G, Sitges-Serra A, Barczynski M, Angelos P, Dralle H, Phelan E, Randolph G. Intraoperative monitoring of the recurrent laryngeal nerve during thyroidectomy: a standardized approach part 2[J]. World J Endocr Surg, 2012, 4(1): 33-40.

[17] Randolph GW, Dralle H, Abdullah H, Barczynski M, Bellantone R, Brauckhoff M, Carnaille B, Cherenko S, Chiang FY, Dionigi G, Finck C, Hartl D, Kamani D, Lorenz K, Miccolli P, Mihai R, Miyauchi A, Orloff L, Perrier N, Poveda MD, Romanchishen A, Serpell J, Sitges-Serra A, Sloan T, van Slycke S, Snyder S, Takami H, Volpi E, Woodson

G. Electrophysiologic recurrent laryngeal nerve monitoring during thyroid and parathyroid surgery: international standards guideline statement[J]. Laryngoscope, 2011, 121 Suppl 1: S1-S16.

[18] Jansson S, Tisell LE, Hagne I, Sanner E, Stenborg R, Svensson P. Partial superior laryngeal nerve (SLN) lesions before and after thyroid surgery[J]. World J Surg, 1988, 12(4): 522-527.

[19] Barczynski M, Konturek A, Stopa M, Honowska A, Nowak W. Randomized controlled trial of visualization versus neuromonitoring of the external branch of the superior laryngeal nerve during thyroidectomy[J]. World J Surg, 2012, 36(6): 1340-1347.

[20] Barczynski M, Randolph GW, Cernea CR, Dralle H, Dionigi G, Alesina PF, Mihai R, Finck C, Lombardi D, Hartl DM, Miyauchi A, Serpell J, Snyder S, Volpi E, Woodson G, Kraimps JL, Hisham AN, International Neural Monitoring Study Group. External branch of the superior laryngeal nerve monitoring during thyroid and parathyroid surgery: International Neural Monitoring Study Group standards guideline statement[J]. Laryngoscope, 2013, 123 Suppl 4: S1-S14.

[21] Randolph GW, Kobler JB, Wilkins J. Recurrent laryngeal nerve identification and assessment during thyroid surgery: laryngeal palpation[J]. World J Surg, 2004, 28(8): 755-760.

[22] Cernea CR, Brandao LG, Hojaij FC, DE Carlucci Jr D, Brandao J, Cavalheiro B, Sondermann A. Negative and positive predictive values of nerve monitoring in thyroidectomy[J]. Head Neck, 2012, 34(2): 175-179.

[23] Barczynski M, Konturek A, Cichon S. Randomized clinical trial of visualization versus neuromonitoring of recurrent laryngeal nerves during thyroidectomy[J]. Br J Surg, 2009, 96(3): 240-246.

[24] Beldi G, Kinsbergen T, Schlumpf R. Evaluation of intraoperative recurrent nerve monitoring in thyroid surgery[J]. World J Surg, 2004, 28(6): 589-591.

[25] Dralle H, Sekulla C, Haerting J, Timmermann W, Neumann HJ, Kruse E, Grond S, Muhlig HP, Richter C, Voss J, Thomusch O, Lippert H, Gastinger I, Brauckhoff M, Gimm O. Risk factors of paralysis and functional outcome after recurrent laryngeal nerve monitoring in thyroid surgery[J]. Surgery, 2004, 136(6): 1310-1322.

[26] Snyder SK, Hendricks JC. Intraoperative neurophysiology testing of the recurrent laryngeal nerve: plaudits and pitfalls[J]. Surgery, 2005, 138(6): 1183-1191; Discussion 1191-1192.

[27] Snyder SK, Sigmond BR, Lairmore TC, Govednik-Horny CM, Janicek AK, Jupiter DC. The long-term impact of routine intraoperative nerve monitoring during thyroid and parathyroid surgery[J]. Surgery, 2013, 154(4): 704-711; Discussion 711-713.

[28] de Pedro Netto I, Vartanian JG, Ferraz PR, Salgado P, Azevedo JB, Toledo RN, Testa JR, Carrara-de-Angelis E, Kowalski LP. Vocal fold immobility after thyroidectomy with intraoperative recurrent laryngeal nerve monitoring[J]. Sao Paulo Med J, 2007, 125(3): 186-190.

[29] Calo PG, Pisano G, Medas F, Pittau MR, Gordini L, Demontis R, Nicolosi A. Identification alone versus intraoperative neuromonitoring of the recurrent laryngeal nerve during thyroid surgery: experience of 2034 consecutive patients[J]. J Otolaryngol Head Neck Surg, 2014, 43(1): 16.

[30] Shindo M, Chheda NN. Incidence of vocal cord paralysis with and without recurrent laryngeal nerve monitoring during thyroidectomy[J]. Arch Otolaryngol Head Neck Surg, 2007, 133(5):

481-485.

[31] Chan WF, Lang BH, Lo CY. The role of intraoperative neuromonitoring of recurrent laryngeal nerve during thyroidectomy: a comparative study on 1000 nerves at risk[J]. Surgery, 2006, 140(6): 866-72; Discussion 872-873.

[32] Robertson ML, Steward DL, Gluckman JL, Welge J. Continuous laryngeal nerve integrity monitoring during thyroidectomy: does it reduce risk of injury[J]? Otolaryngol Head Neck Surg, 2004, 131(5): 596-600.

[33] Witt RL. Electrophysiologic monitoring of the recurrent laryngeal nerves may not predict bilateral vocal fold immobility after thyroid surgery[J]. J Voice, 2004, 18(2): 256-260.

[34] Pisanu A, Porceddu G, Podda M, Cois A, Uccheddu A. Systematic review with meta-analysis of studies comparing intraoperative neuromonitoring of recurrent laryngeal nerves versus visualization alone during thyroidectomy[J]. J Surg Res, 2014, 188(1): 152-161.

[35] Phelan E, Schneider R, Lorenz K, Dralle H, Kamani D, Potenza A, Sritharan N, Shin J, Randolph GW. Continuous vagal IONM prevents recurrent laryngeal nerve paralysis by revealing initial EMG changes of impending neuropraxic injury: a prospective, multicenter study[J]. Laryngoscope, 2014, 124(6): 1498-1505.

[36] Ulmer C, Friedrich C, Kohler A, Rieber F, Basar T, Deuschle M, Thon KP, Lamade W. Impact of continuous intraoperative neuromonitoring on autonomic nervous system during thyroid surgery[J]. Head Neck, 2011, 33(7): 976-984.

[37] Aina EN, Hisham AN. External laryngeal nerve in thyroid surgery: recognition and surgical implications[J]. ANZ J Surg, 2001, 71(4): 212-214.

[38] Lifante JC, Mcgill J, Murry T, Aviv JE, Inabnet 3rd WB. A prospective, randomized trial of nerve monitoring of the external branch of the superior laryngeal nerve during thyroidectomy under local/regional anesthesia and IV sedation[J]. Surgery, 2009, 146(6): 1167-1173.

[39] Sanabria A, Silver CE, Suarez C, Shaha A, Khafif A, Owen RP, Rinaldo A, Ferlito A. Neuromonitoring of the laryngeal nerves in thyroid surgery: a critical appraisal of the literature[J]. Eur Arch Otorhinolaryngol, 2013, 270(9): 2383-2395.

[40] Hermann M, Hellebart C, Freissmuth M. Neuromonitoring in thyroid surgery: prospective evaluation of intraoperative electrophysiological responses for the prediction of recurrent laryngeal nerve injury[J]. Ann Surg, 2004, 240(1): 9-17.

[41] Sosa JA, Bowman HM, Tielsch JM, Powe NR, Gordon TA, Udelsman R. The importance of surgeon experience for clinical and economic outcomes from thyroidectomy[J]. Ann Surg, 1998, 228(3): 320-330.

[42] Sturgeon C, Sturgeon T, Angelos P. Neuromonitoring in thyroid surgery: attitudes, usage patterns, and predictors of use among endocrine surgeons[J]. World J Surg, 2009, 33(3): 417-425.

[43] Goretzki PE, Schwarz K, Brinkmann J, Wirowski D, Lammers BJ. The impact of intraoperative neuromonitoring (IONM) on surgical strategy in bilateral thy-roid diseases: is it worth the effort[J]? World J Surg, 2010, 34(6): 1274-1284.

[44] Sadowski SM, Soardo P, Leuchter I, Robert JH, Triponez F. Systematic use of recurrent laryngeal nerve neuromonitoring changes the operative strategy in planned bilateral thyroidectomy[J]. Thyroid, 2013, 23(3): 329-333.

[45] Lorenz K, Abuazab M, Sekulla C, Schneider R, Nguyen Thanh P, Dralle H. Results of

intraoperative neuromonitoring in thyroid surgery and preoperative vocal cord paralysis[J]. World J Surg,2014,38(3): 582-591.

[46]  de Pedro NI, Fae A, Vartanian JG, Barros AP, Correia LM, Toledo RN, Testa JR, Nishimoto IN, Kowalski LP, Carrara-de Angelis E. Voice and vocal self- assessment after thyroidectomy[J]. Head Neck,2006,28(12): 1106-1114.

[47]  Hemmerling TM, Schmidt J, Bosert C, Jacobi KE, Klein P. Intraoperative monitoring of the recurrent laryngeal nerve in 151 consecutive patients undergo- ing thyroid surgery[J]. Anesth Analg,2001,93(2): 396-399. 3rd contents page.

[48]  Dionigi G, Bacuzzi A, Boni L, Rausei S, Rovera F, Dionigi R. Visualization versus neuromonitoring of recurrent laryngeal nerves during thyroidectomy: what about the costs[J]? World J Surg,2012,36(4): 748-754.

译者：刘晓莉，吉林大学中日联谊医院

审校：孙辉，吉林大学中日联谊医院

　　　　赵诣深，吉林大学中日联谊医院

## 中国专家述评

# 甲状腺术中喉神经监测

孙辉，赵诣深

吉林大学中日联谊医院

甲状腺手术中喉返神经保护一直是学者们关注的焦点，历经百年沿革，从Billroth提出的区域保护法到Kocher的被膜保护法，再到Lahey提出的解剖显露法，都为我们积累了丰富的经验，使喉返神经的损伤率大大降低。尽管如此，综述近十年国外报道显示，喉返神经的术中损伤率仍然可以达到2.8%~12.3%，喉上神经外支的术中损伤率更是达到0.45%~58%[1]。在国内，也有学者对此进行了综述分析。近十年间，我国的术中喉返神经损伤率为2.23%~7.40%，喉上神经外支的术中损伤率为1.2%~10%[2-5]。甲状腺手术中神经功能保护现状不容乐观，经验医学指导下的神经保护方式，已不能应对日渐增多的病例数和日趋复杂的甲状腺手术，甲状腺IONM的出现，使神经功能保护方法迈向电生理时代[6-9]。

本文作为全书重要的章节，从颈部解剖学基础和神经电生理方面对IONM进行了简明扼要的概述和综合多面的介绍，内容涉猎广泛，言浅意深，对该技术的推广和普及具有重要作用。IONM看似为一项简单的术中辅助工具，若要做到运用自如、得心应手，仍需对其所形成的术中神经监测体系加以深入学习，不仅要严格遵循规范化操作及国际公认的标准化步骤，还需使用者对其中蕴含的解剖学基础和神经电生理理论融会贯通。

神经监测技术引入我国仅有短短10年，但该技术在我国的发展历程却是举世瞩目的。

技术应用方面，随着该技术在临床应用日益广泛，目前该技术早已不局限于"听音定损"，多数三甲医院从业人员已能够熟练地对不同肌电信号波形进行识别，对振幅、潜伏期等重要参数完成解读，使神经监测技术从"治标"的精准定位，辅助解剖喉返神经，进阶发展至可分析神经损伤机制、早期预警神经损伤、指导神经伤后恢复、预判术后嗓音功能等"治本"应用。此外，基于神经电生理原理，在广度上进一步延伸，对颈部其他运动神经（如膈神经、副神经等）进行术中监测，同样成为该技术的常规应用功能。总结来说，IONM在甲状腺及甲状旁腺手术中神经保护方面具有以下五大优势：①协助识别与解离喉返神经，精准导航；②协助判断神经功能完整性，预警风险；③协助分析神经的损伤机制，揭示机制；④协助识别罕见的神经变异，识别变异；⑤协助保护颈部其他运动神经的拓展应用[6,10]。

科研转化方面，一系列该领域的研究成果如雨后春笋般萌发。包括针对神经监测技术降低初次及再次手术风险的回顾性研究[11-12]；对非返性喉返神经识别经验的回顾性研究[13]；针对不同损伤部位和损伤机制的前瞻性研究[12]；针对能量器械安全温度与安全距离的前瞻性研究[14]；针对不同入路下腔镜甲状腺手术中神经监测的应用的前瞻性研究；以及新型监测设备研发、神经监测成本效益分析等众多前瞻性研究，都得到了国内外专家的一致认可[15-17]。我国专家正锐意进取，不断创新，从跟跑到并跑国外先进学术成果，正向世界前沿的领跑行列不懈努力。神经监测的研究也已从初期的大宗病例回顾，向前瞻性实验设计模式转化，正进入临床研究与基础实验并重的崭新阶段。

在社会效益方面，神经监测技术也时刻体现着重要的自身价值。作为甲状腺及甲状旁腺手术中的有效辅助工具，神经监测技术显著缩短低年资外科医生及由全科向专科转型的外科医生手术学习曲线；通过对不同神经损伤机制的分析，逐步规避术中风险操作，提高外科医生手术技巧；对术中手术决策的指导以及术后嗓音情况的预判，也有效地降低了相关医疗纠纷的发生。

2016年初，中国研究型医院学会甲状腺疾病专业委员会神经监测学组在上海成立。至今，已相继成立了25家神经监测培训基地，举办各种规模的IONM推广学习班超百余期，培训内容从关于设备使用的初级学习班，到针对不同人群需求的高级培训班，理论精讲结合操作实践，实验研究设计结合动物模型演示，基本涵盖了该领域的最新前沿知识。规范化培训、科学化应用的理念已深入人心。目前已有34个省级行政区域，300多家医院开展了此项技术。

神经监测技术不但在临床应用中快速发展，在科学研究中也蓬勃发展。在中国医师协会外科医师分会甲状腺外科医师委员会（CTA）和研究型医院协会甲状腺疾病专业委员会神经监测学组的牵头下，2013年和2017年分别颁布了中国版《甲状腺及甲状旁腺手术中神经电生理监测临床指南》和《甲状腺及甲状旁腺术中喉上神经外支保护与监测专家共识》，标志着该技术的日臻走向规范，以及随后出版的《甲状腺术中神经监测技术》和《实用甲状腺外科新技术：术中神经监测技术》等著作，标志着该技术已向更加科学化、专业化及精准化的方向发展。术中神经监测技术在甲状腺外科的应用，不仅仅是外科的实用技术，更是外科理念的转化，引领甲状腺外科手术向更加精准化时代迈进。

## 参考文献

[1] 孙辉，Dionigi G. 甲状腺术中神经监测技术[M]. 长春：吉林科学技术出版社，2017.

[2] Randolph GW, Dralle H, Abdullah H, et al. Electrophysiologic recurrent laryngeal nerve monitoring during thyroid and parathyroid surgery：international standards guideline statement[J]. Laryngoscope, 2011, 121(Suppl 1)：S1-S16.

[3] Bai B, Chen W. Protective Effects of Intraoperative Nerve Monitoring (IONM) for Recurrent Laryngeal Nerve Injury in Thyroidectomy: Meta-analysis[J]. Sci Rep, 2018, 8(1)：7761.

[4] Sun W, Liu J, Zhang H, et al. A meta-analysis of intraoperative neuromonitoring of recurrent laryngeal nerve palsy during thyroid reoperations[J]. Clinical Endocrinology, 2017, 87(5)：572-580.

[5] Dralle H, Sekulla C, Haerting J, et al. Risk factors of paralysis and functional outcome after recurrent laryngeal nerve monitoring in thyroid surgery[J]. Surgery, 2004; 136(6)：1310-1322.

[6] 中国医师协会外科医师分会甲状腺外科医师委员会.甲状腺及甲状旁腺手术中神经电生理监测临床指南(中国版)[J].中国实用外科杂志,2013,33(6)：470-474.

[7] 中国医师协会外科医师分会甲状腺外科医师委员会,中国研究型医院学会甲状腺疾病专业委员会,中国医学装备协会外科装备分会甲状腺外科装备委员会.甲状腺及甲状旁腺术中喉上神经外支保护与监测专家共识( 2017版 )[J].中国实用外科杂志,2017,37(11)：1243-1248.

[8] 田文,孙辉.实用甲状腺外科新技术：术中神经监测技术[M].北京：人民卫生出版社,2018.

[9] 赵诣深,刘晓莉,王铁,等.甲状腺手术中喉返神经功能与术后声带运动的相关性研究[J].中国普外基础与临床杂志,2015,22(7)：784-787.

[10] 李芳,周乐,刘晓莉,等.神经监测技术在甲状腺及颈部手术中应用及评价[J].中国实用外科杂志,2015,35(8)：901-903.

[11] Wu CW, Dionigi G, Sun H, et al. Intraoperative neuromonitoring for the early detection and prevention of RLN traction injury in thyroid surgery：a porcine model[J]. Surgery, 2014, 155(2)：329-339.

[12] Tie Wang, Gianlorenzo Dionigi, DaqiZhang, et al. Diagnosis, anatomy, and electromyography profiles of 73 nonrecurrent laryngeal nerves[J]. Head Neck, 2018; 40(12):2657-2663.

[13] Lin Y C, Dionigi G, Randolph GW, et al. Electrophysiologic monitoring correlates of recurrent laryngeal nerve heat thermal injury in a porcine model[J]. Laryngoscope, 2015, 125(8)：E283-E290.

[14] Zhao Y, Li C, Zhang D, et al. Experimental study of needle recording electrodes placed on the thyroid cartilage for neuromonitoring during thyroid surgery[J]. Br J Surg, 2019, 106(3)：245-254.

[15] Zhao Y, Li C, Wang T, et al. Translational Study to Standardize the Safe Use of Bipolar Forceps, LigaSureTM, SonicisionTM and PlasmaBladeTM Around the Recurrent Laryngeal Nerve in Thyroid Surgery[J]. Surg Technol Int, 2018.

[16]  Zhang D, Li F, Wu CW, et al. Percutaneous probe stimulation for intraoperative neuromonitoring in total endoscopic thyroidectomy: A preliminary experience[J]. Head Neck, 2017, 39(5): 1001-1007.

[17]  Zhang D, Li S, Dionigi G, et al. Feasibility of Continuous Intraoperative Neural Monitoring During Transoral Endoscopic Thyroidectomy Vestibular Approach in a Porcine Model[J]. J Laparoendosc Adv Surg Tech A, 2019, 29(12): 1592-1597.

# 第五章　甲状腺外科医生

## 甲状腺手术应该谁来做？

**Tracy S. Wang[1], Julie Ann Sosa[2,3]**

[1]Department of Surgery, Medical College of Wisconsin; [2]Endocrine Neoplasia Diseases Group, Duke Cancer Institute, Duke University; [3]Duke Clinical Research Institute, Department of Surgery, Duke University

　　甲状腺手术最早起源于公元12~13世纪，当时在手术中使用挂线、烙铁和腐蚀性粉末，通常会引起致命的损伤，这些在随后的几百年里阻碍了甲状腺外科的发展。在19世纪晚期，美国外科医生塞缪尔·格罗斯（Samuel Gross）将甲状腺手术描述为"可怕的屠夫""没有诚实和明智的外科医生会从事这项工作…"[1]。然而，19世纪和20世纪初的几位著名的外科医生在甲状腺手术的安全性方面做出了巨大贡献。Theodor Billroth医生在他最初的20例甲状腺切除术后的死亡率为40%，然而，在他的职业生涯的晚期，他已经成为世界上最有经验的甲状腺外科医生之一，据报道其甲状腺切除术后死亡率低于8%。在这段时间，手术器械的改进、灭菌药和麻醉药的应用也明显增强了疗效。类似地，Theodor Kocher在他最初的100例甲状腺切除术后的死亡率为12.8%，到1917年他去世的前几周，他报告了约5 000例甲状腺切除术的总体死亡率为0.5%[1]。

　　这些早期经验是手术量与患者结局之间关系的一些最好的轶事证据。在过去10年中，许多基于人群的研究已经证明了临床和经济结果与外科手术和医院规模之间的密切联系；最能体现这种"规模-结局"关系的是心血管手术（腹主动脉瘤修复和冠状动脉旁路移植术）和绝大部分癌症切除术（包括胰腺和食管切除术），也包括减肥和内分泌手术[2-6]。然而，最近的研究也显示了患者结果与外科医生经验/手术量之间的联系，与医院规模无关[7-8]。最近一项关于Medicare索赔数据的研究表明，8项心血管和肿瘤手术的手术死亡率与外科医生的手术量呈负相关。此外，外科医生的手术量明显受医院规模的影响；但是不论医院的手术量如何，大医院外科医生的手术死亡率低于小医院的外科医生[6]。大医院的外科医生管理的患者结局较好，这在内分泌手术中被证实，因为内分泌手术通常死亡率较低，并且术后并发症的相关性更容易被检测到。多项研究证实，平均而言，大医院的外科医生管理的患者具有较低的并发症发生率，更短的住院时间[9-13]。

本章节将回顾目前关于医生的甲状腺手术量与患者结局之间关系的文献，检查外科医生的特征（包括外科训练和专业）以及经验对患者结局的影响，特别是在年龄、种族、社会经济地位等方面。

## 一、手术量与经验

在研究检查个体外科医生经验对甲状腺切除术的短期临床和经济结果的影响的最早研究中，Sosa等对1991—1996年间单个国家的5 860例甲状腺切除术患者进行了横断面分析，将658名外科医生根据研究期间的手术量分为1~9例、10~29例、30~100例、>100例组[9]。总体而言，近三分之二的外科医生平均每年进行<1次甲状腺切除术，甲状腺切除术例数的中位数为25例（极差为4~98）。在未校正和校正的分析中，最大手术量的外科医生并发症发生率最低（ $P<0.001$ ），住院时间最短（ $P<0.05$ ），与其他外科医生相比住院花费最低（表5.1）。在对超过一家医院的有手术权限的外科医生的一个亚组分析证实，患者的住院时间与外科医生的手术量相关，而不是医院的规模。作者发

表5.1 不同手术量的外科医生甲状腺切除术后未经校正和校正后的临床和经济结果

| 结果 | 根据医生手术量分组 | | | |
| --- | --- | --- | --- | --- |
| | 1~9 例 | 10~29 例 | 30~100 例 | >100 例 |
| 并发症发生率 | | | | |
| 未校正（%） | 10.1 | 6.7 | 6.9 | 5.9 |
| 校正后（%）[a] | 8.6 | 6.1 | 6.1 | 5.1 |
| 住院时间 | | | | |
| 未校正（d） | 2.8 | 2.1 | 2.2 | 1.7 |
| 校正后（d）[a] | 1.9 | 1.7 | 1.7 | 1.4 |
| 住院花费 | | | | |
| 未校正（$）[b] | 5 078 | 4 084 | 4 016 | 4 777 |
| 校正后（$） | 3 901 | 3 693 | 3 585 | 3 950 |

[a]：校正患者年龄、种族、合并症、保险状况、诊断、手术、外科医生手术量和医院规模；
[b]：1996年时的美元。授权转载自：Sosa et al. The importance of surgeon experience for clinical and economic outcomes from thyroidectomy. Ann Surg，1998，228(3)：320-330.

现，如果由手术量较高的外科医生进行所有的甲状腺切除术，大约能减少20%的并发症和1 700个住院日[9]。

随后的基于人群的研究也显示了外科医生手术量和患者结局之间的这种联系。Stavrakis等利用来自两个州（纽约和佛罗里达州）1年（2002年）的数据[10]，根据年度手术量（1~3例、4~9例、9~19例、20~50例、51~99例和≥100例）将外科医生分为5组。通过产生预期的并发症发生率来估计每个患者发生并发症的概率，然后将预测概率相加，计算每个不同手术量外科医生组的预期并发症发生数量，然后计算观察/预期（observed/expected，O/E）并发症发生的比率。对于甲状腺切除术，每年仅做1~3例的外科医生的并发症数量特别高（O/E，1.36；$P<0.02$），而每年≥100例的外科医生的患者的并发症发生数量特别低（O/E，0.65；$P<0.10$）。外科医生手术量也与术后出血风险呈负相关，每增加1例甲状腺手术量可减少住院患者0.06 d住院时间（$P<0.0001$）和365美元（2002年美元标准）的住院花费（$P<0.001$）[10]。

在一个数据来源于医疗费用与利用项目全国住院样本（HCUP-NIS）数据库纳入了1993—2008年期间接受甲状腺手术的871 644名患者的研究中，研究了单个外科医生和医院年度甲状腺手术量。手术量界定的定义为，非常低（每年≤3例）、低（4~9例）、中等（9~23例）和高（>23例）；没有像以前的研究一样，界定更高的手术量标准（即>100例），因为这样的话将会排除98%的外科医生。医院规模的界定定义为，非常低（每年≤25例），低（26~42例），中等（43~76例）和高（76例）。大医院外科医生术后的内分泌相关并发症发生率较低，如喉返神经损伤（OR=0.7；$P=0.024$）和低钙血症（OR=0.07；$P=0.002$）；在对外科医生的手术量进行校正后，是否在大医院进行的手术与术后并发症的发生率无相关性[13]。

## （一）手术量与患者结局，按种族分类

医疗保健方面的种族差异已有很好的记录，在美国少数种族和/或少数族裔获得预防性护理和手术的机会较少，可能导致延迟诊断和疾病向更晚期进展[14-15]。Sosa等使用了包括20%的全国急诊医院的住院患者和美国最大的全额支付者住院患者数据库HCUP-NIS，回顾了2003—2004年间接受甲状腺切除术的16 878例成年患者[16]。大多数患者为白人（71%）；其余患者为黑人（14%）、西班牙裔（9%）和其他（6%）。总体而言，黑人患者在术后"功能重大损失"评估中占所有患者的百分比最高（3.7%），平均住院时间（2.5 d）与西班牙裔（2.2 d）或白人（1.8 d）相比更长（$P<0.001$）。黑人与白人或西班牙裔相比总的术后并发症发生率较高（分别为4.9%、3.8%、3.6%），这一观察结果在单变量分析中接近有统计学意义，但在多变量分析中并无意义。外科医生按每年手术量分组，手术量最小的外科医生每年手术1~9例，手术量最大

的外科医生每年手术例数超过100。不仅大部分西班牙裔患者（55%），其他（53%），黑人（52%）患者由最小年手术量的外科医生进行手术，与之相比白人患者的这一比例为44%，但是白人患者由手术量最大的外科医生进行手术的比例较高（7%），而在黑人和西班牙裔患者中这一比例分别为2%和1%[16]。

最近的一项研究还利用HCUP-NIS数据库检查了2003—2009年间手术量与种族差异之间的关联，作者纳入了接受甲状腺和甲状旁腺手术的患者[17]。尽管如此还是得出了相似的结论，即医生更大的手术量与患者更好的预后有关。由9 352名外科医生施行了63 264次手术，每名外科医生的手术量是已知的；根据在7年研究期间执行的手术数量，将这些外科医生分为三组：低（<10例）、中（10~99例）和高手术量（≥100例）。作者们还发现，根据种族群体不同，外科手术量也有所差异，亚裔取得较大手术量的医生比例最高（24%），其次是白人（19%），黑人（16%）和西班牙裔（13%），$P<0.001$。对于所有种族群体，单变量和多变量分析均显示，由手术量最大外科医生做手术的患者并发症最少、住院时间最短[17]。

## （二）手术量与患者结局，按年龄分类

### 1. 老人

甲状腺疾病的发病率随着年龄的增长而增加，包括AGES（age/grade/extent/size，年龄/性别/范围/大小），AMES和美国癌症联合委员会（AJCC）分期系统的多重风险分层系统，使用>45岁为年龄的阈值，其甲状腺癌复发和死亡风险较高[18-19]。虽然年龄较大的患者被证明具有较高的围手术期发病率和与许多手术相关的死亡率，但在老年人中进行甲状腺切除术是否会增加相关的围手术期发病率或死亡率仍存在争议[20-22]。

在几个机构系列和研究者提供的研究中，有关老年患者甲状腺手术后的结局结果相互矛盾[21-25]。Mekel等回顾了一个机构进行的纳入3 568例甲状腺切除术患者的经验：将90例≥80岁的患者与242例随机选择的18~79岁的患者进行比较[22]。年龄≥80岁的患者具有较高的平均Charlson合并症指数（平均值：$1.08\pm1.38$ $vs.$ $0.38\pm0.89$；$P<0.001$），平均住院时间显著延长（$1.7\pm2.2$ d $vs.1.2\pm2.9$ d；$P<0.001$）。年龄≥80岁的患者的总并发症发生率（24%）也高于年龄较小的组（9%；$P<0.001$）；年龄≥80岁的患者发生甲状腺切除术相关并发症发生率也高于对照组（5.5% $vs.$ 2.5%；$P<0.001$）。然而，在多变量分析中，患者年龄不是甲状腺切除术并发症的独立危险因素（OR：1.899；95%CI：0.803~4.489）[22]。

其他基于人群的研究表明，老年患者确实发生甲状腺手术后并发症的风险较高。Grogan等利用美国外科医师学会（ACS）国家手术质量改善计划（NSQIP）数据库，分析从2005—2008年进行甲状腺切除术患者的结局[23]。结果总结为以下几类：尿路感染、伤口感染、全身感染、心脏并发症、肺部并发

症和30 d内死亡率；由于目前喉返神经损伤或甲状旁腺功能减退的内分泌特异性并发症在NSQIP中没有离散编码，限制了该数据库用于解决基于甲状腺切除术的问题的效用。总体而言，年轻人的并发症发生率最低（1.0%），其次是老年人（2.2%）和超高龄患者（5.0%）；当年龄增长5岁时，与年轻人相比，老年人的并发症风险增加了112%，超高龄患者的并发症风险增加了388%。与年轻人（1.1 d）的住院时间相比，老年人（1.4 d）和超高龄患者（1.8 d）的住院时间也明显延长。在多变量回归分析中，年龄>65岁是甲状腺切除术后发生并发症的独立危险因素（$P<0.01$）[23]。

在一项使用监测、流行病学与最终结果（SEER）医疗保险的研究中，研究了1997—2002年间进行甲状腺切除术的2 127例> 65岁（平均年龄74岁）的患者，以预测再住院的风险[24]。在甲状腺切除术后30 d内，171例（8%）患者经历了185次计划外再住院治疗；这些患者在初次手术时与年轻患者相比，具有更高的Charlson合并症指数评分，更晚的疾病分期和更长的平均住院时间（分别为2.8 d与1.8 d）。无计划再入院的最常见原因与内分泌因素相关（低钙血症/甲状旁腺功能低下），内分泌特异性并发症患者比非内分泌特异性并发症的患者更有可能重新入院（17% *vs.* 7%；$P<0.001$）。计划外再住院的平均住院时间为3.5 d，平均治疗费用为5 921美元。术后1年内死亡与非计划的再住院有关（18%，如果没有非计划再住院，则为6%；$P<0.001$）[24]。

Sosa等利用HCUP-NIS数据库的一项研究中，研究了在2003—2004年接受甲状腺切除术的22 848例患者的结局；其中包括4 092例（18%）65~79岁的患者和744例（3%）≥80岁的患者[25]。对于整个患者群体，最大手术量的外科医生（>100例甲状腺切除术/年）管理的患者住院时间和并发症发生率均低于手术量较小的外科医生。尽管如此，最小手术量的外科医生（甲状腺切除术每年1~9次）进行的甲状腺切除术在所有分组中所占的比例最大，在52~79岁的患者中占52%，≥80岁的患者占58%，18~44岁的患者中占47%，在45~64岁患者中占46%（$P<0.001$）。每年进行≥30例甲状腺切除术的外科医师在65~79岁的患者中进行甲状腺切除术的比例只有23%，在≥80岁的患者中甲状腺切除术比例<16%（$P<0.001$）[25]。

如以前的研究所示：老年患者更有可能进行胸骨下甲状腺切除术，并且根据Charlson合并症指数具有更多并发症，差异似乎与临床和经济结果的差异相关。在对≥65岁的患者进行的亚组分析中，超高龄患者的平均住院时间为2.9 d，而65~79岁患者的平均住院时间为2.2 d（$P<0.001$）；并发症发生率也较高（5.6% *vs.* 2.1%；$P<0.001$）。重要的是，手术量较大外科医生管理的患者比手术量较小的外科医生管理的患者有更短的住院时间（2.3 *vs.* 4.8 d）和较低的并发症发生率（4.5% *vs.* 13%）[25]。在对患者的年龄和合并症（0~2种 *vs.* ≥3种合并症）分层后，年龄65~79岁和≥80岁患者的结局主要取决于外科医生的年手术量（低手术量1~29例，高手术量≥30例）。在这项分析中，手术量较大的外科医生管理的患者有较短的住院时间（2.2 d *vs.* 7.7 d）和较低的并发症发生率（11% *vs.* 25%，图5.1）[25]。

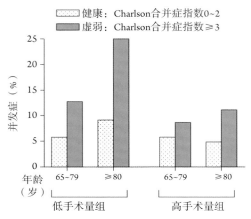

**图5.1 ≥65岁的患者甲状腺全切除术后并发症与所患合并症和医生手术量的关系**

授权转载自：Sosa et al. A population-based study of outcomes from thyroidectomy in aging Americans：At what cost? J Am Coll Surg，2008，206：1097-1105.

## 2. 儿童

在儿童人群中，医疗保健差距和高质量医疗保健获得了很好的记录[26-27]。这对于甲状腺疾病儿科患者的管理很重要，因为虽然甲状腺结节在儿童中不常见（患者≤18岁），但当其存在时，与成人相比诊断出恶性肿瘤的风险高出5倍。事实上，甲状腺癌是儿童患者中最常见的癌症[28-29]。此外，Graves病是儿童甲状腺功能亢进的最常见原因，关于最佳治疗方式是手术还是放射性碘治疗仍然存在争议。由于甲状腺切除术治愈率高、并发症发生率低，甚至在儿童患者中得到了大量的支持[30]。

在一项利用使用HCUP-NIS数据库基于1999—2004年的人群的研究中，研究了1 199名儿童（在本研究中定义为<18岁）进行甲状腺切除术和甲状旁腺切除术的结果；大多数（1 094例；91%）患者进行了甲状腺手术[31]。儿童内分泌特异性并发症发生率高于成人患者（9.1% vs. 6.3%；P<0.001）；其中术后低钙血症发送率为68.6%。特别是与成人相比，儿童低钙血症明显升高（9.3% vs. 5.7%；P<0.01）。与7~12岁（15%）和13~17岁（11%；P<0.01）的儿童相比，年龄最小的儿童（0~6岁；22%）的并发症发生率也较高。具体来说，喉返神经相关损伤也是0~6岁组最高（3.8%）。这一比例在7~12岁儿童中下降到1.1%，而13~17岁儿童则下降了0.6%（P<0.05）[29]。

Tuggle等利用HCUP-NIS数据纳入了607例进行甲状腺切除术和甲状旁腺切除术的儿童患者，对外科医生手术量和患者结局之间的关系进行分析[32]。在这

项研究中，每年在成人和儿童中进行>30例颈部内分泌手术的外科医生被定义
为手术量大；这些外科医生每年平均进行72例儿科和成人内分泌手术（极差为
31~183）。小儿外科医生被定义为约90%的手术患者年龄≤17岁，平均每年进行
2次儿童内分泌手术（极差为1~8）的外科医生。手术量大的外科医生管理的患者
结局较好，内分泌特异性并发症发生率为5.6%，小儿外科医生为11.0%，其他外
科医生的则为9.5%（表5.2）。手术量大的外科医管理的患者的住院时间（1.5 d）
与小儿外科医生（2.3 d）和其他外科医生（2.0 d）相比更短（$P<0.05$），住院费
用更低（12 474美元，小儿外科医生为19 594美元，其他外科医生为13 614美元；
$P<0.01$）。外科医生手术量是一个住院时间和住院花费的独立预测因素，多变
量分析发现外科医生的专业与结局无关。这些结果表明，儿童患者颈部内分泌
手术后结局的最重要预测因素是外科医生的手术量，而不是外科医生的专业，
最佳结局是通过外科医生在成人和儿童甲状腺疾病方面的经验来实现的[30]。

表5.2　由不同手术量和专业（耳鼻喉–头颈外科医生 *vs.* 普通外科医生）行儿科甲状腺和甲状
旁腺切除术后未校正和校正后的临床、经济结果，1999—2005（$n=607$）

| | 手术量大 | | | | 手术量小 | | | | |
|---|---|---|---|---|---|---|---|---|---|
| | 全部 | 头颈外科<br>（$n=28$） | 普外科<br>（$n=98$） | P | 全部 | 头颈外科<br>（$n=93$） | 普外科<br>（$n=388$） | P | 手术量<br>大 *vs.* 小 |
| 并发症（%） | | | | | | | | | |
| 普通 | 8.7 | 14.3 | 7.1 | NS[a] | 13.3 | 17.2 | 12.4 | NS | NS |
| 内分泌 | 5.6 | 10.7 | 4.1 | NS | 10.0 | 14.0 | 9.0 | NS | NS |
| 住院时间（d） | 1.5 | 1.7 | 1.5 | NS | 2.1 | 2.5 | 2.0 | NS | <0.05 |
| 经费（$，2005 年） | 12 474 | 12 931 | 12 346 | NS | 15 662 | 16 091 | 15 558 | NS | <0.05 |

[a]: NS not significant 无临床意义。授权转载自：Tuggle et al. Pediatric endocrine surgery: Who is operating on our children? Surgery，2008，144：869-877.

　　有数据支持协同手术方法可能适合于儿童甲状腺切除术[33]。Wood等描述
他们机构关于儿童甲状腺手术的经验：儿科医生和内分泌外科医生在儿童医院
进行手术。在接受甲状腺切除术的35名儿童中，平均住院时间为1 d（极差，
0~8）；没有患者出现喉返神经的神经损伤或血肿，4例（8.9%）患者术后出
现低钙血症，虽然均为暂时性（需要补充钙剂<6个月）。这种儿科和内分泌
医生的合作方法也得到了《2015 ATA儿童甲状腺结节与分化型甲状腺癌诊治指
南》的认可，推荐评级为B级（推荐，根据中等证据），该指南规定，"儿童
甲状腺手术应在具有全面儿科专业护理的医院进行，包括但不限于……手术量
大的外科医生……儿童甲状腺手术应由每年进行至少30次或更多次颈部内分泌
手术的外科医生进行……根据本指南进行的甲状腺手术其并发症发生率更低，

住院时间缩短，住院费用更低[29]"。

## 二、手术训练与医生专业

手术训练和医生专业在甲状腺手术患者结局中的作用已经被大量讨论，主要聚焦在外科医生的手术量和患者的结局以及内分泌外科奖学金资助的增加。据美国研究生医学教育认证委员会的数据研究显示，根据美国内分泌外科医师协会和HCUP-NIS的调查，毕业的普通外科住院医师在培训期间平均主刀<30例内分泌手术，包括平均仅18例甲状腺切除术。相比之下，内分泌外科奖学金资助的毕业生平均进行253次内分泌手术，其中包括127例甲状腺切除术[34]。Zarebczan等根据居住审查委员会驻地统计摘要对2004—2008年期间普通外科和耳鼻喉科医生进行研究[35]。在此期间，普通外科医生的手术量从26.4例增加到30.9例，其中甲状腺切除术的例数从平均18例增加到22例（P=0.007），耳鼻喉科医生的手术量从57例增加到67例，包括甲状腺切除术例数从47例增加到54例（P=0.04）[35]。这些数据提供了进一步的见解，回答了经过普通外科住院医师培训的毕业生，在他们没有奖学金的5年培训期间是否有足够的内分泌手术训练，使其能够在毕业时掌握甲状腺切除术的安全问题。

其他研究表明，外科医生的专业在患者结局中所起的作用不及外科医生的手术量重要[32-33,36-37]。Tuggle等先前的研究和Wood等关于儿童甲状腺切除术的结果也支持外科医生的手术量仍然是患者结局的关键因素[32-33]。

## 三、改变甲状腺手术模式

随着强调外科医生手术量与改善患者结局之间的联系研究的不断涌现，注意力转向了这些研究中对手术内分泌疾病患者转诊模式的影响。Boudourakis等利用1999年和2005年的HCUP-NIS数据来研究手术量较大的外科医生进行的手术是否随着时间的推移而改变，这些患者接受了5项肿瘤手术（结肠直肠手术、食管切除术、胃切除术、胰腺切除术和甲状腺切除术）和两个血管手术（冠状动脉旁路移植手术和颈动脉内膜切除术）[11]。手术量较大的外科医生进行甲状腺切除术的患者比例从1999年的22.4%上升到2005年的25.2%，增长了12.5%。这与手术量小的外科医生进行甲状腺切除术例数的减少有关，其从58.9%降至45.2%（−23.3%）[11]。Sosa等证明在接受甲状腺切除术的患者中，所有种族群体的患者越来越多地由较大手术量的外科医生进行手术[16]。然而，手术量较大的外科医生之间的差距依然存在；在1999—2000年与2003—2004年间，最大手术量的外科医生进行的甲状腺切除术的白人患者百分比从1%上升至7%（斜率+5.7）。相比之下，由同一组外科医生进行手术的黑人患者在同一时间段内仅增加了0.2%~1.8%（斜率+1.6），西班牙裔患者的增幅更为微弱（0~1.3%；斜率+1.3）见图5.2[16]。

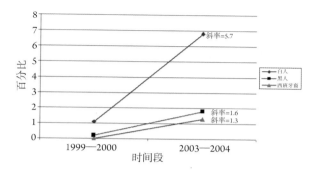

图5.2　随着时间的推移在不同人种之间由手术量最大的
医生（>100例）行甲状腺切除术所占的比例
授权转载自：Sosa et al. Racial disparities in clinical and economic
outcomes from thyroidectomy. Ann Surg，2007，246：1083-1091.

## 四、手术量与甲状腺切除术的范围

甲状腺手术的范围（甲状腺腺叶切除术与甲状腺全切除术）取决于手术
适应证。特别是对于分化型甲状腺癌患者，甲状腺切除术的范围仍然存在争
议，并发症[喉返神经损伤和（或）甲状旁腺功能减退]的发生风险与复发性
的风险并存[37-39]。Hauch等最近的一项研究，使用NIS数据库中2003—2009年
的数据来比较甲状腺腺叶切除术与甲状腺全切除术之间并发症的风险和外科医
生经验对患者结局的影响[40]。外科医生手术量分为低（每年<10例甲状腺切除
术），中等（10~99例）或高（>99例），该研究纳入了62 722例患者。总体而
言，有10 257例（16%）发生了术后并发症。当根据手术范围计算术后并发症
的风险时，甲状腺全切除术（72%）相比甲状腺腺叶切除术（28%；$P<0.0001$）
并发症发生率较高。多因素分析显示，甲状腺全切除术比甲状腺腺叶切除术
更有可能发生术后并发症（OR=2.15，95%CI 1.99~2.33；$P<0.0001$），这是一
个很重要的结果。如果不考虑外科医生手术量的话。经校正分析，无论是
低手术量（OR=2.37，95%CI 2.14~2.62；$P<0.0001$）还是高手术量的外科医生
（OR=1.82，95%CI 1.46~2.28；$P<0.0001$），甲状腺全切除术后并发症的发生率
均较高[41]。这些数据表明，即使在经验丰富的外科医生进行手术，甲状腺全切
除术的术后发病的风险也会增加，对患者进行甲状腺腺叶切除术还是甲状腺全
切除术，需要外科医生、内分泌科医生和患者的仔细讨论。

## 五、结论

总之，最近的基于人群的研究已经证明，对于接受甲状腺切除术的患者，
结局主要取决于进行甲状腺切除术是否由手术量大的外科医生进行，而不取决

于外科医生的专业。对于弱势群体，包括老人、儿童和少数种族/民族的患者尤其如此。尽管趋势显示越来越多患者的转诊给手术量大的外科医生，但其中的差距仍然是政策制定者、付款人和公众面临的巨大挑战。一些解决方案可能涉及需要增加大手术量外科医生的数量，特别是考虑到影像学发现的甲状腺结节数量和观察到在美国进行的甲状腺细针穿刺患者数目的增加，几乎肯定地部分地解释了全国甲状腺结节相关手术的数量增加了31%[41-42]。在过去十年，美国甲状腺癌的发病率增长达150%以上。

此外，大多数外科医生专家的地理分布差异几乎肯定会影响到提供数据的准确性。例如，数据显示美国某些地区的大手术量的甲状腺外科医生相对稀缺，这可能与观察到的人数较少不足以代表的少数群体有关[25]。最后，诊断和影像学监测以及甲状腺癌流行病学的进展可能会导致对甲状腺外科医生的需求扩大，从而优化护理质量和患者结局。教育工作者与决策者和纳税人一起思考应对挑战，以确保有足够和分布范围广的供应来满足需求。展望未来，在制定甲状腺疾病领域的最佳推荐时，实践指南可能包括与提供者数量相关的数据。

## 参考文献

[1] Sakorafas GH. Historical evolution of thyroid surgery: from the ancient times to the dawn of the 21st century[J]. World J Surg, 2010, 34: 1793-804.

[2] Begg CB, Cramer LD, Hoskins WJ, Brennan MF. Impact of hospital volume on operative mortality for major cancer surgery[J]. JAMA, 1998, 280: 1747-1751.

[3] Birkmeyer JD, Siewers AE, Finalyson EV, Stukel TA, Lucas FL, Batista I, Welch HG, Wennberg DE. Hospital volume and surgical mortality in the United States[J]. N Engl J Med, 2002, 346: 1128-1137.

[4] Gould JC, Kent KC, Wan Y, Rajamanickam V, Leverson G, Campos GM. Perioperative safety and volume: outcomes relationships in bariatric surgery: a study of 32,000 patients[J]. J Am Coll Surg, 2011, 213: 771-777.

[5] Mitchell J, Milas M, Barbosa G, Sutton J, Berber E, Siperstein A. Avoidable reoperations for thyroid and parathyroid surgery: effect of hospital volume[J]. Surgery, 2008, 144: 899-907.

[6] Abdulla AG, Ituarte PH, Harari A, Wu JX, Yeh MW. Trends in the frequency and quality of parathyroid surgery: analysis of 17,082 cases over 10 years[J]. Ann Surg, 2015, 261(4): 746-750.

[7] Birkmeyer JD, Stukel TA, Siewers AE, Gooney PP, Wennberg DE, Lucas FL. Surgeon volume and operative mortality in the United States[J]. N Engl J Med, 2003, 349: 2117-2127.

[8] Chowdhury MM, Dagash H, Pierro A. A systematic review of the impact of volume of surgery and specialization on patient outcome[J]. Br J Surg, 2007, 94: 145-161.

[9] Sosa JA, Bowman HM, Tielsch JM, Powe NR, Gordon TA, Udelsman R. The importance of surgeon experience for clinical and economic outcomes from thyroidectomy[J]. Ann Surg, 1998, 228: 320-330.

[10] Stavrakis AI, Ituarte PH, Ko CY, Yeh MW. Surgeon volume as a predictor of outcomes in inpatient and outpatient endocrine surgery[J]. Surgery, 2007, 142: 887-899.

[11] Boudourakis LD, Wang TS, Roman SA, Desai R, Sosa JA. Evolution of the surgeon-volume, patient-outcome relationship[J]. Ann Surg, 2009, 250: 159-165.

[12] Kandil E, Noureldine SI, Abbas A, Tufano RP. The impact of surgical volume on patient outcomes following thyroid surgery[J]. Surgery, 2013, 154: 1346-1353.

[13] Loyo M, Tufano RP, Gourin CG. National trends in thyroid surgery and the effect of volume on short-term outcomes[J]. Laryngoscope, 2013, 123: 2056-2063.

[14] Doubani CA, Field TS, Buist DS, Korner EJ, Bigelow C, Lamerato L, Herrinton L, Quinn VP, Hart G, Hornbrook MC, Gurwitz JH, Wagner EH. Racial differences in tumor stage and survival for colorectal cancer in an insured population[J]. Cancer, 2007, 109(3): 612-620.

[15] Miller JW, Plescia M, Ekwueme DU. Public health national approach to reducing breast and cervical cancer disparities[J]. Cancer, 2014, 120 Suppl 16: 2537-2539.

[16] Sosa JA, Mehta PJ, Wang TS, Yeo H, Roman SA. Racial disparities in clinical and economic outcomes from thyroidectomy[J]. Ann Surg, 2007, 246: 1083-1091.

[17] Noureldine SI, Abbas A, Tufano RP, et al. The impact of surgical volume on racial disparity in thyroid and parathyroid surgery[J]. Ann Surg Oncol, 2014, 21: 2733-2739.

[18] Papaleontiou M, Haymart MR. New insights in risk stratification of differentiated thyroid cancer[J]. Curr Opin Oncol, 2014, 26: 1-7.

[19] Momesso DP, Tuttle RM. Update on differentiated thyroid cancer staging[J]. Endocrinol Metab Clin North Am, 2014, 43: 401-421.

[20] Paasler C, Avanessian R, Kaczirek K, Prager G, Scheuba C, Niederle B. Thyroid surgery in the geriatric patient[J]. Arch Surg, 2002, 137: 1243-1248.

[21] Seybt MW, Khichi S, Terris DJ. Geriatric thyroidectomy: safety of thyroid surgery in an aging population[J]. Arch Otolaryngol Head Neck Surg, 2009, 135: 1041-1044.

[22] Mekel M, Stephen AE, Gaz RD, Perry ZH, Hodin RA, Parangi S. Thyroid surgery in octogenarians is associated with higher complication rates[J]. Surgery, 2009, 146: 913-921.

[23] Grogan RH, Mitmaker EJ, Hwang J, Gosnell JE, Duh QY, Clark OH, Shen WT. A population-based cohort study of complications after thyroidectomy in the elderly[J]. J Clin Endocrinol Metab, 2012, 97: 1645-1653.

[24] Tuggle CT, Park LS, Roman S, Udelsman R, Sosa JA. Rehospitalization among elderly patients with thyroid cancer after thyroidectomy are prevalent and costly[J]. Ann Surg Oncol, 2010, 11: 2816-2823.

[25] Sosa JA, Mehta PJ, Wang TS, Boudourakis L, Roman SA. A population-based study of outcomes from thyroidectomy in aging Americans: at what cost[J]? J Am Coll Surg, 2008, 206: 1097-1105.

[26] Lieu TA, Newacheck P, McManus M. Race, ethnicity, and access to care among US adolescents[J]. Am J Public Health, 1993, 90: 1771-1774.

[27] Wang TS, Roman SA, Sosa JA. Predictors of outcomes following pediatric thyroid and parathyroid surgery[J]. Curr Opin Oncol, 2008, 21: 23-28.

[28] Dinauer CA, Breuer C, Rivkees SA. Differentiated thyroid cancer in children: diagnosis and management[J]. Curr Opin Oncol, 2008, 20: 59-65.

[29] Francis GL, Waguespack SG, Bauer AJ, et al. Management guidelines for children with thyroid nodules and differentiated thyroid cancer, from the American Thyroid Association

Guidelines Task Force on Pediatric Thyroid Cancer[J]. Thyroid, 2015, 25(7): 716-759.

[30] Lee JA, Grumback MM, Clark OH. The optimal treatment for pediatric Graves' disease is surgery[J]. J Clin Endocrinol Metab, 2007, 92: 801-803.

[31] Sosa JA, Tuggle CT, Wang TS, Thomas DC, Boudourakis L, Rivkees S, Roman SA. Clinical and economic outcomes of thyroid and parathyroid surgery in children[J]. J Clin Endocrinol Metab, 2008, 93: 3058-3065.

[32] Tuggle CT, Roman SA, Wang TS, Boudourakis L, Thomas DC, Udelsman R, Sosa JA. Pediatric endocrine surgery: who is operating on our children[J]? Surgery, 2008, 144: 869-877.

[33] Wood JH, Partrick DA, Barham HP, Bensard DD, Travers SH, Bruny JL, McIntyre RC. Pediatric thyroidectomy: a collaborative surgical approach[J]. J Pediatr Surg, 2011, 46: 823-828.

[34] Sosa JA, Wang TS, Yeo HL, Mehta PJ, Boudourakis L, Udelsman R, Roman SA. The maturation of a specialty: Workforce projections for endocrine surgery[J]. Surgery, 2007, 142: 876-883.

[35] Zarebczan B, McDonald R, Rajamanickam V, Leverson G, Chen H, Sippel RS. Training our future endocrine surgeons: a look at the endocrine surgery operative experience of U.S. surgical residents[J]. Surgery, 2010, 148: 1075-1081.

[36] Bilimoria KY, Phillips JD, Rock CE, Hayman A, Prystowsky JB, Bentrem DJ. Effect of surgeon training, specialization, and experience on outcomes for cancer surgery: a systematic review of the literature[J]. Ann Surg Oncol, 2009, 16: 1799-1808.

[37] Kebebew E, Duh QY, Clark OH. Total thyroidectomy or thyroid lobectomy in patients with low-risk differentiated thyroid cancer: surgical decision analysis of a controversy using a mathematical model[J]. World J Surg, 2000, 24: 1295-1302.

[38] Sosa JA, Udelsman RU. Total thyroidectomy for differentiated thyroid cancer[J]. J Surg Oncol, 2006, 94: 701-707.

[39] Nixon IJ, Ganly I, Patel SG, Palmer FL, Whitcher MM, Tuttle RM, Shaha A, Shah JP. Thyroid lobectomy for treatment of well differentiated thyroid malignancy[J]. Surgery, 2012, 151: 571-579.

[40] Hauch A, Al-Qurayshi Z, Randolph G, Kandil E. Total thyroidectomy is associated with increased risk of complications for low- and high-volume surgeons[J]. Ann Surg Oncol, 2014, 21(12): 3844-3852.

[41] Sosa JA, Hanna JW, Robinson KA, Lanman RB. Increases in thyroid nodule fine-needle aspirations, operations, and diagnoses of thyroid cancer in the United States[J]. Surgery, 2013, 154(6): 1420-1426.

[42] Bahl M, Sosa JA, Eastwood JD, Hobbs HA, Nelson RC, Hoang JK. Using the 3-tiered system for categorizing workup of incidental thyroid nodules detected on CT, MRI, or PET/CT: how many cancers would be missed[J]? Thyroid, 2014, 24(12): 1772-1778.

译者：余坤，郑州大学第一附属医院
审校：朱精强，四川大学华西医院
　　　苏安平，四川大学华西医院

# 中国的甲状腺外科医师培养之路

姜可伟[1]，朱精强[2]

[1]北京大学人民医院；[2]四川大学华西医院

本章的一开头就带我们回到了几百年前，甲状腺外科刚刚翻开序幕的时代。毫无疑问，那是一个血腥的年代，以至于很多医生公开表达自己的怀疑：怀疑甲状腺手术最终是否能够安全的开展。几百年的时间过去了，甲状腺外科手术得以安全而广泛的实施，死亡率逐步降低，除了麻醉技术、外科止血技术和抗生素的规范化使用之外，更主要的是得益于众多甲状腺外科专业领域的开拓者们执着而勇敢的探索。当然，在这个方面得出的另一个重要结论就是，对于一个富有责任心的外科医生而言，手术例数的积累和正反两方面经验的日益丰富，将会使手术的有效性和安全性得到稳步提升，手术死亡率逐步降低至相对安全的水准。

在此基础之上，近年来，有数量越来越多，而且质量也越来越好的循证医学证据不断涌现出来，这些临床观察或研究的结果日益显示出，医院的手术量、科室的手术量，特别是医生个人所完成的手术量，是与患者接受手术的安全性和有效性存在密切而直接的联系的。坦率地说，在手术例数较为丰富的医院和科室内，由手术经验更为丰富的医生来完成的手术（这并不仅仅限于甲状腺手术），往往意味着更加肯定的治疗效果、更低的手术死亡和并发症发生风险。当然，还有更低的卫生经济学成本。

既然如此，那么下一个问题就是，我们究竟应该选择怎么样的医院作为基地，在什么样的科室内培训具备怎样经验的医生来完成越来越多的甲状腺手术？本章的内容已经简明扼要而系统地介绍了欧美国家在培养甲状腺外科专科医师方面的相关经验。

追溯我们国家外科医生培养的历史，甚至可以追溯到近100年前，在1921年，北京协和医院参照美国的外科住院医师培养制度，建立起了所谓的24 h住院医师培养体系。在那样一个年代，有很多美国的外科医生曾经在北京协和医院接受了他们最早的职业培训。20世纪90年代初期，中国大陆地区很多知名的医学院校开始在自己的附属医院内尝试进行两阶段为期5年的住院医师规范化培养，这个阶段所培养出的很多优秀的临床医学人才，成为我们国家医学临床实践、教学和科学研究的中坚力量。

当然，如果说起国家卫生行政主管部门组织开展的系统化、正规化和均质化的医师毕业后教育，具有里程碑意义的事件出现在2013年底，在那个时间国家七部委联合颁布了我们所熟知的《关于建立住院医师规范化培训制度的指导意见》这一重要文件，标志着中国政府有决心在2020年底之前，在全国范围内建立起住院医师规范化培训制度，并不断释放制度红利，为祖国和人民培养出一批又一批满意的医生。

随着这一制度的正式建立，从2014—2018年的5年间，在全国范围内有接近5万名青年外科医生进入这一培训体系，开启了自己外科职业生涯所必须经历的最初的职业培训。为了能够让中国的医师培训体系与国际接轨，在2015年底，国家又出台了《关于开展专科医师规范化培训制度试点的指导意见》及其相关配套文件，并且在2019年正式启动了10个试点专科，这其中就包括普通外科学专科医师规范化培训。从2019年3月1日开始，中国的医学院校毕业生如果计划将普通外科学作为自己终生的职业范围，那么他们也将像全世界，特别是欧美和日本的青年医生一样，接受为期5年的规范、正规和匀质化的职业培训。

接下来的问题是，在此基础之上，我们是否应该将甲状腺外科或者包括头颈外科学在内，作为一个新的专科去进行更为深入的亚专科培训呢？这个问题似乎已经有了答案，因为我们已经可以在2019年版最新的医学专科目录中发现"甲状腺和头颈外科"这样一个全新的专科。而要想成为这个全新专科中的一份子，至少要进行为期1年的专科培训。

诚然，我们的外科住院医师规范化培训、普通外科专科医师规范化培训和衔接于其后的甲状腺和头颈外科亚专科医师的培训，如果真的能够全面付诸实施，必然还有诸多问题亟待我们去探索、思考和解决。当然，基于我国所拥有的庞大的外科医师专业群体、诸多前辈和专家在医学临床教学和医师职业培养领域中的倾情奉献，特别是考虑到我们所拥有的丰富的医疗病例资源，有理由坚信我们一定能够在医学毕业后继续教育这条路上，探索出符合中国现阶段社会经济发展特色，符合中国人民对于健康和疾病诊疗需求的青年外科医师培养之路。

# 第六章　甲状腺日间手术

## 甲状腺日间手术：这是未来的方向吗？

**Samuel K. Snyder**

Department of Surgery, Baylor Scott & White Health

## 一、前言

近年来甲状腺日间手术已被许多内分泌外科中心证明是安全和可行的（表6.1）[1-14]。然而，尽管手术当天出院带来的好处显而易见，但是接受甲状腺日间手术的过程仍然缓慢，甲状腺日间手术仍然存在争议[15-16]。最近美国甲状腺协会发布了一项有关甲状腺日间手术的声明，该声明对行甲状腺日间手术后当日出院存在的利与弊做出了一系列评估，可作为一项参考[17]。本文同样探讨以上问题，基于大约20年的个人经验来探讨甲状腺日间手术带来的利与弊。

## 二、甲状腺日间手术的利与弊

重要的是应认识到，对大多数内分泌外科医生来说完成甲状腺日间手术是一个循序渐进的过程。他们尝试着从手术风险最小的手术开展甲状腺日间手术，由甲状旁腺切除术和（或）甲状腺部分切除术，发展到甲状腺腺叶切除术，再接着行全甲状腺切除术，最后发展到全甲状腺切除术伴中央区淋巴结清扫。手术方式的安全性对患者来说是最重要的，主要在于避免发生危及生命的术后出血。每个外科医生必须根据他们的个人经验评估该类甲状腺手术是否能在日间顺利完成。甲状腺日间手术并非适合每一位患者，但在个人经验中，经过仔细挑选患者后，80%~90%的甲状腺手术可以在日间完成[8]。从患者、医院、外科医生、保险公司和社会的角度来评估甲状腺日间手术存在的利与弊才是合适的。

表6.1  甲状腺日间手术的结果

| 研究者 | 年份 | 日间甲状腺切除术 | %所有行甲状腺切除术 | %全甲状腺切除术 | 观察（h） | %血肿 | 致命的血肿 | %低钙血症 | %再次入院 |
|---|---|---|---|---|---|---|---|---|---|
| Snyder | 2006 | 51 | 88 | 24 | 3.3 | 2.0 | 0 | 5.2 | 3.9 |
| Spanknebel | 2006 | 778 | 65 | 59 | ≥6 | – | 0 | – | – |
| Terris | 2007 | 52 | 57 | 33 | – | 1.9 | 0 | 0.0 | 1.9 |
| Inabnet | 2008 | 180 | 80 | 43 | ≥5 | 0.4 | 0 | 1.3 | – |
| Champault | 2009 | 77 | 50 | 0 | ≥6 | 0 | 0 | 0 | 0 |
| Trottier | 2009 | 234 | 99 | 26 | ≥4 | 0.4 | 0 | 2.6 | 1.7 |
| Seybt | 2010 | 208 | 50 | 38 | | 0.5 | 0 | 1.9 | 1.9 |
| Snyder | 2010 | 1 064 | 86 | 58 | 2.7 | 0.2 | 0 | 5.2 | 1.6 |
| Hessman | 2011 | 138 | 77 | 46 | | 1.4 | 0 | 3.6 | 2.9 |
| Houlton | 2011 | 95 | 53 | 100 | – | 0 | 0 | 0 | 0 |
| Sklar | 2011 | 94 | 38 | 0 | ≥4 | 0 | 0 | 0 | 0 |
| Tuggle | 2011 | 1 168 | 17 | 33 | – | – | 0 | – | 1.4 |
| Mazeh | 2012 | 298 | 49 | 29 | 3~4 | | 0 | 1.7 | 0 |
| Sahmkow | 2012 | 176 | 88 | 47 | ≥3 | 0 | 0 | 10.0 | 1.7 |

所有的研究；观察（h）=术后观察期的时间；血肿=术后颈部血肿；低钙血症=术后症状性低钙血症；再次入院=由于日间行甲状腺全腺叶切除术后所导致的相关并发症而需要再次入院者；[经甲状腺杂志允许转载（*Thyroid*，23：1193-1202，2013）]。

## （一）患者

对患者来说，日间手术的好处包括术后可以与亲属或挚友待在相对熟悉及舒适的家中。即使是宾馆，也能提供一个相对安静的环境，一个舒适的床铺及个性化的食物。除外患者必须支付的医保费用或要求共同支付的费用，日间手术还能减少患者的医疗费用。最后，日间手术可避免医院获得性感染、医疗差错和护理人员的护理及医疗延迟。日间手术的缺点在于失去医院这一潜在的安全网，失去了急救护理的及时性，出于对这一问题的担忧，一些患者及其亲属对日间手术表示担忧。但根据个人经验，绝大多数患者都非常放心地接受日间手术。

## （二）医院

日间手术使医院病床向病情更重的患者开放，并从根本上减少了机械设备、医护人员及成本的耗费。然而，这一举动却使医院失去潜在的补偿费用。

## （三）外科医生

日间手术的好处是避免医院烦琐的手续，从而使时间得到更加高效的利用。然而，外科医生可能因此失去了解与患者恢复相关问题的机会，而这些问题是患者住院后容易得到解决的。

## （四）保险公司

日间手术可节省开支。但政府的限制，无论是否合理，有时会强制患者住院治疗。

## （五）社会

全社会都关注如何在保持高质量医疗保健的同时减轻医疗支出。日间手术显然能够减少医疗费用。

## 三、开展日间甲状腺切除术

日间甲状腺切除术并非适用于所有患者。术者应评估患者的合并病是否需要术后住院看护。术者还必须评估手术的难度是否会增加术后并发症发生的风险，而这些并发症最好住院观察。限制日间手术发展的因素包括能否得到家庭的全力支持和对于活动限制的担忧。医院或日间手术中心必须建立一个系统，来方便日间手术患者进行适当的评估和出院前的咨询。在本人就职的医院里，日间手术中心将持续开放至午夜以方便进行日间手术。

腹腔镜下胆囊切除日间手术是在20世纪90年代发展起来的，其经验可以为当前的甲状腺日间手术提供借鉴。一般行开腹胆囊切除术的患者需要留院观察几天才能出院。经济压力的增大迫使住院时间缩短。腹腔镜下胆囊切除术的开展使得手术患者的恢复不再那么痛苦。因此，对大多数患者来说可以接受日间腹腔镜下胆囊切除术。腹腔镜下胆囊切除术出现术后胆漏、出血或其他严重并发症的风险非常罕见，但不容忽视。最后，制定规范化的诊疗标准有利于开展日间腹腔镜下胆囊切除术。患者和医疗保健提供者制定一系列日间手术出院指标，使患者在术后一旦达到出院标准，通常在术后几小时内即可出院。

尽管与腹腔镜胆囊切除术一样，绝大多数患者能够容忍甲状腺手术带来的不适。甲状腺日间手术的发展比腹腔镜下胆囊切除术的发展慢得多。甲状腺手术发生严重威胁生命的并发症是罕见的，但同样不容忽视。本人于20世纪90年代开始行甲状腺日间手术，之前曾经用局部麻醉联合静脉镇静行甲状旁腺切除术使得患者能在术后当天出院。有些患者的甲状腺结节需要在甲状旁腺切除术中同时处理。令人印象深刻的是他们可以在局麻条件下很好耐受甲状腺部分切除术。根据LoGerfo医生在局麻联合静脉镇静的条件下行甲状腺切除术的经验，本人先开始行甲状腺腺叶切除术，接着行全甲状腺切除术，最终开展全甲状腺切除术加上中央区淋巴结清扫。局部麻醉手术的主要优点是术后恢复快，使得术后当天出院变得可行[18]。一项局部麻醉联合静脉镇静与全身麻醉下行甲状腺日间手术的前瞻性随机对照研究显示，两种麻醉方式患者的满意度几乎一致。即使有并发症发生，仍然可以得到安全的处理[1]。这导致甲状腺日间手术的开展越来越广泛，现有80%~90%甲状腺手术在日间完成[8]。本人所在的日间手术中心与主要中心医院都面向患者提供即时的术后支持，允许患者能在当天术后就出院。随着甲状腺日间手术氛围的建立，患者对日间手术的反应是普遍积极的。患者和家人偶尔会因为社会和医疗的考虑对甲状腺日间手术有顾虑，但是很少有患者坚持术后住院治疗。

那么，为什么在手术的可行性这么明显的情况下，甲状腺日间手术受到抵制呢？首要原因在于医生担心术后出血会导致颈部血肿压迫气道产生窒息。其他的并发症还包括症状性低血钙的甲状旁腺功能减退及喉返神经损伤。第二个主要担心的问题在于，患者如何及时获得紧急护理。深入解决这些问题是非常重要的。

## 四、术后颈部出血：发生率及时间

尽管外科医生正努力避免术后出血的发生，但这种并发症仍可能会发生在极少的患者中。许多研究评估了术后出血的发生率和时间，为日间手术的可行性和安全性提供建议（表6.2）[19-32]。日间手术术后出血发生率约为1%或更低。虽然术后出血风险的个人因素目前还没有明确，但作者发现使用抗凝治疗的患者其术后出血的风险明显增加[32]。需要牢记的是所有甲状腺手术均可能导致术后出血。由于行甲状腺日间手术的患者都是经过术前挑选的发生术后颈部出血风险低的患者，因此这种并发症的发生率应该更少。本人曾在6年间行甲状腺日间手术，患者术后出血发生率为0.19%（2/1064），而住院行甲状腺手术患者术后出血发生率为1.4%（3/208）[8]。各文章报道的术后出血的发生时间不尽相同（表6.2）。一般情况下，大约一半的术后出血在手术后6 h内发生，手术后7~23 h内发生则占1/3，剩余的患者发生在术后24 h及更长时间。本人与共同作者 Dixon、Lairmore和Govednik曾报告了甲状腺切除术或甲状旁腺切除术术后出血的17年经验，甲状腺手术后颈部出血的发生率为0.51%（17/3357），术后6 h内出血的占38.9%，术后7~23 h出血的占38.9%，术后24~96 h出血的占22.2%[32]。只有2名患者的颈部出血需要行床边紧急减压抢救，并且都发生在手术后2 h内的术后麻醉恢复室（PACU），其余出血病例均在手术室进行手术治疗。一半的术后出血发生在甲状腺日间手术患者的身上。值得注意的是，相当一部分的术后出血发生在术后

表6.2　甲状腺术后出血

| 研究者 | 年份 | 甲状腺（#） | % 双侧甲状腺 | % 出血 | 致死性出血 | %<6 h | %6~24 h | %>4 h |
|---|---|---|---|---|---|---|---|---|
| Shaha | 1994 | 600 | 42 | 1.3 | 0 | 100 | 0 | 0 |
| Bergamaschi | 1998 | 1 192 | 67 | 0.8[a] | 1 | ~60 | ~10 | ~30 |
| Reeve | 2000 | 10 201 | — | 1.2 | 0 | — | — | — |
| Burkey | 2001 | 7 921 | — | 0.3 | 0 | 43[b] | 37[b] | 19[b] |
| Zambudio | 2004 | 301 | 100 | 1.0 | 0 | — | — | — |
| Materazzi | 2007 | 1 571 | 71 | 0.6[a] | 0 | ~70 | 30(<10 h) | 0 |
| Bergenfelz | 2008 | 3 600 | 45 | 2.1 | 0 | — | — | — |
| Leyre | 2008 | 6 830 | 74 | 1.0 | 0 | 53 | 37 | 10 |
| Rosenbaum | 2008 | 838 | 55 | 0.7 | 0 | 67(<4 h) | 16.5 | 16.5 |
| Bononi | 2010 | 562 | — | 0.5 | 0 | 0 | 67 | 33 |
| Chang | 2010 | 1 935 | 100 | 1.0 | 0 | — | — | — |
| Lang | 2012 | 3 086 | 68 | 0.7[a] | 0 | 73 | 27 | 0 |
| Promberger | 2012 | 30 142 | — | 1.7 | 0 | 81 | 17 | 2 |
| Dixon | 2014 | 3 357 | 53 | 0.5 | 0 | 39 | 39 | 22 |

所有研究，甲状腺=甲状腺切除术；出血=颈部出血；[a]：排除未行手术而仅观察的出血：Bergamaschi等9例出血，Materazzi等5例出血，Lang等9例出血；[b]：百分比代表总研究7 921例甲状腺切除术（21例出血）+5 896甲状旁腺切除术（21例出血）［经允许可转载甲状腺杂志（*Thyroid*，23：1193-1202，2013）并添加数据］。

23 h内。有多项研究倡导术后对患者行23 h观察[15-16,33]。然而，这段观察期仍将错过一定比例的术后出血事件，因此有的专家倡导术后住院观察2~4 d。甲状腺日间手术，患者在出院前应在日间手术病房观察多长时间呢？这应由外科医生根据术后出血风险作出决定。一些外科医生采用术后观察6 h[2,5]。作者的经验表明，只有出血发生在PACU才需要行床边紧急减压作为抢救措施[32]。因此，作者推荐甲状腺日间手术的患者可在符合出院标准且观察认为没有发生颈深部出血证据时从日间手术病房出院。经过培训的护理人员应该能够作出出院决定，只有在必要条件下才需要征求外科医生建议。从本质上讲，除了对颈部伤口的评估之外，出院标准与腹腔镜胆囊切除术没有什么区别。本人曾提出，日间手术病房平均观察时间为术后2小时42分钟[8]。

　　患者行单侧甲状腺切除术术后发生出血的相对危险性低于行双侧甲状腺切除术，因为后者需要行两侧的血管止血。文献的结果似乎证明了这一点，一项来自奥地利的研究报道显示，行甲状腺全切除术术后血肿的风险显著高于甲状腺腺叶切除术（2% *vs.* 1%，*P*<0.001）[31]。个人经验也表明，双侧甲状腺切除伴或不伴甲状旁腺切除术术后颈部出血发生率为0.62%，而单侧甲状腺切除伴或不伴甲状旁腺切除术术后颈部出血发生率为0.38%[32]。这导致一些外科医生更愿意在日间选择甲状腺腺叶切除手术，而不是全甲状腺切除术[34]。甲状腺全切除术后发生术后出血的风险增加与手术范围大有关。没有证据表明行甲状腺全切术后发生颈部出血比甲状腺腺叶切除术后发生颈部出血更致命。但全甲状腺切除加中央区淋巴结清扫术是增加术后颈部出血的额外风险，额外的风险主要来自胸腺静脉和小节段气管动脉。

## 五、术后颈部出血的预防

彻底止血是安全完成日间甲状腺切除术的方法，也是预防术后颈部出血的有效方法。关于止血的一些技术问题值得强调。传统上，手术通常采用微微抬起头或"沙滩椅"的位置，以减少静脉压，从而减少术中静脉出血。然而，这可能掩盖静脉出血部位。甲状腺切除术中出血量很少也足以导致血流动力学受影响。个人更倾向于行仰卧位式手术，因为仰卧位更便于静脉出血点的识别及止血。传统上，甲状腺外科医生提倡分离颈阔肌皮瓣以增加甲状腺的暴露。这要求沿颈前静脉进行解剖，这会增加Valsalva动作时皮下创口的术后静脉出血风险。本人主张仅通过最大化暴露中线以简单地完成甲状腺切除术，而不用积极解剖颈阔肌皮瓣。因为颈前正中静脉可以在切口开放或关闭时结扎。

甲状腺切除术中需要对大量血管进行止血以防术后出血，大多数血管在解剖学教科书中并未详细描述。主要的静脉包括甲状腺峡部静脉、甲状腺中静脉、甲状腺上静脉和胸腺静脉。当血压较低时，这些血管较少引起术后出血。手术过程中需要更加注意动脉血管。除了甲状腺上动脉、甲状腺下动脉和罕见的甲状腺最下动脉，大部分动脉血管位于环甲肌、环状软骨结节和气管内侧缘，本人认为甲状腺动脉、Berry韧带和部分气管小动脉应引起足够重视（图6.1A）。本人见证过以上每一个部位的术后出血，所有这些潜在的动脉出血部位在Graves病患者中会变得更加明显。甲状腺手术中使用小型放大镜可以提高潜在出血点的可视程度，特别对于术中探查时可能出现痉挛但有术后出血风险的小血管分支（图6.1B）。完成甲状腺切除术后，仔细检查整个创口以发现以上列举的主要出血点，对防止术后出血来说是重要的。在关闭切口之前，作者喜欢在有出血风险的位置放置额外的小止血夹，特别是在Berry韧带区域和甲状腺最下动脉。对于计划行甲状腺全切的患者，先切除较大、血流较丰富或切除难度较大的一侧是更有利的，可以在切口缝合前有足够的时间进行止血。若在先切除甲状腺叶的位置上出现小的出血预示着存在局部残余出血灶，需进一步止血治疗。帮助确定甲状腺切除术后潜在残留出血部位的其他措施包括通过Valsalva动作后提高静脉压，擦拭切口，冲洗切口。

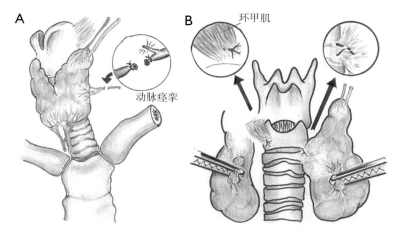

**图6.1　甲状腺切除术频繁出现的出血部位**

[经允许可转载World J Surg, 38(6): 1262-1267, 2014.]

有效的止血手段包括血管结扎缝合、血管钳夹、电凝止血或其他能量设备止血。本人会使用所有的这些止血方法，对于大血管更喜欢机械止血的方法。但这些止血方法的效果并没有显著的差异[35-36]。澳大利亚的一项大样本研究显示，近年来术后出血的发生率有轻度升高（1979—1983年为1.0%，1989—1998年为1.7%，2004—2008年为2.4%），但导致这一现象的原因还只是在猜测当中[31]。目前尚不清楚，止血技术是否在这项观察性研究中发挥重要作用。一项来自澳大利亚关于不同外科医生术后出血发生率的研究更有说服力，该研究显示不同外科医生的术后出血发生率具有显著差异（0.4%~2.8%，$P<0.001$）[31]。商业提供的各种止血垫和助凝剂可使用于甲状腺术后创面，使甲状腺伤口在闭合之前增加小血管的止血作用。在甲状腺切除创面上加用止血药物来防止术后出血形成这一举措似乎是合理的，但目前并没有统计论据支持这一结论。

带状肌的缝合方式有八字缝合法或让带状肌的下面部分敞开以便于早期识别深部出血[3,18]。在甲状腺切除创面放置引流能够早期识别术后出血的这一观点尚未被证实。拔除引流条理论上会影响止血效果[17]，但本人并不使用引流条。在拔除麻醉插管时应避免咳嗽和牵拉[37]。避免恶心和呕吐是实现术后早期恢复的希望。术中或术后许多药物的使用可帮助减轻恶心、呕吐。最后一个促进日间患者出院的措施是对伤口使用长效局麻药，这一措施能够减少早期对止痛药物的需求及止痛药物的相关不良反应。

## 六、术后颈部出血的管理

术后应注意定期检查伤口敷料。数十年前行甲状腺全切的患者经常使用大量敷料,如Queen Anne's敷料进行伤口局部加压以减少出血风险的措施。20世纪80年代本人所在医院常规方法是外科医生使用Queen Anne's敷料进行伤口局部加压并将每位行甲状腺切除术的患者置于ICU病房,在他们的床头配置气管切开装置以防止术后出血的发生。这种较厚的敷料只是限制了血肿的发生发展,直到患者出现典型的症状而被发现,并可能增加术后血肿并发症的发生率。既往的研究报道术后血肿的发生率、发生时间及严重性与使用大量敷料相关。如今,最佳的伤口包扎是仅使用覆盖伤口的纱布敷料甚至不覆盖塑料敷料。这可以迅速地观察前颈部以发现术后出血,有时甚至在出现症状之前被发现。

术后颈部中央出血可导致致命的并发症。主要动脉迅速出血可以压迫气管,出现血氧饱和度减少、通气减弱和气道压迫的征象。这种情况的经典处理方法是及时床旁减压,打开伤口,去除缝合,清除血肿,甚至进行气管切开术重新建立气道。在这种临床情况下,气管内插管存在困难,仅能当作一种抢救措施。大多数报告研究并未说明是否需对每例术后出血均行床边减压及相关的术后出血的死亡率。在本人的经验中,术后出血的床边减压并不是每一例患者都需要的,主要应用于术后短时间内快速增大的血肿,患者此时应该还在术后麻醉恢复室(PACU)中[32]。

更常见的临床情况是逐渐扩大的由小动脉或静脉出血衍生而来的轻度至中度大小的血肿,从而产生的颈部中央血肿。逐渐增加的颈部压力则导致喉头水肿,这可能导致气道塌陷。患者常主诉进行性颈部肿胀和(或)紧绷或低头后难以将下巴触及胸前。随着肿胀的增加,呼吸急促逐渐增加,患者难以躺卧位。患者倾向于直立坐位,颈部稍微延伸,使气道的开口最大化。随着喉头水肿的增加,患者可能会表现出喘鸣。术后颈部中央血肿一般是临床诊断。由于伤口表面放置的止血材料的干扰,颈部中央的超声波难以辨别术后颈部肿胀是术后血肿形成还是止血材料的干扰。颈部计算机断层扫描可以帮助建立诊断,但通常会延迟伤口减压的治疗。气管内插管的尝试充满危险,因为该操作易导致喉痉挛并增加危及生命的气道并发症的风险。

初步处理患者颈部中央血肿时,无论是有或没有吸氧的条件下均需要用氧饱和度监测确保充足的氧合。患者保持直立位可以提升氧饱和度。患者需要紧急的颈部减压。作者更喜欢在手术室这样的可控环境中完成此工作。麻醉和手术室的工作人员都意识到了这种干预的紧急性。手术人员陪同患者到手术室,使患者维持直立姿势。患者维持45°直立位置,保持清醒。局部麻醉,开放颈部伤口,清除血肿。血肿清除后患者就可以仰卧位而无呼吸困难。继续在局部麻醉下进行轻度镇静,并继续寻找伤口的出血源。用稀释的过氧化氢溶液灌洗伤口有助于清除残留的血块。止血的完成主要通过结扎出血部位,或通过排除持续性活动性出血部位来确定,这通常是伤口探查的最终目标。如果血肿清除成功，手术可以在局部麻醉联合轻度镇静下完成。如果意识到全身麻醉有助于充分手术探查血肿，那么一旦患者可以忍受仰卧位，便能插管。麻醉团队在这种情况下考虑采用内镜引导下让患者在清醒状态下插管。气管内插管会刺激喉部导致喉痉挛。如果患者已经用琥珀酰胆碱麻痹了，那么紧急的气管切开术是非常必要的，作者曾经经历过一次这种情况。如果在伤口探查完成后对气道通畅仍然保持担忧，则患者可以插管一段时间，维持在半直立位，并且给予类固醇以减轻拔管前的喉水肿。这些颈部血肿的处理同样适用于住院患者和急诊患者。此外，从个人经验来说，绝大多数出现颈部中央血肿的患者处理不需要行颈部伤口床边减压[32]。

## 七、术后甲状旁腺功能减退

继发于甲状旁腺功能减退症的低钙血症并不妨碍日间甲状腺切除术的顺利开展。低钙血症仅仅是甲状腺全切除术后或补充根治术术后危险因素。通常术后48~72 h血钙最低，这时症状变得明显。由于甲状旁腺激素较短的半衰期，所以可以在日间手术室或PACU测定血PTH，从而挑选出需口服钙剂及骨化三醇的患者[38]。已有报道称术后6 h内可以准确预测明显的低钙血症[39]。一般来说，甲状旁腺激素水平低于10~15是术后患者钙剂用药指征[40]。另外一种可替代的方法推荐甲状腺全切除术后常规口服钙补充剂[41]。钙补充剂便宜并且不太可能导致明显的高钙血症。有必要记住，不同钙剂中元素钙含量存在差异，常用的碳酸钙中元素钙含量为40%。Oscal牌每片含有500 mg元素钙。柠檬酸钙剂在胃肠功能改变的患者中更容易被吸收，如Roux-en-y胃旁路术。如果手术过程中甲状旁腺得不到理想血供或者术后甲状旁腺素水平非常低（<10），外科医生可以酌情添加骨化三醇。单个甲状旁腺自体移植尚未被证明能增加术后早期症状性低钙血症的风险[42]。如果在口服钙剂的情况下仍出现症状性低钙血症，通常在日间就可成功处理，只有极少部分患者需要住院治疗[8]。

## 八、喉返神经损伤

双侧喉返神经损伤是日间甲状腺切除术的禁忌证。单侧喉返神经损伤不是日间甲状腺切除术的禁忌证[8]，但患者的误吸风险增加，特别是口服液体时的误吸风险增加。这会导致频繁的咳嗽，并促使中央颈部术后内出血。患者可以通过减少口服液体量（通过吸管饮用）并将头部向下、向受伤侧倾斜，以便在吞咽期间机械保护气道，从而降低误吸的风险。

患者的声音质量对于术后即刻确定单侧喉部神经损伤的诊断效果不佳。术中监测喉返神经，特别是在使用肌电图结合气管插管，可以提示喉返神经损伤[43]。如果计划行甲状腺全切除术，而在一侧腺叶切除时出现喉返神经损伤，预计在未来几个月内才能恢复，则对侧腺叶的切除术将延迟到最初受损侧声带功能充分恢复之后[44]。这避免了双侧喉部神经损伤的风险，并且仍然可以在日间完成甲状腺切除手术。当术中神经监测表明一侧喉返神经损伤的情况下，外科医生可以告知患者可能出现语音功能改变，并指导患者做适当的锻炼以避免在口服液体时误吸[44]。这种知识能使患者在日间手术更加安全，并避免增加由误吸导致的咳嗽相关性术后出血的风险。

## 九、日间甲状腺切除术：社会关注点

关于日间甲状腺切除手术的术后并发症，需要对患者进行详细的口头和书面指导，特别是甲状腺切除部位出血的症状和体征，对这些并发症做出反应，在提示出血时寻求紧急评估，寻求紧急评估的位置以及保持白天或晚上的联系方式为可能的并发症提供咨询。所有这些说明需要在术前、术后反复强调。患者需要告知家人或朋友，并使他们理解潜在并发症的指导，并且能够提供帮助，特别是在术后早期。能够顺利地运送至急诊部门是日间甲状腺切除术的必要考虑因素。手术进行的机构是理想的场所。如果家离医院太远或难以安全到医院，那么要建议患者、家人和（或）朋友至少在术后第1天晚上住在附近的酒店或汽车旅馆。多远才算远需要由外科医生与患者，家人和（或）朋友来共同探讨。本人的经验，在日间甲状腺切除术后出现颈部血肿的患者与医院之间没有明确的禁忌距离。直观地说，>1~2 h的距离将被认为是有问题的。所有这些社会关切的问题，如果不能得到充分解决，可能会妨碍日间甲状腺切除术的进展。

## 十、患者选择

那么哪些甲状腺手术和哪些病变可以做日间手术而哪些不应该在日间做手术呢？事实上并没有绝对的禁忌证，即使是胸骨后多结节性甲状腺肿，Graves病或甲状腺癌也可以考虑成为实施日间甲状腺切除术的人群。然而，需要行颈部淋巴结清扫术的患者是被排除在日间手术外的。外科医生应该考虑手术的复杂程度、术后出血的相对风险、患者的共存病、在日间手术单元能否获得完善的术后观察以及是否有足够的日间系统支持等情况后作出的决定。与手术中发生的失血量无关，但与手术结束时止血是否足够彻底有关。

虽然外科医生不能普遍预测谁会发展为术后出血，但可以评估相对风险，所以被认为出血风险明显增加的患者需要在医院中进行观察。有文章报道术后颈部血肿的发生率在日间患者为0.19%，在住院患者为1.4%，这也表明了谨慎选择患者的重要性[8]。

## 十一、结论

考虑到所有这些情况，日间甲状腺切除术对大多数甲状腺手术是可行和安全的，同时同其他日间手术一样为社会提供类似的医疗节约成本。那么，期望经验丰富的甲状腺外科医生增加日间甲状腺切除术的比例就似乎是合理的。最近的一项研究证实，这已经在各主要大学医院进行[45]。最终，大多数甲状腺切除术将在日间开展，使患者、医院、外科医生、保险公司和社会共同获益。

## 参考文献

[1] Snyder SK, Roberson CR, Cummings CC, Rajab MH. Local anesthesia with monitored anesthesia care vs general anesthesia in thyroidectomy: a randomized study[J]. Arch Surg, 2006, 141(2): 167-173.

[2] Spanknebel K, Chabot JA, DiGiorgi M, Cheung K, Curty J, Allendorf J, LoGerfo P. Thyroidectomy using monitored local or conventional general anesthesia: an analysis of outpatient surgery, outcome and cost in 1,194 consecutive cases[J]. World J Surg, 2006, 30(5): 813-824.

[3] Terris DJ, Moister B, Seybt MW, Gourin CG, Chin E. Outpatient thyroid surgery is safe and desirable[J]. Otolaryngol Head Neck Surg, 2007, 136(4): 556-559.

[4] Inabnet WB, Shifrin A, Ahmed L, Sinha P. Safety of same day discharge in patients undergoing sutureless thyroidectomy: a comparison of local and general anesthesia[J]. Thyroid, 2008, 18(1): 57-61.

[5] Champault A, Vons C, Zilberman S, Labaille T, Brosseau S, Franco D. How to perform a thyroidectomy in an outpatient setting[J]. Langenbecks Arch Surg, 2009, 394(5): 897-902.

[6] Trottier DC, Barron P, Moonje V, Tadros S. Outpatient thyroid surgery: should patients be discharged on the day of their procedures[J]? Can J Surg, 2009, 52(3): 182-186.

[7] Seybt MW, Terris DJ. Outpatient thyroidectomy: experience in over 200 patients[J]. Laryngoscope, 2010, 120(5): 959-963.

[8] Snyder SK, Hamid KS, Roberson CR, Rai SS, Bossen AC, Luh JH, Scherer EP, Song J. Outpatient thyroidectomy is safe and reasonable: experience with more than 1,000 planned outpatient procedures[J]. J Am Coll Surg, 2010, 210(5): 575-82. 5.

[9] Hessman C, Fields J, Schuman E. Outpatient thyroidectomy: is it safe and reasonable option[J]? Am J Surg, 2011, 201(5): 565-568.

[10] Houlton JJ, Pechter W, Steward DL. PACU PTH facilitates safe outpatient total thyroidectomy[J]. Otolaryngol Head Neck Surg, 2011, 144(1): 43-47.

[11] Sklar M, Ali MJ, Solomon P. Outpatient thyroid surgery in a Toronto community hospital[J]. J Otolaryngol Head Neck Surg, 2011, 40(6): 458-461.

[12] Tuggle CT, Roman S, Udelsman R, Sosa JA. Sameday thyroidectomy: a review of practice patterns and outcomes for 1,168 procedures in New York State[J]. Ann Surg Oncol, 2011, 18(4): 1035-1040.

[13] Mazeh H, Khan Q, Schneider DF, Schaefer S, Sippel RS, Chen H. Same-day thyroidectomy

program: eligibility and safety evaluation[J]. Surgery, 2012, 152(6): 1133-1141.

[14] Sahmkow SI, Audet N, Nadeau S, Camiré M, Beaudoin D. Outpatient thyroidectomy: safety and patient's satisfaction[J]. J Otolaryngol Head Neck Surg, 2012, 41 Suppl 1: S1-S12.

[15] Doran HE, England J, Palazzo F. British association of endocrine and thyroid surgeons. Questionable safety of thyroid surgery with same day discharge[J]. Ann R Coll Surg Engl, 2012, 94(8): 543-547.

[16] Menegaux F. Ambulatory thyroidectomy: recommendations from the Association Francophone de Chirurgie Endocrinienne (AFCE). Investigating current practices[J]. J Visc Surg, 2013, 150(3): 165-171.

[17] Terris D, Snyder S, Carneiro-Plus D, Inabnet W, Kandil E, Orloff L, Shindo M, Tufano R, Tuttle M, Urken M, Yeh M. American Thyroid Association statement on outpatient thyroidectomy[J]. Thyroid, 2013, 23(10): 1193-1202.

[18] Lo GP. Local/regional anesthesia for thyroidectomy: evaluation as an outpatient procedure. Surgery, 1998, 124(12): 975-979.

[19] Shaha AR, Jaffe BM. Practical management of postthyroidectomy hematoma[J]. J Surg Oncol, 1994, 57: 235-238.

[20] Bergamaschi R, Becouarn G, Ronceray J, Arnaud JP. Morbidity of thyroid surgery[J]. Am J Surg, 1998, 176: 71-75.

[21] Reeve T, Thompson NW. Complications of thyroid surgery: how to avoid them, how to manage them, and observations on their possible effect on the whole patient[J]. World J Surg, 2000, 24: 971-975.

[22] Burkey SH, van Heerden JA, Thompson GB, Grant CS, Schleck CD, Farley DR. Reexploration for symptomatic hematomas after cervical exploration[J]. Surgery, 2001, 130: 914-920.

[23] Zambudio AR, Rodriguez J, Riquelme J, Soria T, Canteras M, Parrilla P. Prospective study of postoperative complications after total thyroidectomy for multinodular goiters by surgeons with experience in endocrine surgery[J]. Ann Surg, 2004, 240: 18-25.

[24] Materazzi G, Dionigi G, Berti P, Rago R, Frustaci G, Docimo G, Puccini M, Miccoli P. One-day thyroid surgery: retrospective analysis of safety and patient satisfaction on a consecutive series of 1,571 cases over a three-year period[J]. Eur Surg Res, 2007, 39: 182-188.

[25] Bergenfelz A, Jansson S, Kristoffersson A, Martensson H, Reihner E, Wallin G, Lausen I. Complications to thyroid surgery: results as reported in a database from a multicenter audit comprising 3,660 patients[J]. Langenbecks Arch Surg, 2008, 393: 667-673.

[26] Leyre P, Desurmont T, Lacoste L, Odasso C, Bouche G, Beaulieu A, Valagier A, Charalambous C, Gibelin H, Debaene B, Kraimps JL. Does the risk of compressive hematoma after thyroidectomy authorize 1-day surgery[J]? Langenbecks Arch Surg, 2008, 393(5): 733-737.

[27] Rosenbaum MA, Haridas M, McHenry CR. Lifethreatening neck hematoma complicating thyroid and parathyroid surgery[J]. Am J Surg, 2008, 195(3): 339-343.

[28] Bononi M, Amore Bonapasta S, Vari A, Scarpini M, De Cesare A, Miccini M, Meucci M, Tocchi A. Incidence and circumstances of cervical hematoma complicating thyroidectomy and

its relationship to postoperative vomiting[J]. Head Neck, 2010, 32(9): 1173-1177.

[29]　Chang LY, O' Neill C, Suliburk J, Sidhu S, Delbridge L, Sywak M. Sutureless total thyroidectomy: a safe and cost-effective alternative[J]. ANZ J Surg, 2011, 81: 510-514.

[30]　Lang B, Yih P, Lo CY. A review of risk factors and timing for postoperative hematoma after thyroidectomy: is outpatient thyroidectomy really safe[J]? World J Surg, 2012, 36: 2497-2502.

[31]　Promberger R, Ott J, Kober F, Koppitsch C, Seemann R, Freissmuth M, Hermann M. Risk factors for postoperative bleeding after thyroid surgery[J]. Br J Surg, 2012, 99(3): 373-379.

[32]　Dixon JL, Snyder SK, Lairmore TC, Jupiter DC, Govednik CM, Hendricks JC. A novel method for the management of post-thyroidectomy or parathyroidectomy hematoma: a single institution experience after over 4000 central neck operations[J]. World J Surg, 2014, 38(6): 1262-1267.

[33]　Materazzi G, Dionigi G, Berti P, et al. One-day thyroid surgery: retrospective analysis of safety and patient satisfaction on a consecutive series of 1571 cases over a three-year period[J]. Eur Surg Res, 2007, 39: 182-188.

[34]　Torfs A, Laureyns G, Lemkens P. Outpatient hemithyroidectomy: safety and feasibility[J]. B-ENT, 2012, 8(4): 279-283.

[35]　Inabnet WB, Shifrin A, Ahmed L, Sinha P. Safety of same day discharge in patients undergoing sutureless thyroidectomy: a comparison of local and general anesthesia[J]. Thyroid, 2008, 18(1): 57-61.

[36]　Siperstein AE, Berber E, Morkoyun E. The use of the harmonic scalpel vs conventional knot tying for vessel ligation in thyroid surgery[J]. Arch Surg, 2002, 137: 137-142.

[37]　Morgan Jr GE, Mikhail MS, Murray MJ. Chapter 5. Airway management. In: Morgan Jr GE, Mikhail MS, Murray MJ, editors. Clinical anesthesiology[M]. 4th ed. New York: McGraw-Hill, 2006.

[38]　Houlton JJ, Pechter W, Steward DL. PACU PTH facilitates safe outpatient total thyroidectomy[J]. Otolaryngol Head Neck Surg, 2011, 144(1): 43-47.

[39]　Wiseman JE, Mossanen M, Ituarte PH, Bath JM, Yeh MW. An algorithm informed by the parathyroid hormone level reduces hypocalcemic complications of thyroidectomy[J]. World J Surg, 2010, 34(3): 532-537.

[40]　McCullough M, Weber C, Leong C, Sharma J. Safety, efficacy, and cost savings of single parathyroid hormone measurement for risk stratification after total thyroidectomy[J]. Am Surg, 2013, 79: 768-774.

[41]　Singer MC, Bhakta D, Seybt MW, Terris DJ. Calcium management after thyroidectomy: a simple and cost- effective method[J]. Otolaryngol Head Neck Surg, 2012, 146: 362-365.

[42]　Karakas E, Osei-Agyemang T, Schlosser K, Hoffmann S, Zielke A, Rothmund M, Hassan I. The impact of parathyroid auto transplantation during bilateral surgery for Graves' disease on postoperative hypocalcemia[J]. Endocr Regul, 2008, 42: 39-44.

[43]　Snyder SK, Lairmore TC, Hendricks JC, Roberts JW. Elucidating mechanisms of recurrent laryngeal nerve injury during thyroidectomy and parathyroidectomy[J]. J Am Coll Surg, 2008, 206(1): 123-130.

[44]　Snyder SK, Hendricks JC. Intraoperative neurophysiology testing of the recurrent laryngeal

nerve: plaudits and pitfalls[J]. Surgery, 2005, 138(12): 1183-1192.

[45]　Stack Jr BC, Moore E, Spencer H, Medvedev S, Bodenner DL. Outpatient thyroid surgery data from the University Health System (UHC) consortium[J]. Otolaryngol Head Neck Surg, 2013, 148(5): 740-745.

译者：陈刚，福建省立医院
审校：张浩，中国医科大学附属第一医院

# 国内甲状腺日间手术所面临的挑战

张浩，孙威

中国医科大学附属第一医院

近年来，在世界范围内甲状腺疾病特别是甲状腺癌的发病率呈迅猛上升趋势。外科手术是治疗具有手术指征的良性结节和甲状腺癌的主要手段。日间手术的定义是患者入院当日手术、24 h内出院的一种新的手术管理模式[1]。1986年由Steckler报道并完成了世界首例甲状腺日间手术[2]。目前包括甲状腺手术在内的日间手术在欧美广泛开展并且占全部择期手术的60%以上[3]。与欧美相比，我国日间手术开展较晚，甲状腺日间手术经验相对缺乏。Snyder结合自己的经验从手术存在的利弊、术后并发症的防治和患者的选择对美国甲状腺日间手术的实施进行了详尽的评述。本文将结合我国甲状腺日间手术开展的情况，也从以上三个方面评述美国和中国甲状腺日间手术开展异同和国内甲状腺日间手术所面临的挑战。

## 一、国内甲状腺日间手术存在的利与弊

正如Snyder所说，日间手术的利弊需要从社会、医院、患者和医生的角度来阐述。

从社会的角度，中国面临着比美国更多的甲状腺疾病患者，并且中国医疗资源分布高度不均，大医院床位紧张问题更加突出。甲状腺日间手术能缩短住院时间、加快周转效率，节省社会医疗资源开支，同时对患者提供了较高质量的医疗服务，缓解看病困难的社会矛盾。因此，国家卫生健康委员会提出到2020年前日间手术的比例需提升至所有手术的20%~30%[4]。

从医院的角度，无论是在中国还是美国，甲状腺日间手术能加快医院的周

转效率，增加医院的手术量和科室的收入。另外，专门的日间病房还能使医院病床向病情更重的患者开放，缓解医院床位紧张的局面。

从患者的角度，日间手术的优点为让患者在更加舒适的环境中恢复并且减少医源性的感染。但是缺点同样明显，即患者失去了医院的安全环境。中国与美国患者在面对日间手术时还存在以下不同之处。首先，Snyder报道绝大多数美国患者都可以放心地接受日间手术。而中国由于日间手术开展较晚，患者对日间手术的流程陌生，对日间手术安全性和术后护理担忧，易产生术前焦虑和恐惧，接受性较差[5]。另外，Snyder报道日间手术能减少美国患者的医疗费用。然而，在中国日间手术可能会增加患者的花费。文献报道除少数试点单位，我国有相当一部分的地区住院医保的支付要高于门诊[6]。比如在辽宁省，患者通常需要自费在门诊完善术前检查，才能行日间手术治疗，这在一定程度上降低了患者行日间手术的积极性。

对医生来说，无论在中国还是美国，甲状腺日间手术能减少医院烦琐的手续，从而使医生的时间更加高效的利用。不利的因素是外科医生可能无法了解患者恢复的情况和术后并发症的发生。而在医患关系较为紧张的中国，我们还需注意的是甲状腺日间手术会使医生承担更高的术后风险。与传统手术一样，甲状腺日间手术同样存在相应的术后风险，由于术后住院时间短，一些迟发性的并发症如术后出血、双侧喉返神经麻痹和严重的低钙抽搐若没有及时处理，可能危及患者生命，这也是甲状腺日间手术在中国开展缓慢的重要原因之一。

## 二、甲状腺日间手术术后并发症防治

### （一）术后出血

甲状腺术后出血是令手术医生最为担心的术后并发症。Snyder的经验告诉我们，由于经过了术前评估和筛选，甲状腺日间手术患者术后出血的发生率为0.19%，显著低于住院患者的1.4%。国内目前发表的5篇甲状腺日间手术文献也得出了类似的结论，仅有1篇报道发生了术后出血，发生率为1.3%，其余4篇没有患者发生术后出血[3,7-10]。对于术后出血发生的时间，赞同 Snyder的观点，即术后出血多在术后6 h内发生。统计2013—2018年间44例术后出血的病例，发现术后6 h内出血的病例占59.1%，6~12 h出血的病例占34.1%。但值得警惕的是仍有文献报道甲状腺日间手术可发生术后2~9 d的迟发性出血[11]。在各层次之间游离操作过程中确切结扎或凝闭相关血管，手术结束缝合切口前充分冲洗、认真检查，以确认没有活动性出血是预防术后出血的关键。而一旦发生术后出血，第一时间的识别和发现显得尤为重要。而对于快速的出血，迅速出现呼吸困难和窒息的患者，应立刻行床旁减压，打开伤口，去除缝合，清除血肿，甚至进行气管切开术重新建立气道。与美国相比，中国医生在术后出血的防治上应注意以下几点：①中国外科医生多主张常规行中央区淋巴结清扫，文献报道中央区淋巴结清扫会明显增加术后出血的发生[12]。②中国的能量器械大多不是一次性使用，这可能会潜在地降低能量器械的止血效果，增加术后出血的风险。③与美国相比中国缺乏大型的日间手术中心和规范的日间手术管理程序，尚缺乏处理迟发性出血的相关经验。

### （二）甲状旁腺和喉返神经的损伤

甲状旁腺和喉返神经损伤是甲状腺术后常见的并发症，但正如Snyder所说通常这两种并发症并非限制甲状腺日间手术开展的主要原因。文献报道国外甲状腺日间手术术后暂时性低钙的发生率为2%~2.9%，暂时性喉返神经损伤的发生率为0~4%[11,13]。国内文献报道术后暂时性低钙的发生率3%~4.6%，暂时性喉返神经损伤发生率为1.3%~4.5%[3,7-10]。国内这两种术后并发症的发生率稍高于国外，对甲状腺癌患者常规行中央区淋巴结清扫可能是导致这两种并发症发生率稍高的原因之一。对于这两种并发症的处理原则中国和美国基本相同。笔者推荐对行全甲状腺切除，术中甲状旁腺保护不佳，术后可能出现低钙血症的患者，常规静脉补钙。患者出院时应做好宣教，嘱咐患者继续行口服钙剂治疗，如出院后有低钙抽搐可自行前往医院进行血钙化验并进行静脉补钙。在喉返神经的损伤方面主要应防止双侧喉返神经同时损伤。术前应通过喉镜对患者的声带运动情况进行评估，谨防对术前已经一侧声带麻痹的患者行对侧腺叶的日间手术。如果计划行全甲状腺切除术，而一侧腺叶切除时已出现喉返神经损伤，或神经监测信号明显下降，应该在损伤侧神经恢复功能后再行对侧腺叶切除。对于一侧喉返神经损伤的患者，医生应告知患者可能出现语音功能改变，并指导患者做适当的锻炼以避免在口服液体时发生误吸。

## 三、甲状腺日间手术患者的选择

Snyder指出，外科医生应该考虑手术的复杂程度、术后出血风险、患者的共存病，在出院后能否得到足够的观察和监护。对于甲状腺日间手术还处于探索阶段的中国，甲状腺日间手术患者的选择尤为重要。目前国内尚无权威的选择方案，而2013年发表的《美国甲状腺日间手术共识》可为中国甲状腺日间手术的选择提供参考[12]。该共识指出应从临床合并疾病、社会因素和甲状腺疾病情况综合考虑患者的纳入标准（表6.3）。另外，从手术范围上该共识指出单侧腺叶切除比双侧腺叶切除更加适合日间手术。单侧腺叶切除无论是在喉返神经损伤、术后低钙还是术后出血的发生率上均要低于双侧腺叶的手术。单侧腺叶切除还能避免双侧喉返神经损伤。推荐应严格把握手术的适应证，不鼓励将不适合或风险较高的患者纳入日间手术的收治范围，对患者的病情作出充分的

**表6.3 《美国甲状腺日间手术共识》，甲状腺日间手术相对禁忌证**

| 临床合并疾病 | 社会因素 | 甲状腺疾病 |
| --- | --- | --- |
| 失代偿的心脏或呼吸系统疾病 | 住处距离医院过远 | 巨大甲状腺肿 |
| 肾衰竭透析 | 独居、无人陪伴 | 胸骨后甲状腺肿 |
| 抗凝或抗血小板治疗 | 交通不便 | 局部晚期癌症 |
| 癫痫发作 | 患者拒绝 | 止血困难 |
| 焦虑 | 沟通障碍 | 伴有自身免疫性甲状腺炎或Graves病的困难甲状腺切除术 |
| 阻塞性睡眠呼吸暂停 | | |
| 听力损失 | | |
| 视觉障碍 | | |
| 精神损害 | | |
| 怀孕 | | |

评估，对可能出现的并发症进行充分的预测和防范。

综上所述，甲状腺日间手术的开展可以为患者提供较高质量医疗服务的同时利于节省社会资源、提高医院病床的周转率，一定程度上缓解大医院看病困难的社会矛盾。但与美国相比，国内日间手术开展较晚，正处于起步阶段。规范我国甲状腺日间手术临床路径，制定术后并发症的防治方案和日间手术患者的选择方案是确保我国甲状腺日间手术快速发展的重要保障。

## 参考文献

[1] 俞德梁,宁鹏涛,王娟 等.关于日间手术定义与首批推荐适宜手术的思考[J].医学与哲学,2015,36(24):5-7,14.

[2] Steckler RM. Outpatient thyroidectomy: a feasibility study[J]. Am J Surg,1986,152(4):417-419.

[3] 毛林锋,袁正泰,刘序 等.甲状腺日间手术的临床初探[J].中南大学学报(医学版),2016,41(3):305-312.

[4] 冯春爱.甲状腺瘤患者日间手术治疗满意度调查分析[J].华西医学,2017,32(4):506-508.

[5] 杨霞,卢惠娟,赵爱平 等.早期心理与信息支持对甲状腺日间手术患者术前应激的影响[J].护理学杂志,2011,26(2):54-56.

[6] 林夏,马洪升,王琪 等.提升我国日间手术管理水平的思考与建议[J].中国医院管理,2017,37(7):41-42.

[7] 韦瑶,王少华,王丹 等.门诊与住院甲状腺手术的对照研究[J].医学研究生学报,2012,25(8):824-827.

[8]　戴佳奇,吴婷婷,殷志强 等.甲状腺日间手术规范化分析[J].肿瘤学杂志,2015,21(6):454-458.

[9]　张娟娟,王少华.纳米碳混悬液在甲状腺微小癌门诊手术中的应用[J].医学研究生学报,2016,29(10):1063-1066.

[10]　王少华,韦瑶,王丹,等.门诊开展甲状腺手术的可行性探讨[J].中华肿瘤防治杂志,2013,20(2):147-149.

[11]　Murray B, Tandon S, Dempsey G. Ambulatory thyroidectomy: an anesthesiologist's perspective[J]. Local Reg Anesth, 2017, 10: 31-39.

[12]　Terris D J, Snyder S, Carneiro-Pla D, et al. American Thyroid Association statement on outpatient thyroidectomy[J]. Thyroid, 2013, 23(10): 1193-1202.

[13]　Narayanan S, Arumugam D, Mennona S, et al. An Evaluation of Postoperative Complications and Cost After Short-Stay Thyroid Operations[J]. Ann Surg Oncol, 2016, 23(5): 1440-1445.

# 第七章　机器人甲状腺切除术

## 机器人甲状腺切除术：占有一席之地吗？

**William S. Duke, David J. Terris**

Department of Otolaryngology, Georgia Regents University

### 一、颈外入路甲状腺手术的由来

自从Kocher时代以来，甲状腺手术风格基本保持不变，而在过去十年，它迎来了爆发式的发展。先进的能量设备和完善的术后管理策略，提高了手术的安全性，同时微创理念和视频辅助技术的引入，使门诊甲状腺手术成为可能。与常规开放手术相比，门诊甲状腺手术具有术后恢复更快、美容效果更好、不放置引流的特点。尽管取得这些进展，甲状腺手术仍会在颈部留下可见的瘢痕。对于部分患者来说，无论瘢痕多小或被掩饰得多好，在颈部任何暴露部位留下切口都不是一件愉快的事情[1-4]。

为了进一步降低甲状腺手术对容貌上带来的影响，亚洲的外科医生在20世纪90年代末期开始探索颈部完全无疤的甲状腺手术[5-6]。这主要是由于亚洲患者群体具有瘢痕增生的倾向，以及对颈部瘢痕的负面文化观念。将颈部可见的切口转移到隐蔽部位的颈外入路方法，是如今机器人甲状腺手术的常用入路。

### 二、颈外入路甲状腺手术的历史

最早尝试颈外入路甲状腺手术的是将切口置于腋窝或乳腺的腔镜手术[5-6]。虽然这些入路方式在亚洲得到一定程度的普及，但并没有被西方患者或外科医生所接受。除了这两类患者群体对颈部和乳腺瘢痕持有不同观点之外[7-8]，颈外入路甲状腺手术存在内在的局限性，如二维的手术操作视野、需要用硬质器械长距离解剖以及需要$CO_2$充气维持手术空间等缺点。随后，免充气的腋窝入路的出现[9]，克服了其中的一些困难。在2009年，首尔的Chung团队将机器人手术平台与免充气腋窝入路相结合应用于甲状腺手术，开启了现代机器人甲状腺手术时代[10]。

　　相较于腔镜手术，机器人手术系统具有许多优点。高清双目摄像系统可提供三维的手术操作视野；机器人器械可以实现甚至超过人类手腕的运动范围，能在有限的操作空间中提高操纵性能；最后，手术机器人完美地模拟外科医生的手部运动，能够围绕关键结构进行精细的解剖。这些优势是腔镜手术所不能比拟的，燃起了全球对机器人辅助甲状腺手术的热潮。在美国，机器人甲状腺手术主要采用经腋窝和耳后（发际）入路（图7.1）。需要注意的是，"机器人甲状腺切除术"是非特定性的手术术语，甚至是误导性的术语。该术式是一种颈外入路甲状腺切除术，机器人只是用来成功完成手术的一种辅助工具。患者应该知晓，该术式不是手术范围的微创，在所有病例中，它比颈部入路手术游离范围更大；同时，它并不是真正的"无疤"手术；瘢痕只是从颈部的可见部位转移到了完全隐蔽的远处部位。

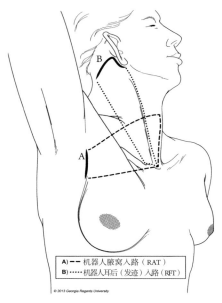

A）-- 机器人腋窝入路（RAT）
B）···· 机器人耳后（发迹）入路（RFT）
© 2013 Georgia Regents University

**图7.1　机器人腋窝入路和耳后（发际）入路甲状腺手术两种手术方式的对比**

A：机器人腋窝入路（RAT）；B：机器人耳后（发迹）入路（RFT）。（引自Duke WS，Terris DJ. Alternative approaches to the thyroid gland. Endocrinol Metab Clin N Am，2014，43：459-474，with permission of Elsevier）

## 三、机器人腋窝入路甲状腺切除术

为克服腔镜甲状腺手术的局限，颈外入路的机器人腋窝入路甲状腺切除术（RAT）得以开展。虽然没有绝对适应证和禁忌证，其一般适用于≤5 cm的良性结节或不确定结节或≤2 cm且无胸骨后生长或无腺外侵犯的恶性肿瘤患者[1,11-12]。一般情况下，多采用患侧入路行单侧甲状腺手术[13-14]，但同时也有单侧入路行双侧甲状腺切除及中央区和侧颈区淋巴结清扫的案例报道[11,15]。

该手术过程已被详细描述[16-17]，常涉及腋窝切口，有时会补充一个胸部切口（图7.2）。将胸壁皮瓣向上游离建立隧道，在胸锁乳突肌胸骨头和锁骨头之间的间隙进入甲状腺区域，连接机器人镜头和操作臂，切除甲状腺。

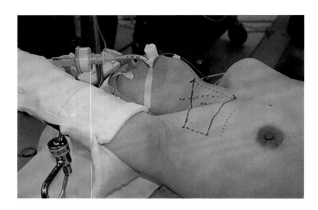

图7.2　机器人腋窝入路甲状腺切除术的患者体位

（引自Ryu HR，Kang SW，Lee SH，et al. Feasibility and safety of a new robotic thyroidectomy through a gasless，transaxillary single-incision approach. J Am Coll Surg，2010，211(3)：e13-e19，with permission of Elsevier）

这种手术方式可使患者颈部没有瘢痕，但它仍存在一些缺点。它的手术时间较颈前入路的明显延长，且远距离操作使得术中喉返神经（RLN）监测变得困难。相关的文献显示，该手术主要是在住院患者中施行的，多数患者放置了引流管（有部分外科医生主要在门诊患者中施行手术，并且不放置引流管），颈前入路微创手术所具备的优点在此便不复存在了。最后，随着该手术方式运用于西方，一些常规手术中不常见的新的并发症开始出现，包括臂丛神经损伤和内脏器官损伤[1,3]。因此，这种入路方法现在已经被大部分最初施行过该术式的西方国家所摒弃了[18]。

### 四、机器人双侧腋乳入路甲状腺切除术

为克服腋窝入路术式手术空间狭小的缺点，韩国开展了机器人辅助双侧腋窝乳晕入路（BABA）的手术方法[19-20]。这个过程包括取双侧腋窝和乳晕切口，从前胸区域到甲状软骨水平游离软组织皮瓣（图7.3）。与无充气腋窝入路方法不同，BABA术式采用颈部$CO_2$充气来维持手术空间。建腔成功后，连接机器人并将腺体切除。

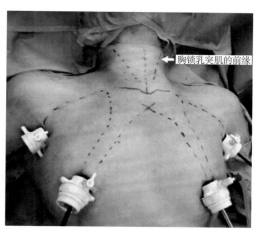

图7.3　双侧腋窝乳晕入路（BABA）手术方法，展示腋窝及其周围手术切口位点

（引自Choe JH，Kim SW，Chung KW，et al. Endoscopic thyroidectomy using a new bilateral axillo-breast approach. World J Surg，2007，31：601-606，with permission of Springer）

这种双侧入路的方法已被应用于需要双侧甲状腺切除和中央区淋巴结清扫的甲状腺疾病患者中，如Graves病、桥本甲状腺炎和部分甲状腺恶性肿瘤[20-22]。美国尚无关于BABA入路的报道，目前仅在韩国有此种术式的应用。

### 五、机器人耳后（发际）入路甲状腺切除术

尽管RAT在西方实践中遇到了一些问题，但是机器人辅助甲状腺手术的理念和潜在优势被大家认可，并为之追求。2011年，为创造一个更加安全，创伤更小的颈外入路机器人手术方法，机器人耳后（发际）入路甲状腺切除术（RFT）得以产生[23-25]。

这种手术方式适用于单侧初次手术及颈部无手术史的患者，主要结节应<4 cm，排除胸骨后甲状腺或甲状腺外侵犯[25]。

RFT的手术切口位于耳后皮肤褶皱处，可被耳后的发迹线所掩盖（图7.4）。高位游离颈阔肌下软组织皮瓣，暴露和保护耳大神经和颈外静脉。游离胸锁乳突肌前方的肌肉到锁骨水平，显露带状肌（图7.5）。然后将这些肌肉向外牵拉，暴露甲状腺。连接机器人操作臂，切除甲状腺腺体。

RFT方法无臂丛神经损伤的风险，而且比RAT的游离皮瓣范围更小[4,23]。手术距离缩短使术中喉返神经监测变得更加容易（图7.6）。同时该手术缩小了游离范围，无须放置引流管，使门诊手术更加安全。因此，RFT结合了微创甲状腺手术的优点与颈外入路手术所固有的完美美容效果。RFT存在暂时性耳大神经功能障碍的风险，同时由于该手术入路操作的方向的限制，它仅适用于单侧甲状腺手术（表7.1）。

## 六、颈外入路机器人辅助甲状腺手术现状的思考

颈外入路机器人辅助甲状腺手术在许多亚洲国家仍然很受欢迎，但在西方国家的应用中却受到了诸多因素的制约。与所有新兴的医疗设备或手术方式一样，机器人手术操作平台在甲状腺手术中的长期生命力，取决于对患者手术效果和安全性的细致和批判性地评估，同时还要考虑经济状况和可用性。

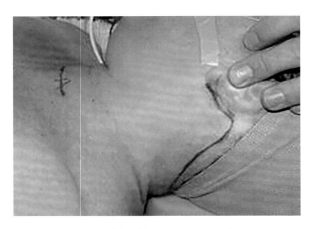

**图7.4　机器人耳后入路甲状腺切除术的切口**

（引自Terris D，Singer MC，Seybt MW. Robotic facelift thyroidectomy：patient selection and technical considerations. Surg Laparosc Endosc Percutan Tech，2011，21(4)：237-242，with permission of Wolters Kluwer Health）

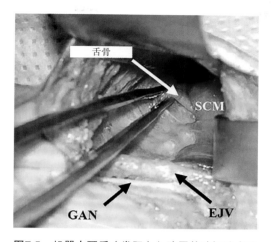

图7.5　机器人耳后（发际）入路甲状腺切除术手术空间，展示肩胛舌骨肌和胸锁乳突肌（SCM）表面的耳大神经（GAN）、外颈静脉（EJV）

（引自Terris DJ，Singer MC，Seybt MW. Robot facelift thyroidectomy：II. Clinical feasibility and safety. Laryngoscope，2011，121：1636-1641，with permission of John Wiley and Sons）

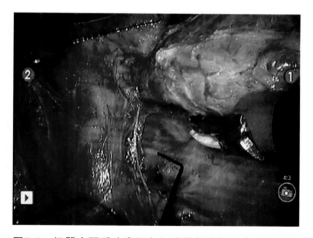

图7.6　机器人耳后（发际）入路甲状腺切除术中喉返神经监测较为方便

（引自Terris DJ，Singer MC，Seybt MW. Robot facelift thyroidectomy：II. Clinical feasibility and safety. Laryngoscope，2011，121：1636-1641，with permission of John Wiley and Sons）

**表7.1　颈外入路机器人辅助甲状腺切除术的比较**

| 手术入路 | 优点 | 缺点 |
|---|---|---|
| 腋窝入路 | 无可见切口 | 术后需要放置引流<br>需住院手术<br>存在臂丛损伤、食管穿孔、失血过多的风险 |
| 耳后（发迹）入路 | 较为方便辨认喉返神经<br>不需引流<br>门诊手术<br>安全性较好 | 存在暂时性耳大神经感觉障碍的风险<br>仅可行同侧甲状腺手术 |

## （一）安全性

　　患者手术的安全性是决定机器人甲状腺手术未来发展的首要因素。虽然RFT并没有严重并发症的报道，但RAT会遇到许多常规甲状腺手术不会出现的严重并发症。这类并发症包括气管损伤，手臂瘫痪，长期的肩痛，食管损伤和失血过多等[1-3,11]。

　　研究已证实，甲状腺手术的效果取决于甲状腺外科医生的经验[26-27]。在引入机器人系统之前，亚洲的外科医生已有超过10年的腔镜腋窝入路的甲状腺手术经验。而在美国，外科医生不存在从颈前手术到机器人辅助颈外入路手术方法的过渡期。因此，手术效果的差异可能反映了西方的外科医生正在经历一个亚洲同行10年前已完成的学习曲线。

　　影响亚洲和西方国家手术效果差异的另一个重要因素是不同地区的患者人群特点和疾病治疗范围的差异[1-3,28-30]。在美国，60%的人口超重或肥胖，而在韩国60%的患者有一个正常的体重指数（BMI）[1]。许多研究显示，患者体型与RAT手术的效果有关，肥胖患者的手术时间延长且并发症多[1-3]。西方国家患者的病灶大小也比亚洲的患者大很多。韩国的全国性超声普查，筛查出许多直径较小的甲状腺结节疾病，手术治疗的结节平均大小为0.8 cm，甲状腺平均体积<10 mL[30]。在西方手术患者中，其结节的平均大小通常超过2.5 cm，甲状腺体积经常超过20 mL[30]。在将来的研究中，控制这些差异，明确这些因素和手术效果之间的关系至关重要。

## （二）患者需求

　　机器人辅助甲状腺手术在美国面临的另一个障碍是：患者的意愿和需求。亚洲人的皮肤更容易出现伤口愈合不良和瘢痕增生[31-32]。在韩国和其他亚洲国家的文化中，颈部被认为是一个性感区域，人们往往更容易接受胸部的瘢痕[8]。这两点说明颈外入路甲状腺手术是存在文化差异的。而在西方国家并不存在对此瘢痕的社会偏见。最近一项对欧洲596名接受常规甲状腺手术患者的调查发现，88%的患者对颈前入路感到满意，只有12%的患者会更倾向于选择颈外入路甲状腺手术方式[33]。

虽然如此，一些患者仍有强烈的期望要求避免这一肉眼可见的颈部瘢痕。Linos研究发现，那些倾向于腋窝入路手术的患者往往更加年轻或有切口愈合不良的病史[33]。美国的一项随机调查发现，年轻患者对颈外入路甲状腺手术方法更感兴趣[34]。一项在公共场所进行的随机采访，调查一些不了解甲状腺疾病的参与者会选择何种甲状腺手术方式。在同等条件下，811名受访者中，82%的受访者更倾向于隐蔽的颈外入路手术切口。而在被告知这种手术方式的并发症风险会增加的情况下，仍有51%的受访者选择腋窝入路手术方式。当被告知这种手术方式需要额外支付5 000美元时，84%的受访者会选择常规的手术方式，这说明16%的受访者认为，支付额外费用来避免颈部瘢痕是值得的。当参与者被告知他们假如患有甲状腺癌，而腋窝入路手术可能无法根治他们的疾病，在这种情况下，20%的患者仍然"肯定"或"可能"选择腋窝入路手术。这部分患者往往是年轻的女性，她们认为手术效果的一个重要指标是有无瘢痕。尽管这类调查有许多不足，它确实表明，大多数患者在进行医疗决定时考虑了多种因素。在甲状腺手术中，有一小部分年轻女性患者把避免颈部瘢痕放在首位。这个群体，最有可能要求行颈外入路机器人甲状腺手术，并愿意接受手术过程中可能出现并发症的风险。

### （三）培训和认证

必须考虑到哪些外科医生可以开展这些先进和创新的甲状腺手术。机器人辅助甲状腺手术还没有正式的培训途径。私人医院可以自由确定机器人手术资格认证的要求，并且没有统一的标准来衡量或监测外科医生使用这项技术的熟练程度及手术效果。

普遍认为，能熟练进行常规甲状腺手术是开始进行机器人辅助甲状腺切除术的先决条件[35]。在许多住院医生培训中[36-37]，他们的内分泌外科手术经验往往有限，所以，培训通常集中在常规颈前入路手术方式上，而不是颈外入路的手术技术。因此，这项技术很难在外科住院医师培训期间获得。

机器人辅助甲状腺手术中有一个重要的学习曲线。对腔镜腋窝入路甲状腺切除术经验丰富的外科医生，大约需要施行45例RAT手术才可熟练掌握[11]。美国大部分的甲状腺手术是由手术量少的外科医生完成的，同时由于选择该手术方式的患者不多，非专科医生不太可能有足够多的病例练习来获得并熟练掌握这项技术。

### （四）可用性

机器人辅助甲状腺手术的广泛开展仍然受到其可用性的制约。在美国，仅有为数不多的几家医院安装了机器人手术平台，这意味着大多数患者和外科医生可能无法获得该技术。2011年，在等待美国食品和药物管理局（FDA）的进一步审查期间，唯一的手术机器人制造商宣布，他们将不再支持与机器人辅助甲状腺手术相关的活动[18,36]。目前机器人系统在甲状腺手术中没有获得专门的许可，但FDA已经批准其应用于普通外科领域。

### （五）适应证和疾病注意事项

机器人甲状腺手术的最佳适应证和局限性尚未完全界定，并有待进一步改进。虽然已公布了RFT的确切适应证[25]，尚未公步RAT的严格入选标准。RAT能通过单侧腋窝切口有限地接触对侧腺叶，理论上可以做到甲状腺近全切除。然而实际上，RAT和RFT还是最适用于需要行单侧手术的患者。

目前RAT已经用于治疗非常小的且分化良好的甲状腺恶性肿瘤（主要是甲状腺微小乳头状癌）[11,38]。一些研究将其与开放手术进行对比；一篇Meta分析系统地比较了RAT与开放甲状腺切除患者的情况，发现两组间术后甲状腺球蛋白（Tg）水平无差异[39]。该研究中，92%的患者术后Tg水平<1 ng/mL，剩余8%的平均Tg水平为4.9 mg/mL[11]。尽管已有报告表明，在行放射性碘消融之前，行RAT手术的患者术后Tg水平高于行常规手术患者[40]。另一项研究中发现，行RAT全甲状腺切除术后进行放射性碘治疗的患者，其$^{131}$I摄取水平没有异常[38]。另外，这种方法目前已经用于中央区和侧颈区的淋巴结清扫[41]。

在RFT入路行单侧甲状腺切除术中，有意外发现恶性肿瘤的报道[24-25]，按照患者的意愿，这些患者均通过对侧切口用相同的方式完成手术。然而，专门通过RFT入路治疗甲状腺癌还没有进行严格的评估，这种手术方法目前用于治疗甲状腺良性病变或细胞病理学类型不确定的结节；且仅需行单侧手术的患者[25]。暂时没有用RFT行中央区或侧颈区淋巴结清扫病例的报道。

### （六）资源利用

资源利用是机器人辅助甲状腺手术中比较关注的一个问题。例如，RAT比常规甲状腺手术更加昂贵（1.5倍）[36,42]。根据一些模型计算，这个成本差异需要RAT手术时间缩短到68分钟才得以解决[42]，已发表的所有研究中均未达到这个要求。

相比之下，目前尚未对RFT手术进行成本分析。在一个RAT与RFT比较的小样本研究中，发现RFT的手术时间相对较短[4]。机器人甲状腺手术成本的增加与手术时间有关，那么RFT增加的费用应相对适中。此外，RFT手术是基于门诊系统，不需要放置引流，这基本上减免了所有与开放手术不同的手术费用，包括耗材费用及与机器人辅助甲状腺手术相关的手术室费用。所有的文献显示，机器人手术比常规甲状腺手术耗时更长[2,42]。然而，这些文章都是由手术量大的甲状腺专科医生发表的，他们比较了自己的机器人手术时间和常规手术时间。当某个甲状腺专科医生做开放手术比做颈外入路手术更快时候，得出最后结论还需要评估成本问题。但是手术量大的专科医生完成一台颈外入路甲状腺手术可能比非专科医生完成常规甲状腺手术花费的时间更短。例如，RFT的平均手术时间接近2小时[2,24,38,42]，这个手术时间与在社区医院中开展常规手术所需的手术时间差不多。考虑到患者要么带着明显的颈部手术瘢痕，要么带着隐蔽的颈外入路手术瘢痕继续生活，因此，在手术室花费的额外时间，可能对那些认为手术的美容效果至关重要的患者来说是合理的。

## （七）报销

长期以来，手术费用的争议焦点是在报销问题上。在韩国，进行机器人甲状腺手术有明显的经济促进因素。这些手术的报销比例是常规甲状腺手术的4倍[8,30]。然而在美国，医院和医生费用的报销是基于甲状腺疾病手术的范围，而不是手术的方式。在任何的手术范围中，机器人手术的成本都比颈前入路手术高。随着医疗保健服务方式的转变，外科医生、保险公司和患者需要就如何解决机器人甲状腺手术相关的增加的费用和报销模式达成一致协议。

## 七、结论

机器人颈外入路甲状腺手术为患者提供了一个颈部无疤的机会。早期西方国家曾提倡这项技术，特别是腋窝入路手术方式，但其积极性受到了许多因素的影响。因此，需要制定严格的指南以确保患者最佳的手术成功率，及选择最适合的手术方式。同时，还需要进行规范严格的培训，以确保外科医生具备开展安全有效手术的资质。最后，应解决手术费用和报销问题，以确保经济上的可行性。

在美国，结合众多技术上的考虑和各种手术方式的初步经验，RFT可能取代RAT，作为颈外入路机器人甲状腺切除术的入路方式。机器人手术将很有可能发展为在学术领域和专科实践中采用的一种特殊手术方式，用于非常注重颈部无疤的严格挑选的患者。在具备医疗资源和专科技术前提下，能确保手术安全可行，有理由让这类患者同时实现疾病治疗和颈部无疤的双重目标。

## 参考文献

[1] Kuppersmith RB, Holsinger FC. Robotic thyroid surgery: an initial experience with North American patients[J]. Laryngoscope, 2011, 121: 521-526.

[2] Landry CS, Grubbs EG, Warneke CL, et al. Robot-assisted transaxillary thyroid surgery in

the United States: is it comparable to open thyroid lobectomy[J]? Ann Surg Oncol, 2012, 19: 1269-1274.

[3]   Kandil E, Noureldine S, Yao L, Slakey D. Robotic transaxillary thyroidectomy: an examination of the first one hundred cases[J]. J Am Coll Surg, 2012, 214: 558-566.

[4]   Terris DJ, Singer MC. Qualitative and quantitative differences between 2 robotic thyroidectomy techniques[J]. Otolaryngol Head Neck Surg, 2012, 147(1): 20-25.

[5]   Ohgami M, Ishii S, Arisawa Y, et al. Scarless endoscopic thyroidectomy: breast approach for better cosmesis[J]. Surg Laparosc Endosc Percutan Tech, 2000, 10: 1-4.

[6]   Ikeda Y, Takami H, Niimi M, et al. Endoscopic thyroidectomy by the axillary approach[J]. Surg Endosc, 2001, 15: 1362-1364.

[7]   Ogden J, Lindridge L. The impact of breast scarring on perceptions of attractiveness. An experimental study[J]. J Health Psychol, 2008, 13: 303-310.

[8]   Duh QY. Robot-assisted endoscopic thyroidectomy. Has the time come to abandon neck incisions[J]? Ann Surg, 2011, 253(6): 1067-1068.

[9]   Kang SW, Jeong JJ, Yun JS, et al. Gasless endoscopic thyroidectomy using trans-axillary approach; surgical outcomes of 581 patients[J]. Endocr J, 2009, 56(3): 361-369.

[10]  Kang SW, Jeong JJ, Yun JS, et al. Robot-assisted endoscopic surgery for thyroid cancer: experience with the first 100 patients[J]. Surg Endosc, 2009, 23: 2399-2406.

[11]  Kang SW, Lee SC, Lee SH, et al. Robotic thyroid surgery using a gasless, transaxillary approach and the da Vinci S system: the operative outcomes of 338 consecutive patients[J]. Surgery, 2009, 146: 1048-1055.

[12]  Dionigi G. Robotic thyroid surgery: need for initial stricter patient selection criteria[J]. Surg Laparosc Endosc Percutan Tech, 2009, 19(6): 518.

[13]  Ryu HR, Kang SW, Lee SH, et al. Feasibility and safety of a new robotic thyroidectomy through a gasless, transaxillary single-incision approach[J]. J Am Coll Surg, 2010, 211(3): e13-e19.

[14]  Berber E, Siperstein A. Robotic transaxillary total thyroidectomy using a unilateral approach. [J]Surg Laparosc Endosc Percutan Tech, 2011, 21: 207-210.

[15]  Kang SW, Lee SH, Ryu HR, et al. Initial experience with robot-assisted modified radical neck dissection for the management of thyroid carcinoma with lateral neck node metastasis[J]. Surgery, 2010, 148: 1214-1221.

[16]  Kang SW, Jeong JJ, Nam KH, et al. Robot-assisted endoscopic thyroidectomy for thyroid malignancies using a gasless transaxillary approach[J]. J Am Coll Surg, 2009, 209(2): e1-e7.

[17]  Seybt M, Kuppersmith RB, Holsinger FC, Terris DJ. Robotic axillary thyroidectomy: multi-institutional clinical experience with the daVinci[J]. Laryngoscope, 2010, 120 Suppl 4: S182.

[18]  Perrier N. Why I, have abandoned robot-assisted transaxillary thyroid surgery[J]. Surgery, 2012, 152: 1025-1026.

[19]  Choe JH, Kim SW, Chung KW, et al. Endoscopic thyroidectomy using a new bilateral axillo-breast approach[J]. World J Surg, 2007, 31: 601-606.

[20]  Kwak HY, Kim HY, Lee HY, et al. Robotic thyroidectomy using bilateral axillo-breast approach: comparison of surgical results with open conventional thyroidectomy[J]. J Surg Oncol, 2015, 111: 141-145.

[21] Lee KE, Rao J, Youn YK. Endoscopic thyroidectomy with the da Vinci robot system using the bilateral axillary breast approach (BABA) technique. Our initial experience[J]. Surg Laparosc Endosc Percutan Tech, 2009, 19: e71-e75.

[22] Lee KE, Choi JY, Youn YK. Bilateral axillo-breast approach robotic thyroidectomy[J]. Surg Laparosc Endosc Percutan Tech, 2011, 21: 230-236.

[23] Singer MC, Seybt MW, Terris DJ. Robot facelift thyroidectomy: I. Preclinical simulation and morphometric assessment[J]. Laryngoscope, 2011, 121: 1631-1635.

[24] Terris DJ, Singer MC, Seybt MW. Robot facelift thyroidectomy: II. Clinical feasibility and safety[J]. Laryngoscope, 2011, 121: 1636-1641.

[25] Terris D, Singer MC, Seybt MW. Robotic facelift thyroidectomy: patient selection and technical considerations[J]. Surg Laparosc Endosc Percutan Tech, 2011, 21(4): 237-242.

[26] Sosa JA, Bowman HM, Tielsch JM, et al. The importance of surgeon experience for clinical and economic outcomes from thyroidectomy[J]. Ann Surg, 1998, 228(3): 320-330.

[27] Kandil E, Noureldine SI, Abbas A, Tufano RP. The impact of surgical volume on patient outcomes following thyroid surgery[J]. Surgery, 2013, 154: 1346-1353.

[28] Chung WY. Pros of robotic transaxillary thyroid surgery: its impact on cancer control and surgical quality[J]. Thyroid, 2012, 22(10): 986-987.

[29] Lin HS, Folbe AJ, Carron MA, et al. Single-incision transaxillary robotic thyroidectomy: challenges and limitations in a North American population[J]. Otolaryngol Head Neck Surg, 2012, 147(6): 1041-1046.

[30] Dionigi G. Robotic thyroidectomy: Seoul is not Varese[J]. Otolaryngol Head Neck Surg, 2013, 148: 178.

[31] Li-Tsang CWP, Lau JCM, Chan CCH. Prevalence of hypertrophic scan formation and its characteristics among the Chinese population[J]. Burns, 2005, 31: 610-616.

[32] McCurdy JA. Considerations in Asian cosmetic surgery[J]. Facial Plast Surg Clin North Am, 2007, 15: 387-397.

[33] Linos D, Kiriakopoulos A, Petralias A. Patient attitudes toward transaxillary robot-assisted thyroidectomy[J]. World J Surg, 2013, 37(8): 1959-1965.

[34] Coorough NE, Schneider DF, Rosen MW, et al. A survey of preferences regarding surgical approach to thyroid surgery[J]. World J Surg, 2014, 38: 696-703.

[35] Perrier ND, Randolph GW, Inabnet III WB, et al. Robotic thyroidectomy: a framework for new technology assessment and safe implementation[J]. Thyroid, 2010, 20(12): 1327-1332.

[36] Inabnet WB. Robotic thyroidectomy: must we drive a luxury sedan to arrive at our destination safely[J]? Thyroid, 2012, 22: 988-990.

[37] Zarebczan B, McDonald R, Rajamanickam V, et al. Training our future endocrine surgeons: a look at the endocrine surgery operative experience of U.S. surgical residents[J]. Surgery, 2010, 148: 1075-1081.

[38] Kang SW, Park JH, Jeong JS, et al. Prospects of robotic thyroidectomy using a gasless transaxillary approach for the management of thyroid carcinoma[J]. Surg Laparosc Endosc Percutan Tech, 2011, 21: 223-229.

[39] Jackson NR, Yao L, Tufano RP, Kandil EH. Safety of robotic thyroidectomy approaches: meta-analysis and systematic review[J]. Head Neck, 2014, 36(1): 137-143.

[40] Tae K, Ji YB, Cho SH, et al. Early surgical outcomes of robotic thyroidectomy by a gasless unilateral axillo-breast or axillary approach for papillary thyroid carcinoma: 2 years' experience[J]. Head Neck, 2012, 34: 617-625.

[41] Kang SW, Lee SH, Ryu HR, et al. Initial experience with robot-assisted modified radical neck dissection for the management of thyroid carcinoma with lateral neck node metastasis[J]. Surgery, 2010, 148: 1214-1221.

[42] Cabot JC, Lee CR, Brunaud L, et al. Robotic and endoscopic transaxillary thyroidectomies may be cost prohibitive when compared to standard cervical thyroidectomy: a cost analysis[J]. Surgery, 2012, 152: 1016-1024.

译者: 王波, 福建医科大学附属协和医院

审校: 贺青卿, 中国人民解放军联勤保障部队第九六〇医院

赵文新, 福建医科大学附属协和医院

中国专家述评

# 机器人甲状腺手术的发展现状和思考

贺青卿，李小磊，朱见

中国人民解放军联勤保障部队第九六○医院

近年来，甲状腺癌发病率迅速升高，已成为内分泌系统最常见的恶性肿瘤。传统开放手术是分化型甲状腺癌的标准治疗方式，但会在患者颈部留下永久性瘢痕。与传统开放手术相比，腔镜甲状腺手术有更好的美容效果和患者满意度，但其操作空间狭小、二维手术视野、长直器械操作受限以及存在术野盲区等缺陷，极大限制它的广泛开展。达芬奇机器人手术系统是一种高级机器人平台，其设计理念是在三维放大稳定的手术视野下，使用仿真手腕关节EndoWrist的器械提供更加灵活多角度的微创精细操作方法，实施复杂的外科手术和远程医疗。这些优势极大地促进该技术在分化型甲状腺癌手术中的应用。机器人甲状腺手术已在世界上，尤其是韩国和我国多中心蓬勃发展。在2007—2011年间，韩国已完成超过8 000例机器人甲状腺手术，仅2011年就开展2 000例[1]，其中韩国延世大学1/3的甲状腺手术是通过机器人系统完成的；自2014年至今，我国已有十多个医院共开展近3 000例机器人甲状腺手术。然而该技术并未在美国和欧洲国家广泛开展。

## 一、机器人甲状腺手术的入路

目前有4种常用的机器人甲状腺手术入路，分别为双侧腋窝乳晕入路（BABA）、腋窝入路、耳后（发际）入路和经口腔入路（TOA）。入路的选择主要依据术者个人的喜好和熟练程度，我国国内主要采用BABA为主的方式。

BABA机器人甲状腺手术是最常用的颈外入路方式之一，尤其是在东亚地区。BABA机器人甲状腺手术将达芬奇机器人手术平台和BABA方式完美结合，可以使外科医生在高清放大的术野中，辨认关键组织解剖关系，如喉返神经、甲状旁腺和上下极血管，利用灵活的操作臂来切除甲状腺。BABA的多方向径路，可以提供与开放手术相同的两侧腺叶对称的手术视野和技术操作，更易于被术者掌握。而且，BABA可顺利实施甲状腺全切、颈部中央区和侧区淋巴结清扫。多个研究表明该入路可实现肿瘤切除的彻底性、手术的安全性和较低的并发症发生率[2-3]。因此，BABA是一种安全的、彻底的同时有理想美容效果的手术。目前，通过BABA已经可以完成肿瘤直径在2~4 cm或伴颈侧区淋巴结转移的甲状腺全切和侧区淋巴结清扫手术[4-5]。

腋窝入路是另一个常用的机器人甲状腺手术颈外入路方式。东亚地区的研究表明，相比较于开放手术，腋窝入路机器人甲状腺手术可以明显缓解患者的疼痛和感觉异常，并有理想的美容效果。目前，该入路主要用于单侧腺叶切除。韩国已通过腋窝入路，完成伴淋巴结转移的甲状腺癌患者的机器人辅助侧区淋巴结改良根治性清扫[6]。该入路的主要缺点在于对侧腺叶、喉返神经和甲状旁腺显露不足，切除对侧腺叶和淋巴结清扫极为困难。因此，部分学者推荐通过双侧腋窝入路完成甲状腺全切。在该入路开展早期，腋窝皮瓣的游离需要一定的技巧和学习过程，有臂丛神经损伤的风险。

部分美国医生多采用耳后（发际）入路，可以完成单侧腺叶切除，针对BMI较大的患者有明显优势，同时不需要$CO_2$的注入。不足之处在于切除对侧腺叶较困难；同时手术视角是从上到下的，与常规手术明显不同。有研究表明，由于更广泛的游离皮瓣，一些行该入路的患者有更明显的术后疼痛和更长的恢复时间[7]，同时有耳大神经损伤的风险。因此，目前耳后（发际）入路仅适用于有高超技术和丰富经验的外科医生对严格挑选的患者实施。经口腔入路尚处于初步探索阶段，为有强烈美容意愿的患者提供了选择，但不适用于需进行侧区清扫的患者。

入路切口的选择必须遵循以下原则，一要保证安全性：包括肿瘤学安全性与手术操作安全性；二要考虑手术的可行性，要根据患者的年龄、体型、肿瘤部位等情况综合考虑，做出选择；三要兼顾美容性，切口要尽量隐蔽美观。切口选择与入路规划，体现了术者手术的大局观，是术者经验与技术的统一。

## 二、机器人甲状腺手术的适应证和禁忌证

科学客观选择适应证对于进行安全和彻底的机器人甲状腺手术至关重要。最初，机器人甲状腺手术仅适应于较小的甲状腺肿瘤，包括良性结节，滤泡性肿瘤，无颈部淋巴结转移的低风险甲状腺癌[3,8]。我国目前机器人甲状腺手术专家共识中推荐的适应证如下：①良性甲状腺疾病：有手术指征的直径<5 cm的甲状腺腺瘤和结节性甲状腺肿；Ⅰ~Ⅱ度肿大的原发性或继发性甲状腺机能

亢进。②甲状腺癌：肿瘤直径<2 cm；术前评估无气管、食管和血管神经等邻近器官侵犯；无颈部淋巴结融合固定或广泛转移；无上纵隔淋巴结肿大[9]。随着外科医生经验的不断积累，人机结合操作的熟练程度的提高，外科医生更具驾驭感，手术更加完美，机器人甲状腺手术的适应证正在不断扩大。研究表明，对于伴有侧区淋巴结转移的甲状腺癌行机器人甲状腺切除及根治性颈侧区清扫可到达与开放手术一样的效果[5-6]。在韩国，有报道称肿瘤直径在2~4 cm间的低风险分化型甲状腺癌或>5 cm的良性甲状腺结节实施机器人甲状腺手术是可行的[4,10-11]。机器人甲状腺手术并不适应于所有患者。对于局部晚期肿瘤，伴有甲状腺外侵犯喉部、气管、食管或喉返神经、远处转移等则不适合进行机器人甲状腺手术。由于机器人甲状腺手术中可以整块切除带状肌，局部颈前带状肌侵犯通常不认为是禁忌证[12]。同样，机器人改良侧区清扫的开展，颈侧区淋巴结转移也不再是禁忌证。对于之前有颈部、乳房或腋窝有手术或放疗史的患者被认为绝对禁忌证。患者的BMI指数在术前也是重要的考量因素，BMI过高增加手术难度，这也是欧美国家开展机器人甲状腺手术较少的原因之一。

## 三、机器人手术的安全性与肿瘤根治性切除

机器人甲状腺手术作为一种新型的治疗措施，需要和常规手术方式进行对比分析，充分评估其手术的可行性和安全性，为其应用和广泛推广奠定基础。目前，尚未有高证据级别的随机对照临床研究报道，所有的文献资料都是基于容易产生选择偏差的非随机对照或回顾性分析[11,13-14]。

目前大多数的机器人甲状腺手术是由韩国学者开展和报道。2014年，韩国延世大学报道了一项3 000例甲状腺癌患者行腋窝径路机器人手术的回顾性研究[15]。该研究中，患者体型偏瘦（平均BMI为22 kg/m²），结节较小（平均0.66 cm），年龄在13~70岁间（平均年龄39岁），80%为微小乳头状癌。甲状腺全切平均手术时间为141分钟，次全切为115分钟。并发症情况与传统开放手术相似，包括暂时性低钙血症（37.43%）、永久性低钙血症（1.1%）、暂时性喉返神经损伤（1.23%）、永久性喉返神经损伤（0.27%）、血清肿（1.73%）、血肿（0.37%）；同时还包括一些在开放手术中不常见的并发症：乳糜漏（0.37%）、气管损伤（0.2%）、Horner's综合征（0.03%）、颈动脉损伤（0.03%）、头臂静脉损伤（0.03%）；还有在开放手术中没有遇到的技术相关并发症：腋窝牵拉部位损伤（0.13%）和腋窝游离皮瓣穿孔（0.1%）；在该研究中，Chuang团队切除的最大肿瘤直径为6 cm[16]。该大宗病例回顾性研究表明，虽然机器人甲状腺手术开展时间较短，但是其围手术期并发症发生率在可接受范围内，且并不比传统开放手术和腔镜手术发生率高。

2013年，韩国Lee等报道了1 026例BABA机器人甲状腺手术的回顾性研究[17]。该研究中，患者平均年龄40岁，结节平均直径0.8 cm，大部分病理证实

为甲状腺微小乳头状癌（81%）。其中872例患者行甲状腺全切及中央区淋巴结清扫。其中4例患者术后发生出血，1例出现气胸，暂时性甲状腺旁腺功能减退发生率为39%，永久性甲状旁腺功能减退发生率为1.5%，暂时性声带麻痹发生率为14.2%，永久性声带麻痹发生率为0.2%。

最近，Pan等对已发表的对比分析机器人甲状腺手术和开放手术，包括5 200例患者的23篇临床研究进行Meta分析[18]，发现机器人甲状腺手术在并发症的发生率（喉返神经损伤、甲状旁腺功能减退、出血和血肿、乳糜漏、声音障碍评分等）、肿瘤的根治性（术后放射碘治疗的消融率、次数、平均剂量、刺激状态下的平均Tg值和放射碘治疗后Tg<1.0 ng/mL的比率）和肿瘤的复发率方面与开放手术相比均没有明显差别。此外，机器人甲状腺手术出血量更少，术后吞咽困难程度更低，术后美容效果更好；同时，手术时间较长，引流量相对较多。因此，与开放手术相比，机器人甲状腺手术是同样安全的。

评估甲状腺癌新的手术方式，除了手术技术的安全性、功能或美容结果，肿瘤的根治性切除是最重要的问题。在强调机器人甲状腺手术的美容效果时，肿瘤根治性切除问题不应被忽略。2016年，Tae等对开放手术组和机器人甲状腺手术组分别185例甲状腺癌患者的肿瘤学结果进行分析，采用倾向性得分匹配方法（Propensity Score Matching）进行精确配对，将患者的选择性偏倚降至最低，并进行长期随访（随访时间43.6月），发现肿瘤复发率在机器人组（0.5%）与开放手术组（1.1%）间没有统计学差异[19]。

## 四、机器人应用于甲状腺手术的优势、局限性和发展方向

自2000年被FDA批准应用于临床，达芬奇机器人手术系统作为应用最广泛的微创机器人手术平台，克服了腔镜手术的一些瓶颈，如操作范围缩小、器械长直、筷子效应、手眼协调受损（依赖不稳定的2D视图）等。机器人稳定、放大的三维手术视野，具有仿真手腕关节（endowrist）功能的机械手臂，Intuitive直觉式操作，眼—手协调、手—器械尖端实时同步使得医生可本能直觉式地操控器械，机器手臂和手术器械在人体内准确无延时地重现术者的动作，这有助于主刀医生复制其开放手术经验，缩短学习曲线。此外，机器人结合了超声刀、双极能量系统等能量平台，还融合了目前甲状腺手术采用的荧光染色显像、纳米碳及喉返神经监护系统等先进技术，其智能化的操作系统能完全重现人工操作。与传统开放手术相比，机器人甲状腺手术在保证手术安全性的同时，拥有与之相媲美的肿瘤学根治性，并给患者带来更好的美容效果和满意度，提高外科治疗效果和患者生存质量。

机器人手术系统在临床实践中仍存在一些不足。首先，手术机器人的智能化程度尚不能完全替代外科医生独立完成诊疗过程。主刀医生需要凭借临床经验主导手术进程，通过视觉思维和丰富的手术经验补偿机器人触觉反馈的缺

失，而助手则要完成器械连接、清洗、更换、角度调整及标本取出等操作。其次，其内窥镜无法弯曲，导致术野受限，对于VII清扫存在困难。另外，该系统缺乏力反馈机制，易导致操作力度误判引起重要器官损伤。最后，由于仪器成本昂贵和手术时间的增加，相较于传统开放手术，机器人手术费用较高，且不在医保报销范围内，限制了其广泛推广。

微创化是当今外科发展的必然趋势，腔镜手术是目前微创外科的主流方式，而智能化机器人外科必将是未来外科发展的重要方向。机器人是改变世界的颠覆性技术，随着科技成熟和进化，人工智能对认知模式和自我算法的不断完善，医用机器人也许会从辅助医生到部分取代或完全取代医生独立开展甲状腺手术。应充分发掘机器人手术的优势，而不是放大其缺点。富有经验的外科医生把控着手术进程和决策，术者经验的积累和"视觉思维"的形成可以弥补触觉的不足[20]，使得传统意义上的感知-思考-反应模式发生改变，医生的培养模式也将随之改变。外科医生需要通过不断学习并积累手术经验，手术器械的不断改进等实现人与人、人与机器高效结合，达到手术安全、肿瘤切除彻底、功能保护、微创美容的目的。另外，需要制定和不断更新专家共识，不断优化流程，减少机器人甲状腺手术临床应用中的不当操作，才能促进甲状腺外科手术技术的进步[21]。

人们有理由相信，未来很多经典的甲状腺外科手术径路将发生改变，就类似于腹部多数疾病的外科治疗首选腔镜，当然每一种传统手术径路并不是被抛弃，而是多了一个选择。值得注意的是，机器人甲状腺手术并不适合所有甲状腺疾病患者，它只是对针对部分患者提供一个更加理想的选择[22]。目前传统开放手术仍是大部分甲状腺癌患者的主要治疗方式，机器人系统用于甲状腺外科手术是探索性手术，需要创新理念、科学论证和严谨技术设计。微创理念是使用最小创伤达到最理想的手术疗效，但有时要达到最理想的临床疗效是需要扩大创伤的，这种扩大的创伤对于良好的远期预后和生存质量来说是值得的，同样应被认为是最小创伤。机器人甲状腺手术应由经验丰富的外科医生对低风险的甲状腺癌和对术后有较高美容期望的患者开展。同时，行机器人甲状腺手术的医生需要参加机器人相关技能的专门培训，并获得相应资质方可开展。到目前为止，所有已发表研究均为非随机或回顾性分析，证据级别较低。应积极开展多中心、大样本、随机的前瞻性临床对照研究和对机器人甲状腺手术患者长期随访，评估肿瘤的复发和患者长期生存情况，进一步证实和阐明机器人甲状腺手术技术的安全性和有效性[23-24]。

从19世纪X射线的发现到今天的微创机器人手术，短短200年间，外科发生了翻天覆地的变化，手术的适应证在医生的推动下不断拓展，但改变的背后，不变的是医学的本质。董家鸿院士曾说，"整个外科的发展是伴随着人类文明、社会经济和科学技术的发展不断演进的，在每一个时代，外科学都会因为有这些科技的进步赋予它新的内涵，从而导致外科理念和术式的转变"。外科的追求是用最小的伤害给患者带来最好的治疗效果。在未来的二三十年代时间内，手术将变得更加人性化，思考的不仅是治疗疾病，还有治愈人。这才是医学和手术的核心。作为光电领域最新科技与现代外科学结合的产物，微创手术顶级代表微创机器人的出现，让医学的奇迹一再发生。外科医生必须要积极拥抱新技术、新理念，勇于成为智能化机器人医疗的使用者、传播者、开发者乃至创新者。

## 参考文献

[1]  Bae DS，Koo do H，Choi JY，et al. Current status of robotic thyroid surgery in South Korea：a web-based survey[J]. World J Surg，2014，38(10)：2632-2639.

[2]  Ruhle BC，Ferguson Bryan A，Grogan RH. Robot-Assisted Endocrine Surgery：Indications and Drawbacks[J]. J Laparoendosc Adv Surg Tech A，2019，29(2)：129-135

[3]  He QQ，Zhu J，Zhuang DY，et al. Comparative Study between Robotic Total Thyroidectomy with Central Lymph Node Dissection via Bilateral Axillo-breast Approach and Conventional Open Procedure for Papillary Thyroid Microcarcinoma[J]. Chin Med J (Engl)，2016，129(18)：2160-2166.

[4]  Chai YJ，Suh H，Woo JW，et al. Surgical safety and oncological completeness of robotic thyroidectomy for thyroid carcinoma larger than 2 cm[J]. Surg Endosc，2017，31(3)：1235-1240.

[5]  贺青卿，朱见，范子义，等. 达芬奇机器人行甲状腺癌颈侧区清扫的临床研究[J]. 中华腔镜外科杂志(电子版)，2016，9(4)：212-216.

[6]  Kang SW，Lee SH，Park JH，et al. A comparative study of the surgical outcomes of robotic and conventional open modified radical neck dissection for papillary thyroid carcinoma with lateral neck node metastasis[J]. Surg Endosc，2012，26(11)：3251-3257.

[7]  Singer MC TD. Robotic facelift thyroidectomy[J]. Otolaryngologic clinics of North America，2014，47(3)：425-431.

[8]  Lee KE，Koo do H，Kim SJ，et al. Outcomes of 109 patients with papillary thyroid carcinoma who underwent robotic total thyroidectomy with central node dissection via the bilateral axillo-breast approach[J]. Surgery，2010，148(6)：1207-1213.

[9]  田文，贺青卿，朱见，等. 机器人手术系统辅助甲状腺和甲状旁腺手术专家共识[J]. 中国实用外科杂志，2016，36(11)：1165-1170.

[10]  Seup Kim B，Kang KH，Park SJ. Robotic modified radical neck dissection by bilateral axillary breast approach for papillary thyroid carcinoma with lateral neck metastasis[J]. Head Neck，2015，37(1)：37-45.

[11]  Liu SY，Ng EK. Robotic versus Open Thyroidectomy for Differentiated Thyroid Cancer：An Evidence-Based Review[J]. Int J Endocrinol，2016，2016：4309087.

[12]  Yi O，Yoon JH，Lee YM，et al. Technical and oncologic safety of robotic thyroid surgery[J]. Ann Surg Oncol，2013，20(6)：1927-1933.

[13]  王猛，郑鲁明，于芳，等. 达芬奇机器人手术治疗甲状腺微小癌150例临床分析[J]. 中国实用外科杂志，2016，36(5)：540-542，546.

[14]　贺青卿,朱见,范子义,等.达芬奇机器人腋乳径路与传统开放手术治疗甲状腺微小癌的对照研究[J].中华外科杂志,2016,54(1):51-55.

[15]　Ban EJ, Yoo JY, Kim WW, et al. Surgical complications after robotic thyroidectomy for thyroid carcinoma: a single center experience with 3,000 patients[J]. Surg Endosc, 2014, 28(9): 2555-2563.

[16]　Kang SW, Lee SC, Lee SH, et al. Robotic thyroid surgery using a gasless, transaxillary approach and the da Vinci S system: the operative outcomes of 338 consecutive patients[J]. Surgery, 2009, 146(6): 1048-1055.

[17]　Lee KE, Kim E, Koo do H, et al. Robotic thyroidectomy by bilateral axillo-breast approach: review of 1,026 cases and surgical completeness[J]. Surg Endosc, 2013, 27(8): 2955-2962.

[18]　Pan JH, Zhou H, Zhao XX, et al. Robotic thyroidectomy versus conventional open thyroidectomy for thyroid cancer: a systematic review and meta-analysis[J]. Surg Endosc, 2017, 31(10): 3985-4001

[19]　Tae K, Song CM, Ji YB, et al. Oncologic outcomes of robotic thyroidectomy: 5-year experience with propensity score matching[J]. Surg Endosc, 2016, 30(11): 4785-4792.

[20]　Meccariello G, Faedi F, AlGhamdi S, et al. An experimental study about haptic feedback in robotic surgery: may visual feedback substitute tactile feedback[J]? J Robot Surg, 2016, 10(1): 57-61.

[21]　贺青卿.规范达芬奇机器人外科手术系统在甲状腺手术中的应用[J].中华外科杂志,2017,55(8):570-573.

[22]　Aidan P, Arora A, Lorincz B, et al. Robotic Thyroid Surgery: Current Perspectives and Future Considerations[J]. ORL J Otorhinolaryngol Relat Spec, 2018, 80(3-4): 186-194.

[23]　贺青卿,李小磊,庄大勇.机器人甲状腺手术的发展现状和思考[J].中华内分泌外科杂志,2017,11(5):356-358.

[24]　He Q, Zhu J, Zhuang D, et al. Robotic lateral cervical lymph node dissection via bilateral axillo-breast approach for papillary thyroid carcinoma: a single-center experience of 260 cases[J]. J Robot Surg, 2020, 14(2): 317-323.

# 第八章 Graves病

## Graves病，外科手术的地位和时机是什么？

**Dawn M. Elfenbein[1], Rebecca S. Sippel[2]**

[1]Department of Surgery, University of Wisconsin；[2]Section of Endocrine Surgery, Department of Surgery, University of Wisconsin

> 甲状腺增大时就能被切除吗……？如果一个外科医生鲁莽到这样做的话……那么他的每一步都将被困难所围绕，他所划的每一刀都将导致血流成河，如果他足够幸运的话，他的患者或许能够支撑到他手术结束。任何一个正直和明智的外科医生都不会这样做！
>
> ——Samuel Gross，1848

## 一、Graves病

Graves病（GD）是美国最常见的甲状腺功能亢进症类型，占甲状腺功能亢进症病例的80%[1]。在美国甲状腺功能亢进症的患病率约为1.2%[2]。GD主要影响女性，女性年发病率高达80/10万，较男性高10倍[3]。GD最初定义为甲状腺功能亢进、结节和突眼三联征，如今它被认为是由于循环系统中促甲状腺素受体抗体所导致的甲状腺功能紊乱、甲状腺滤泡细胞增生及甲状腺激素产生增加的自身免疫性甲状腺疾病。甲状腺功能亢进症可能是该病的唯一表现，可导致骨骼、心血管及精神心理方面的不良反应[4-6]。这些循环中的自身抗体也可以引起甲状腺外表现，如胫前黏液性水肿及突眼。Graves眼病发生于25%~50%的GD患者中，高达5%的患者可能伴有视力受损[7]。

目前有三类有效的治疗方法：抗甲状腺药物如甲巯咪唑或丙硫氧嘧啶、放射碘消融，以及外科甲状腺切除术。至今只有一项随机临床试验直接比较了这三种治疗方法，并得出结论认为这三种治疗方案都有效，都能使得甲状腺功能达到正常[8]。三种治疗方案各有风险和优势，抗体达标和甲状腺功能正常的所需时间不同，复发率各异，并可影响GD相关并发症如突眼的治疗[8]。目前已发表并被人们所接受的甲状腺功能亢进症治疗指南[2]强调患者和医务人员之间就治疗方法、优势、恢复速度、复发、不良反应及治疗花费等问题展开积极讨论的重要性（表8.1）。治疗方法的选择对患者个体而言十分重要，因为其中的两种治疗方法——放射碘（radioactive iodine，RAI）疗法和甲状腺切除术——使大部分患者出现永久性甲状腺功能低下，并且需要终生依靠药物左甲状腺素来维持甲状腺功能正常。许多重要的临床因素会影响医务人员的临床决策，此外患者的偏好也在个人选择最佳治疗方案时扮演重要角色。

历史上，GD的外科治疗曾被用于药物治疗失败或存在药物治疗禁忌证的患者。2011年的一项调查发现仅有1%的内分泌医生建议将手术作为一线治疗方法。RAI虽然不像20年前那样流行，但在美国仍是最常被提供的治疗方案[9]。最近一批关于甲状腺全切术作为GD一线治疗的文章表明对其作为可行的一线治疗方案的兴趣正在不断增加[10-14]。这或许是由于常规开展这一术式且并发症相对较少的内分泌外科专家数量不断增多，以及不需要过夜留观的门诊手术量逐渐增多，使得与经验丰富的外科医生协作的内分泌内科医生开始建议将手术作为一线治疗。本章将描述Graves病外科治疗地位的演变，重点强调将甲状腺切除术作为绝对首选治疗方案的情况，以及讨论关于该类患者围手术期治疗方案的争议。

**表8.1　医疗人员和患者在选择GD治疗方法时需考虑的因素**

|  | 抗甲状腺药物 | 放射碘 | 甲状腺全切术 |
|---|---|---|---|
| 方法 | 每天服药 | 一次性治疗，之后行1~2周的放射隔离 | 门诊手术 |
| 优势 | 非侵犯性<br>无放射暴露 | 无手术风险的长期性治疗方案 | 最快，治疗时间可预测 |
| 恢复速度 | 开始药物治疗后1~2周，但需要时间来调整剂量 | 甲状腺功能低下症在治疗后1~6个月内发生 | 手术需1~2周，术后可以立即开始甲状腺替代治疗，并避免甲状腺功能低下症状 |
| 缺点 | 复发率最高[17] | 病程时间多变：难以预测何时开始甲状腺替代治疗。抗体持续存在。有必要提醒需放射隔离。 | 侵犯性最高，需要全身麻醉及存在外科风险 |
| 不良反应 | 罕见爆发性肝衰竭、粒细胞减少[70]皮疹更普遍 | 罕见存在未来继发恶性肿瘤的风险[32,71]可以加剧眼部疾病[7] | 甲状腺功能低下症，损伤控制声音的神经 |
| 成本 | 取决于治疗周期，随着药物治疗的继续费用不断增加 | 前期成本最低，但QALY[a]亦最低[52] | 早期最为昂贵，但但长期QALY分析成本-效益比最高[52] |

[a]：质量调整生命年。

## 二、Graves病的表现和诊断

1835年，Robert James Graves描述了以结节、心悸和突眼为表现的疾病，虽然Caleb Parry或许是第一个提出该病的专家，他领先Robert James Graves 10年曾在一本不知名的杂志上发表了关于这一疾病的文章[15]。在欧洲，Graves病一般被称为Basedow's病，Karl Adolph von Basedow也在1840年提出了这一疾病，他并不知道该病在数年前已被人提出过。最初被认为是心血管和交感神经系统的功能紊乱，现在我们认为GD是由模拟甲状腺刺激素（TSH）活性的循环自身抗体引起的。虽然该自身抗体是这一疾病临床表现的直接原因，但导致这些自身抗体合成和释放的潜在病因的很多方面还未被知晓。该病临床表现的易变性和对治疗反应的多样性提示基因和环境因素之间存在复杂的相互关系，最终导致甲状腺相关抗原的免疫耐受丧失。像许多的自身免疫性疾病一样，GD倾向于家族聚集。虽然在患者免疫失调的敏感性上发挥作用的几个基因（HLA-DLR、CTLA4、CD40、PTPN22）或甲状腺特异性分子（甲状腺球蛋白、TSHR）已被鉴别出来，但并不存在明显的遗传模式[16]。Graves病有可能影响几乎所有的器官系统，如表8.2所示，且患者的临床表现多种多样。

表8.2　按系统划分的Graves病临床表现

| 系统 | 临床表现 |
| --- | --- |
| 中枢神经系统／心理 | TSH 抑制<br>焦虑<br>专心和注意力降低<br>情绪不稳定<br>罕见 Graves 脑病 |
| 代谢 | 体重减轻<br>疲劳<br>失眠<br>紧张<br>体温失常，通常为怕热<br>氧消耗量增加<br>脂肪量减少 |
| 眼部 | 眼见退缩<br>眼周组织水肿<br>持续性凝视<br>眼部干燥、沙砾样感或眼部刺激<br>畏光<br>复视<br>浸润性突眼 |

**续表8.2**

| 系统 | 临床表现 |
|---|---|
| 心脏 | 心动过速<br>收缩增加，心悸<br>脉压差增大<br>若不治疗可增加患心律失常或心衰的风险 |
| 呼吸 | 呼吸困难<br>需氧量增加 |
| 胃肠道 | 吞咽困难：<br>　结节直接压迫<br>　肌病引起咽部或食管运动功能障碍<br>排便增加<br>腹泻<br>食欲增加<br>总胆固醇和低密度脂蛋白胆固醇减少<br>与原发性胆管硬化及自身免疫性肝炎相关 |
| 皮肤 | 泛红<br>出汗<br>毛发脆弱变细<br>甲床剥离<br>胫前黏液性水肿 |
| 骨骼肌肉 | 近端肌肉萎缩<br>疲劳<br>手抖<br>骨转换率增高<br>骨密度降低<br>骨折风险增加<br>罕见甲状腺毒性周期性麻痹 |
| 造血 | 淋巴结肿大<br>罕见贫血或全血细胞减少 |
| 生殖 | 男性乳房发育症、勃起功能障碍及性欲降低<br>女性月经减少和生育率降低<br>妊娠期并发症包括：<br>　流产<br>　胎儿发育不良<br>　母体心衰或先兆子痫 |
| 内分泌 | 甲状腺结节<br>T3 和 T4 分泌增加<br>钙平衡失调 |

　　除了那些出现严重、急性的甲状腺毒症并发症的罕见患者外，大部分患者的常见症状通常表现为紧张、心悸、失眠、以及食欲增加但体重减轻。至于实验室检查，患者通常存在高血清甲状腺素（T4）和三碘甲状腺原氨酸（T3）以及低TSH。这些实验室异常存在于各种形式的甲状腺功能亢进症中。如果出现甲状腺功能亢进，但未出现明显的GD临床特点时，可以进一步检测血清TSH受体抗体（TRAb）和（或）实施甲状腺放射碘摄取成像。Graves病的特异性诊断需要甲状腺功能亢进的生化证据加上至少下列之一：①突眼（图8.1）或明显的Graves病皮肤病变，如下肢黏液性水肿（图8.2）；②可测及血清TRAb；③放射碘扫描时弥漫性甲状腺摄取率升高。

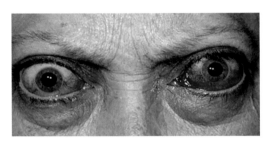

图8.1　Graves眼病

来源：Menconi et al. Diagnosis and classification of Graves' disease. Autoimmun Rev，2014，13(4-5)：398-402. 经Elsevier授权。

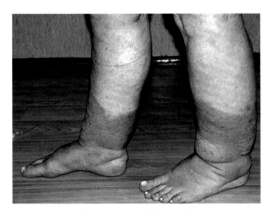

图8.2　胫前黏液性水肿

来源：Menconi et al. Diagnosis and classification of Graves' disease. Autoimmun Rev，2014，13(4-5)：398-402. 经Elsevier授权。

## 三、治疗目标

一旦Graves病的诊断确立之后，就应当依据疾病的临床表现和患者的个人偏好，来为每名患者制定个体化的治疗方案。不幸的是，目前还不存在专门针对潜在自身免疫状态的治疗方法，治疗的主要目标是纠正甲状腺的功能异常。除了罕见的病例外，患者应在诊断之时即开始抗甲状腺药物治疗（甲巯咪唑，在怀孕的前3个月应使用丙硫氧嘧啶）以恢复甲状腺正常功能[2]。甲状腺功能通常在6~8周内达到正常状态，虽然患者临床症状在此之前早已明显改善，终极目标是维持甲状腺功能正常，并且可以通过以下三个策略之一来实现：①长疗程的抗甲状腺药物；②放射碘消融；③外科甲状腺切除术。放射碘和外科甲状腺切除术破坏了甲状腺腺体，最终几乎导致所有的患者都出现甲状腺功能低下，并需要长期的左甲状腺素治疗。其他的治疗目标主要包括减少患者的风险及恰当地对甲状腺外症状进行治疗，最主要的是突眼。当出现眼部症状时应当妥善转介和咨询眼科医生。本章余下部分的重点是实现和维持甲状腺功能正常，同时最大程度地降低患者风险的策略。

在一项近期的调查中，大部分欧洲的临床医生（85%）和40%的美国临床医生认为，对于没有并发症的GD患者，服用一个疗程的甲巯咪唑是首选治疗方案[9]。抗甲状腺药物有良好的风险预测，但不幸的是在停药后复发的风险较高（超过50%）[17]。在这项调查中，59%的美国临床医生认为RAI是最佳的治疗方案，仅有1%的人将甲状腺切除术作为无并发症GD患者的最佳治疗方案。传统认为外科手术创伤最大，在三种方法中直接风险预测值最高，因此只在特殊情况下应用，包括GD时发现可疑的甲状腺结节、年轻患者（包括儿童患者）、RAI失败、妊娠、药物不良反应、压迫症状和（或）巨大结节，以及严重的Graves眼病等[12,18]。简而言之，除非在情有可原的情况下，否则因外科手术风险太高而通常不作为一线治疗方法。

然而，在过去的15年中，发生了一些重大的变化，改变了临床医生和患者对GD治疗方式的理解。首先，越来越强调提供以患者为中心的医疗服务，注重交流和沟通，全面了解患者对自身状况的偏好[19]。由临床医生为患者决定最佳治疗方案的家长式医学模式的日子一去不复返了。其次，呈指数级增长的网站和媒体报道，有的包含或缺乏准确的医学建议，可能会增加人们对于放射治疗的恐惧[20-21]。第三，由于人们越来越意识到抗甲状腺药物，特别是丙硫氧嘧啶（PTU）可能会出现威胁生命的并发症，开始逐渐避免使用该药物，特别是对于儿童患者[22-23]。最后，在2005年美国内分泌外科医师协会批准了一项正式的研究课程，于2014年启动，如今，该课程包含23个北美认证项目[24]。手术量比较大的内分泌外科医生实施的甲状腺外科手术效果良好[25]，经过课程训练的内分泌外科医生正在逐步加入社区实践，并成为全国各地学术机构的教学人员，增加了很多地区获得高产内分泌外科医生的机会。由于这些变化，或许现在正是更加近距离仔细地审视这三种治疗方案，并重新评估各自的风险、收益和花费预测的良好时机。

## 四、抗甲状腺药物

抗甲状腺药物可以快速有效地减少甲状腺激素的产生和转化。虽然抗甲状腺药物并不能治疗GD潜在的病因，但其主要的作用在于维持甲状腺功能正常直至发生自发缓解。20%~30%的患者在12~18个月疗程的药物治疗后发生缓解，而50%~60%的患者在治疗5年后发生缓解。男性、吸烟者、结节较大者、治疗期间TRAb持续升高者、多普勒超声扫描甲状腺血流丰富者缓解率较低[2]。

丙硫氧嘧啶（PTU）曾是备受青睐的抗甲状腺药物，但如今对可能引起致死性、暴发性肝细胞坏死的担忧限制了它的应用。FDA曾在2009年发布过一条安全警告，提醒该药与22例成人及10例儿童的严重肝损伤相关[26]。由于该原因，它的应用仅限于妊娠早期的患者，因其替代药物甲巯咪唑存在致畸作用。甲巯咪唑和它的前体药物卡比马唑（在美国未上市），通过抑制甲状腺过氧化物酶，进而抑制甲状腺球蛋白的碘化并减少T3和T4的产生。甲巯咪唑同样也可以引起肝毒性，但这通常表现为胆汁淤积并且不会像PTU那样出现暴发性肝损伤。

甲巯咪唑和PTU都会出现罕见而严重的不良反应是粒细胞减少，它可以导致中性粒细胞减少性发热和严重的病症。服用任何一种药物的患者都需要进行基线和定期的全血计数和肝功能检查。甲巯咪唑一天一次给予即可起效，但有时需要更高的剂量来使甲状腺功能达到正常水平，并且不良反应呈现剂量依赖性方式增加。较轻的不良反应，如皮疹、关节痛、胃肠道症状、以及味觉改变（PTU有强烈的金属气味）可出现于约15%服用抗甲状腺药物的患者。

由于抗甲状腺药物治疗可以不需要破坏或移除甲状腺腺体（与RAI和外科手术不同）即达到缓解，对出现永久性甲状腺功能低下并随后需终生依赖左旋甲状腺激素极度反感的患者应当考虑这一治疗方案。存在严重合并症，无法接受较高手术风险的患者，或曾接受高剂量放射线照射使得RAI风险较高的患者应当考虑这一方案[2]。但是，对于想要得到确切和快速疗效的患者可能会被其低缓解率、频繁的抽血监测，以及虽然罕见、但是潜在的严重并发症所困扰。

## 五、RAI消融

放射碘（$^{131}$I）单次剂量口服以使得患者甲状腺功能恢复正常，但往往导致甲状腺功能低下。碘是甲状腺素合成所必需和必要的原料，$^{131}$I由甲状腺细胞的碘转运体摄入，然后放射性粒子从内部破坏滤泡细胞。治疗的有效性主要取决于实际放射到甲状腺中的辐射量，这依赖于给药剂量、甲状腺体积以及滤泡细胞摄取碘的能力。甲状腺的体积和细胞摄取碘的能力因人而异，即便将这些差异考虑在内，仔细地计算剂量，单次剂量RAI消融的失败率仍可以达到12%~21%[13,27]。对单次剂量反应失败的患者，可以重复行RAI消融，或选择其他两种治疗方案。男性、年轻患者[18]以及结节较大者[28]失败率较高。T4水平高及首次接受甲巯咪唑治疗的患者预期失败率高[29]。妊娠或计划在6个月内怀孕的妇女因存在婴儿出生甲状腺缺如的风险及其他对胎儿的放射风险，是RAI消融的绝对禁忌证；哺乳及无法遵守放射安全指南同样也是禁忌证[30]。

由于RAI消融需服用放射性核素，它使个体暴露于辐射，特别是碘吸收、聚集和排泄的相关器官，即胃、甲状腺、乳腺、唾液腺和肾。个体患者累积放射暴露量取决于很多因素，包括$^{131}$I剂量、甲状腺体积和肾功能。Graves病患者接受的$^{131}$I剂量通常较甲状腺癌行甲状腺切除术后接受消融治疗的患者要低得多，但因为其甲状腺仍在原位、功能亢进且体积通常增大，导致这些患者的甲状腺内隔绝更多的放射活性。与癌症患者相比，循环内含放射碘的甲状腺激素更高[31]。芬兰一项含2 793例患者的研究中，与对照组相比，接受RAI消融的患者5年的潜伏期后罹患癌症的风险较高，尤其是胃癌、肾脏和乳腺癌[32]。其他研究结果不一，有些研究发现癌症风险增加，但另一些却没有发现[30]。芬兰的同一研究组还报道接受RAI消融的Graves病患者有更高的心血管患病率，由于房颤、脑血管疾病、高血压和心衰导致的住院率，以及因感染、胃肠道疾病和骨折的住院率[33]。很难辨别住院是因RAI还是甲状腺功能亢进所导致，因为这批患者是与健康对照组，而非接受外科手术或抗甲状腺药物治疗的患者作对比。需要一项长期、前瞻性的研究来帮助患者和医疗人员了解三种方法治疗患者的长期效果并帮助制定决策。

针对RAI消融，研究最多的是其对于突眼的治疗效果。在抗甲状腺药物及手术的治疗过程中，治疗伊始，循环中的自身抗体水平降低，与之不同的是，在$^{131}$I治疗中，因甲状腺组织被缓慢破坏而导致实际上循环中抗体骤升并持续升高（图8.3）。抗体骤然升高可能使原有的突眼恶化，甚至令之前没有眼部症状的患者出现眼部疾病。吸烟患者突眼恶化的风险更高，已证明开始$^{131}$I治疗前使用类固醇激素可以预防眼病的恶化[34]。尽管尚未被列为禁忌证，但对于合并严重突眼，或眼病并吸烟的患者，存在病情恶化或发生突眼的概率为大约20%，许多治疗者认为对于这些患者应当优先考虑其他的治疗方式，而非RAI消融。

虽然治疗的目的是达到甲状腺功能正常的状态，但事实上接受RAI消融的大部分患者最终转变为甲状腺功能低下并需要终身服用左旋甲状腺激素。患者几乎总是从一种疾病变成另外一种——甲状腺功能低下症，并且预测患者个体何时从一种疾病转换为另一种是很困难的。甲状腺功能正常，以及随后的甲状腺功能低下，可能发生于单次服用$^{131}$I后4周至6个月之内的任何时间，但是

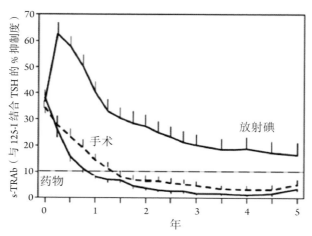

**图8.3 Graves病治疗的抗体浓度变化**

来源：Laurberg et al. TSH-receptor autoimmunity in Graves' disease after therapy with anti-thyroid drugs，surgery，or radioiodine：a 5-year prospective randomized study. European Journal of Endocrinology，2008，158(1)：69-75. 经Bioscientifica Ltd授权。

一项大型研究中，24%的患者在第1年内转变为甲状腺功能低下，59%的患者在10年后出现甲低，82%的患者在25年的随访时间之后才出现甲状腺功能低下[35]。预测患者发生甲状腺功能低下的时间是很困难的，过早开始左甲状腺素治疗可能导致甲亢症状加剧，而等待过久才开始药物治疗则可能导致一段时间的症状性甲状腺功能减退症，以及令人难受的症状如体重增加和疲劳。频繁行血液检测以监测甲状腺功能是必要的，而即使通过频繁检测，甲状腺功能低下的症状仍然可以在治疗后的任何时间内发生。

　　直接由RAI治疗所导致的不良反应极为罕见，但一旦出现则可能是致命的。治疗过程中可能会出现涎腺炎或唾液腺炎症。在急性期，它可导致唾液腺肿大疼痛。慢性期，它可以导致口腔干燥和永久性味觉改变。泪管硬化及阻塞，泪液产生减少也可能会发生，之前认为它是剂量依赖性，发生于接受高剂量治疗的甲状腺癌患者，但最近的研究发现它在低剂量治疗的Graves病患者身上也可能发生[36]。少数情况下，患者可能会在服用[131]I后发生持续数天至数周的急性、疼痛性甲状腺炎，并可能需要类固醇治疗。最后，建议患者在治疗后的数天内遵守辐射安全指南，与其他成人保持安全距离（通常约6 ft，1 ft=30.48 cm），与儿童和小动物应距离当更远。虽然这对于很多患者而言可能并不方便，那些独自照顾小孩和宠物的患者可能会认为这无法实现，并因此选择其他的治疗方法。

## 六、甲状腺切除术

对于那些觉得抗甲状腺药物治疗复发率（40%~80%）太高的患者，或认为RAI治疗后不好预测是否转变为甲减者，甲状腺全切术后立即开始左甲状腺素治疗是吸引人的第三种选择。以前只向具有某些临床特征，如妊娠、严重突眼、怀疑恶性或药物/RAI治疗失败的患者提供这一方案，现在患者对快速和完全治疗方案的偏好已经成为广泛接受的外科手术指征，使其成为Graves病的基本治疗方法。由于左甲状腺素比较容易获得，美国及其他一些国家，更倾向于行甲状腺全切术而不是甲状腺次全切除术，因为对于经验丰富的外科医生而言，全切术的并发症发生率与次全切除术类似，并且其复发率基本为零[12,37-39]。

对于尚无法获得左甲状腺素，以及缺乏经验丰富的甲状腺外科医生的国家和人群，甲状腺次全切除术可能是最妥当的外科治疗术式。甲状腺次全切除术在喉返神经入喉处周围的后方留下部分甲状腺组织（每侧2~3 g）。保留Berry韧带的喉返神经入喉处的甲状腺组织，从而降低在这一最脆弱部位神经受损的可能性。还可以保护甲状旁腺及其血供。理论上，残余的甲状腺应当功能正常，但很难准确估计患者个体需要多少甲状腺组织。一项研究报道甲状腺次全切除术较甲状腺全切术失血更多且住院时间更长，且超过70%的接受甲状腺次全切除术的患者由于剩余组织功能不足最终仍需要左甲状腺素替代治疗[38]。最近一项共3 242例患者，包含从1970—2012年4项随机对照试验和19项高质量的非随机对照研究的Meta分析发现：甲状腺次全切除术较甲状腺全切术后甲状腺功能亢进的复发率高10倍。但是，甲状腺全切术发生暂时和永久性甲状旁腺功能低下的概率确实较次全切更高。发生喉返神经麻痹的风险没有差异[40]。在另一项Meta分析中，只包含了2000年以后的4项随机试验，共674例患者，暂时性甲状旁腺功能低下的概率依旧较高，但甲状腺全切术发生永久性甲状旁腺功能减退的概率没有升高[41]。一些术后暂时性的低钙血症可以归因于Graves病本身在钙的代谢中起作用，一项近期的研究建议提前使用碳酸钙治疗可以降低术后阶段症状性低钙血症的发生率[42]。

Graves病中甲状腺潜在的炎症使其比其他适应证（如非毒性结节性甲状腺肿）的甲状腺切除术更具技术挑战性[43]。正如已被多种外科手术所证明的那样，甲状腺切除术的切除体积和临床并发症存在正相关的关系。美国针对住院患者医疗成本和利用率（HCUP-NIS）的一项大型分析中，对于高产的外科医生（定义为年甲状腺手术量超过100台）而言，为Graves病患者施行甲状腺切除术时手术并发症的发生并未升高。而对于低手术量和中间量的外科医生而言，Graves病术后出现低钙血症和声带麻痹的概率较其他良性或恶性甲状腺疾病分别提高了39%和34%[25]。内分泌外科的职位计划将继续增长，特别是在学术性的中心机构[44]，并且随着获得学习训练有素，高产的内分泌外科医生的机会不断增多，青睐这一快速而有效治疗方式的患者可以更加安全地，并通过相对更小的切口来实现该手术（图8.4）。

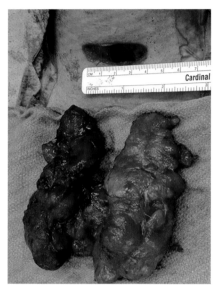

图8.4　外科甲状腺切除术（原图，Dawn Elfenbein）

　　GD甲状腺切除术与其他指征如癌症或结节所行的甲状腺切除术在技术方面并没有区别，但腺体的脆性和丰富的血管会使手术难度加大。为Graves病患者施行手术时牢记一些要点可以减少手术并发症和复发的概率。在任何类型甲状腺功能亢进的患者中，要警惕锥体叶的存在，并需要将其全部切除，以降低患者的复发风险。甲状腺腺体的炎症会使甲状旁腺难以辨识，它们可能紧密粘连在甲状腺上，Graves病甲状腺血管总体密度增高使得甲状旁腺的血供难以辨识和保护，特别是下甲状旁腺解剖位置的变异性较大。在切除甲状腺之后，应当仔细检查以确保甲状旁腺没有被意外切除，如果甲状旁腺被非故意切除或其血供遭到破坏，则应在手术结束前将甲状旁腺行自体移植。最后，一个精明的外科医生应当与麻醉团队就甲状腺危象及其表现（如心动过速）进行沟通，并在发生这一情况时协助其进行妥善的处理。最好对有需要的患者立即使用可获得的药物（比如起效较快的β阻滞药——艾司洛尔，以及类固醇激素）。

## 七、特别注意事项

Graves病的外科手术治疗作为非复杂疾病患者的一个可行的一线治疗方案，确实正在受到越来越多的关注，对于伴随某些临床特征的患者，手术具备的一些明显的优势正使其成为治疗的首选。Graves病伴怀疑恶性结节病变的患者应行手术以明确诊断。甲状腺结节十分常见，美国甲状腺协会（ATA）建议无论患者是否诊断为Graves病，对于甲状腺结节的处理都应是相同的。任何尺寸>1 cm的结节（在体检、超声发现，或碘摄取扫描中的冷结节）应当行细针穿刺以取材活检[2]。大部分Graves病状态下的结节都是良性的[45]，但细胞学活检为Bethesda 4（滤泡增生）、Bethesda 5（怀疑恶性）、Bethesda 6（恶性）的患者应当行手术而不是药物或RAI治疗，并且强烈建议Bethesda 3（非特异性增生的滤泡样病变）的患者应当行手术治疗。甲状腺功能正常时，对于Bethesda 4—Bethesda 5的患者建议行单侧腺叶切除，而对于Bethesda 3病变的患者一般建议在至少6周的时间后再次行活检[46]。但是，单侧腺叶切除术或重复活检的这些指南，并不适用于伴有潜在甲状腺功能亢进症并有机会接触高产甲状腺外科医生的患者，因为甲状腺全切术可彻底治疗GD并为诊断提供足够的组织。GD伴甲状腺弥漫性增大或良性结节引起压迫症状的患者应当行手术治疗，因为它可最快速地解决这两个问题。

计划怀孕的妇女，应优先考虑手术治疗，原因如下。甲巯咪唑有致畸性，不应该在妊娠早期使用，对于试图怀孕的女性来说，该药的使用是禁忌的。丙硫氧嘧啶（PTU）可在孕早期使用，但受精是不确定事件，特别是对于甲状腺功能亢进的妇女，所以治疗期可能会比较长。RAI治疗后4~6个月不应试图受孕，这段时间对于一些女性而言太久而不能被接受。而且，众所周知RAI治疗后1年内循环系统内自身抗体水平显著升高（图8.3，来自参考文献[47]）。循环中的甲状腺自身抗体与孕期母体及胎儿的一些并发症相关，包括先兆子痫、胎盘早剥、新生儿甲状腺功能障碍[48]。

对于希望怀孕的妇女，由经验丰富的外科医生施行的甲状腺切除术与抗甲状腺药物一样能有效地降低血清自身抗体，并在治疗时间上更加确定，许多经历过生活压力的女性可能会觉得这很有吸引力。在妊娠期间诊断为Graves病的女性通常应接受抗甲状腺药物治疗（早期阶段使用PTU，后期甲巯咪唑），除非她们既往对药物存在严重反应。甲状腺切除术与其他手术一样，可增加妊娠早期流产和妊娠晚期早产的概率，故如果可能的话，妊娠中期是较好的外科手术时机。

正如本章前文所述，患严重突眼及眼病合并吸烟的患者在RAI期间眼部病变有加重的可能[12]，ATA指南建议中至重度的活动性突眼或眼病视力受损的患者应当用抗甲状腺药物或手术治疗[2]，最后一类值得外科治疗特别关注的人群是患GD的儿童。可以用一整章的篇幅来讲述儿童GD，但在这里，仅讨论一些儿童特有的问题。对于所有类型的放射线而言，生长发育期的儿童较成年人对放射线的不良反应更加敏感，而且他们的体型更加难以计算合适的[131]I剂量。此外，虽然还没有精确的剂量测定研究，但似乎仅基于体重计算的同等剂量[131]I，与年龄较大的儿童和成人相比，年龄较小的儿童暴露的总辐射量要大[2]。对抗甲状腺药物而言，治疗周期尚无共识，并且年幼儿童的缓解率似乎较成人低[2]。虽然家长会极度担心，但对于经验丰富的甲状腺外科医生来说，手术通常是安全和有效的治疗选择[49]。与成年人一样，选择对于儿童患者最佳的治疗方案应高度个性化，同时让患者和医护人员参与其中[50]。

## 八、经费、生活质量及护理获得问题

唯一一项针对Graves病的3种治疗方法进行随机对照试验，是来自瑞典研究组所做的一项随访分析，观察不同治疗方法对患者生活质量和经济影响[51]。他们考虑了初始治疗的经费（RAI、手术或18个月的抗甲状腺药物治疗）以及复发费用和7年内重复治疗的次数。外科组前期成本大约比药物组和RAI组高2.5倍。然而，如果将大约50%药物治疗失败患者的复发率和二次治疗的成本考虑在内，外科手术仅为药物治疗成本的1.3倍。这项研究中对所使用的成本-效益分析方法进行了适当的简化并建立在假设二次治疗经费的基础上，他们首次证明了手术方法较高的初始成本可以被其较低的复发率和不需要太频繁的长期随访所大量抵消。3组患者都对他们的治疗方法感到满意，而在满意度及患者是否会向朋友推荐他们的疗法方面，3种治疗选择方案之间没有明显差异[51]。

继该项试验之后，一些研究组也进行了成本-效益分析。来自波士顿的一个研究组使用决策树模型，该模型基于所有患者都接受18个月的抗甲状腺药物的初始治疗方案。该模型假设药物治疗有50%的失败率，并假设患者会选择继续服用药物，接受RAI，或接受甲状腺全切手术，同时作者以已发表和常规认可的每种治疗方法的并发症和失败发生率为假设。成本是使用一家大型城市医院的实际医疗保险报销进行计算的，以质量调整生命年（QALY）衡量结果。作者得出结论，认为RAI是成本最低的治疗方法，但是QALY最低。虽然甲状腺全切术增加了额外的成本，但是QALY最高，使它成为抗甲状腺药物治疗失败后成本-效益最高的Graves病治疗方法[52]。这项研究因在计算时使用已发表的多发性结节性甲状腺肿的并发症发生率，而没有考虑到Graves病术后低钙血症的发生率较高的情况而被诟病。Hughes等报道Graves病术后需要钙剂补充治疗的患者数量为甲状腺多发性结节的2倍（57%比34%），而且该治疗增加的经费可能会改变对成本-效益研究的理解[53]。其他的研究组报道的低钙血症发生率要低得多，类似于其他指征所行甲状腺切除术的发生率[10-11]，他们更加强调外科医生追踪自己手术预后的重要性，并在术前与患者就这些问题进行坦率的讨论。

澳大利亚的一组外科医生调查了63位因Graves病接受外科手术的患者，发现大约1/3的患者并没有特异性的手术指征，如合并甲状腺结节或严重的突眼。几乎所有患者（88%）都对选择手术治疗感到满意[54]。丹麦的Watt等为良性甲状腺病变的患者开发了一套疾病特异性生活质量问卷（ThyPRO评分）[55]，将其发给在贝尔格莱德接受甲状腺切除术的31名Graves病患者和28名毒性结节性甲状腺肿的患者。作者报道Graves病的患者手术前ThyPRO评分较低，但手术后所有的测量领域显著改善[56]。这一工具尚未应用于比较Graves病的3种治疗方法治疗后的生活质量改善是否存在差异。

医疗保健差异可能存在于Graves病的处理当中，需要进一步的数据来更好地辨别这种差距，并确定有效的策略，以减少或消除基于社会经济地位的差距。克利夫兰的Jin等发现，1999—2009年期间，在他们机构因Graves病行手术治疗的99例患者较药物治疗的535例患者的中位收入水平低，而且往往没有保险[57]。我们自己的机构也发现社会经济地位较低的Graves患者，更加容易出现手术治疗指征，例如巨大结节或严重的突眼，这表明所有患者都需要高质量的外科治疗[58]。

## 九、围手术期管理策略

### （一）碘化钾

Lugol's液是碘和钾的水溶液，曾被用于甲状腺功能亢进症的治疗。服用大剂量的碘可引发Wolff-Chaikoff效应的自身免疫级联反应，抑制甲状腺内碘的氧化，减少甲状腺素的合成与释放。它还可以减少甲状腺内的血管分布，使得甲状腺切除术中的失血量减少，因此，ATA建议使用甲巯咪唑令患者甲状腺功能恢复正常后，患者应在手术前服用该药物。但是，最近的文章报道，对于经验丰富的外科医生而言，术前未服用Lugol's液的患者手术效果是类似的[59]。个人经验发现，虽然术前服Lugol's液的Graves病患者手术当中甲状腺血管较少，但甲状腺似乎更易碎，难以抓持和操作，有可能导致更加难以切除。甲状腺术中的出血几乎总是极少的，需要输血的出血情况非常罕见，故是否使用这一能够减少出血量，但有可能需要以手术难度增加为代价的药物还需要更多的调查研究。

### （二）手术前用药

甲状腺危象是甲状腺功能亢进症患者急性失代偿引起多器官功能障碍危及生命的状况[60]。这可能在甲亢患者出现创伤或其他与甲状腺无关的严重疾病时发生，也可能在未经治疗的甲亢患者在行甲状腺切除术时诱发。虽然这一情况罕见，但是大部分的外科医生和麻醉师仍希望患者在手术全身麻醉诱导前临床和生化上达到甲状腺功能正常的状态，ATA官方建议手术前使用甲巯咪唑治疗[2]。然而，在纳什维尔的一项大型研究中，虽然几乎所有的患者都提前使用了甲巯咪唑进行治疗，但是手术时165名患者中仍有42%存在甲状腺功能亢进（被定义为T3和T4升高，因为TSH的水平可滞后于激素水平）。唯一的区别是中度或重度甲状腺功能亢进症的患者可能需要术中β-阻滞药治疗，但这些患者并发症的发生率并未升高[61]。在手术量大的中心，外科医生和麻醉师都能妥当地进行甲状腺功能亢进症患者的术中处理，即使经术前抗甲状腺药物治疗后患者仍存在甲状腺功能亢进，但此时甲状腺切除术似乎是安全的。

一些患者对抗甲状腺药物有严重反应，或者其他急性表现如新发的快速心房颤动，这些不良反应将持续数周时间。在这些情况下，β受体阻滞药可能适合代替甲巯咪唑进行对症治疗。此外，有症状的甲状腺功能亢进的老年患者、合并心血管疾病的患者或静息心率超过90次/分的患者，除使用甲巯咪唑外，还应增加β-阻滞药物以更快地降低心率和血压、减少震颤、减轻情绪不稳定及烦躁。剂量较大时，β受体阻滞药还可以降低外周T4转化为活性T3[2]。普萘洛尔是这种情况下最常使用的药物，用量范围可以为10~40 mg，每日3次或每日4次，应当从低剂量开始，逐步增加剂量以缓解症状。普萘洛尔为非选择性β受体阻滞药，故因哮喘或其他梗阻性肺部疾病导致中到重度支气管痉挛的患者可能不能很好地耐受。这些患者可以更好地耐受阿替洛尔和美托洛尔。β受体阻滞药术后应缓慢减量，不应突然停药。浓度峰的持续时间取决于手术时甲状腺功能亢进症的程度，手术时甲状腺功能正常的患者可能比那些仍为甲亢状态的患者波峰更快到来。对于甲状腺功能正常患者，我们通常在手术后将β受体阻滞药的剂量减半，持续1周，然后在下一周再次减半，术后2周完全停药。

虽然术前可以使用Lugol's液来减少手术中甲状腺的血管分布，但甲状腺毒症的患者给予该药时应当慎重。明显甲状腺功能亢进的患者可能会将最开始服用的过量碘作为合成甲状腺激素的底物，而非抑制其合成，所以对于无法事先服用抗甲状腺药物的患者通常不建议使用该药物[62]。在有明显甲状腺毒症的患者中，高剂量的糖皮质激素可用于降低外周T4转化为活性T3。甲状腺毒症明显的患者也可以在手术前3 d连续给予氢化可的松100 mg，每8小时1次，或地塞米松2 mg，每6小时1次，进行快速术前准备[62]。

Graves病患者钙代谢的基线发生了改变，而且不断证明GD患者甲状腺切除术后暂时性低钙血症的发生率较其他疾病的患者要高。GD甲状腺功能亢进状态似乎改变了患者的钙/PTH调定点，而且他们对低钙血症的反应性PTH释放增加[63]。由于事先存在钙调节异常，Oltmann等认为术前用碳酸氢钙治疗可以使Graves病患者术后发生症状性低钙血症的时间缩短。在这项含83名患者，周期长达9个月的研究中，术前给予碳酸钙（1 000 mg/次，每日3次）治疗2周的患者，术后钙水平较高（8.6 mg/dL *vs.* 8.3 mg/dL），并且与术前未服用钙剂的患者相比，更少诉及麻木和刺痛（9% *vs.* 26%）[42]。虽然这是一个小型的非随机性的试验，但该低成本、低风险的干预措施可以减少手术后的症状，应当考虑应用于所有行甲状腺切除术的GD患者身上。

### （三）神经监测

虽然已得到广泛的研究[64-66]，但尚未证实在甲状腺切除术中使用喉返神经监测可以降低永久性神经损伤的发生率。最近发表的一篇关于术中神经监测的Meta分析报道称使用神经监测可以降低暂时性神经麻痹的概率[66]，但是研究这一现象具有难度。神经损伤的总体风险较低，故试验样本必须很大，才能发现结果的显著差异，并且外科医生使用监测器的方式存在很大的不同，因此很难对研究进行解释和比较。

喉返神经损伤一般不是由明显的神经横断引起的，而是由肉眼无法辨别的拉伸或牵引损伤引起的。神经监测仪可以探及这些类型的损伤。常规使用神经监测仪的外科医生普遍认同的观点是：神经监测信号消失可以提醒外科医生考虑在切除单侧甲状腺腺叶后中止手术，防止潜在双侧神经损伤引起的严重并发症。由于大部分该类型的损伤都是暂时性的，一旦神经恢复，就可完成甲状腺切除术。不经常使用神经监测仪的外科医生认为，通过信号消失确定的暂时性神经损伤通常很快就可以恢复，为此放弃操作并让患者进行二次手术是不正确的方法。最近的一项研究报告称，在16例术中丢失信号的研究对象中，15例在平均20.2分钟内恢复了信号，其中仅有3例发生了暂时性声带功能障碍[67]。

如今甲状腺切除术中使用的大部分神经监测系统为间歇性刺激，即它们需要外科医生停止手术，拿起刺激神经的装置接触喉返神经或迷走神经，然后听声音或在监视器上寻找信号波的波峰。缺点是该类系统只能在损伤发生后才能将其鉴别出来。一个理想的神经监测系统应当在损伤发生之前即提醒外科医生，这样医生才能停止正在进行的操作并避免神经受到损伤。有一种在手术全过程中持续刺激迷走神经的设备，最近的一项研究报道称该设备能可靠地提示即将发生的神经损伤，并使外科医生采取纠正措施以避免损伤[68]。

这种类型的监测器还没有进行严格的测试和成本效益分析，而且关于神经监测器的使用方面还没有达共识。外科医生必须自己决定它是否为一种有用的辅助工具，有一些外科医生在行复杂或再次手术时选择使用监测仪。掌握监测仪的使用过程存在学习曲线，而且使用者需要有排除器械故障的能力。经常使用监测仪的外科医生可能具有以下优势：可以处理常规情况下导致假阳性信号损失的问题（气管内插管位置、机器设置改变、地线错接等）。在常规病例中克服这种学习曲线，可以在更具挑战性的情况下使用监测器提供一些信心，它可以在充满瘢痕组织的术野中帮助识别神经，而对于仅在困难病例中使用神经监测仪的外科医生来说，信号消失是提示真正的神经损伤还是机械故障或许不太自信。

### （四）术后左甲状腺素

如果患者在行甲状腺切除术时甲状腺功能正常，可以在手术后第1天开始使用左甲状腺素。外科手术较RAI的一个明显的优势即患者术后自身停止产生甲状腺激素的准确时间是明确的，可以准确到分钟，而且只要立即开始左甲状腺素治疗，患者理论上应当不会经历甲状腺功能低下的阶段。左甲状腺素通常依据体重定量，但我们发现简单以体重为基础的计算会高估肥胖患者的甲状腺素需要量，并低估体重较轻患者的需要量。基于体重指数（BMI）为基础的算法，似乎可以更准确地为甲状腺切除术后患者计算需要的左甲状腺素剂量[69]。对于行甲状腺切除术时甲状腺功能亢进的患者——通过甲亢的临床症状表现和/或T4和T3水平，而不是简单的依靠TSH水平的降低，因其可以滞后于其他实验室检测值数周——外科医生会让患者术后5 d开始服用左甲状腺素，因为T4的半衰期是5~7 d，待一个半衰期后，循环中T4水平处于下降期时开始服用左甲状腺素是合适的。

为确定患者的左甲状腺素剂量是否合适，术后6~8周应当检查血清TSH和T4。这种时间滞后可以使残余的甲状腺激素完全代谢清除，并使得实验室检查能准确反映所选择的左甲状腺素剂量。由于TSH改变可能滞后于游离左甲状腺素1~2个月，建议对于这类人群除TSH外还要检测T4水平。6个星期内行实验室检查可能难以解释，应予以避免，除非患者有明显的甲状腺功能亢进或功能减退的表现。虽然甲状腺功能亢进症引起的震颤、焦虑与其他明显的症状令人非常不舒服，但患者实际上可以很好地耐受轻度的甲状腺功能亢进，而且一些患者可能会感到精力充沛，即使不锻炼也可保持身材苗条。有经验的外科医生应该认识到，许多患有Graves病的患者在手术前可能已经患有轻度的甲状腺功能亢进症，并且已经适应了这种新的状态。手术后，如果患者TSH位于正常高值，他们可能会感到疲倦或体重增加，而稍微降低TSH（通常约为1 mIU/L）对这些患者而言可能是最好的。

## 十、结论

对于Graves病患者而言，由经验丰富的外科医生施行的甲状腺全切手术，并发症少，复发率低，因此手术治疗正在成为被广泛接受的一线治疗方案。由于存在3种同样有效的Graves病治疗方法，因此长期以来，患者的偏好都一直被认为是决定选择哪种治疗方案的重要因素。最终，患者需要自己权衡治疗方案的风险和收益，但治疗这一疾病的医疗人员有义务了解每种治疗方案的最新知识，并让患者充分知晓。

# 参考文献

[1] Brent GA. Clinical practice. Graves' disease[J]. N Engl J Med, 2008, 358(24): 2594-605.

[2] Bahn RS, Burch HB, Cooper DS, Garber JR, Greenlee MC, Klein I, et al. Hyperthyroidism and other causes of thyrotoxicosis: management guidelines of the American Thyroid Association and American Association of Clinical Endocrinologists[J]. Endocr Pract, 2011, 17(3): 456-520.

[3] McGrogan A, Seaman HE, Wright JW, De Vries CS. The incidence of autoimmune thyroid disease: a systematic review of the literature[J]. Clin Endocrinol, 2008, 69(5): 687-696.

[4] Ryodi E, Salmi J, Jaatinen P, Huhtala H, Saaristo R, Valimaki M, et al. Cardiovascular morbidity and mortality in surgically treated hyperthyroidism—a nationwide cohort study with a long-term follow-up[J]. Clin Endocrinol, 2014, 80(5): 743-750.

[5] Brandt F, Thvilum M, Almind D, Christensen K, Green A, Hegedus L, et al. Morbidity before and after the diagnosis of hyperthyroidism: a nationwide register-based study[J]. PLoS One, 2013, 8(6): e66711.

[6] Brandt F, Thvilum M, Almind D, Christensen K, Green A, Hegedus L, et al. Hyperthyroidism and psychiatric morbidity: evidence from a Danish nationwide register study[J]. Eur J Endocrinol, 2014, 170(2): 341-348.

[7] Hiromatsu Y, Eguchi H, Tani J, Kasaoka M, Teshima Y. Graves' ophthalmopathy: epidemiology and natural history[J]. Intern Med (Tokyo Japan), 2014, 53(5): 353-360.

[8] Torring O, Tallstedt L, Wallin G, Lundell G, Ljunggren JG, Taube A, et al. Graves' hyperthyroidism: treatment with antithyroid drugs, surgery, or radioiodine-a prospective, randomized study. Thyroid Study Group[J]. J Clin Endocrinol Metabol, 1996, 81(8): 2986-2993.

[9] Burch HB, Burman KD, Cooper DS. A 2011 survey of clinical practice patterns in the management of Graves' disease[J]. J Clin Endocrinol Metab, 2012, 97(12): 4549-4558.

[10] Liu J, Bargren A, Schaefer S, Chen H, Sippel RS. Total thyroidectomy: a safe and effective treatment for Graves' disease[J]. J Surg Res, 2011, 168(1): 1-4.

[11] Welch KC, McHenry CR. Total thyroidectomy: is morbidity higher for Graves' disease than nontoxic goiter[J]? J Surg Res, 2011, 170(1): 96-99.

[12] Yip J, Lang BH, Lo CY. Changing trend in surgical indication and management for Graves' disease[J]. Am J Surg, 2012, 203(2): 162-167.

[13] Genovese BM, Noureldine SI, Gleeson EM, Tufano RP, Kandil E. What is the best definitive treatment for Graves' disease? A systematic review of the existing literature[J]. Ann Surg Oncol, 2013, 20(2): 660-667.

[14] Snyder S, Govednik C, Lairmore T, Jiang DS, Song J. Total thyroidectomy as primary definitive treatment for Graves' hyperthyroidism[J]. Am Surg, 2013, 79(12): 1283-1288.

[15] Weetman AP. Grave's disease 1835-2002[J]. Horm Res. 2003, 59 Suppl 1: 114-118.

[16] Tomer Y, Huber A. The etiology of autoimmune thyroid disease: a story of genes and environment[J]. J Autoimmun, 2009, 32(3-4): 231-239.

[17] Sundaresh V, Brito JP, Wang Z, Prokop LJ, Stan MN, Murad MH, et al. Comparative effectiveness of therapies for Graves' hyperthyroidism: a systematic review and network meta-

analysis[J]. J Clin Endocrinol Metabol, 2013, 98(9): 3671-3677.

[18] Schussler-Fiorenza CM, Bruns CM, Chen H. The surgical management of Graves' disease[J]. J Surg Res, 2006, 133(2): 207-214.

[19] Institute of Medicine Committee on Quality of Health Care in A. Crossing the Quality Chasm: A New Health System for the 21st Century. Washington (DC): National Academies Press (US) Copyright 2001 by the National Academy of Sciences[J]. All rights reserved.; 2001.

[20] Rosenthal MS. Patient misconceptions and ethical challenges in radioactive iodine scanning and therapy[J]. J Nucl Med Technol, 2006, 34(3): 143-150.

[21] Calais PJ, Page AC, Turner JH. Management of fear of radiation exposure in carers of outpatients treated with iodine-131[J]. Ann Nucl Med, 2012, 26(6): 508-514.

[22] Bahn RS, Burch HS, Cooper DS, Garber JR, Greenlee CM, Klein IL, et al. The role of propylthiouracil in the management of Graves' disease in adults: report of a meeting jointly sponsored by the American Thyroid Association and the Food and Drug Administration[J]. Thyroid, 2009, 19(7): 673-674.

[23] Glinoer D, Cooper DS. The propylthiouracil dilemma[J]. Curr Opin Endocrinol Diabetes Obes, 2012, 19(5): 402-407.

[24] Wang TS. Endocrine surgery[J]. Am J Surg, 2011, 202(3): 369-371.

[25] Kandil E, Noureldine SI, Abbas A, Tufano RP. The impact of surgical volume on patient outcomes following thyroid surgery[J]. Surgery, 2013, 154(6): 1346-52; discussion 52-53.

[26] Administration USFaD. Information for Healthcare Professionals—Propylthiouracil-Induced Liver Failure[EB/OL]. Available at: http://www.fda.gov/Drugs/DrugSafety/Post mark etDrugSafetyInformationforPatientsandProviders/DrugSafetyInformationforHeathcare Professionals/ucm162701.htm2009 [cited 2014 August 22]. Available from: http://www. fda.gov/Drugs/DrugSafety/PostmarketDrugSafety InformationforPatientsandProviders/ DrugSafety InformationforHeathcareProfessionals/ucm162701. htm.

[27] Liu M, Jing D, Hu J, Yin S. Predictive factors of out- comes in personalized radioactive iodine (131I) treatment for Graves' disease[J]. Am J Med Sci, 2014, 348: 288-293.

[28] Alexander EK, Larsen PR. High dose of (131)I therapy for the treatment of hyperthyroidism caused by Graves' disease[J]. J Clin Endocrinol Metab, 2002, 87(3): 1073-1077.

[29] Schneider DF, Sonderman PE, Jones MF, Ojomo KA, Chen H, Jaume JC, et al. Failure of radioactive Iodine in the treatment of hyperthyroidism[J]. Ann Surg Oncol, 2014, 21(13): 4174-4180.

[30] Ross DS. Radioiodine therapy for hyperthyroidism[J]. N Engl J Med, 2011, 364(6): 542-550.

[31] Sisson JC, Freitas J, McDougall IR, Dauer LT, Hurley JR, Brierley JD, et al. Radiation safety in the treatment of patients with thyroid diseases by radioiodine 131I: practice recommendations of the American Thyroid Association[J]. Thyroid, 2011, 21(4): 335-346.

[32] Metso S, Auvinen A, Huhtala H, Salmi J, Oksala H, Jaatinen P. Increased cancer incidence after radioiodine treatment for hyperthyroidism[J]. Cancer, 2007, 109(10): 1972-1979.

[33] Metso S, Auvinen A, Salmi J, Huhtala H, Jaatinen P. Increased long-term cardiovascular morbidity among patients treated with radioactive iodine for hyperthyroidism[J]. Clin Endocrinol, 2008, 68(3): 450-457.

[34] Ponto KA, Zang S, Kahaly GJ. The tale of radioiodine and Graves' orbitopathy[J]. Thyroid,

2010,20(7):785-793.

[35]　Metso S, Jaatinen P, Huhtala H, Luukkaala T, Oksala H, Salmi J. Long-term follow-up study of radioiodine treatment of hyperthyroidism[J]. Clin Endocrinol, 2004, 61(5): 641-648.

[36]　Aydogan F, Ayhan Tuzcu E, Aydogan A, Akkucuk S, Coskun M, Ustun I, et al. Effect of radioactive iodine therapy on lacrimal gland functions in patients with hyperthyroidism[J]. Clin Nucl Med, 2014, 39(4): 315-318.

[37]　Wilhelm SM, McHenry CR. Total thyroidectomy is superior to subtotal thyroidectomy for management of Graves' disease in the United States[J]. World J Surg, 2010, 34(6): 1261-1264.

[38]　Ku CF, Lo CY, Chan WF, Kung AW, Lam KS. Total thyroidectomy replaces subtotal thyroidectomy as the preferred surgical treatment for Graves' disease[J]. ANZ J Surg, 2005, 75(7): 528-531.

[39]　Stalberg P, Svensson A, Hessman O, Akerstrom G, Hellman P. Surgical treatment of Graves' disease: evidence-based approach[J]. World J Surg, 2008, 32(7): 1269-1277.

[40]　Feroci F, Rettori M, Borrelli A, Coppola A, Castagnoli A, Perigli G, et al. A systematic review and meta- analysis of total thyroidectomy versus bilateral subtotal thyroidectomy for Graves' disease[J]. Surgery, 2014, 155(3): 529-540.

[41]　Guo Z, Yu P, Liu Z, Si Y, Jin M. Total thyroidectomy vs bilateral subtotal thyroidectomy in patients with Graves' diseases: a meta-analysis of randomized clinical trials[J]. Clin Endocrinol, 2013, 79(5): 739-746.

[42]　Oltmann SC, Brekke AV, Schneider DF, Schaefer SC, Chen H, Sippel RS. Preventing postoperative hypocalcemia in patients with Graves disease: a prospective study[J]. Ann Surg Oncol, 2015, 22(3): 95208.

[43]　Mok VM, Oltmann SC, Chen H, Sippel RS, Schneider DF. Identifying predictors of a difficult thyroidectomy[J]. J Surg Res, 2014, 190(1): 157-163.

[44]　Shin JJ, Milas M, Mitchell J, Berber E, Gutnick J, Siperstein A. The endocrine surgery job market: a survey of fellows, department chairs, and surgery recruiters[J]. J Surg Educ, 2013, 70(3): 377-383.

[45]　Sahin M, Guvener ND, Ozer F, Sengul A, Ertugrul D, Tutuncu NB. Thyroid cancer in hyperthyroidism: incidence rates and value of ultrasound-guided fine-needle aspiration biopsy in this patient group[J]. J Endocrinol Investig, 2005, 28(9): 815-818.

[46]　Cibas ES, Ali SZ. The Bethesda system for reporting thyroid cytopathology[J]. Thyroid, 2009, 19(11): 1159-1165.

[47]　Laurberg P, Wallin G, Tallstedt L, Abraham-Nordling M, Lundell G, Tørring O. TSH-receptor autoimmunity in Graves' disease after therapy with anti-thyroid drugs, surgery, or radioiodine: a 5-year prospective randomized study[J]. Eur J Endocrinol, 2008, 158(1): 69-75.

[48]　Nor Azlin MI, Bakin YD, Mustafa N, Wahab NA, Johari MJ, Kamarudin NA, et al. Thyroid autoantibodies and associated complications during preg- nancy[J]. J Obstet Gynaecol, 2010, 30(7): 675-678.

[49]　Peroni E, Angiolini MR, Vigone MC, Mari G, Chiumello G, Beretta E, et al. Surgical management of pediatric Graves' disease: an effective definitive treatment[J]. Pediatr Surg Int, 2012, 28(6): 609-614.

[50] Rivkees SA. Pediatric Graves' disease: controversies in management[J]. Horm Res Paediatr, 2010, 74(5): 305-311.

[51] Ljunggren JG, Torring O, Wallin G, Taube A, Tallstedt L, Hamberger B, et al. Quality of life aspects and costs in treatment of Graves' hyperthyroidism with antithyroid drugs, surgery, or radioiodine: results from a prospective, randomized study[J]. Thyroid, 1998, 8(8): 653-659.

[52] In H, Pearce EN, Wong AK, Burgess JF, McAneny DB, Rosen JE. Treatment options for Graves disease: a cost-effectiveness analysis[J]. J Am Coll Surg, 2009, 209(2): 170-179. e1-e2.

[53] Hughes OR, Scott-Coombes DM. Hypocalcaemia following thyroidectomy for treatment of Graves' disease: implications for patient management and cost- effectiveness[J]. J Laryngol Otol, 2011, 125(8): 849-852.

[54] Grodski S, Stalberg P, Robinson BG, Delbridge LW. Surgery versus radioiodine therapy as definitive management for graves' disease: the role of patient preference[J]. Thyroid, 2007, 17(2): 157-160.

[55] Watt T, Hegedus L, Groenvold M, Bjorner JB, Rasmussen AK, Bonnema SJ, et al. Validity and reliability of the novel thyroid-specific quality of life questionnaire, ThyPRO[J]. Eur J Endocrinol, 2010, 162(1): 161-167.

[56] Bukvic B, Zivaljevic V, Sipetic S, Diklic A, Tausanovic K, Stojanovic D, et al. Improved quality of life in hyperthyroidism patients after surgery[J]. J Surg Res, 2015, 193(2): 724-730.

[57] Jin J, Sandoval V, Lawless ME, Sehgal AR, McHenry CR. Disparity in the management of Graves' disease observed at an urban county hospital: a decade-long experience[J]. Am J Surg, 2012, 204(2): 199-202.

[58] Elfenbein DM, Schneider DF, Havelna J, Chen H, Sippel RS. Clinical and socioeconomic factors influence treatment decisions in Graves' disease[J]. Ann Surg Oncol, 2015, 22(4): 1196-9.61.

[59] Shinall Jr MC, Broome JT, Baker A, Solorzano CC. Is potassium iodide solution necessary before total thyroidectomy for Graves disease[J]? Ann Surg Oncol, 2013, 20(9): 2964-2967.

[60] Akamizu T, Satoh T, Isozaki O, Suzuki A, Wakino S, Iburi T, et al. Diagnostic criteria and clinico- epidemiological features of thyroid storm based on a nationwide survey[J]. Thyroid, 2012, 22(7): 661-679.

[61] Shinall Jr MC, Broome JT, Nookala R, Shinall JB, Kiernan C, Parks 3rd L, et al. Total thyroidectomy for Graves' disease: compliance with American Thyroid Association guidelines may not always be necessary[J]. Surgery, 2013, 154(5): 1009-1015.

[62] Langley RW, Burch HB. Perioperative management of the thyrotoxic patient[J]. Endocrinol Metab Clin N Am, 2003, 32(2): 519-534.

[63] Annerbo M, Hultin H, Stalberg P, Hellman P. Left- shifted relation between calcium and parathyroid hormone in Graves' disease[J]. J Clin Endocrinol Metab, 2014, 99(2): 545-551.

[64] Sanabria A, Ramirez A, Kowalski LP, Silver CE, Shaha AR, Owen RP, et al. Neuromonitoring in thyroidectomy: a meta-analysis of effectiveness from randomized controlled trials. European archives of oto-rhino-laryn- gology: official journal of the European Federation of Oto-Rhino-Laryngological Societies (EUFOS): affili- ated with the German Society for Oto-Rhino- Laryngology[J]. Head Neck Surg, 2013, 270(8): 2175-2189.

[65] Dralle H, Sekulla C, Lorenz K, Brauckhoff M, Machens A. Intraoperative monitoring of the

recurrent laryngeal nerve in thyroid surgery[J]. World J Surg, 2008, 32(7): 1358-1366.

[66] Rulli F, Ambrogi V, Dionigi G, Amirhassankhani S, Mineo TC, Ottaviani F, et al. Meta-analysis of recurrent laryngeal nerve injury in thyroid surgery with or without intraoperative nerve monitoring[J]. Acta Otorhinolaryngol Ital, 2014, 34(4): 223-229.

[67] Sitges-Serra A, Fontane J, Duenas JP, Duque CS, Lorente L, Trillo L, et al. Prospective study on loss of signal on the first side during neuromonitoring of the recurrent laryngeal nerve in total thyroidectomy[J]. Br J Surg, 2013, 100(5): 662-666.

[68] Schneider R, Randolph GW, Sekulla C, Phelan E, Thanh PN, Bucher M, et al. Continuous intraoperative vagus nerve stimulation for identification of imminent recurrent laryngeal nerve injury[J]. Head Neck, 2013, 35(11): 1591-1598.

[69] Ojomo KA, Schneider DF, Reiher AE, Lai N, Schaefer S, Chen H, et al. Using body mass index to predict optimal thyroid dosing after thyroidectomy[J]. J Am Coll Surg, 2013, 216(3): 454-460.

[70] Watanabe N, Narimatsu H, Noh JY, Yamaguchi T, Kobayashi K, Kami M, et al. Antithyroid drug-induced hematopoietic damage: a retrospective cohort study of agranulocytosis and pancytopenia involving 50,385 patients with Graves' disease[J]. J Clin Endocrinol Metab, 2012, 97(1): E49-E53.

[71] Metso S, Jaatinen P, Huhtala H, Auvinen A, Oksala H, Salmi J. Increased cardiovascular and cancer mortality after radioiodine treatment for hyperthyroidism[J]. J Clin Endocrinol Metab, 2007, 92(6): 2190-2196.

译者：刘序，解放军南部战区总医院
审校：卢秀波，郑州大学第一附属医院
　　　樊玉霞，郑州大学第一附属医院

中国专家述评

# Graves病，外科手术的地位和时机

卢秀波[1]，顾玲[2]，樊玉霞[1]

[1]郑州大学第一附属医院；[2]湖北省仙桃市第一人民医院

Graves病（Graves disease，GD）是导致甲状腺功能亢进最常见的疾病，约占所有甲亢的85%[1]，且女性明显多于男性[2]。Graves病是一种自身免疫性疾病，是患者体内的促甲状腺激素（TSH）受体抗体（TRAb）刺激甲状腺细胞上的TSH受体，引起甲状腺激素生成和释放增多[3]，累及血液、心血管、肌肉、消化、生殖、神经和精神、眼睛等多个系统（器官）的临床综合征。目前，治疗Graves病传统的三种方法包括：抗甲状腺药物治疗、131I治疗和外科手术治疗。近年来，外科手术取得了快速发展，已逐步成为该病治疗的主流趋势。本章将突出强调外科手术在Graves病治疗中的重要地位以及讨论该类患者在围手术期的治疗方案。

## 一、Graves病的临床表现和诊断

Graves病在临床上以高代谢症候群、甲状腺弥漫性肿大、Graves眼病（Graves ophthalmopathy，GO）和胫前黏液水肿为特点，其典型症状表现为易激动或烦躁、失眠、心悸、乏力、怕热、多汗、消瘦、食欲亢进、手颤、大便次数增多或腹泻、女性月经稀少等，还可有畏光、流泪、视力下降、突眼、皮肤发红或瘙痒，下肢水肿，肌肉无力、萎缩或周期性麻痹等。Graves病的诊断标准为：①甲状腺毒症所致高代谢的症状和体征；②甲状腺弥漫性肿大（经体格检查和影像学检查证实），少数病例可以无甲状腺肿大；③血清TSH浓度降低，血清甲状腺激素（游离三碘甲状腺原氨酸、游离甲状腺素）浓度升高；④眼球突出和其他浸润性眼征；⑤胫前黏液性水肿；⑥TRAb或甲状腺刺激性抗体（TSAb）阳性；⑦甲状腺摄131I率增高或核素显像提示甲状腺摄取

功能增强。以上标准中，前3条为诊断必备条件，后4条可为进一步确定病因提供依据[4]。临床也存在Graves病引起的亚临床甲亢，表现为血清促甲状腺激素降低，而甲状腺激素水平正常，此类患者可以没有明显症状[5]。此外，在诊断Graves病时需注意与甲状腺炎、自主高功能腺瘤、多发性毒性结节性甲状腺肿、桥本甲亢等疾病所致的甲亢相鉴别。Graves病与甲状腺炎均有临床甲状腺毒症、甲状腺肿大和血清甲状腺激素水平升高表现，鉴别诊断主要依靠病史、体征、甲状腺摄$^{131}$I率和血清TRAb检测等，其中甲状腺摄$^{131}$I率明显降低为甲状腺炎的重要特点。如体检或其他影像学检查有明显甲状腺单发或多发结节，则考虑自主高功能腺瘤或多发性毒性结节性甲状腺肿的可能性大。甲状腺核素显像是鉴别诊断的重要依据之一，后两者在甲状腺核素显像中可呈单发或多发"热"结节表现。Graves病与桥本假性甲亢可通过甲状腺功能TRAb、甲状腺扫描、细针穿刺细胞学检查进行鉴别，实验室检查如血清甲状腺球蛋白抗体（TgAb）和甲状腺过氧化物酶抗体（TPOAb）等指标在后者可异常升高。部分Graves病患者同时伴有高滴度的TgAb和TPOAb，提示可能并存桥本甲状腺炎，也可称其为桥本甲亢（Hashitoxicosis）。

## 二、Graves病的治疗目标

　　Graves病是一种器官特异性自身免疫病，目前尚无对因治疗的方法。自20世纪50年代抗甲状腺药物-硫脲类药物问世，到随后Hamilton将$^{131}$I引入甲亢的治疗，抗甲状腺药物、$^{131}$I治疗及外科手术成为治疗Graves病的三种基本方法应用至今，已长达70多年。这些治疗方法的目的都是降低甲状腺激素水平，虽各有利弊，但适应证之间并无绝对界限，选择时要考虑多种因素，如医师的经验、技术和医疗条件，患者的年龄、病程、病情、甲状腺肿或眼病的情况、意愿、依从性和经济状况等，从而更好地为每名患者制定个体化的治疗方案。Graves病治疗的目标是维持甲状腺功能的正常，最大限度地降低甲状腺毒症致其他系统（器官）受累的风险，并适当治疗甲状腺外疾病，主要是眼病。当出现眼部症状时，应同时向眼科医师咨询。

## 三、抗甲状腺药物

　　抗甲状腺药物治疗不管在欧洲还是亚洲的许多国家仍然是Graves病的首选治疗方法。它的作用机制为抑制甲状腺激素合成，同时还具有阻断T4-T3转换、免疫抑制作用和诱导甲状腺内淋巴细胞凋亡等作用[6]。该治疗方法疗效肯定、方便经济、安全无创，且不导致永久性甲状腺功能减退（甲减），但疗程长、复发率高，可有肝损害、粒细胞减少等不良反应。其适用对象为所有甲亢尤其是病情轻，甲状腺轻、中度肿大的Graves病患者，年龄在20岁以下，或患有妊娠甲亢、或是年老体弱的患者。

临床上常用的抗甲状腺药物是甲巯咪唑和丙硫氧嘧啶，但丙硫氧嘧啶致死性、暴发性肝细胞坏死的不良反应限制了它的使用，它仅适用于不耐受甲巯咪唑、妊娠早期孕妇和甲状腺危象患者。甲巯咪唑同样也可以引起肝毒性，但它引起的肝功能损害以胆汁淤积为主，并且不会像丙硫氧嘧啶那样出现暴发性肝损伤。甲巯咪唑和丙硫氧嘧啶发生率相对较高且较严重的不良反应为粒细胞缺乏，其发生率约为0.4 %，常迅速发生，咽痛、发热是重要征象。如在使用MMI或PTU过程中出现粒细胞缺乏症或严重的不良反应，那是更换为另一种药物的绝对禁忌证，因为两种药物制剂的不良反应风险存在交叉[7]。狼疮样综合征（多血管炎）多见于长期服用丙硫氧嘧啶的女性患者，主要侵及肺、肾等多种脏器，并有发热、关节肌肉疼痛、皮疹、紫癜等。临床上对抗甲状腺药物的不良反应应予以高度关注，一般多发生在治疗的前几周至前几个月内。一旦发生严重不良反应应立即停药，因此不管服用哪一种药物，除了需定期复查甲状腺功能外，还需复查肝功能和血常规。

不管是甲巯咪唑还是丙硫氧嘧啶，两者停药后的复发风险均较高，主要发生在停药后3个月至1年内。对于复发的患者，有专家建议[131]I治疗或是手术治疗，也有专家建议继续长期甚至终身服用抗甲状腺药物[8]。

## 四、[131]I治疗

[131]I治疗甲亢已有70多年的历史，具有不良反应少、治疗效果较好、复发率低、费用较低、适用人群广等许多优点。国内外报道一次[131]I治疗后治愈率在>80%，总有效率在>90%，复发率在4%以下[9]。因此已被欧美发达国家广为接受，成为许多甲亢患者的首选治疗手段。由于发展水平和认识的差异，Graves病的[131]I治疗在各国各地区的接受程度存在明显差异。在我国，内分泌科医师仍对[131]I治疗甲亢持相对保守态度。

[131]I衰变时发射β射线，破坏甲状腺组织细胞，其在组织中的平均射程为1~2 mm，对甲状腺周围的组织器官几乎没有影响[10]。如给予适当剂量的[131]I，则可利用射线能量破坏掉部分甲状腺组织，使甲状腺功能恢复正常。[131]I治疗的疗效大约在2周后开始出现，治疗作用可持续2~3个月，甚至更长时间，一般3~6个月可对其疗效作出评价。[131]I在甲状腺以外的组织中分布很少，滞留时间短，所以常规治疗甲亢的[131]I用量对全身其他部位的辐射量很低。目前普遍认为[131]I治疗甲亢不影响生育能力、不会导致遗传损害、不会增加甲状腺癌、白血病及其他癌症的发病率，儿童和青少年其生育能力和后代生长情况与普通人群比较无明显差别。由于我国医师在甲亢治疗中主要秉持相对保守的治疗态度和尽可能追求甲状腺功能正常化的治疗理念，这使得我国[131]I治疗更趋于个体化、低剂量治疗。一般是根据甲状腺的重量、24 h摄碘率计算[131]I的剂量，再

根据患者年龄、甲状腺大小、病情严重程度、病程长短等因素酌情加减。但是，个体化、低剂量治疗虽可降低甲减的发生率，但也容易出现治疗剂量不足、延误甲亢缓解和甲亢复发率增高等问题[11]。近年来越来越多的学者主张使用剂量偏大，以便彻底控制甲亢，避免再次治疗。此外，也有人认为多次较小剂量治疗除了不易控制甲亢外，还易诱发甲状腺癌。而大剂量的[131]I治疗可以使那些严重甲亢患者的甲状腺功能状态在短期内得到迅速缓解[12]。[131]I治疗尤其适用于如下患者：①甲状腺肿大Ⅱ度以上；②对抗甲状腺药物过敏或出现其他不良反应；③抗甲状腺药物疗效差或多次复发；④有手术禁忌证或手术风险高；⑤病程较长，患者依从性差者；⑥老年患者（特别是有心血管疾病高危因素者）；⑦合并肝、肾功能损伤；⑧合并白细胞或血小板减少；⑨合并心脏病等。对于眼病，[131]I治疗一般不会导致浸润性突眼的发生，也不会使稳定的浸润性突眼恶化。2008年欧洲Graves眶病研究组发表的"共识声明"[13]支持[131]I治疗甲亢并发活动性Graves眼病患者时联合应用泼尼松，对非活动性Graves眼病患者可以只用[131]I治疗。但是对于患严重突眼及眼病合并吸烟的患者在[131]I治疗期间眼部病变有加重的可能[14]，这种情况下可以考虑抗甲状腺药物或手术治疗。

　　[131]I治疗 Graves 病的理想结局是甲亢的临床症状和体征消失，甲状腺功能恢复正常，但事实上接受[131]I治疗的大部分患者最终转变为甲状腺功能低下并需要终身服用左旋甲状腺激素。Graves病自发性甲减的发生率高达16%~20%，任何方法治疗都不可避免发生甲减，甲减出现后及时进行生理性替代，不会引起严重的消极后果，重要的是可迅速治愈Graves病，有利于青少年的正常发育，提高生活质量。目前，多数学者已将[131]I治疗后的甲减视为甲亢治愈，而不是其不良反应。少数患者[131]I治疗后可因放射性甲状腺炎出现疼痛病状，可持续数周，治疗可采用非甾体抗炎药，部分患者需用糖皮质激素缓解疼痛。[131]I治疗 Graves 病后需遵守辐射安全注意事项，并定期行血液检测以监测甲状腺功能。

## 五、甲状腺切除术

　　外科手术治疗Graves 病由Halsted在20世纪初首先施行，在1923年Plummer提倡用碘剂做术前准备后被世界上很多国家的外科医师所接受。随着外科技术及麻醉技术的不断完善和提高，手术并发症日趋减少，手术治疗逐渐成为Graves病的一种安全性高、效果确切的治疗方法。外科手术治疗Graves 病的适应证为：伴有压迫症状或巨大甲状腺肿（Ⅲ度以上的甲状腺肿大）；中重度甲亢，内科规律服药治疗效果不佳，或停药复发，或不能坚持服药者；对抗甲状腺药物有严重不良反应而不愿意接受[131]I治疗者；病变累及胸骨后；怀疑或已确诊合并甲状腺恶性肿瘤者；中度到重度活动性Graves眼病（GO）。

对于Graves的手术方式，国内外尚没有完全统一。目前我国指南推荐的甲亢手术方式有2种：一种是单侧全切除、对侧次全切除（即Dunhill术式，保留4~6 g甲状腺组织）；另一种是双侧甲状腺次全切除（每侧保留2~3 g甲状腺组织）。对于国内术式，其初衷是想让患者术后甲状腺功能刚好正常，也是为了减少术后甲状旁腺功能低下及喉返神经损伤的概率，但事实并非如此。国外有文献指出，双侧甲状腺全切除术后复发率几乎为0，而次全切除术后5年内疾病的复发率为8%[15]。同时，全切术与次全切术在术后并发症上并没有差异[16]。如果术后甲亢复发，再服用抗甲状腺药物仍然存在对肝肾功能损伤的严重不良反应；如选择再次手术切除残留腺体，只可能会增加手术并发症（主要是甲状旁腺功能低下及喉返神经损伤）的风险，而且患者最后也会甲减终身吃药；如追加131I治疗，患者最后有可能复发，也有可能甲减，很难保证甲状腺功能长期维持正常。因此，欧美对于甲亢的手术几乎都是行甲状腺全／近全切除术以确保其不复发。在我国国情（甲状腺专科医师少）不允许的情况下，在选择术式方面，应当向患者详细说明，取得同意。

## 六、特别注意事项

甲亢患者中合并甲状腺癌的比例约占2%[17]，故对甲亢患者要用超声检查甲状腺是否有占位性病变，对超声检查显示有可疑特征的结节，建议在手术前行超声引导下细针穿刺细胞学检查（FNA检查）或术中冰冻切片检查。治疗的目标不仅限于治疗甲状腺癌，同时应兼顾甲亢外科治疗。手术方式建议行患侧甲状腺腺叶及峡部全切、对侧叶近全或全切除及患侧中央区淋巴结清扫术。

在妊娠期间诊断为Graves病的女性通常应接受抗甲状腺药物治疗（早期阶段使用PTU，后期甲巯咪唑），在对抗甲状腺药物存在严重不良反应的情况下，可考虑在孕中期选择手术治疗。

## 七、经费、生活质量获得问题

国内曾有研究人员做了一项关于抗甲状腺药物和放射性碘治疗两种治疗策略的医疗成本分析的报道[18]。该研究在调查与治疗有关的直接和间接医疗费用的基础上，通过成本分析方法，比较了抗甲状腺药物和放射性碘治疗两种疗法30个月内的直接医疗成本和间接医疗成本以及对患者和社会的经济负担，该报道指出放射性碘治疗的经济负担相对较轻，可以作为30个月的短期内首选的疗法。而放射性碘治疗节约费用的关键在于随访间隔较短以及复发率较低。还有一些研究者建立了基于所有患者都接受18个月的抗甲状腺药物初始治疗方案的决策树模型[19]，该模型假设药物治疗有50%的失败率，然后假设患者会选择继续服用药物或接受放射性碘治疗，或接受甲状腺全切手术，最后的结果以质量调整生命年（QALY）衡量，对所有关键变量进行敏感性分析，得出手术是一个疗程的抗甲状腺药物失败后成本-效益最高的治疗方法。

国内的一项研究表明[20]，在接受[131]I治疗后半年内，随着甲状腺激素水平逐渐恢复，这期间患者会明显感到心理症状好转，自我感觉较好，并且是心理期望的最好阶段。但随着时间推移，疾病的长期影响仍然存在，比如病患角色、激素水平不稳定及接受放射性药物治疗的心理效应等因素的影响。但至今为止的研究尚未有明确的循证医学证据确定Graves病经过三种不同治疗方法后生活质量改善是否存在差异。

## 八、围手术期处策略

术前服用碘剂（国内常用碘剂为Lugol's液）预处理可减少甲状腺血流、血管分布和术中出血且不影响手术风险[21]。因此国内外指南均建议患者（对碘剂过敏者除外）在服用抗甲状腺药物令甲状腺功能恢复正常后在术前服用该药物。但是也有人指出，这种方法尽管能够减小甲状腺体积及减少腺体组织的血供，但会使甲状腺组织质地更为脆硬，手术操作难度增加。故是否使用这一能够减少出血量，但有可能需要以手术难度增加为代价的药物还需要更多的调查研究。

对于碘剂过敏患者，国内有文献报道[22]可采用"术前序贯甲状腺功能衰竭准备法"对甲亢手术进行术前准备。该法分为甲状腺功能"快速抑制期"及"功能补偿期"两个阶段。第一阶段应用大剂量抗甲状腺药抑制甲状腺功能，建议首选甲巯咪唑类，该期一般需要2个月左右，当血清FT3、FT4达到正常，即可进入第二阶段。在第二阶段中，除了继续应用相同剂量的抗甲状腺药物外，还加用左甲状腺素钠片，维持服药2个月。该方法可有效减少手术时间、术中出血量和并发症发生率，并可减少住院时间，降低住院费用，但该方法的不足之处在于术前准备时间较长[23]。

## 九、手术前用药

甲状腺危象有因手术应激、麻醉或外科操作而诱发的可能，术前足量服用抗甲状腺药物可有效抑制甲状腺素的合成和分泌，能起到预防甲状腺危象的作用。因此国内外指南均建议患者服用抗甲状腺药物使得甲状腺功能尽可能正常后再行手术治疗。在手术量大的中心，外科医生和麻醉师都能妥当地进行甲状腺功能亢进症患者的术中处理，即使经术前抗甲状腺药物治疗后患者仍存在甲状腺功能亢进，但此时甲状腺切除术似乎是安全的。

165

若患者对抗甲状腺药物过敏，则可使用β阻滞药联合碘剂进行术前准备。β受体阻滞药治疗能缓解甲亢临床症状，尤其是心悸、震颤、焦虑和怕热症状，同时改善肌无力和震颤，还能改善易怒、情绪不稳和运动不耐受的程度。因此2016年ATA指南推荐β受体阻滞药应该使用于那些有甲状腺功能亢进症状的年长患者、其他静息心率超过 90 bpm或合并心血管疾病的患者。但β受体阻滞药一般不单用于甲亢的术前准备，仅在轻度甲亢患者中单用。临床上常用的药物是普萘洛尔，每次用量10~40 mg，每日3次或每日4次，逐步加量，使得术前患者心率降至90 bpm以下。在心力衰竭或者对β受体阻滞药有禁忌的患者，如哮喘或支气管痉挛，应注意严格监测和谨慎使用，必要时可用钙通道阻滞药替代，如地尔硫卓[24]。手术之后，因甲状腺功能状态变成正常而应当缓慢减量β受体阻滞药，而不应突然停药。

若患者对抗甲状腺药物过敏或需要紧急行甲状腺切除术（如巨大甲状腺肿压迫气管），国内有报道指出[25]，可联合β受体阻滞药、碘剂、糖皮质激素进行7日术前准备，具体用法是：复方碘液7 d，每次0.75 mL（15滴），每日3次；第4天加用地塞米松20 mg静脉滴注，每日1次，连用3 d后手术。

相比于甲状腺功能正常的患者，甲亢患者甲状腺全切除术后发生暂时性低钙血症的概率更高[26-27]。这可能与甲亢性骨营养不良导致的骨饥饿增加[28]、手术操作过程中降钙素释放增加，以及腺体的易脆性使得甲状旁腺受损的风险增加有关[29]。国外有研究发现[29-30]，术前短暂补充钙剂和/或维生素D可以减少术后低钙血症的发生。该成本低、风险低的干预措施应当考虑应用于所有行甲状腺切除术的Graves病患者身上。

## 十、神经监测

喉返神经损伤是甲状腺手术最严重的并发症，会导致患者生活质量下降甚至危及生命。甲状腺手术中常规显露喉返神经已逐渐被认为是避免喉返神经损伤的"金标准"。尽管外科操作越来越精细化，但是国内报道喉返神经损伤发生率0.3%~18.9%[31]，仍然较高。如何避免喉返神经损伤，仍然是外科医生探索的难题。

近年来，术中神经监测（intraoperative neuromonitoring，IONM）在欧美国家广泛使用，它可快速定位喉返神经，甄别解剖变异，特别是在复杂甲状腺手术中提示风险操作，降低神经损伤率，成为喉返神经保护的有效辅助手段。根据近年来广泛的研究报道，甲状腺术中应用神经监测，可以有效识别术中神经损伤，降低暂时性神经损伤的概率[32]。但尚未有明确的循证医学证据证实在甲状腺切除术中使用神经监测来鉴定喉返神经功能可以降低永久性神经损伤的发生概率。

一般甲状腺手术引起的喉返神经损伤不是由于明显的神经横断，而是一些非肉眼可见的损伤类型，如牵拉Berry 韧带、热传导、丝线切割以及吸引器吸引造成的神经损伤，此情况下，喉返神经外观虽然完好，但术中神经电生理监测可以发现损伤点近端的肌电信号消失或喉返神经全程肌电信号消失。尤其在双侧甲状腺手术中，结束一侧甲状腺操作后，探测喉返神经及迷走神经肌电信号无明显降低，提示喉返神经功能完好，如神经信号丢失，排除监测系统故障，即可确定神经功能已受损。这使外科医生对神经功能、手术风险心中有数，指导术中与患者及时沟通，指导对侧手术策略，防止潜在双侧喉返神经损伤的灾难性并发症。

近来，甲状腺切除术中使用的大部分神经监测系统为间歇性放电，但其有一定的局限性，即这些仪器需要外科医生停止操作，拿起设备并刺激神经，将这个设备接触喉返神经或迷走神经，然后听探测仪的提示音或在监视器上寻找信号波的尖峰。因此，有人提出了术中实时神经监测（real-time neuromonitoring），利用气管导管内双球结构从气管内发出连续电刺激直接作用于双侧喉返神经，同时连续记录喉部肌肉运动的动作电位，从而监测喉返神经功能。这种监测方法安全易行，它可以敏锐地捕捉到神经功能变化，通过实时音频和视频肌电信号反馈给外科医生，结合谨慎的操作可使神经损伤成为可逆的，同时它并未带来并发症和不良反应。

目前这些神经监测仪还没有进行严格的测试和成本效益分析，但近年来的不断研究，已经有许多研究者们提出了在甲状腺及甲状旁腺手术中应用神经电生理监测的临床指南[33]。外科医生可以结合指南并根据自己的临床经验自行决定术中神经监测是否需要常规在手术中应用。甲状腺术中神经监测需要用到的特殊设备，会增加额外的费用，在国内普及应用尚需时日，同时，外科医师需要具备排除器械故障的能力。目前神经监测肌电信号良好预测喉返神经无损伤准确率较高，但术中肌电信号丢失预测术后出现声带麻痹准确率变异较大。总之，IONM 在复杂或二次甲状腺手术的应用，可减低喉返神经损伤的风险；为较低年资专科医生提供了帮助，并且对术后喉返神经功能提供了循证学的预测依据，以指导手术决策，从而避免发生严重的术后并发症。

## 十一、术后左甲状腺素

在 Graves病甲状腺切除术后需根据体重（1.7 μg/kg）和年龄给予左甲状腺素替代治疗，一般老年患者的需求剂量较小。术后每6~8周监测甲状腺功能，这一延迟时间令残余的甲状腺激素可以完全代谢清除，并使得实验室检查能准确反映所选择的左甲状腺素的水平。如果甲状腺功能水平正常且稳定后，一年监测一次或根据实验室检查结果予以更为频繁的监测。

## 十二、总结

手术在治疗Graves病中有着举足轻重的作用，是一种正在被广泛接受的一线治疗方案。目前三种传统治疗方案均可达到同样有效的治疗结果，我们有义务为患者制订个体化的、量体裁衣式的治疗方案，让患者充分知晓每种手术方案选择的利弊。

## 参考文献

[1] 中华医学会内分泌学分会《中国甲状腺疾病诊治指南》编写组.中国甲状腺疾病诊治指南——甲状腺功能亢进症[J].中华内科杂志,2007,46(10):876-882.

[2] 张春凯,肖全幸,蔡福祥,等.Graves病流行病学研究[J].中国公共卫生,1995,11(12):531-533.

[3] Ross DS, Burch HB, Cooper DS, et al. 2016 American Thyroid Association Guidelines for Diagnosis and Management of Hyperthyroidism and Other Causes of Thyrotoxicosis[J]. Thyroid,2016,26(10):1343-1421.

[4] 中华医学会核医学分会.131I治疗格雷夫斯甲亢指南(2013版)[J].中华核医学与分子影像杂志,2013,33(2):83-95.

[5] 陈灏珠,钟南山,陆再英.内科学[M].8版.北京:人民卫生出版社,2013.

[6] 王曙.抗甲状腺药物治疗——Graves病治疗的首选[J].中国实用内科杂志,2010,30(1):95-96.

[7] Ahmed K, Rao S, Simha V. Antineutrophil cytoplasmic antibody-positive vasculitis in a patient with graves disease: cross-reaction between propylthiouracil and methimazole[J]. Endocr Pract,2010,16:449-451.

[8] Burch HB, Cooper DS. Management of Graves Disease: A Review[J].JAMA,2015,314(23):2544-2554.

[9] 马寄晓,刘秀杰.实用临床核医学[M].2版.北京:原子能出版社,2002:480.

[10] 李少林,王荣福.核医学[M].8版.北京:人民卫生出版社,2013:261-276.

[11] Chen DY, Schneider PF, Zhang XS, et al. Striving for euthyroidism in radioiodine therapy of Graves' disease: a 12-year prospective, randomized, open-label blinded end point study[J]. Thyroid,2011,21(6):647-654.

[12] 王朋,代文莉,胡涛,等.Graves病131I治疗的研究进展.医学综述[J].2015,21(12):2194-2196.

[13] Bartalena L, Baldeschi L, Dickinson AJ, et al. Consensus statement of the European group on Graves' orbitopathy (EUGOGO) on management of Graves' orbitopathy[J]. Thyroid,2008,18(3):333-346.

[14] Yip J, Lang BH, Lo CY. Changing trend in surgical indication and management for Graves' disease[J]. Am J Surg,2012,203(2):162–7.

[15] Sung TY, Lee YM, Yoon JH, et al. Long-Term Effect of Surgery in Graves' Disease: 20 Years Experience in a Single Institution[J]. Int J Endocrinol,2015,2015:542641.

[16] Palit TK, Miller CC 3rd, Miltenburg DM. The efficacy of thyroidectomy for Graves' disease:

A meta-analysis[J]. J Surg Res, 2000, 90(2):161-165.

[17] Stocker DJ, Burch HB. Thyroid cancer yield in patients with Graves' disease[J]. Minerva Endocrinol, 2003, 28(3): 205-212.

[18] 陈文贤, 颜兵, 董延武, 等. 抗甲状腺药物和碘131治疗甲亢的医疗成本分析[J]. 中国卫生事业管理, 1999, 15(6): 302-305.

[19] In H, Pearce EN, Wong AK, et al. Treatment options for Graves disease: a cost-effectiveness analysis[J]. J Am Coll Surg, 2009, 209(2): 170-179.e1-2.

[20] 张海三, 张红星, 刘保平. Graves病患者131I治疗后疾病影响程度与生活质量变化[J]. 中华行为医学与脑科学杂志, 2014, 23(10): 904-908.

[21] Erbil Y, Ozluk Y, Giriş M, et al. Effect of lugol solution on thyroid gland blood flow and microvessel density in the patients with Graves' disease[J]. J Clin Endocrinol Metab, 2007, 92(6):2182-2189.

[22] 朱精强, 刘枫. 甲状腺功能亢进的外科治疗之我见[J]. 医学与哲学, 2013, 34(18): 22-24, 30.

[23] 孙昊, 霍红军, 古仲相, 等. 甲状腺功能衰竭法在甲状腺功能亢进手术前准备的临床应用[J]. 现代医学, 2016, 44(4): 454-457.

[24] Klubo-Gwiezdzinska J, Wartofsky L. Thyroid emergencies[J]. Med Clin North Am, 2012, 96(2):385-403.

[25] 王庆兆, 魏韬哲, 卢秀波, 等. 地塞米松用于原发性甲状腺功能亢进症的术前准备[J].中国普通外科杂志, 2000, 9(6): 518-520.

[26] See AC, Soo KC. Hypocalcaemia following thyroidectomy for thyrotoxicosis[J]. Br J Surg, 1997, 84(1): 95-97.

[27] Hallgrimsson P, Nordenström E, Bergenfelz A, et al. Hypocalcaemia after total thyroidectomy for Graves' disease and for benign atoxic multinodular goiter[J]. Langenbecks Arch Surg, 2012, 397(7): 1133-1137.

[28] Pesce CE, Shiue Z, Tsai HL, et al. Postoperative hypocalcemia after thyroidectomy for Graves' disease[J]. Thyroid, 2010, 20(11): 1279-83.

[29] Oltmann SC, Brekke AV, Schneider DF, et al. Preventing postoperative hypocalcemia in patients with Graves disease: a prospective study[J]. Ann Surg Oncol, 2015, 22(3): 952-958.

[30] Edafe O, Antakia R, Laskar N, et al. Systematic review and metaanalysis of predictors of post-thyroidectomy hypocalcaemia[J]. Br J Surg, 2014, 101(4): 307-320.

[31] 刘晓莉, 孙辉, 郑泽霖, 等. 甲状腺术中喉返神经监测技术的应用与进展[J]. 中国普通外科杂志, 2009, 18(11): 1187-1190.

[32] Sanabria A, Ramirez A, Kowalski LP, et al. Neuromonitoring in thyroidectomy: a meta-analysis of effectiveness from randomized controlled trials[J]. Eur Arch Otorhinolaryngol, 2013, 270(8): 2175-2189.

[33] 邓巧莲, 朱精强. 神经电生理监测技术在甲状腺及甲状旁腺手术中的应用进展[J]. 中国普外基础与临床杂志, 2015, 22(7): 811-815.

# 第九章　甲状腺手术与声带麻痹

## 声带麻痹与甲状腺手术

**Michael S. Benninger[1,2], Joseph Scharpf[1,2]**

[1]Head and Neck Institute, The Cleveland Clinic; [2]Lerner College of Medicine, Case Western Reserve University

### 一、声带麻痹的发生率和患病率

声带麻痹是一种常见的疾病，导致语音变化和吞咽不适。对827名患者进行20年随访发现，声带麻痹病因已逐渐改变（表9.1~表9.2）[1]。传统上，喉外恶性肿瘤及医源性损伤（主要是甲状腺切除术）是导致单侧和双侧声带麻痹最常见的因素。随着时间的推移，声带损伤最常见的原因仍然是外科手术（37%）；然而，非甲状腺手术（66%），如颈椎前路手术和颈动脉内膜切除术，超过了甲状腺手术（33%），成为最常见的医源性因素。甲状腺切除术仍然是医源性双侧声带固定（80%）和所有双侧声带固定（30%）的最常见原因[1]。

患有甲状腺疾病和甲状腺切除术后通常会有发声障碍，而喉返神经（RLN）或喉上神经（SLN）损伤不一定会导致发声障碍。解剖位置上喉返神经紧邻甲状腺腺体，以至甲状腺疾病本身或甲状腺手术都有可能导致其损伤。此外，有研究证明，许多患者在甲状腺切除术后，即使RLN和SLN未受损，也会出现声音异常。甲状腺切除术后声音发生变化的患者高达80%[2]，其中最常见的是全麻引起的发声障碍，或（在某些情况下）颈椎前路手术愈合或结痂后喉结构活动度发生变化引起的发声障碍。

此外，约1/10患者经历了术后暂时性喉返神经损伤，4%的患者经历了更持久的神经损伤（瘫痪或麻痹）[3]。目前，甲状腺全切除术病例的比例逐渐增加；与甲状腺部分切除术相比，全切除术更容易损伤喉返神经[3]。虽然全麻手

**表9.1　单侧声带固定病因1985—2005[1]**

| | 1985—1995年 | | 1996—2005年 | | 1985—2005年 | |
|---|---|---|---|---|---|---|
| | n | % | n | % | n | % |
| 手术 | 67 | 23.9 | 168 | 46.3 | 235 | 36.5 |
| 　甲状腺切除术 | 23 | 8.2 | 57 | 15.7 | 80 | 12.4 |
| 　非甲状腺切除术 | 44 | 15.7 | 111 | 30.6 | 155 | 24.1 |
| 恶性肿瘤 | 69 | 24.7 | 48 | 13.5 | 118 | 18.4 |
| 　肺癌 | 55 | 19.6 | 24 | 6.6 | 79 | 12.3 |
| 　转移癌 | 4 | 1.4 | 12 | 3.3 | 16 | 2.5 |
| 　甲状腺癌 | 3 | 1.1 | 8 | 2.2 | 11 | 1.7 |
| 　食管癌 | 7 | 2.5 | 2 | 0.6 | 9 | 1.4 |
| 　其他 | 0 | 0 | 3 | 0.8 | 3 | 0.5 |
| 特发性 | 55 | 19.6 | 64 | 17.6 | 119 | 18.5 |
| 创伤 | 31 | 11.1 | 8 | 2.2 | 39 | 6.1 |
| 插管 | 21 | 7.5 | 16 | 4.4 | 37 | 5.8 |
| 中枢神经系统（CNS） | 22 | 7.9 | 11 | 3.0 | 33 | 5.1 |
| 感染 | – | – | 13 | 3.6 | 13 | 2.0 |
| 炎症 | – | – | 7 | 1.9 | 7 | 1.1 |
| 辐射 | – | – | 3 | 0.8 | 3 | 0.5 |
| （器官）狭窄 | – | – | 3 | 0.8 | 3 | 0.5 |
| 主动脉瘤 | – | – | 2 | 0.6 | 2 | 0.3 |
| 其他 | – | – | 19 | 5.2 | 19 | 3.0 |
| 合计 | 280 | – | 363 | – | 643 | – |

术后通常会出现暂时性声音嘶哑，但甲状腺切除术后出现声音嘶哑，我们应更关注喉神经损伤的可能性[4]。

　　另一个让人非常感兴趣但在甲状腺切除术中较少直接处理的神经是双侧喉上神经（SLN），其损伤可能破坏改变音高的能力，降低声线投射。甲状腺切除术后嗓音改变的另一个不常见的原因是颈带肌肉损伤[3,5]。全身麻醉可以引起许多声音问题，包括喉发炎、水肿或其他气道管理导致的损伤，如溃疡或声带肉芽肿。

**表9.2　双侧声带固定病因[1]**

| | 1985—1995 年 | | 1996—2005 年 | | 1985—2005 年 | |
|---|---|---|---|---|---|---|
| | n | % | n | % | n | % |
| 手术 | 30 | 25.7 | 40 | 55.6 | 70 | 37.0 |
| 　甲状腺切除术 | 21 | 18 | 35 | 48.6 | 56 | 26.9 |
| 　非甲状腺切除术 | 9 | 7.7 | 5 | 6.9 | 14 | 7.4 |
| 恶性肿瘤 | 20 | 17 | 7 | 9.7 | 27 | 14.3 |
| 　肺癌 | 6 | 5.1 | 3 | 4.2 | 9 | 4.8 |
| 　转移癌 | 4 | 3.4 | 2 | 2.8 | 6 | 3.2 |
| 　甲状腺癌 | – | – | – | 0.0 | 0 | 0.0 |
| 　食管癌 | 10 | 8.5 | 1 | 1.4 | 11 | 5.8 |
| 　其他 | – | – | 1 | 1.4 | 1 | 0.5 |
| 插管 | 18 | 25.4 | 7 | 9.7 | 25 | 13.2 |
| 特发性 | 15 | 12.8 | 6 | 8.3 | 21 | 11.1 |
| CNS/ 神经病变 | 15 | 12.8 | 5 | 6.9 | 20 | 10.6 |
| 创伤 | 13 | 11.1 | 1 | 1.4 | 13 | 7.4 |
| 类风湿关节炎（RA）/ 炎症 | 4 | 4.3 | 1 | 1.4 | 5 | 2.6 |
| 辐射 | 2 | 1.7 | 1 | 1.4 | 3 | 1.6 |
| 狭窄 | | | 2 | 2.8 | 2 | 1.1 |
| 感染 | – | – | 1 | 1.4 | 1 | 0.5 |
| 其他 | – | – | 1 | 1.4 | 1 | 0.5 |
| 合计 | 117 | – | 72 | – | 189 | – |

CNS：中枢神经系统；RA：类风湿关节炎。

## 二、声带麻痹对声音和吞咽功能的影响

声带麻痹的明显结果是失声。声带的位置对声音的质量非常重要，声带位置偏于一侧时所发出的声音比其在偏于中间位置时发出的声音更糟糕。声带位置受许多因素的影响，但最可能是SLN的状态，因为RLN和SLN全都麻痹通常会使声带位置更偏向于一侧，严重影响声音或吞咽。甲状腺切除术中很少直接处理SLN，虽然切除术会造成损伤。单侧或双侧喉上神经损伤都会损害改变音高的能力，降低声线投射[6]。喉还起着与声音无关的其他重要作用，其中之一是做Valsalva动作所需的紧闭声门，举重时就需要紧闭声门，这样可以减少所施

力量，紧闭声门可能对运动耐量有影响，也能导致呼吸急促的感觉。喉的最后一个重要功能是控制吞咽。声带紧闭是正常吞咽和预防吸入的必要条件。声带位置越侧向于一边，则其对声音、Valsalva动作和吞咽的影响就越大。

最近，多学科指南"临床实践指南：改善甲状腺术后声音效果"已制作出来，用以解决甲状腺切除术后出现的声音问题[3]。该指南重点讨论了如何在甲状腺切除术前后对有声音障碍的患者进行治疗。他们的建议见表9.3 [3]。重要的一点是在甲状腺切除术前后对患者进行评估，如果有任何与声音相关的问题，则表明需要进行适当的评估并直接观察喉部[3]。任何颈前路手术，包括甲状腺切除术、前路颈椎融合术、颈动脉内膜切除术或上胸或纵隔手术都可能导致喉神经损伤[1]。在许多情况下，患者可能有相对正常的声音。对这种患者进行手术大大增加了双侧声带麻痹的风险，这种麻痹比单侧麻痹要复杂得多。因此，如果之前做过颈前路手术的患者计划进行甲状腺切除术，则建议先对其喉进行评估[3]。人们对这一点很有争议，有些人觉得每一个患者在进行甲状腺切除术前都应该接受喉检查，即使声音正常也可能会发生单侧喉返神经麻痹。这种鉴定可能会让人更怀疑有恶性肿瘤，可能要改变手术计划和实施。

可以通过多种不同的方法对要做甲状腺切除术的患者或近期接受了甲状腺切除术的患者的潜在声音问题进行初步评估。外科医生或内分泌医生可以问患者及其亲属他们是否感觉有嗓音变化，发声障碍的主观评估可由任何成员进行，或可以使用验证了的声音质量测定量表，如嗓音障碍指数（VHI）量

---

**表9.3　临床实践指南：改善甲状腺手术后的声音结局[3]**

1. 当决定进行甲状腺切除术时，对患者声音进行的评估的文件。

2. 如果患者的嗓音受损，并决定进行甲状腺手术，则检查其声带活动度，或将患者转介给能够检查声带活动度的临床医生。

3. 如果患者的声音正常且（a）患有疑似有甲状腺外扩散的甲状腺癌，或（b）曾经做过增加喉返神经损伤风险的颈部手术（颈动脉内膜切除术、颈椎前路手术、颈段食管切除和甲状腺和甲状旁腺手术），或（c）a，b情况都有，当该患者决定进行甲状腺手术，则应检查其声带活动度，或将其转介给能够检查声带活动度的临床医生。

4. 一旦决定进行甲状腺手术，就要向患者说明甲状腺手术对嗓音的潜在影响。

5. 将在甲状腺手术前做过喉镜检查的患者的喉部术前评估异常结果告知麻醉医师。

6. 进行甲状腺手术时保护好喉上神经外侧支。

7. 记录甲状腺手术后2周至2个月之间嗓音是否有变化。

8. 检查甲状腺术后嗓音发生变化的患者的声带活动，或将其转介给能够检查声带活动度的临床医生。

9. 甲状腺手术后，如果患者声带活动度异常，请将其转介给耳鼻喉科医师。

10. 对甲状腺术后有声音改变或声带活动异常的患者提供语音康复建议。

表[7]。如果有问题，那么推荐耳鼻喉科医生来对患者进行评估[3]。

最近有一个报告，报告研究了甲状腺切除术后单侧或双侧声带麻痹的影响。纳入了将76例持续性单侧或双侧声带麻痹患者，与238例甲状腺切除术中时无损伤者，对两组患者进行了比较。两组患者在年龄、性别、种族和术式上进行了手术类型相匹配。研究人员发现，甲状腺切除术后患有单侧或双侧声带麻痹（VFP）组的患者其他并发症的发生率显著高于甲状腺切除术后没有VFP组的患者。VFP患者在术后90天内，接受的健康护理变化更多。在本系列中，声带麻痹患有VFP的风险可能性与良恶性肿瘤、BMI或甲状腺腺体大小重量无关[8]。

## 三、避免甲状腺切除术中神经损伤的技术措施

甲状腺手术中避免神经损伤的重点是预防损伤的措施，不是在手术期间开始这些措施，而是在患者进行初步评估的时候就开始。将这种评估与术中和术后管理决定相结合，从而优化患者的预后。风险评估需要患者的详细病史、病理检查、手术之外的记录（如适用）以及手术指征检查。例如，有Hashimoto甲状腺炎病史或之前做过甲状腺或甲状旁腺手术的患者在进行手术时，其喉返神经（RLN）、喉上神经（SLN）、甚至迷走神经受损风险非常大，这取决于中央区和侧颈区病变（在手术中可能需要处理）的严重程度。

此外，我们还进行了术前体格检查，并对放射影像进行了仔细检查。体格检查不应只包括甲状腺、中央颈和侧颈触诊，也要注意声带检查，强烈推荐考虑通过间接喉镜或软镜观察患者的声带。即使神经受损导致声带不动时，声音也可能会非常正常。这就可能需要改变手术计划和准备，如强化成像研究。美国甲状腺协会指南建议在术前做超声检查[9]，并在手术前评估超声结果，特别是在初始评估中手术医生没有进行超声检查的情况下，更应该这么做。此外，根据具体情况可能需要CT扫描的横断面成像或其他成像方式。后纵隔或广泛的中央或侧颈部疾病中胸骨后甲状腺肿大的位置可在术前提供有价值的神经风险概率问题。多学科的甲状腺肿瘤委员会的宝贵反馈可以进一步加强术前准备。

进行了正确的术前准备后，外科医生的经验对避免术中神经损伤非常重要。研究表明，甲状腺手术并发症的发生率，包括神经损伤，与手术范围成正比，与外科医生的经验成反比[10-11]。外科医生经验丰富，则神经并发症发生率就低，因为他们会严格遵守准则。整个手术过程中应时刻仔细止血，这可以让医生清楚看到（往往借助小型放大镜）手术部位，确定解剖界标，从而识别喉返神经。喉返神经可视化目前被认为是保护神经的金标准[12]。止血不仅对识别神经非常重要，而且可以在靠近神经的解剖术中防止不当电灼热损伤神经，不当电灼热可能会导致永久性神经损伤。精密双极（而不是单极）烧灼、缝线

打结或夹闭血管（注意不要夹住神经部分或引发挤压伤）可以成功避免神经受损。此外，先进的能量设备，如超声刀和Ligasure，是避免神经损伤的另一策略，其有效性得到了很多文献的支持[13-14]。

准确处理神经周围的组织以防止神经牵拉损伤，这一点极其重要。文献中极少数据表明，医生可以目视确定约10%受创伤的神经，并确定它们是否受损[15]。这进一步强调了组织处理和止血管理的重要性。经常鉴定神经和神经损伤标准的外科医生认为神经离断伤可能不是现代神经损伤的常见原因。

虽然人们对神经监测在甲状腺手术中的常规使用是有争议的，但有医生认为其常规使用是有益于患者的。一种常用的策略是肌电图（EMG）系统，该系统利用一个带有电极的专门气管导管监测受压力、热量、牵引力或用探针故意刺激后喉部肌肉群的活性[16]。应用术中神经监测（IONM），可以帮助神经映射，用2 mA神经监测探头通过电将神经径路映射到气管旁区。我们可以使用它来了解喉返神经的生理状态，特别是在浸润性癌中。此外，它还可以预测神经功能，如果双侧神经功能已经发生暂时性或永久性减弱，这对于外科医生考虑分期手术以防止可能的气道受损是很有价值的[12]。良好的证据表明，喉返神经在术中肌电图上的最终诱发电位波幅与甲状腺手术后即刻声带功能相关[17]。最后，通过连续的迷走神经监测，初步研究正在进行手术侧的神经的动态评估。这可能是非常有利的，可以让医生警惕可能预示神经损伤的肌电变化，从而让医生根据具体情况改变手术操作，扭转局面[18-19]。

### 美国耳鼻咽喉头颈外科学会当代指南

基于上述理论，我们可以考虑应用IONM来帮助治疗患者，特别是要进行双侧甲状腺手术的喉返神经已麻痹的患者，通过预测其术后声带功能，修正甲状腺手术，避免双侧声带麻痹[3,12]。

IONM识别神经以降低意外损伤率的方法目前还无可替代[20]。经验丰富的外科医生擅于将神经定位在其径路上的不同位置。有些人不主张在整个径路中解剖神经，而是在关键部位识别神经并加以保护[16]。如果要对恶性肿瘤进行中央淋巴结清扫术，则需要对神经径路进行全面解剖。幸运的是，通过Meta分析，这并没有导致神经损伤概率更高，表明多数外科医生和机构经验是非常丰富的[21]。关于神经径路，神经必须进入喉部，而环状软骨是一个很容易触及的界标。神经环绕于环甲关节的后面，你必须意识到这一点上潜在的喉外神经分支，当分离Berry韧带时，保护所有神经分支。我们在气管食管沟处也发现了神经，这里的神经与甲状腺下动脉的关系不定。通常它处于该动脉深处，有时候又在该动脉表面，甚至包围在该动脉周围。最后，Zuckerkandl结节（60%~90%的患者有Zuckerkandl结节，其被认为是残余的后鳃体）是定位神经的重要地点。喉返神经常会通过结节后内侧[16,22]。正常的解剖关系通常会因原发或区域转移性淋巴结甲状腺癌而变得模糊。值得注意的是，另外一种不常见的神经走行变异是喉不返神经。在没有胸部器官转位的患者中，该神经几乎只在其右侧。如果在手术前我们发现患者食管后锁骨下动脉异常，导致吞咽困难，则我们可以怀疑是否是该神经的缘故。

## 四、术中神经离断伤的处理

虽然多数神经损伤没有在术中确定，但是当发现神经被切断时，应将其修复。确切的修复机制还不统一，且结果不定，往往令人失望。在神经吻合术中，如果不会产生张力，则可以进行直接修复，即在显微镜下，用9-0尼龙缝线缝3~4针，缝合点尽量靠近神经外膜。如果预测在神经吻合术中会产生张力，则可在锁骨下动脉右侧移位神经以获得一定活动度的神经段。另外，可以打开环咽肌，增加有效神经组织量（图9.1~图9.2）。我们自己未发表的关于40种新鲜冰冻神经的尸体研究发现，这个神经段在左边平均为14 mm，右边则为15 mm[23]。也可以做介入性神经索移植，颈部有多种供体神经可供选择，包括颈袢神经和颈丛神经分支[24]。另一个可能的选择是进行颈袢神经-喉返神经吻合术（如下所述），以长期管理声带麻痹。还没有研究过将该方法用于急性神经损伤中。急性神经损伤事件发生率低，我们很难进行此种研究，无法评估以上方法。然而，理论上，相对于迷走神经-喉返神经吻合术，颈袢神经-喉返神经吻合术可以使神经再生之路更短。我们也可以考虑声带内移术。或者我们还可以将本章讨论的其他各种物质注入声带中，因为这样可能可以立即改善急性神经损伤，且随后还是可以进行二次注射、神经再支配术或甲状软骨成形术。当然，我们应该坦诚、及时告诉患者和家属会有神经受损后果，这一点非常重要，这样可以更容易选择重建声音。

虽然人们一直将重点放在喉返神经上，但也要重视喉上神经外支（EBSLN）的重要性。喉上神经外支可以支配环甲肌拉紧、拉长声带，使患者声音能够达到高音，这对于专业的用声者，尤其是歌手来说是非常重要的。EBSLN损伤通常被忽视，因为术后声音变化多样，且在体格检查中难以立刻发现与其受损相符的症状。相比于喉返神经常规鉴定（为了优化声音效果），医生们（甚至是经验丰富的甲状腺科医生）对喉上神经常规鉴定更有争议。一些临床医生主张保护神经，不要直接可视化神经。他们认为，神经常规鉴定会使其更容易损伤。不能进行上极血管集束结扎。相反，环甲间隙打开可以让我们小心控制上极血管。甲状腺上极高位且有甲状腺结节或甲状腺肿的患者的神经损伤风险更大[16]。我们已经详述了神经的解剖变量（variant），如果进行上极血管集束结扎，则神经将很容易损伤。EBSLN类型2a和2b就是与上极血管紧密相连和（或）在腺体表面上的具体变量（variant）[16,25]。SLN常规监测比喉返神经监测更具有争议，且SLN常规监测仍然处于初步阶段。一项三级护理中心

A

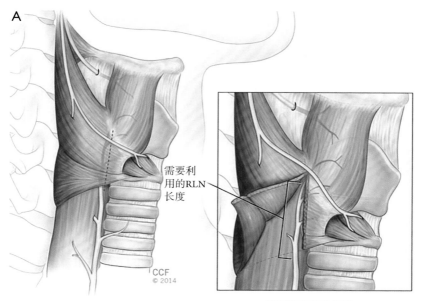

需要利用的RLN长度

咽下缩肌切开外翻

B

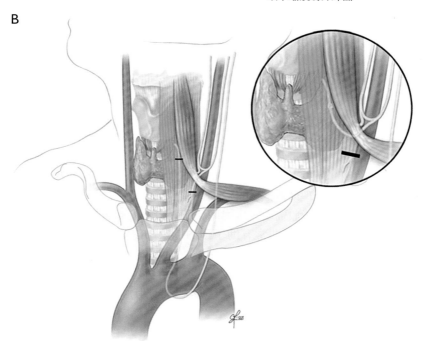

图9.1　（A）额外的可用于神经移植术的喉返神经段示意图；（B）尸体研究中，可用于神经移植术的喉返神经段解剖

已获得转载许可，克利夫兰临床医学艺术影像中心©2007–2014。版权所有。

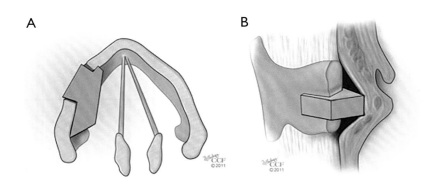

**图9.2　采用硅橡胶的甲状软骨成形术俯视图（A）和侧视图（B）**

研究评估了甲状腺手术中，术中神经监测对鉴定EBSLN的作用，且在所有病例中，新型气管导管确实有助于产生定量EBSLN EMG活动[26]。

## 五、甲状腺手术后声带麻痹管理

　　声带内移术、更好的注射剂以及门诊治疗提高了甲状腺手术后声带麻痹管理。注射后早期，透明质酸会重塑，因而即使注射位置不良，它也会重新分布，使声带边缘更加平滑。最近的报告显示，早期治疗比观望疗法要好得多。有一些研究已经表明，对单侧麻痹的声带进行早期注射可以减少需要永久性治疗（如甲状软骨成形术或神经再支配）的可能性，即使神经功能未恢复[27-28]。早期注射可能可以将不动声带移至中间位置，在中间位置会出现更多正常功能，还可以防止功能亢进和异常声带运动。因此，通常我们会在早期注射一种可吸收的注射剂，使患者声音和吞咽功能恢复正常，但声带的最终运动还不确定。虽然这是一个合理的方法，且我们往往会采取此方法，但早期干预法也有缺点，注射剂被完全吸收需要一定时间，所以最终的确定性治疗需要延迟。

　　喉部肌电图（EMG）非常有助于预测效果和确定这些效果出现的时间。一般来说，当患者恢复概率非常小的时候，才会进行永久性治疗。肌电图检查最好在3~6个月时进行。那时，肌电图显示没有神经再支配、极少的神经再支配或有一些神经再支配，但不集中，这些都是长期预后不良体征，表明需要进行永久性治疗。

　　无论建议采取何种干预措施，无论是医疗的、功能的或外科手术干预，都需要获得可重复数据来比较干预前和干预后的结果。虽然可以进行很多测试，但我们总是进行以下3个测试：动态喉镜检测（以可重复的方式进行记录，用于比较）；最大发声时间（MPT）；利用嗓音障碍指数（VHI）的生活质量评估[7]。这些可以让我们评估声带振动、气流、闭合和患者对生活质量的影响的感觉。VHI也可以让我们比较其他研究。MPT也有可能让我们比较其他研究。虽然获得这些值的方法各不相同，可能不能进行直接比较，但它的确可以让我们很好地评估单个患者术前和术后的结果，且对于在手术室做了局麻正在接受手术或在门诊注射了药剂的患者来说，MPT可以很好地测量声带内移有效性。

## 声带注射

声带注射内移麻痹声带的主要方法，这可以追溯到20世纪初，当时是将石蜡注入声带中。注射石蜡并发症发生率高，直到20世纪70年代才出现另一种替代品Teflon® [29]，不幸的是，许多患者出现肉芽肿反应，影响长期预后。最近，人们已经研制出一些其他声带注射剂。其中有一些最好是在门诊或手术室使用。人们普遍认为，喉成形术的理想注射剂应具有良好的生物相容性，易于注入，并有一定停留时间，使患者有足够的时间吸收药物[30-31]。

目前，市面上有许多可满足上述标准的可注射药物。其中有些很容易在门诊内使用。Gelfoam®（明胶海绵®）多年来一直是主要的短效注射剂。它的整体效果非常好，但其有效时间很短（<6周）、制备困难以及更容易和更长效注射剂的发展限制了它的使用。Cimtra®是一种Micronized Dermis（MD，微粒真皮），无论在门诊还是手术室都相对易于使用。在使用前，该注射剂需要进行制备，但是在常规使用中，制备过程比较快。报告显示，Cimetra®注射的短期和长期效果都较好[32]。市面上的羟基磷灰石晶体也可以注射，其商品名为Radiesse®。许多研究报告称该注射剂的效果较好且持久[33]。该注射剂药效预计可持续6~12个月。但是，有研究显示，该药剂会进入一些我们不希望它进入的喉部区域。微晶瓷®柔韧性比真正声带更硬，表面注射会导致声带僵硬，大大影响声音质量。应尽可能单侧注射，让声带被推向中间，但不硬化。这些限制导致许多外科医生只在手术室注射Radiesse®，而不是在诊所里注射，在诊所里，声带运动会导致药物注射到不利部位。Radiesse®的另一个缺点是，其药效长达2年，如果声带运动不会恢复或声音一直较差，则会延长进行永久性治疗的时间。对羟基磷灰石的载体也作为一种短效注射剂（约6周），其商品名为Radiesse®凝胶。

透明质酸（HA）是人体细胞外基质中天然存在的多糖[34-35]，也存在于声带固有层中[34]。用于注射的HA有多种形式。Restylane®（瑞典乌普萨拉Q-Med AB）是一种市售的交联HA。在整形美容手术中，它可用来填充真皮，耳鼻喉科医师通常将其用于声带内移。透明质酸用于声带注射有很多优点。它和原生声带有着相似的重量和振动特性，且体内正常声带确实有透明质酸。注射后早期，透明质酸会重塑，因而即使注射位置不良，它也会重新分布，使声带边缘更加平滑。透明质酸在门诊中很好使用，药效可持续3个月左右，以便更好地评估可能的结果或是否需要额外治疗。研究显示，其效果非常好[36]。因此，透明质酸（玻尿酸®）已成为我们目前的治疗选择。

我们可以从患者身上取出自体脂肪，然后注入声带。在理论上，脂肪的优点要比市售注射剂多得多。脂肪具有黏弹性，与正常声带的黏弹性相似，因此，可以保留声带振动和柔韧性，而不僵硬。脂肪可以随时获取，因为只需要少量。也有一些证据表明，脂肪中有干细胞，可以整合到正常的声带组织中。一个缺点是：其长期效果不可预知，因为身体会重吸收不同量的脂肪，所以脂肪过量注射，因此其结果是不可预测的。它也不是非常有助于移动单侧声带。在大多数情况下，它需要在手术室注射，但也有少数情况可以在门诊注射。关于脂肪获取和注射的问题争议较多，其中包括如何获取和加工脂肪，以及注射脂肪的最佳方法。

人们争议的不仅是干预时间，还有该使用何种注射剂。可以说，先前的观望方法已不可取，应该提供早期干预。如果管理患者的医生不能进行注射，患者是否应该转介给可以进行注射的医生呢？此外，假设一些注射剂需要很长的吸收时间，而且能够在早期利用肌电图评估确定预后，那有可能恢复的患者是否需要先注射短效注射剂呢？最后，很明显，门诊注射的成本远低于手术室注射，而大部分注射剂在两种环境中的效果都相当。那么，不能进行门诊注射的医生是否应该考虑将患者转介给可以进行门诊注射的医生呢？目前，这些争议正在整理之中，但结果倾向于：①尽可能进行早期注射；②进行早期肌电图评估，有助于评估长期预后（通常做3~6个月）；③注射短效注射剂，除非我们明确知道恢复需要很长时间或不可能恢复；④尽可能门诊注射，而不要手术室注射。

## 六、声带麻痹的长期管理

### （一）甲状软骨成形术和杓状软骨内收术

尽管关于声带麻痹长期治疗的最佳方法争论很多，但主要治疗方法是将声带静态复位到中线，使其与对面声带有适当接触。有2种方法能够做到这一点：置入声带假体（甲状软骨成形术）或旋转杓状软骨（杓状软骨内收术）。决定做这两种手术中的哪一个也是有争议的。许多人认为，一条单侧声带需要旋转杓状软骨，虽然在大多数单侧声带麻痹病例中，声带所处的位置，单一个甲状软骨成形术就可以达到很好的声音效果。

自从Isshiki第一次论述甲状软骨成形术后，该手术就已成为常规治疗法[37]。用来内移声带的技术和物质有很多。尽管有大量研究论述了这些治疗

方法，但很少有研究显示内移后的客观结果。最近我们发表了78例患者使用
硅橡胶内移后的结果。整个队列治疗前平均VHI（总分）为67。术后VHI分值
在短期随访期（3~8周，平均分值为27）和长期随访期（9~12个月，平均分值
为22）都非常低。MPT得到了明显的改善，从治疗前的22.6到短期随访的
22.6，再到长期随访的24.2。图9.3中，单侧声带麻痹患者或那些迷走神经高度
病变的患者，很多人建议需做杓状软骨内收术，他们的结果和整个组的结果
相似，比进行了MLS和杓状软骨内收术结合治疗的患者的结果更好。这些结果
清楚地证实了这种技术可以有效改善声音和声音相关的生活质量。让人感兴趣

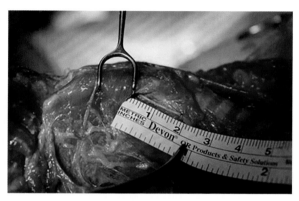

**图9.3　左颈袢神经–左喉返神经吻合术**
（经RR Lorenz，MD同意使用。）

的，声带内移后，这些分值似乎会随着时间逐渐升高。虽然只能对一部分患者
进行长期随访，但我们已经看到了在术后的头一年中VHI和MPT的分值都逐渐
有所升高[38]。

虽然可用于声带内移的物质有很多，但我们更喜欢用雕刻的硅橡胶（固
体硅胶）。选用固体硅胶的原因有很多。根据甲状腺软骨和喉的大小以及前甲
软骨的角度为每一个患者雕刻假体可以获得个性化的结果。如果假体太大或太
小，可以在手术中修改。如果开窗位置稍微不对，我们可以修改假体，使植入
的部分与声带对齐，同时又与开窗相适。最后，手术中植入的假体的位置将保
持到手术后，因为它中间有内软骨膜和肌肉支撑，侧边有甲状软骨支撑，所以
它被卡在窗口里，转动不了。固体硅胶的一个缺点是：雕刻假体，判断位置和
大小真的需要非常丰富的经验。我们发现，如果做得好的话，它往往能推动声
带突到中间内侧，因此，我们很少进行杓状软骨内收术。

虽然还有其他的植入材料器件，但他们相对于硅橡胶还是有一些缺点。

Gortex更易于使用和放置，且具有与硅橡胶相似的优点，我们可以通过观察喉部和声音质量调整其位置。Gortex的一个主要缺点是，通道一旦建立，Gortex的位置就确定了。如果通道太大、太高或太低，就很难将Gortex保持在一个好的位置。此外，我们发现手术效果随时间的推移略有下降，可能是因为Gortex被压缩。也许有必要稍微过度矫正植入方法，以适应此种渐变。预制的植入物有很多缺点。它们非常昂贵，尺寸固定，难以修改。如果尺寸不对，则需要使用额外的假体，这就增加了额外费用。即使植入物有一些尺寸可供选择，但植入物可能不适合一些患者。出于所有这些原因，我们更偏向于使用硅橡胶内移声带。为了让经验较少的外科医生能够进行声带内移手术，我们开发了一个公式，根据术前CT扫描，可以很容易地雕刻植入物[39]。由于许多甲状腺手术的患者已进行了CT扫描，因此我们可以在这些患者中创建一个模板假体，结果可能更具可预见性。

### （二）神经再支配

喉返神经再支配是指任何试图重建神经-声带之路的方法，包括神经-肌蒂吻合术、肌肉-神经-肌蒂吻合术以及供体神经-喉返神经（RLN）吻合术[40-42]。神经再支配的具体策略包括原发性喉返神经吻合（primary RLN）、颈袢-喉返神经吻合（ansa-RLN）、颈袢-甲杓肌神经植入（implantation）、颈袢-甲杓神经肌蒂吻合（NMP）、舌下神经-喉返神经吻合（hypoglossal-RLN）、膈神经-喉返神经吻合（phrenic-RLN）和环甲肌-神经-肌肉神经再生（CT MNM）[43]。上述策略利用其他功能神经的解剖邻近性，改善了音调和（或）麻痹侧的活动度，而不产生严重的供神经部位并发症[44]。虽然神经再支配治疗对一些患者的疗效很好，但是不同于甲状软骨成形术，神经再支配术的结果是不可预知的，且手术后到最终结果显现需要很长一段时间。此外，其成功率在中老年患者中较低，且如果延迟几年之后进行，其成功率也较低。再支配方法被进一步分为选择性和非选择性神经再支配。

选择性神经移植术的重点是重建声带的功能活动，通过恢复一块或多块肌肉神经支配，减轻联带运动。选择性神经再支配的目标是在相同情况下恢复肌肉、喉内收肌和外展肌的神经支配。例如，人们已经研制出对单侧声带麻痹患者有很好疗效的技术。该技术可以让一侧膈神经上根选择性神经再支配环杓后肌，促使呼吸周期中声带外展。通过甲状舌骨肌舌下神经分支，喉内收肌获得了神经再支配[45-46]。

相比之下，非选择性神经移植通常用于治疗单侧声带麻痹，其目标是：提高喉肌张力和容积，改善声门间隙闭合，增强患者声音感觉和生活质量[40]。这种方法已被广泛研究，因为它对多数单侧声带麻痹患者很有效。图9.1为这一神经再支配图解。神经再支配的支持者列举了该方法很多很好的长期效果，而且如果神经再支配失败，患者还是有其他方法来恢复声音。这种方法的一个独特之处在于它能在不影响黏膜波动性的情况下恢复嗓音[40]。神经再支配要达到最好效果需要4~6个月，所以，通常可以配合注射喉成形术，以快速获得较好的效果，也可以做喉框架手术，如声带内移术，且不会损害其有效性。

非选择性神经再支配后未能重建声带功能活动的原因有：喉部联带运动、外展肌异常再生、内收肌运动神经元轴突大量运动。在人类和动物研究中，通过肌电图和组织学观察到，在未行神经移植的个体中可观察到自发的神经再支配[47]。喉神经再支配技术的系统回顾性研究中我们发现，最常见的神经再支配技术是颈袢-喉返神经吻合术（图9.3），甲状腺切除术后最常做的就是该吻合术，占比达43.5%[43]。在喉神经再支配技术的系统回顾性研究中，根据感知、视觉、肌电图或发声效果，所有研究的神经再支配技术对症状的改善程度各不相同。第二研究最多的方法是原发性喉返神经吻合术，这完全是与甲状腺疾病和（或）手术有关的。我们没有Meta分析来进一步明确结果，且由于研究设计异质性、人口特征、干预方法、时间和结果评估方法的原因，我们也做不了Meta分析。很多研究在数据采集目的、随访、抽样方法和数据保存方面都有缺陷[43]。我们评估了46例单侧声带麻痹患者。按盲法对21例患者进行了动态喉镜分析和发声感觉评估。随着时间的推移，严重度、粗糙度、呼吸和拉力都有明显改善。此外，手术后，声门闭合、声带边缘和声门上力度都有明显改善。事实上，至少随访了3个月、38例患者，除了一例外，其他人都获得了神经再支配[40]。让患者和其亲属参与这些复杂的康复治疗的多学科方法（包括神经再支配）是很理想的。

因此，以上证据可以证明神经再支配术有改善声音的潜能。但这是否为最好的办法还是有争议的。静态声带内移术有可预测性，神经再支配术有相对较低的可预测性，那么这些手术是否应作为所有患者的标准选择呢？之前关于"神经再支配失败会导致神经萎缩，因此内移术越来越不成功"的理论就不足以为信了，因为神经再支配可以从其他支配喉部的神经获得，而且声带内移术的长期效果可以维持下去[48]。进行神经再支配术的患者是否还需要进行声带内移术或注射药物呢？是否只有成功概率大的患者（近期只有喉返神经损伤的年轻患者）才应该进行神经再支配术呢？关于神经再支配的研究还在继续，我们也弄清了各种神经再支配技术的成功生理机能，神经再支配的作用将会得到进一步阐明。此时，由于静态内移手术的可预测性，大多数耳鼻喉科医师将注射或声带内移作为其主要的治疗方法。

## 七、双侧声带麻痹的管理

甲状腺手术后双侧声带麻痹出现的问题比单侧麻痹更多。手术后，拔管时可能会有喘鸣，可能导致需要重新插管或切开气管。大剂量类固醇激素治疗可减轻气管插管后的水肿，水肿可能导致需要紧急气道治疗。避免气管切开术可能有助于将来的治疗。此外，当声带都位于侧边时，许多患者最初开始会有很重的呼吸声，当两条声带更为接近时，这些患者的声音会逐渐改善。发生这种情况的原因可能是由于联带运动或双侧环甲肌收缩无阻，逐渐将两条声带拉到一起。随着时间的推移，这可能会导致气道阻塞逐渐恶化，可能需要干预治疗。

手术治疗的重点主要是针对声带外展，虽然人们对神经再支配[46]和喉起搏[49]越来越感兴趣。可靠的声带外展术有很多[50-55]，但其成功率各不相同，且术后可能会出现后遗症，如肉芽肿。此外，许多传统技术最好是在气管切开下实施。有研究描述了一种将声带突和杓状软骨体部分切除，保留内侧黏膜伴/不伴外部缝合固定的声带外展术[53]。该手术的成功率为90%或更高，肉芽形成的风险极小，通常可以不需要气管切开术就可以进行。所有手术中，都需要考虑声音质量和气道质量之间的对立平衡。

## 八、结论

甲状腺手术相关的声带麻痹方面尚存在很多争议。这包括与评估和初次手术相关方面：是否应对所有患者进行喉部的评估，是否进行术中神经监测，以及是否需要常规识别喉返神经。类似的问题也存在于术后声带麻痹的患者。是否应行神经探查并立即吻合？神经损伤后多久进行手术，对于个体化患者如何选择最佳治疗方案？这些问题大多数都有良好证据支持，但某些情况下，合适的选择不止一个。

## 参考文献

[1] Rosenthal-Swibel L, Benninger MS, Deeb RH. Vocal fold immobility: a longitudinal analysis of etiology over 30 years[J]. Laryngoscope, 2007, 117: 1864-1870.

[2] Stojadinovic A, Shaha AR, Orlikoff RF, et al. Prospective functional voice assessment in patients undergoing thyroid surgery[J]. Ann Surg, 2002, 236: 823-832.

[3] Chandrasekhar SS, Randolph GW, Seidman MD, et al. Clinical practice guideline: improving voice outcomes after thyroid surgery[J]. Otolaryngol Head Neck Surg, 2013, 148: S1-S37.

[4] Mendels EJ, Brunings JW, Hamaekers AE, et al. Adverse laryngeal effects following short-term general anesthesia: a systematic review[J]. Arch Otolaryngol Head Neck Surg, 2012, 138: 257-264.

[5] Hong KH, Kim YK. Phonatory characteristics of patients undergoing thyroidectomy without laryngeal nerve injury[J]. Otolaryngol Head Neck Surg, 1997, 117: 399-404.

[6] Roy N, Smith ME, Dromey C, et al. Exploring the phonatory effects of external superior

laryngeal nerve paralysis: an in vivo model[J]. Laryngoscope, 2009, 119: 816-826.

[7] Jacobson BH, Johnson A, Grywalski C, et al. The Voice Handicap Index (VHI): development and validation[J]. J Speech-Lang Path, 1997, 6: 66-70.

[8] Gardner GM, Smith MM, Yaremchuk KL, et al. The cost of vocal fold paralysis after thyroidectomy[J]. Laryngoscope, 2013, 123: 1455-1463.

[9] Cooper DS, Doherty GM, Haugen BR, et al. Revised American Thyroid Association management guide- lines for patients with thyroid nodules and differentiated thyroid cancer[J]. Thyroid, 2009, 19: 1167-1214.

[10] Shaha A, Jaffe BM. Complications of thyroid surgery performed by residents[J]. Surgery, 1988, 104: 1109-1114.

[11] Sosa JA, Bowman HM, Tielsch JM, et al. The importance of surgeon experience for clinical and economic outcomes from thyroidectomy[J]. Ann Surg, 1998, 228: 320-330.

[12] Randolph GW, Kamani D. Intraoperative neural monitoring in thyroid cancer surgery[J]. Langenbecks Arch Surg, 2014, 399: 199-207.

[13] Manouras A, Markogiannakis HE, Kekis PB, et al. Novel hemostatic devices in thyroid surgery: electrothermal bipolar sealing system and harmonic scalpel[J]. Expert Rev Med Devices, 2008, 5: 447-466.

[14] Miccoli P, Berti P, Dionigi G, et al. Randomized controlled trial of harmonic scalpel use during thyroidectomy[J]. Arch Otolaryngol Head Neck Surg, 2006, 132: 1069-1073.

[15] Bergenfelz A, Jansson S, Kristoffersson A, et al. Complications to thyroid surgery: results as reported in a database from a multicenter audit comprising 3,660 patients[J]. Langenbecks Arch Surg, 2008, 393: 667-673.

[16] Iyer NG, Shaha AR. Complications of thyroid surgery: prevention and management[J]. Minerva Chir, 2010, 65: 71-82.

[17] Genther DJ, Kandil EH, Noureldine SI, et al. Correlation of final evoked potential amplitudes on intraoperative electromyography of the recurrent laryngeal nerve with immediate postoperative vocal fold function after thyroid surgery[J]. Otolaryngol Head Neck Surg, 2014, 140: 124-128.

[18] Lamade W, Ulmer C, Seimer A, et al. A new system for continuous recurrent laryngeal nerve monitoring[J]. Minim Invasive Ther Allied Technol, 2007, 16: 149-154.

[19] Schneider R, Randolph GW, Sekulla C, et al. Continuous intraoperative vagus nerve stimulation for identification of imminent recurrent nerve injury[J]. Head Neck, 2013, 35: 1591-1598.

[20] Miller MC, Spiegel JR. Identification and monitoring of the recurrent laryngeal nerve during thyroidectomy[J]. Surg Oncol Clin N Am, 2008, 17: 121-144.

[21] Wang TS, Cheung K, Farrokhyar F, et al. A metaanalysis of the effect of prophylactic central compartment neck dissection on locoregional recurrence rates in patients with papillary thyroid cancer[J]. Ann Surg Oncol, 2013, 20: 3477-3483.

[22] Gauger PG, Delbridge LW, Thompson NW, et al. Incidence and importance of the tubercle of Zuckerkandl in thyroid surgery[J]. Eur J Surg, 2001, 167: 249-254.

[23] Scharpf J, Haffey T, Lorenz R, et al. Ansa to recurrent laryngeal neurorraphy in the setting of

laryngeal nerve sacrifice: a cadaveric study to evaluate a reconstructive option[J]. Triological Society Meeting, Scottsdale, AZ 2013 Unpublished, Submitted Laryngoscope 2013.

[24] Chiang FY, Lu IC, Kuo WR, et al. The mechanism of recurrent laryngeal nerve injury during thyroid surgery—the application of intraoperative neuromonitoring[J]. Surgery, 2008, 143: 743-749.

[25] Cernea CR, Ferraz AR, Furlani J, et al. Identification of the external branch of the superior laryngeal nerve during thyroidectomy[J]. Am J Surg, 1992, 164: 634-639.

[26] Darr EA, Tufano RP, Ozdemir S, et al. Superior laryngeal nerve quantitative intraoperative monitoring is possible in all thyroid surgeries[J]. Laryngoscope, 2014, 124: 1035-1041.

[27] Friedman AD, Burns JA, Heaton JT, et al. Early versus late injection medialization for unilateral vocal fold paralysis[J]. Laryngoscope, 2010, 120: 2042-2046.

[28] Arviso LC, Johns MM, Mathison CC, et al. Long-term outcomes of injection laryngoplasty in patients with potentially recoverable vocal fold paralysis[J]. Laryngoscope, 2010, 120: 2237-2240.

[29] Dedo H. Injection and removal of Teflon for unilateral vocal cord paralysis[J]. Ann Otol Rhinol Laryngol, 1992, 101: 81-86.

[30] Kwon TK, Buckmire R. Injection laryngoplasty for management of unilateral vocal fold paralysis[J]. Curr Opin Otolaryngol Head Neck Surg, 2004, 12(6): 538-542.

[31] King JM, Simpson CB. Modern injection augmentation for glottic insufficiency[J]. Curr Opin Otolaryngol Head Neck Surg, 2007, 15: 153-158.

[32] Tan M, Woo P. Injection laryngoplasty with micronized dermis: a 10-year experience with 381 injections in 344 patients[J]. Laryngoscope, 2010, 120: 2460-2466.

[33] Rosen CA, Gartner-Schmidt J, Casiano R, et al. Vocal fold augmentation with hydroxylapatite[J]. Otolaryngol Head Neck Surg, 2007, 136: 198-204.

[34] Hertegard S, Dahlqvist A, Laurent C, et al. Viscoelastic properties of rabbit vocal folds after augmentation[J]. Otolaryngol Head Neck Surg, 2003, 128: 401-406.

[35] Borzacchiello A, Mayol L, Garskog O, et al. Evaluation of injection augmentation treatment of hyaluronic acid based materials on rabbit vocal folds viscoelasticity[J]. J Mater Sci: Mater Med, 2005, 16: 553-557.

[36] Halderman A, Benninger MS, Chota R, et al. Safety and efficacy of Restylane for office-based medialization: A prospective case series in one institution[J]. J Voic, 2014, 28: 631-635.

[37] Isshiki N, Morita H, Okamura H, et al. Thyroplasty as a new phonosurgical technique[J]. Acta Otolaryngol, 1974, 78: 451-417.

[38] Benninger MS, Manzoor N, Ruda J. Short and long term outcomes after silastic medialization laryngoplasty: are arytenoid procedures needed[J]? J Voice, 2015, 29: 236-241.

[39] Benninger MS, Chota RL, Bryson PC, et al. Custom implants for medialization laryngoplasty: a model that considers tissue compression[J]. J Voice, 2014.

[40] Lorenz RR, Esclamado RM, Teker AM, et al. Ansa cervicalis-to-recurrent laryngeal nerve anastomosis for unilateral vocal Fold paralysis: experience of a single institution[J]. Ann Otol Rhinol Laryngol, 2008, 117: 40-45.

[41] Toth A, Szucs A, Harasztosi C, et al. Intrinsic laryngeal muscle reinnervation with nerve-muscle pedicle[J]. Otolaryngol Head Neck Surg, 2005, 132: 701-706.

[42] Paniello RC. Laryngeal reinnervation[J]. Otolaryngol Clin North Am, 2004, 37: 161-181.

[43] Aynehchi B, McCoul ED, Sundaram K. Systematic review of laryngeal reinnervation techniques[J]. Otolaryngol Clin North Am, 2010, 143: 749-759.

[44] Misono S, Merati AL. Evaluation and management of unilateral vocal fold paralysis[J]. Otolaryngol Clin N Am, 2012, 45: 1083-1108.

[45] Marina MB, Marie JP, Birchall MA. Laryngeal reinnervation for bilateral vocal fold paralysis[J]. Curr Opin Otolaryngol Head Neck Surg, 2011, 19: 434-438.

[46] Marie J, Lacoume Y, Magnier P, et al. Selective bilateral motor reinnervation of the canine larynx[J]. Laryngo-Rhino-Otologie, 2000, 79: S188-S189.

[47] Woodson GE. Spontaneous laryngeal reinnervation after recurrent laryngeal or vagus nerve injury[J]. Ann Otol Rhinol Laryngol, 2007, 116: 57-65.

[48] Ryu S, Nam SY, Han MW, et al. Long-term voice outcomes after thyroplasty for unilateral vocal fold paralysis[J]. Arch Otolaryngol Head Neck Surg, 2012, 138: 347-351.

[49] Broniatowski M, Grundfest-Broniatowski S, Hadley AJ, et al. Improvement of respiratory compromise through abductor reinnervation and pacing in a patient with bilateral vocal fold impairment[J]. Laryngoscope, 2010, 120: 76-83.

[50] Ossoff RH, Duncavage JA, Shapshay SM, et al. Endoscopic laser arytenoidectomy revisited[J]. Ann Otol Rhinol Laryngol, 1990, 99: 764-771.

[51] Crumley RL. Endoscopic laser medial arytenoidectomy for airway management in bilteral laryngeal paralysis[J]. Ann Otol Rhinol Laryngol, 1993, 102: 81-84.

[52] Dennis DP, Kashima H. Carbon dioxide posterior cordectomy fro bilateral vocal cord paralysis[J]. Ann Otol Rhinol Laryngol, 1989, 98: 930-934.

[53] Benninger MS, Bhattacharyya N, Fried MP. Surgical management of bilateral vocal fold paralysis[J]. Op Tech Otolaryngol Head Neck Surg, 1998, 9: 224-229.

[54] Ejnell H, Mansson I, Hallen O, et al. A simple operation for bilateral vocal cord paralysis[J]. Laryngoscope, 1984, 94: 954-958.

[55] Geterud A, Ejnell H, Stenborg R, et al. Long-term results with a simple surgical treatment of bilateral vocal cord paralysis[J]. Laryngoscope, 1990, 100: 1005-1008.

译者：李波，兰州大学第一医院

审校：王平，浙江大学附属第二医院

赵群仔，浙江大学附属第二医院

# 声带麻痹的管理

王平，赵群仔

浙江大学附属第二医院

声带麻痹是甲状腺术后最常见也是最严重的并发症之一。国内报道甲状腺术后声带麻痹发生率为1%~20%[1-3]，与国际上报道该发生率相似；单侧的声带麻痹，因为发音改变不明显，不行喉镜检查，临床上容易被忽视。很多因素可以增加神经损伤概率，如再次甲状腺手术、胸骨后巨大甲状腺肿、神经走行变异等，其中被认为最重要的是术者经验，而即便手术由经验丰富的外科医生操作，仍有大约2%的喉返神经损伤风险，目前尚没有很好的办法能完全避免。喉返神经损伤后的治疗最重要的是早期发现，然而，神经形态的完整性并不代表功能的完整性。术中患者神经完好保留，术后患者仍可能出现声带麻痹；只有约10%的神经损伤可在手术中明确发现。许多新的操作技术被用于甲状腺手术中，以进一步增强手术安全性[4-5]，其中热点之一就是术中神经监测技术（intra-operative nerve monitoring，IONM）。IONM通过预测神经功能，有望发现神经损伤原因，定位损伤点，并预测术后声带功能，较肉眼辨识神经有较多优势。特别是用于甲状腺手术的分期决策，避免严重的术后并发症。如果术中神经监测提示一侧喉返神经信号丢失，术中观察未恢复，为避免双侧神经损伤带来的严重并发症，可以考虑终止手术。二期再行对侧甲状腺手术，从而减少因双侧声带麻痹导致的潜在气管切开风险。

声带麻痹的治疗因人而异，术中发现神经离断，尽可能完成神经吻合术；各种注射治疗与内移手术各有优缺点，改善发音均有一定的效果。单侧的声带麻痹因对侧的良好代偿，临床上可以没有症状；单侧声带麻痹术后短期内（3~6个月）可以观察随访，尤其是发音要求不高的人员。双侧声带麻痹除了失音外，更危险的是气道梗阻，一旦确诊应主动行气管切开术。

## 参考文献

[1] 李剑波.甲状腺切除致喉返神经麻痹的相关因素分析[J].中国实用神经疾病杂志，2009,12(22)：41-42.

[2] 李俊生.经胸乳晕入路腔镜与传统开放手术治疗CN0 stage期甲状腺癌的临床效果[J].贵州医科大学学报,2018,043(006)：712-715.

[3] 胡晓,江茜,黄繁,等.暴露喉返神经甲状腺手术预防喉返神经损伤的效果观察[J].临床合理用药杂志,2018,11(16)：123-124.

[4] Godballe C, Madsen AR, Srensen CH, et al. Risk factors for recurrent nerve palsy after thyroid surgery: a national study of patients treated at Danish departments of ENT Head and Neck Surgery[J]. Eur Arch Otorhinolaryngol, 2014, 271(8): 2267-2276.

[5] Steurer M, Passler C, Denk DM, et al. Advantages of recurrent laryngeal nerve identification in thyroidectomy and parathyroidectomy and the importance of preoperative and postoperative laryngoscopic examination in more than 1000 nerves at risk[J]. Laryngoscope, 2002, 112(1): 124-133.

第二部分
甲状腺癌

# 第十章　甲状腺微小乳头状癌

## 甲状腺微小乳头状癌的最佳治疗

**Mark D. Pace[1], R. Michael Tuttle[2]**

[1]Department of Endocrinology and Diabetes, the Alfred; [2]Endocrinology Service, Department of Medicine, Memorial Sloan Kettering Cancer Center

### 一、流行病学

#### （一）甲状腺微小乳头状癌："流行"的小癌症

　　高分化甲状腺癌（WDTC）的发病率在世界范围内与日俱增，在美国，仅仅不到40年里，由3.5/10万人增加到11.4/10万人，几乎是之前的3倍[1-3]。类似的增长趋势在欧洲、南美、亚洲和加拿大、澳大利亚也都有报道[4-5]。在此期间，滤泡状癌、髓样癌以及未分化癌的发病率并没有显著变化，因此，WDTC发病率的增长主要是因为甲状腺乳头状癌（PTC）诊出的增加[2-3]。此外，最大直径不超过10 mm的PTC被称为甲状腺微小乳头状癌（PTMC），它在新诊断的甲状腺癌中占据了近一半（49%）[1-2]。事实上，在美国，PTMC的发病率已由1968年的1.5/10万人上升到2002年的3.5/10万人。PTMC发病率的上升代表甲状腺癌真正意义的发病率增加，还是代表由于诊断检查技术的改进和普及使原本潜在的亚临床甲状腺癌人群得以被发现而导致的明显增加，仍然有争论。

　　许多非病因学因素被认为是导致这一现象的潜在原因。由于高灵敏检查技术的广泛应用，提高了发现和诊断能力，使一些亚临床疾病被提前诊断成为可能。在超声（US）应用于甲状腺检查之前，临床医生完全依赖于体格检查，这大约只能发现40%直径超过1.5 cm的结节[2]。20世纪80年代，超声开始被广泛使用，可以检测到直径小至3.0 mm的结节[6]。20世纪90年代，超声引导下细针穿刺活检（FNAB）的应用实现了对这些非常小的甲状腺结节的取样[4]。此外，用于研究其他疾病的高灵敏度成像技术中的发展，如颈动脉多普勒、磁共振成像（MRI）、正电子发射断层扫描（PET），导致许多无症状的PTC无意中被发现。这与PTMC在富裕人群中更为普遍的结论是一致的，因为他们可以随时获得医疗资源并因此进行了"过度检查"。

临床实践的变化也导致了甲状腺癌诊断的增加。例如，更广泛的手术切除范围用于治疗结节性甲状腺肿，这导致了更多的甲状腺组织接受组织学病理检查，促进了隐匿性PTC的发现[4]。另外，一些研究者将甲状腺癌诊断增加归因于1988年世界卫生组织的组织学诊断标准的改变。然而，诊断标准改变应仅仅导致初期的诊断激增，然后趋于稳定。但是，在后来诊断标准没有进一步改变的情况下，甲状腺癌诊断率仍呈现继续上升趋势[1-2,4]。

假如这种现象纯粹是由检查诊断技术的进步所致，那么也应该只是小的、早期肿瘤增加，相应较大的、较晚期的肿瘤应该减少。事实上，体积小的PTC虽然占了PTC新增诊断的大部分，但发现所有大小和分期的肿瘤也在增加[1,7]。因此，检查诊断技术的提高并不是导致甲癌发病率上升的唯一原因。Londero等的研究进一步支持这一观点，他们在研究丹麦甲状腺癌发病率中发现，在1996—2008年间<20 mm的甲状腺癌的比例保持不变[8]。此外，新增的甲状腺癌中42.8%主要是直径>20 mm的肿瘤，在此期间诊断性超声及FNAB的应用没有发生相应变化[8]。

许多潜在的病因学的因素也被提出，试图解释这是真正意义上的甲状腺癌发病率的明显上升而不是仅表面上的增加。在此期间，已知的有与促甲状腺素（TSH）水平升高有关的环境化学因素相应增加[1]。此外，还包括诊断性电离辐射暴露量的增加，特别是计算机断层扫描（CT）的应用增加，以及其他危险因素，比如体重指数（BMI）的升高[1]。未来，进一步调查这些因素以及其他潜在的病因学因素是十分必要的。

尽管甲状腺癌的发病率在增加，但是疾病特异性死亡率在1975—2009年之间却一直稳定在0.5/10万人[3]。事实上，在美国，甲状腺癌患者的5年总生存率是97.8%[9]。虽然这可以解释为治疗手段的进步与发病率的上升在同步发生，但自20世纪50年代以来甲状腺癌的治疗方式基本保持不变。一些作者将这个矛盾归因于时间差——增加的发病率尚没有在死亡率数据中反映出来。另一种解释是，大部分新发的甲状腺癌是非致死性的，这与PTMC的上升相一致。这又是真正意义上的甲状腺癌"流行"的一个反对证据，如果是真正意义的"流行"应该是所有组织学类型的甲状腺癌都会增加，而这会导致死亡率上升。正如前文所述，真实情况却是仅仅甲状腺乳头状癌（PTC）的发病率在显著增加。

事实上，甲状腺癌"流行"可能是多因素的，这些假设的提出，大部分归因于亚临床甲状腺微小乳头状癌（PTMC）检出率的提高，小部分归因于PTC发病率真正意义上的增加。

**（二）PTMC "流行"带来的影响**

根据美国国家癌症研究所数据，2014年新诊断的甲状腺癌患者估计为62 980例[10]。考虑到其中接近一半是PTMC，这代表了大约有30 000新发的PTMC。然而，尸检报告估计，PTMC在人口中患病率在5.6%~35.6%之间[6-7,11]，以上研究结果差异可能是由人群之间的环境和遗传因素以及使用的组织病理检查技术的不同导致。基于这些研究，保守估计有1 700万美国人在不知情的情况下可能已经患有PTMC。

直接手术切除及后续的放射性碘治疗的传统模式仍然是甲状腺癌最常见的推荐治疗方案。然而，由于隐匿性PTMC的高流行，预计甲状腺癌的发病率和诊断率将继续上升，这种治疗模式对医疗和经济的影响将非常惊人。另考虑到甲状腺癌持续的低死亡率和PTMC的良好预后，使处理策略的选择更加复杂化。此外，不应该低估甲状腺癌的诊断对患者的经济条件的影响。来自美国的最新数据显示，甲状腺癌已成为癌症相关破产（或返回贫困）的首要原因[12]。基于以上因素，我们需要重新评估PTMC的最佳治疗方案。

## 二、预后

**（一）PTMC的自然病史**

与一般人群尸检数据中PTMC的高患病率相比，临床上的PTC发病率仅是0.05%~0.1%。这个近千倍的差异表明绝大多数的PTMC不会进展成为有临床意义的PTC，正因如此，应将PTMC视为一类独立疾病[6]。主动监测下观察到的PTMC大小的稳定性进一步支持了这个观点。尸检研究发现直径1~3 mm比直径3~9 mm的PTMC更为普遍，3~9 mm的比直径10~15 mm的也更常见（分别为50.4%、27.3%和3.6%），表明生长停滞可能是甲状腺癌自然病史的一部分[7]。这一观点与尽管甲状腺癌发病率越来越高但仍保持低死亡率的现象是相一致，其中近一半的新发甲状腺癌是PTMC[6]。性别之间患病率的差异也暗示了这两种情况之间的生物学差异，虽然在临床上的PTC女性更常见，女性与男性的比例为3:1，但在PTMC的尸检研究中未观察到相同的差异[3]。基于这些结论，一些研究者以及美国国家癌症研究所提出应该把PTMC重新命名为"隐匿性乳头状肿瘤"，删除"癌"字，以更好地反映甲状腺癌的自然病史，防止过度治疗，减少对患者不必要的心理影响[11]。实际上，一些人甚至提倡把PTMC重新分类为正常（或良性肿瘤）表现[2,11]。

绝大多数PTMC患者的预后是很好的。手术切除后，疾病特异性的死亡率<1%，报道的局部复发及远处转移的发生率分别为2%~6%和1%~2%[13-14]。有趣的是，在对细胞学证实为PTMC的患者进行主动监测的前瞻性研究中，报道了一致的结果[15-16]（表10.1）。这些良好的结果反映了疾病的惰性而不是受治疗

**表10.1　甲状腺微小乳头状癌初诊手术切除与主动监测的结局对比**

| | 初诊手术切除 | 主动监测（5年） | 主动监测（10年） |
|---|---|---|---|
| 疾病特异性死亡率 | <1% | <1% | <1% |
| 局部复发 | 2%~6% | 1% | 3%~4% |
| 远处转移 | 1%~2% | <1% | <1% |
| 肿瘤增大（≥3mm） | – | 6%~7% | 8%~16% |

的影响。鉴于良好的预后，传统的不加选择的立刻直接手术的处理模式目前正在受到批判，并被重新评价。

### （二）PTMC进展的危险因素

尽管绝大多数PTMC不会进展，但仍有少数肿瘤进展为具有临床意义的疾病。虽然运用临床特征和组织学危险因素预测疾病复发和不良预后在常规PTC中已经相当完善，但它们在PTMC中的预测意义却一直没有被认可。然而，一般来说，存在高危因素则推荐行手术治疗。

1. 临床特征

（1）诊断年龄：患者被诊断时的年龄已经被认为是影响PTC生存的危险因素，但是它在PTMC预后判断中的价值尚不确定。虽然，报道显示诊断PTMC的平均年龄为41.9~55.0岁，但尸检发现PTMC的患病率在成长的各个阶段是一致的[7]。在Ito等的一项前瞻性研究中，对诊断为PTMC的患者进行主动监测，结果发现，年轻患者（<40岁）的肿瘤长大的可能性更高，这提示对于年龄较大的患者更适合进行主动监测[17]。相反，一项研究显示合并远处转移PTMC患者的平均年龄高于不合并转移PTMC患者（54±16岁 vs. 37.7±12.3岁）[18]。

（2）性别：一项包含6 653例PTMC患者的Meta分析发现女性比男性患病风险更高（4.85:1.00）[7]。有趣的是，在尸检患病率研究中这种性别差异却不存在[7]。这种矛盾结果可以用男女之间获得医疗服务的差异来进行部分解释。另外，因为女性更容易患内科甲状腺疾病使得她们的筛查更加频繁，导致这种亚临床PTMC被意外发现的机会增加。虽然男性性别被认为是PTC的一种不良预后因素，但在一项对手术治疗后接受或没有接受RAI治疗的7 818例PTMC患者的回顾性多变量分析中，发现性别并不能够预测疾病特异性生存率[19]。

（3）头颈部照射史：有研究表明，放射致甲状腺癌患者的RET基因重排和细胞学特征与其预后较差有一定的相关性[20]。然而，在放射相关甲状腺癌和散发性甲状腺癌研究中发现两者预后似乎非常相似。因此，既往有过放射暴露的小甲状腺癌并不会比散发性甲状腺癌发生进展的可能性大。

（4）甲状腺癌家族史：据报道，家族性PTMC的总体患病率为4.5%，这与所有家族性甲状腺癌5%~10%的总体患病率相似[7]。虽然一些研究者观察到遗传性病例具有更大侵袭性行为，但这尚未得到其他研究的证实[21]。

（5）表现方式：基于PTMC的表现方式，提出了一种三层次分类系统，有助于指导治疗[6]：①偶发性PTMC（Incidental PTMC）——因影像学检查发现或其他指征行手术切除后经病理检查诊断为PTMC。②潜伏性PTMC（Latent PTMC）——因甲状腺癌以外原因的死亡经尸检被发现的PTMC。③隐匿性PTMC（Occult PTMC）——原发性肿瘤引起的淋巴结转移和（或）远处转移后才被发现。

偶发性PTMC与尸检发现的潜伏性PTMC的生物学行为很相似，对它们的处理是保守的，而对于隐匿性PTMC则需要制定积极的处理方案。

2. 影像学特征

超声发现肿瘤多灶性、腺外侵犯的证据、肿瘤位置、边界不清晰和微钙化的存在与侧颈淋巴结转移显著相关，并且可以作为预后不良的标志。

（1）肿瘤大小：诊断时候，较大的PTMC（直径>5 mm或>8 mm）与颈部淋巴结的转移相关的概率更高，但与局部复发不相关[21]。然而，Lee等评估了2 014例PTMC患者，这些患者接受了腺叶切除术或甲状腺全切术加中央区颈部淋巴结清扫，发现直径≤5 mm和>5 mm的肿瘤的总体生存率和无病生存率间没有差异[22]。

（2）肿瘤位置：原发性肿瘤的位置不能预测淋巴结转移的模式是中央区或是侧颈淋巴结转移[21]。但是，位于甲状腺背侧的PTMC有侵犯气管和喉返神经的风险。另外，由于空间局限性，甲状腺峡部的肿瘤在疾病早期就可能出现腺外侵犯。

（3）肿瘤边缘：肿瘤边缘不规则与肿瘤浸润生长模式有关。

（4）腺外侵犯：肿瘤的生长突破甲状腺被膜可能会增加局部侵犯和复发的风险。

（5）多灶性：正如PTC一样，多灶的PTMC发生率相对较高。Iyer等报道多灶性PTMC的发生比例为27.2%；He等报道他们的手术病例中多灶比例更高，为36.3%；而Lang等发现46%的PTMC是多发的[23-25]。多灶性与局部复发和较高的淋巴结转移的发生率有关，但这是否导致临床上明显的疾病进展是有争议的。

3. 细胞学特征

（1）高危细胞亚型：PTC中少见但具有更高潜在侵袭性的亚型在PTMC中已经有报道。高柱状细胞变异亚型和嗜酸性细胞变异亚型占PTMC的0.8%，其中5.0%~11.7%的病例是弥漫硬化变异亚型[7]。

（2）高级别细胞特性：Sugitani等的研究表示，Ki-67指数升高和转化生长因子β3的免疫组化标记阳性都能预测疾病特异性生存的预后不良[15]。在绝大多数小甲状腺癌中，单纯细胞学未必能识别出高危特征或高危亚型。因此，在这种情况下，疾病进展的速度不能预测。但是，如果在细胞学评估中发现高危特征，则可以预测其比已报道的经典微小乳头状微癌的疾病进展率更高。

4. 分子特征

甲状腺乳头状癌常伴有MAP激酶途径中编码蛋白的致癌基因的激活突变。据报道，在PTMC中RET/PTC重排发生率高达52%，但与PTC不同，在PTMC中这种突变似乎不是癌症高侵袭的标志[7]。同样，BRAF突变在PTMC中也有报道，然而，关于BRAF突变的PTMC是否更具有发生转移的倾向目前还没有定论[7]。

5. 转移的证据

（1）淋巴结转移：在文献报道中，诊断为PTMC患者的淋巴结转移的发生率有很大差异，并且有报道中PTMC患者的淋巴结转移率高达64%，这可能取决于预防性颈淋巴清扫的范围[7]。已经确定的PTMC淋巴结转移的危险因素包括非偶发肿瘤、肿瘤直径较大（5~10 mm）、年龄>45岁、肿瘤多灶性、双侧肿瘤、腺外侵犯和滤泡变异组织学亚型[23]。相反，自身免疫性甲状腺疾病的存在似乎可以预防淋巴结转移[26]。然而，鉴于PTMC的惰性特点，需要区分显微镜下的淋巴结转移和临床上显著的淋巴结转移。Ito和Miyauchi发现，在PTMC患者中TN1a期淋巴结转移不影响无病生存，而TN1b期淋巴结转移与无病生存率显著相关，5年复发率为8.5%[6]。作者认为，与传统PTC相似，具有显著临床淋巴结转移的PTMC（特别是在侧颈部）与仅能在病理学上检测到淋巴结转移相比有更强的侵袭性，而仅病理学淋巴结转移并不会对预后产生不利影响[6]。在PTC中，转移淋巴结的大小、数量和结外侵犯都是肿瘤复发和预后较差的标志[26]。

（2）远处转移：远处转移在PTMC中非常罕见。实际上，分析1966—2008年间发表的研究，发现PTMC远处转移病例仅有35例（0.37%）[7]。因此，很少有研究来预测PTMC发生远处转移的潜在危险因素。然而，也有文献报道远处转移与肿瘤大小、高龄、诊断时存在淋巴结转移以及滤泡变异亚型之间相关。

## 三、PTMC的最佳手术治疗方案

对经验丰富的外科医生来说，甲状腺全切术和腺叶切除术都属于低风险手术，但是仍存在潜在风险。尽管不良事件的发生率很低，但已报道在一项PTMC队列研究中，手术组和观察组出现淋巴结复发和远处转移的概率无差异，但手术组出现永久声带损伤的概率为1%~2%、永久性甲状旁腺功能低下的概率为2%~3%，这些主要的不良事件可能会抵消任何潜在的手术获益（图10.1）。此外，所有甲状腺全切术的患者和一部分腺叶切除术的患者需要终生接受甲状腺激素替代治疗。进一步讲，尽管可以补充足够的激素，但是仍有很多患者主诉存在影响生活质量的症状，包括疲劳、体重增加和情绪沮丧，这些症状的潜在机制仍不清楚。此外，手术切除后并不能避免对疾病复发进行的长期监测。考虑到PTMC本身的低风险特点，不加选择的立刻手术切除所带来的潜在不利影响和后果超过了这种疾病本身的风险，这一点变得很明确。2015年美国甲状腺协会修订版指南推荐，对于低风险的甲状腺癌主动监测可以作为立刻手术切除的替代治疗，这些低风险的甲状腺癌主要是无周围组织侵犯、无转移和无高侵袭性细胞学或分子标记证据的PTMC[28]。

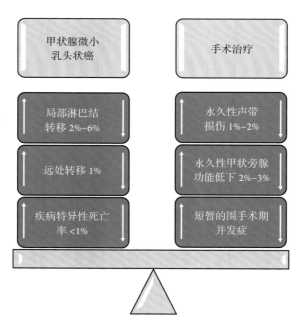

图10.1　治疗比疾病本身更糟吗？PTMC手术治疗后不良
事件与手术治疗预后[13-14,27]

在手术是首选的情况下，首次手术切除的范围（甲状腺全切或腺叶切除）似乎并不影响死亡率和复发率。在一项基于美国国家癌症研究所的监测、流行病学与最终结果（surveillance，epidemiology，and end results，SEER）数据库的数据分析中，纳入了8 000例已接受甲状腺全切或腺叶切除的PTMC患者，发现非转移性PTMC的预后良好，与切除范围无关[19]。同样的，在对867例小甲状腺肿瘤进行手术治疗后连续观察数据中，Noguchi等提出腺叶切除对大多数PTMC病例来说已经足够[29]。Lee等也报道了对PTMC患者进行腺叶切除加中央区颈淋巴结清扫与甲状腺全切加中央区颈淋巴结清扫具有同样的长期随访死亡率和局部复发率，暗示了对于低风险PTMC进行甲状腺全切是没有必要的，除非发现了局部复发[22]。此外，肿瘤直径大小（≤5 mm和>5 mm）并没有对手术切除的范围起着决定性作用[22]。因此，对于不合并临床可检测到的淋巴结转移、无甲状腺癌家族史、无头颈放射史的单发PTMC，如果选择手术治疗，腺叶切除就已经足够[19,28-29]。当因良性甲状腺疾病行手术治疗发现PTMC时，建议也是一样。在这种情况下，欧洲医学肿瘤学学会和美国甲状腺协会的指南建议是一致的，都认为甲状腺全切是不必要的[28,30]。

对于非侵袭性、临床淋巴结阴性的PTMC，不推荐预防性颈淋巴结清扫[28]。虽然在尸检及手术切除后标本中发现的颈部微观淋巴结转移的发生率较高，但预防性淋巴结清扫需要权衡微观淋巴结转移的临床意义以及手术本身的潜在不良风险。因此，除非发现宏观淋巴结转移，否则不需要进行治疗性颈淋巴结清扫[29]。

## （一）PTMC的放射性碘治疗

PTMC与任何其他治疗方法一样，在决定行RAI治疗之前都应明智而审慎地权衡其获益与风险。目前，尚缺乏能够证明PTMC行辅助RAI治疗有效性的数据，加上RAI治疗的潜在风险，均为限制进行RAI治疗提供了有力证据。然而，对高危甲状腺癌患者行RAI治疗的风险合理存在，同时其益处显而易见，只是对中低风险患者行RAI治疗的风险-获益比则较差。因此，美国甲状腺协会（ATA）2009年版修订的甲状腺癌指南中建议，目前尚无数据支持直径<10 mm的甲状腺癌常规使用RAI治疗（即使是多灶的），而其应保留用于淋巴结转移或远处转移的患者[28]。美国国家综合癌症网络（NCCN）指南的建议与之一致，对于单灶或多灶的、直径<10 mm、临床分期为TN0和TM0、没有血管侵犯、术后血清Tg正常的经典型PTC，手术切除是一种确切的治疗，不推荐RAI治疗[31]。

## （二）PTMC的TSH抑制及甲状腺素替代治疗

已经处于疾病低复发风险组的患者，TSH抑制所带来的任何潜在的、小的获益都被不良反应的风险所抵消，特别是老年人患有新房颤动以及加速骨质流失所诱发的骨质减少和骨质疏松症。前瞻性研究发现，对于低复发风险患者，未接受TSH抑制性甲状腺激素替代治疗与接受TSH抑制治疗者相比，无病生存率相当[32]。此外，一项观察性研究发现，与对照组比较，当TSH保持低于0.02 mIU/L时，高分化甲状腺癌（WDTC）患者的全因心血管死亡率增加，生存率较低[33]。这些考量在极低复发风险患者中尤为重要，如绝大多数的PTMC，从一开始就预后良好。因此，在这些有良好反应（没有生化、临床或影像学的证据提示疾病复发）或对治疗反应不确定的患者中，血清TSH可能控制在相对低的参考范围（0.5~2.0 mU/L）更合理[28]。对于仅接受了腺叶切除术的患者，甲状腺素的补充仅需达到替代目的，而不推荐通过升高T4水平从而达到TSH抑制的目标。

### （三）对PTMC的复发监测的推荐

PTMC经过明确治疗后的复发率很低，局部复发的概率为2%~6%，远处复发的概率是1%~2%[13-14]。术后一般推荐每6~12个月进行1次监测，因为复发时机一般是平均发生在初始治疗后的2.8年。多数是局部复发，颈部超声结合抑制状态下血清Tg和anti-Tg测量是可供选择的较佳组合型监测模式[29]。

## 四、主动监测

### （一）什么是主动监测

主动监测是一种主动的管理方法，具有治愈性，这个时候手术干预暂时延迟，直到发现明显疾病进展的证据。主动监测不同于观察等待，两个概念经常被混淆。观察等待是指一种姑息的处理方法，缺乏积极的治疗及对症状的监测，对其处理也是相对缓和的。相反，主动监测是基于一个假设，即延迟初诊治疗不会影响疾病的预后。

在PTMC中，主动监测作为了一种治疗方法，是从其他类似的惰性的癌症治疗方法中引用过来，并且已经被证明是有效的。在前列腺癌中，通过检测血清前列腺特异性抗原（PSA）进行筛查，实现了对该疾病的早期、惰性的诊断，大约一半未经治疗的前列腺癌不会进展为有临床意义的疾病，然而90%的患者接受了有潜在的重大风险手术治疗，之后手术被证实没有临床获益[34]。因此，主动监测作为一种替代治疗被应用于低危前列腺癌中。

### （二）赞同PTMC的主动监测的论点

主动监测的主要临床益处在于，每年可以让成千上万PTMC患者避免不必要的手术、放射性碘治疗及甲状腺激素替代治疗。来自日本的两个小组发表了前瞻性临床研究，记录了他们在PTMC中进行主动监测的经验，证明了其安全性和有效性。

Ito等监测340例PTMC患者平均达74个月，经过5年和10年的随访，肿瘤增大（>3 mm）的比例分别是6.4%和15.9%。随访5年新的淋巴结转移的发生率是1.4%，随访10年的发生率是3.4%。没有发生远处转移的病例，也没有甲状腺癌相关死亡的病例。因肿瘤增大和淋巴结转移而随后接受手术切除的患者，在随访期间内没有再出现复发，表明延迟手术并不影响预后[16]。最近，同一小组报道了对1 235例PTMC进行平均60个月主动监测的结局。在10年的时间点上，发生肿瘤的生长比例是8.0%，出现新的淋巴结转移比例是3.8%，以及进展为临床PTC（定义为肿瘤扩大≥12 mm或出现淋巴结转移)的比例是6.8%。对于93例最终接受了手术切除的患者，仅1例出现了局部复发。该研究再一次没有出现远处转移的病例，也没有出现疾病相关性死亡[17]。

Sugatani等主动监测了230名患者，也观察到在第5年仍处于稳定状态的PTMC占绝大多数（90%），3%的患者出现肿瘤直径变小，7%的患者出现肿瘤直径增大。没有发现明显的甲状腺腺外侵润和远处转移的情况，而出现淋巴结转移发生率是1%。在后续进行手术的9个患者中，术后没有出现复发[15]。

基于引人注目的日本数据，头颈部疾病管理团队在纪念斯隆凯特林癌症中心提出，在某些患者中可以把主动监测作为立刻手术切除的一种可选择的替代治疗，这些患者主要是肿瘤直径<1 cm、细胞学上确认为PTC或FNAB提示为可疑PTC。到目前为止出现肿瘤进展的比例与之前的报道一致[15-16]。

### （三）反对PTMC的主动监测的论点

尽管对于PTMC，现有证据支持主动监测作为代替立刻手术治疗具有安全性和有效性，但是在临床实践中尚未在日本以外的地方被广泛采用。其中部分原因是，医生对PTMC保守治疗这一观点持犹豫态度，以及受文献中过度强调一小部分患者的不良预后的影响[18,35-42]。尽管PTMC发生远处转移和死亡可能很少见，但当基于先前提供的预期主动监测数据将这些案例报告进行权衡，这种事件的频率也会变得很明显[15-17]。

持续长期的检查和后续随访观察也被认为是主动监测治疗的一个缺点。但是，对于手术后随访也需要持续监测。此外，还有一种观点认为，非手术治疗的方法不会吸引患者，但这与纪念斯隆凯特林癌症中心的经验不符。在纪念斯隆凯特林癌症中心，在给出立刻手术及主动监测的方案选择时，大约88%的PTMC患者会选择接受主动监测[43]，在平均随访12个月后，95%的病情稳定患者会选择继续主动监测[43]。

## 五、PTMC的主动监测规范

### （一）主动监测的患者选择

像甲状腺癌的其他治疗方式一样，进行主动监测前必须对患者进行危险分层。在Ito等的研究中[16]，具有下列特性的PTMC患者，不能采用主动监测的治疗方式：

（a）位置——临近气管或位于甲状腺背面靠近喉返神经；

（b）细胞学——FNAB中发现高级别恶性肿瘤细胞；

（c）淋巴结转移——明显的区域淋巴结转移；

（d）临床疾病进展——随访过程中有疾病进展的迹象。

先前提到的淋巴结转移相关的危险因素由于缺乏预测能力，因此存在这些高危因素的患者不一定被排除在主动监测之外。但对于这些患者应该密切关注，转变为手术治疗的标准也相应降低。

### （二）怎样对患者实施主动监测

在与患者讨论观察管理时，了解那些影响患者治疗决策过程及接受主动监测的潜在障碍至关重要。在一项为了深入了解局限性前列腺癌患者治疗决策基本原理的前瞻性研究中，结果表明，无论选择接受主动监测或行根治性前列腺切除术的患者，治疗后的满意度都很高，有近93%的患者表示他们还会作出同样的选择[44]。这表明，患者对治疗的选择有明确的行为动机。

倾向手术治疗的PTMC患者常常基于情绪而非基于疾病本身来选择治疗方法，他们往往非常恐惧和焦虑。据报道，多数前列腺癌患者拒绝主动监测的原因是担心将来肿瘤进展后会发生的后果[45]，对肿瘤进展和转移扩散的担忧使他们希望立刻从体内清除所有癌症。此外，一些患者误以为手术是不可避免的，或者认为手术切除后将不需要再进行持续的随访。

另一方面，选择主动监测的患者可以理解这一疾病的惰性，并渴望保留正常甲状腺功能，还表达了对术后需要长期甲状腺激素替代治疗的恐惧。此外，他们倾向于认识到潜在的手术风险，以及对可以在随访期间的任何时候重新考虑手术切除表示认可。

不管是医生还是患者，之所以对PTMC主动监测持犹豫态度可能是因为他们对疾病自然特性有误解，过高地估计了手术治疗的价值，以及缺乏对真正的手术治疗的风险-效益比评估。阻碍患者选择主动监测的因素包括：没有对疾病干预带来的焦虑；失去控制感造成的不确定性；特别是在治疗开始阶段，缺乏对患者教育和支持；还有主治医师未能在建议手术切除的同时提供积极监测作为治疗选择。已经明确的可以消除这些障碍的方法包括：增加教育；加强沟通；通过干预来减少不确定性和焦虑感（如认知重构）；邀请患者积极参与治疗管理，而使他们有控制感。

另一项关于低风险前列腺癌患者的调查显示，那些参加主动监测的患者最常将医生的影响视为其治疗选择的最大因素[46]。这突出了医生需要根据可用数据进行自我提升，来帮助患者就适合他们的治疗方案作出充分知情决定。所有的患者都必须准确地理解每个治疗选择的潜在风险和收益，包括主动监测。这需要时间让患者了解这种不需要治疗的、对抗癌症的状态将持续存在，并成为他们的一部分、伴随一生[47]。可能还需要社会心理干预来支持患者及其亲属进行主动监测，据报道，病友相互支持小组在这方面具有特殊价值。这些措施需要个体化制定，尤其在主动监测的早期阶段，一些患者比其他患者需要更多的支持。

## （三）推荐的主动监测方案

图10.2概述了对于PTMC患者主动监测的方案及流程。进入主动监测流程的PTMC患者在最初的2年中每6个月监测1次，直到疾病稳定后，监测的间隔时间逐渐增加到每9~12个月监测1次。每次监测前都应该进行以下评估：

（a）体格检查；

（b）血清甲状腺球蛋白（Tg）和anti-Tg（TgAb）抗体测定；

（c）TSH；

（d）颈部超声。

在主动监测期间，超声对监测疾病进展非常重要，能够评估原发性肿瘤和新发的淋巴结转移[6]。与基线相比，在任何维度上尺寸每增加≥3 mm，需要在随后的2~6个月通过超声进一步证实，以确定PTMC的生长。这个3 mm的阈值考虑了超声测量相关的误差，这在之前主动监测的前瞻性试验中已经证明是安全和可重复的[15-16]。需要在随后的超声（通常是2~3个月后）中进一步验证肿瘤生长，以抵消测量误差并考虑文献中观察到的肿瘤大小的波动[6]。由于超声检查对操作者的依赖性，超声应在有丰富甲状腺超声经验工作人员的中心进行监测，以尽量减少组内差异。

Antonelli等先前已经描述了超声下的典型转移性淋巴结的特征，如表10.2所示。超声对于诊断淋巴结转移的阳性预测值>80%[48]。虽然由于甲状腺和气管的结构干扰，使得超声对于检测中央区淋巴结转移的敏感性较低（0%~10.5%），但尚未确定中央区淋巴结转移和无病生存率（DFS）有关。如果超声检测到可疑的转移淋巴结，则需要用超声引导的FNAB细胞学及穿刺洗脱液中测Tg水平来确认[6]。

如果在主动监测期间的任何阶段如有证据证明进展为具有临床意义的疾病，如肿瘤生长>10 mm、有甲状腺外侵犯、细胞学证实的淋巴结转移，或患者不论疾病的稳定性如何仍坚持选择手术，如前所述，应终止主动监测并转诊

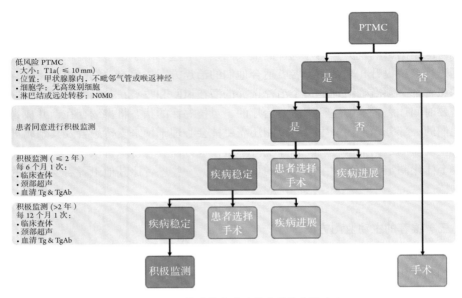

**图10.2　甲状腺微小乳头状癌的推荐治疗表**

注：PTMC，甲状腺微小乳头状癌；Tg，甲状腺球蛋白；TgAb，抗甲状腺球蛋白抗体。

| 特征 | 超声的可疑表现 |
|---|---|
| **表10.2　甲状腺癌可疑淋巴结转移的超声特征** | |
| 形状 | 圆形 |
| 回声强度 | 高回声 |
| 淋巴门结构 | 缺乏 |
| 一致性 | 囊性变 |
| 内容物 | 钙化 |
| 血运 | 增强（周边及中央） |

患者进行确切的手术治疗。是否选择手术的决定必须权衡患者、医生的考量以及可用的随访检查结果的质量。

## 六、未来方向

### （一）疾病预后预测因子的发展

　　亚临床PTC的过度诊断给医疗保健带来了挑战，如何区分可以从早期明确外科治疗中受益的少数患者和可能免于侵入性治疗及其伴随风险的患者。不幸的是，尚无单一的临床或分子特征能够可靠地识别出将继续发展为临床上显著疾病的少数PTMC患者。即使多种方法联合使用，阴性临床特征的阳性预测值和特异性太低，无法用于术前风险分层。回顾性研究中发现的PTMC有意义的组织病理学标志，由于需要通过评估术后标本获取，所以其临床价值也有限。同样，肿瘤癌基因中的一些突变已经证实与局部淋巴结转移风险增加相关，但单独的标志物尚且不具有预测价值。虽然PTMC发生原位进展及转移的风险很低，但是如果可在术前获得预测肿瘤进展相关的临床、细胞学和分子标志，这将增强患者和医生采用主动监测这一治疗方式时的信心。

### （二）推动设定边界：定义主动监测的安全阈值

需要进一步的研究来明确小PTC患者进行主动监测的安全性，例如直径≤15 mm。PTMC直径10 mm这一阈值有些随意，因为生物学上看，更大直径的PTC也表现出临床惰性。只有当人们认识到美国甲状腺癌发病率上升，其87%是由直径≤20 mm的PTC引起的，才可以完全理解这一前提的含义[2]。

## 七、总结

在甲状腺癌正在改变的大环境下，有必要调整治疗策略，为高危患者提供早期明确的治疗，同时，避免过度治疗及其对低危患者的不利影响。对于精心挑选的低危PTMC患者，主动监测是可以替代立即手术切除的安全有效方法。对于患者及其亲属以及临床医生来说，这是一种有吸引力的管理方法，应该被作为立刻手术切除的合理替代方案。在需要手术的情况下，绝大多数低风险PTMC可以行单纯腺叶切除术，而不需要辅助性RAI。归根结底，PTMC的最佳治疗方案需要医患之间基于所有可用的治疗策略及其优缺点进行平衡讨论，以帮助制定出个性化治疗计划。

## 声明

本文作者宣称无任何利益冲突。

## 参考文献

[1]　Enewold L，Zhu K，Ron E，et al. Rising thyroid cancer incidence in the United States by demographic and tumor characteristics，1980-2005[J/OL]. Cancer Epidemiol Biomarkers Prev，2009，18：784-791. doi：10.1158/1055- 9965.EPI-08-0960.

[2]　Davies L，Welch HG. Increasing incidence of thyroid cancer in the United States，1973- 2002[J/OL]. JAMA，2006，295：2164-2167. doi：10.1001/jama.295.18.2164.

[3]　Davies L，Welch HG. Current thyroid cancer trends in the United States[J/OL]. JAMA

Otolaryngol Head Neck Surg, 2014, 140: 317-322. doi: 10.1001/jamaoto.2014.1.

[4] Leenhardt L, Bernier MO, Boin-Pineau MH, et al. Advances in diagnostic practices affect thyroid cancer incidence in France[J/OL]. Eur J Endocrinol, 2004, 150: 133-139. doi: 10.1530/eje.0.1500133.

[5] Rego-Iraeta A, Pérez-Méndez LF, Mantinan B, Garcia-Mayor RV. Time trends for thyroid cancer in Northwestern Spain: true rise in the incidence of micro and larger forms of papillary thyroid carcinoma[J/OL]. Thyroid, 2009, 19: 333-340. doi: 10.1089/ thy.2008.0210.

[6] Ito Y, Miyauchi A. A therapeutic strategy for incidentally detected papillary microcarcinoma of the thyroid[J/OL]. Nat Clin Pract Endocrinol Metab, 2007, 3: 240-248. doi: 10.1038/ ncpendmet0428.

[7] Roti E, Degli Uberti EC, Bondanelli M, Braverman LE. Thyroid papillary microcarcinoma: a descriptive and meta-analysis study[J/OL]. Eur J Endocrinol, 2008, 159: 659-673. doi: 10.1530/EJE-07-0896.

[8] Londero SC, Krogdahl A, Bastholt L, et al. Papillary thyroid carcinoma in Denmark 1996-2008: an investigation of changes in incidence[J/OL]. Cancer Epidemiol, 2013, 37: e1-e6. doi: 10.1016/j.canep.2012.10.011.

[9] National Cancer Institute (no date) Surveillance, Epidemiology, and End Results Program (SEER). SEER Stat Fact Sheets: Thyroid Cancer[EB/OL]. Available at: http://seer.cancer. gov/statfacts/html/thyro.html.

[10] Thyroid Cancer Statistics[EB/OL]. Available at: http://www.cancer.org/cancer/ thyroidcancer/detailedguide/thyroid-cancer-key-statistics. Accessed 20 Oct 2014

[11] Harach HR, Franssila KO, Wasenius VM. Occult papillary carcinoma of the thyroid. A "normal" finding in Finland. A systematic autopsy study[J]. Cancer, 1985, 56: 531-538.

[12] Sturgeon C. Patients with thyroid cancer are at higher risk of Bankruptcy than patients with other types of cancer, or those without cancer[J]. Clin Thyroidol, 2013, 25: 150-151.

[13] Mazzaferri EL. Management of low-risk differentiated thyroid cancer[J/OL]. Endocr pract, 2007, 13: 498-512. doi: 10.4158/EP.13.5.498.

[14] Hay ID. Management of patients with low-risk papil-lary thyroid carcinoma[J/OL]. Endocr Pract, 2007, 13: 521-533. doi: 10.4158/EP.13.5.521.

[15] Sugitani I, Toda K, Yamada K, et al. Three distinctly different kinds of papillary thyroid microcarcinoma should be recognized: our treatment strategies and outcomes[J/OL]. World J Surg, 2010, 34: 1222-1231. doi: 10.1007/s00268-009-0359-x.

[16] Ito Y, Miyauchi A, Inoue H, et al. An observational trial for papillary thyroid microcarcinoma in Japanese patients[J/OL]. World J Surg, 2010, 34: 28-35. doi: 10.1007/ s00268-009-0303-0.

[17] Ito Y, Miyauchi A, Kihara M, et al. Patient age is significantly related to the progression of papillary microcarcinoma of the thyroid under observation[J/OL]. Thyroid, 2014, 24: 27-34. doi: 10.1089/thy.2013.0367.

[18] Lin KD, Lin JD, Huang MJ, et al. Clinical presentations and predictive variables of thyroid microcarcinoma with distant metastasis[J]. Int Surg, 1997, 82: 378-381.

[19] Lin HW, Bhattacharyya N. Survival impact of treatment options for papillary microcarcinoma of the thyroid[J/OL]. Laryngoscope, 2009, 119: 1983-1987. doi: 10.1002/ lary.20617.

[20] Nikiforov YE, Rowland JM, Bove KE, et al. Distinct pattern of ret oncogene rearrangements

in morphological variants of radiation-induced and sporadic thyroid papillary carcinomas in children[J]. Cancer Res, 1997, 57: 1690-1694.

[21] Wada N, Duh Q-Y, Sugino K, et al. Lymph node metastasis from 259 papillary thyroid microcarcinomas[J/OL]. Ann Surg, 2003, 237: 399-407. doi: 10.1097/01. SLA.0000055273.58908.19.

[22] Lee J, Park JH, Lee C-R, et al. Long-term outcomes of total thyroidectomy versus thyroid lobectomy for pap- illary thyroid microcarcinoma: comparative analysis after propensity score matching[J/OL]. Thyroid, 2013, 23: 1408-1415. doi: 10.1089/thy.2012.0463.

[23] He Q, Zhuang D, Zheng L, et al. The surgical management of papillary thyroid microcarcinoma: a 162- month single-center experience of 273 cases[J]. Am Surg, 2012, 78(11): 1215-1218.

[24] Iyer NG, Morris LGT, Tuttle RM, et al. Rising incidence of second cancers in patients with low-risk (T1N0) thyroid cancer who receive radioactive iodine therapy[J/OL]. Cancer, 2011, 117: 4439-4446. doi: 10.1002/ cncr.26070.

[25] Lang W, Borrusch H, Bauer L. Occult carcinomas of the thyroid. Evaluation of 1,020 sequential autopsies[J]. Am J Clin Pathol, 1988, 90: 72-76.

[26] Yamashita H, Noguchi S, Murakami N, et al. Extracapsular invasion of lymph node metastasis[J/OL]. Cancer, 1999, 86: 842-849. doi: 10.1002/(SICI)1097-0142(19990901)86: 5<842::AID-CNCR21>3.0.CO; 2-X.

[27] Chisholm EJ, Kulinskaya E, Tolley NS. Systematic review and meta-analysis of the adverse effects of thyroidectomy combined with central neck dissection as compared with thyroidectomy alone[J/OL]. Laryngoscope, 2009, 119: 1135-1139. doi: 10.1002/lary.20236.

[28] Cooper DS, Doherty GM, Haugen BR, et al. (2009) American Thyroid Association (ATA) guidelines task- force on thyroid nodules and differentiated thyroid cancer[J/OL]. Thyroid, 19(11): 1167-1214. doi: 10.1089/thy. 2009.0110.

[29] Noguchi S, Yamashita H, Uchino S, Watanabe S. Papillary microcarcinoma[J/OL]. World J Surg, 2008, 32: 747-753. doi: 10.1007/s00268-007-9453-0.

[30] Pacini F, Castagna MG, Brilli L, et al. Thyroid cancer: ESMO clinical practice guidelines for diagnosis, treatment and follow-up[J/OL]. Ann Oncol, 2012, 23 Suppl 7: 110-119. doi: 10.1093/annonc/mds230.

[31] Tuttle M, Ball DW, Byrd D, et al. NCCN clinical practice guidelines in oncology—Thyroid Carcinoma[R]. 2013. NCCN.

[32] Sugitani I, Fujimoto Y. Does postoperative thyrotropin suppression therapy truly decrease recurrence in papillary thyroid carcinoma? A randomized controlled trial[J/OL]. J Clin Endocrinol Metab, 2010, 95: 4576-4583. doi: 10.1210/jc.2010-0161.

[33] Klein Hesselink EN, Klein Hesselink MS, de Bock GH, et al. Long-term cardiovascular mortality in patients with differentiated thyroid carcinoma: an observational study[J/OL]. J Clin Oncol, 2013, 31: 4046-4053. doi: 10.1200/JCO.2013.49.1043.

[34] Pickles T, Ruether JD, Weir L, et al. Psychosocial barriers to active surveillance for the management of early prostate cancer and a strategy for increased acceptance[J/OL]. BJU Int, 2007, 100: 544-551. doi: 10.1111/j.1464-410X. 2007.06981.x.

[35] Satge D, Grob JC, Pusel J, Methlin G. Thyroid microcarcinoma with a fatal outcome and 34

other unusually aggressive cases reported in the literature[J]. Arch Anat Cytol Pathol, 1990, 38: 143-151.

[36] Lissak B, Vannetzel JM, Gallouedec N, et al. Solitary skin metastasis as the presenting feature of differentiated thyroid microcarcinoma: report of two cases[J]. J Endocrinol Invest, 1995, 18: 813-816.

[37] Akazaki K, Kajita A, Higo N. An autopsy case of microscopic sized thyroid carcinoma characterized by generalized bone metastases[J]. Syujyutu, 1960, 14: 66-71.

[38] Patchefsky AS, Keller IB, Mansfield CM. Solitary vertebral column metastasis from occult sclerosing carcinoma of the thyroid gland: report of a case[J]. Am J Clin Pathol, 1970, 53: 596-601.

[39] Levi E. Carcinoma of thyroid with metastases to lungs[J]. N Y State J Med, 1975, 75: 1544-1546.

[40] Boehm T, Rothouse L, Wartofsky L. Metastatic occult follicular thyroid carcinoma[J]. JAMA, 1976, 235: 2420-2421.

[41] Jancić-Zguricas M, Janković R. Occult papillary carcinoma of the thyroid gland revealed by cancer pericarditis[J/OL]. Pathol Res Pract, 1986, 181: 761-766. doi: 10.1016/S0344-0338(86)80053-X.

[42] Michie HR, O'Bryan-Tear CG, Marsh H, Glazer G. Cerebral metastases from occult papillary carci- noma of the thyroid[J]. Br J Surg, 1987, 74: 647.

[43] (2013) 83rd Annual Meeting of the American thyroid association short call abstracts[J/OL]. Thyroid 23: A-115-A-121. doi: 10.1089/thy.2013.2310.sc

[44] Anandadas CN, Clarke NW, Davidson SE, et al. Early prostate cancer—which treatment do men prefer and why? [J/OL].BJU Int, 2011, 107: 1762-8. doi: 10.1111/j.1464-410X.2010.09833.x.

[45] Holmboe ES, Concato J. Treatment decisions for localized prostate cancer: asking men what's important[J]. J Gen Intern Med, 2000, 15: 694-701.

[46] Gorin MA, Soloway CT, Eldefrawy A, Soloway MS. Factors that influence patient enrollment in active surveillance for low-risk prostate cancer[J]. Urology, 2011, 77: 588-591. doi: 10.1016/j.urology.2010.10.039.

[47] Oliffe JL, Davison BJ, Pickles T, Mróz L. The self- management of uncertainty among men undertaking active surveillance for low-risk prostate cancer[J/OL]. Qual Health Res, 2009, 19: 432-443. doi: 10.1177/10497323 09332692.

[48] Ito Y, Tomoda C, Uruno T, et al. Preoperative ultrasonographic examination for lymph node metastasis: usefulness when designing lymph node dissection for papillary microcarcinoma of the thyroid[J/OL]. World J Surg, 2004, 28: 498-501. doi: 10.1007/s00268-004-7192-z.

译者：刘安阳，清华大学附属北京清华长庚医院
　　　朱成佩，天津市第三中心医院
审校：黄韬，华中科技大学同济医学院附属协和医院

# 中国专家述评

# 甲状腺微小乳头状癌的治疗，诸多争议源于未知问题众多

黄韬

华中科技大学同济医学院附属协和医院

甲状腺癌的诊疗尚有许多分歧和争议，而甲状腺微小乳头状癌（PTMC）尤为突出。本章内容已经展示了许多围绕PTMC诊疗的分歧和争议，但限于原作者引用文献相对较为陈旧，有一些问题，如关于"低危"PTMC可用观察代替即刻手术及相关理论问题，阐述并不准确或有失偏颇。

## 一、死亡和发病新的资料表明PTMC的危害性并不小

2017年4月，JAMA发表了基于1974—2013年美国SEER-9数据对甲状腺癌发病和死亡趋势的分析[1]。纳入分析的1974—2013年发病总病例77 276例，乳头状癌64 625例，发病占比83.63%。1994—2013年甲状腺癌中，乳头状癌死亡占比48.3%。在全部死于甲状腺乳头状癌的病例中，PTMC占比5.2%，1~2 cm占比12.9%，两者相加年均增长6.8%；2~4 cm占比27.2%，年均增长4.3%；>4 cm占比27.5%，年均增长2.8%；大小不明占比27.3%，年均增长–0.6%。而1974—2013年甲状腺乳头状癌发病率的趋势是：PTMC年均增长9.3%，1~2 cm年均增长5.4%，2~4 cm年均增长4.5%，>4 cm年均增长6.1%，大小不明年均增长–1.8%。

发表于2017年10月的另一项基于SEER-18的分析，纳入记载了明确大小的分化型甲状腺癌106 209例[2]。其中，男性和女性，按肿瘤大小<1.0 cm、1.0~2.9 cm、3.0~3.9 cm、≥4.0 cm，分别占比27.0%、42.2%、11.2%、19.6%和34.9%、46.4%、8.9%、9.8%。

上述数据表明，各种大小的甲状腺癌发病率和死亡率都有明显上升，绝非

只有PTMC发病率上升，更不是死亡率没有升高。PTMC在甲状腺乳头状癌发病和死亡中都占据相当比例，而>1.0 cm的甲状腺乳头状癌占比更多。从逻辑上理解，所有>1.0 cm的甲状腺乳头状癌都是由PTMC进展而来的，应该不会有争议。因而，我们有理由质疑：如果基本上只对>1.0 cm的可疑结节进行FNA评估，或即使确诊PTMC，也大多用观察代替即刻手术，势必会使更多的甲状腺乳头状癌在>1.0 cm后方接受诊治，这将使>1.0 cm的乳头状癌占比上升，并有可能增加甲状腺癌的复发和死亡风险。

## 二、基础理论和科学逻辑问题不应被忽视

如果无论大小或有无转移的甲状腺癌都进行治疗，我们可以按照大小和有无转移来区别对待，这样做是合理的。但是，如果"低危"PTMC不诊治，逻辑上，将有进展到更大肿瘤，或从无转移进展到有转移的风险。在没有建立准确而有效的预测进展或转移风险的手段之前，在严格控制的临床研究之外，把不诊治推荐成为临床常规选项，可能有道德和伦理风险。

除此之外，甲状腺乳头状癌也不是固定不变的病理类型，在积累足够多的基因事件后，乳头状癌可以演变成预后更差的低分化癌，甚至预后极差的未分化癌[3]。在没有研究清楚乳头状癌去分化的规律，以及建立有效的预测体系之前，延误甲状腺乳头状癌的诊治，也是有风险的。

## 三、目前关于"低危"PTMC的分类"标准"并不科学可靠

目前有关PTMC观察的研究，采用的"低危"定义包括超声检查表明肿瘤不邻近气管和喉返神经、超声检查无淋巴结转移、FNA检查无不良亚型等[4]。其中，癌灶位置与肿瘤的本质生物学行为并无关系，反映的只是与气管和喉返神经的物理距离；超声检查中央区淋巴结敏感度低（30%左右），并不可靠，许多资料表明cN0的PTMC有至少30%的中央区淋巴结转移；至于FNA判断不良亚型，并不可靠，所有关于PTMC观察的研究都列出这一条件，但是，所有的结果甚至都未提及此项检查的具体结果，可见这一条标准形同虚设。

## 四、目前有关PTMC观察的研究还有许多问题

首先，目前的研究均不是随机对照研究（RCT），总体例数相对于目前每年28万左右的甲状腺癌新发病例规模也很小，相对于复发风险持续30年以上的甲状腺乳头状癌的随访周期，观察时间也不足够长。所得出的结果应该说只是初步结果，循证医学的等级不高。

其次，观察对象的PTMC的诊断并不可靠，超声+FNA并不能保证100%准

确，不排除含有一定比例的良性结节，且"低危"的判断标准存在不同医院、不同医生的松紧尺度差异。现有的标准也尚需比较、检验和完善。如中国学者提出的"低危"标准（CATO）与Kuma标准比较，在多灶比例、腺外侵犯率、中央区淋巴结转移率、复发转移率等方面均明显要低，显然更为严格。无病生存率（DFS）也明显优于Kuma标准[5]。

最后，目前已经发表的关于"低危"PTMC观察的文章结果差异巨大，日本的研究以直径增加3 mm作为增大的标准，肿瘤进展和淋巴结转移的发生比例极低，最高的数据，随访10年分别为8%和3.8%[6]。韩国的研究则以直径增加3 mm，以及体积增加50%作为肿瘤进展的标准，随访30个月时就有14%的患者出现肿瘤进展，这些进展的患者手术后发现63%为多灶，34%有腺外侵犯，29%有中央区淋巴结转移，且有38%的患者需要全甲状腺切除，结论是部分"低危"PTMC患者在相对较短的时间就会明显进展[7]。美国人的研究为<1.5 cm甲状腺乳头状癌，结果表明，中位随访25个月，有3.8%的患者直径增加3 mm，有12.4%的体积增加50%；并估算出5年直径增大比例为12.1%，体积增大比例为24.8%[8]。各国研究结果的巨大差异，说明目前"低危"PTMC用观察来代替即刻手术的临床研究还不够成熟，作为临床研究无疑是一种探索，但作为成熟的方案推荐到临床，为时还尚早。

总之，"低危"PTMC观察代替即刻手术，从精准评估方法的建立、最佳适应人群的确定、患者观察终止的决策如何保证对以后影响最小、以及远期效果等等方面还需要进一步研究，尤其需要开展大样本、多中心、长期随访的RCT研究，以便完善方案、降低各种风险、确保患者获益。

## 参考文献

[1] Lim H, Devesa SS, Sosa JA, et al. Trends in Thyroid Cancer Incidence and Mortality in the United States, 1974-2013[J]. JAMA, 2017, 317(13): 1338-1348.

[2] Shi LL, DeSantis C, Jemal A, et al. Changes in thyroid cancer incidence, post-2009 American Thyroid Association guidelines[J]. Laryngoscope, 2017, 127(10); 2437-2441.

[3] Fagin JA, Wells SA Jr. Wells. Biologic and Clinical Perspectives on Thyroid Cancer[J]. N Engl J Med, 2016, 375(23): 2307.

[4] Sakai T, Sugitani I, Ebina A, et al. Active Surveillance for T1bN0M0 Papillary Thyroid Carcinoma[J]. Thyroid, 2019, 29(1): 59-63.

[5] Qian K, Guo K, Zheng X, et al. Contrastive study of two screening criteria for active surveillance in patients with low-risk papillary thyroid microcarcinoma: a retrospective analysis of 1001 patients[J]. Oncotarget, 2017, 8(39): 65836-65846.

[6] Ito Y, Miyauchi A, Oda H. Low-risk papillary microcarcinoma of the thyroid: A review of active surveillance trials[J]. Eur J Surg Oncol, 2018, 44(3): 307-315.

[7] Kwon H, Oh HS, Kim M, et al. Active Surveillance for Patients With Papillary Thyroid

Microcarcinoma: A Single Center's Experience in Korea[J]. J Clin Endocrinol Metab, 2017, 102(6): 1917-1925.

[8]     Tuttle RM, Fagin JA, Minkowitz G, et al. Natural History and Tumor Volume Kinetics of Papillary Thyroid Cancers During Active Surveillance[J]. JAMA Otolaryngol Head Neck Surg, 2017, 143(10): 1015-1020.

# 第十一章　分子表达谱与甲状腺结节

## 分子表达谱和不确定性甲状腺结节

**Alireza Najafian, Aarti Mathur, Martha A. Zeiger**

Endocrine Surgery, Department of Surgery, The Johns Hopkins University School of Medicine

## 一、前言

细针穿刺（fine-needle aspiration，FNA）活组织检查是评价甲状腺结节最精确、最可靠的诊断方法。但是，20%~30%的FNA结果不确定或可疑，其中经外科手术切除的病例中有10%~40%最终病理证实为恶性[1-3]。为提高FNA诊断的精确性，术前鉴别甲状腺结节良恶性的辅助分子检测手段应运而生。然而，这些检测手段的临床应用和优化患者管理的意义并未明确。本章重点研究这些分子标志物诊断甲状腺结节的准确性，尤其是这些分子标志物何时可提供额外益处及如何综合分析该结果。

## 二、细针穿刺抽吸活组织检查的准确性

虽然FNA是甲状腺结节诊断的金标准，但是，由于细胞学结果判读的主观性，FNA的准确性和重复性变化很大。为此，2007年美国癌症研究所（NCI）甲状腺细针抽吸活组织检查研讨会建议甲状腺细胞病理报告贝塞斯达（Bethesda）系统（TBSRTC）试用标准化诊断术语，提高FNA的临床应用。FNA的诊断结果分为6级：无法诊断、良性病变、意义不明的细胞非典型性病变（AUS）、滤泡性肿瘤或可疑滤泡性肿瘤（FN/SFN）、可疑恶性肿瘤（SFM）、恶性肿瘤[4]。不确定及可疑分类的恶性风险分别为：AUS，5%~15%；FN/SFN，15%~30%；SFM，60%~75%。基于以上风险，对AUS患者推荐再次行FNA；SFN/FN行甲状腺腺叶切除术；SFM行甲状腺全切术或甲

状腺腺叶切除术。然而，我们知道，在临床实践过程中恶性肿瘤的比率并不确定，这也对临床推荐手段构成挑战[5]。我们和其他研究者证实，AUS组恶性肿瘤风险高达39%，因此我们推荐进行甲状腺腺叶切除术，不再重复进行FNA[5-8]。此外，进行细胞学诊断的观察者自身和之间也存在显著变异。本研究所回顾审查了3 885例体外细胞学标本，其中32%与当时的诊断有出入[9]。因此，避开TBSRTC不谈，如此程度的细胞学诊断变化更凸显补充性确诊实验的必要性。过去10年的研究结果表明，分子标志物对于不确定或可疑的FNA结果有诊断价值。

## 三、诊断的金标准

组织病理是甲状腺结节诊断的金标准，因此，FNA细胞病理和任何分子检测的精确性都基于最终病理诊断。然而，病理诊断观察者自身和观察者之间也存在显著变异，有研究报告高达21%存在争议[10-11]，尤其是评价滤泡性病变时这种变异常会出现。虽然滤泡型甲状腺乳头状癌（FVPTC）有明确的组织病理学定义，但很难将其和滤泡癌或滤泡型腺瘤区分开来，尤其是当甲状腺乳头状癌核型未充分成熟或仅局部出现时。缺乏明确的FVPTC诊断标准导致过度恶性诊断。此外，缺乏被膜侵犯的定义共识导致滤泡癌和良性腺瘤鉴别困难。由于分子检测精确性基于组织病理诊断的精确，滤泡性病变诊断的主观变异使不确定性甲状腺结节分子检测的评价更为复杂。

## 四、分子标志物

### （一）快加速纤维肉瘤蛋白亚型B

快加速纤维肉瘤蛋白亚型B（BRAF）是RAF家族三个同源异构体其中一种B亚型，是丝裂原活化蛋白激酶（MARK）通路的强效激活子[12]。在所有人类恶性肿瘤中，BRAF蛋白激酶基因是最常见的突变之一，突变率高达7%，在甲状腺癌分子标志物中研究最多[13-14]。BRAF在甲状腺乳头状癌（PTC）中突变率达27.3%~87.1%，在滤泡型甲状腺乳头状癌（FVPTC）达35%，在甲状腺未分化癌达25%[15-20]。然而，BRAF基因在纯粹的甲状腺滤泡癌、髓样癌和良性肿瘤中未见突变。由于BRAF基因在PTC中突变的普遍性，人们对其广泛检测，以提高FNA不确定性甲状腺结节确诊率。多数研究表明，虽然BRAF诊断不确定性甲状腺结节的特异性高达100%，但其敏感性却由15%~45%不等[21-24]。BRAF V600E检测对原来FNA细胞学病理结果不确定性或可疑甲状腺结节的检出率低，我们需要认真考虑该检测诊断甲状腺结节的有效性[25]。

## （二）突变/重排的基因组合

过去30年来，人们已确认甲状腺癌的多种基因突变和染色体易位。超过70%的PTC携带特有的基因突变和染色体易位，包括BRAF、RAS、RET/PTC、TRK重排，激活MAPK或PI3/AKT信号通路（图11.1）。与此相似，70%~75%的甲状腺滤泡型癌可检测到RAS基因突变或PAX8/PPARγ基因重排[26]。由于单一分子标志物诊断效能有限，人们评价了一组包括BRAF、RAS、RET/PTC基因突变或PAX8/PPARγ基因重排的体细胞突变组合来预测恶性甲状腺结节。近

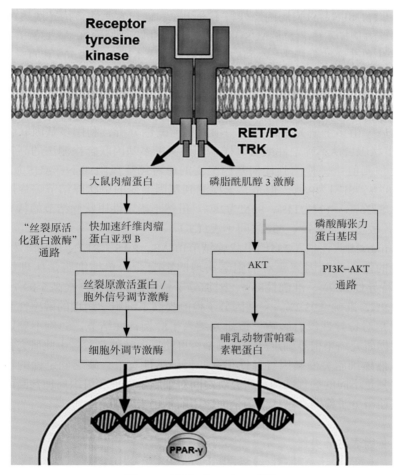

图11.1　MARK和PI3/AKT通路

MARK或PI3/AKT通路失调与甲状腺癌发生有关。甲状腺癌中常通过BRAF和RAS基因（或RET/PTC嵌合蛋白）点突变激活MAPK通路，PIK3CA点突变或PTEN突变及缺失激活PI3/AKT通路。PPAR-γ：过氧化物酶体增殖物激活型受体-γ。

期，由美国国家癌症研究院（NCI）和美国国立卫生研究院（NIH）发起的癌症和肿瘤基因图谱项目（TCGA）对近500例PTC患者进行了详细的分析。研究揭示了两个PTC亚型，其一为类BRAF亚型，另外一个是类RAS亚型，后者具有更多滤泡性特征[27]。他们也认定了其他一些低频分子变动如拷贝数变异、染色体易位等，多数是相斥的。这项详尽的研究为将来PTC的组织学分型创造了条件。

Nikiforov等进行了最早的一项研究，评价了突变基因组合的作用和可行性[28]。这项前瞻性的研究综合了470例FNA样本的细胞学结果、突变状态，并结合外科病理结果或随访34个月，其中51例细胞学病理不确定。所有突变阳性的AUS、FN/SFN、SFM病例经外科手术切除病理均为恶性，特异性达100%。但是，该51例样本中，21例AUS样本的敏感性和准确性为100%、23例SFN样本的敏感性和准确性分别为75%和87%、7例SFM样本则分别为60%和71%。作者认为，细胞学结果不确定而分子检测阳性结节的恶性率可达100%，由此说明基因联合检测可提高细胞学检测的准确性，并强烈推荐该类患者行甲状腺全切术。

此后，由多个研究所进行了一项大型前瞻性分析，利用多基因联合检测513例甲状腺FNA不确定性或可疑样本，证实了多基因联合检测法的高特异性和阳性预测值[29]。检测到任何基因突变的患者癌症风险如下：AUS为88%，SFN为87%，SFM为95%。但是，未检测到基因突变的甲状腺结节癌症风险如下：AUS为6%，SFN为14%，SFM为28%。虽然不确定性甲状腺结节的特异性高达96%，敏感性却在57%~68%之间（表11.1）。

Cantara团队评估了235例甲状腺结节BRAF、RAS、RET、TRK、和PAX/PPARγ的体细胞基因突变对细胞学病理的影响[30]，单纯细胞学病理敏感性59%、特异性94.9%、准确性83%，附加分子检测后其敏感性提高至89.7%，特异性94.9%，准确性93.2%。多基因分子检测提高了细胞学病理的敏感性和准确性，但是对特异性没有影响。该研究纳入了87例良性结节，53例不确定性结节，根据研究结果很难确定分子检测是否可使患者额外获益。由此研究得出结论，虽然体细胞突变基因特异性很高，但敏感性有限。缺乏确定性的诊断工具，尤其是不同的病理医师和研究所之间对细胞学病理和组织病理判断的巨大变异，使得分子检测在临床上的全面应用前景仍未明朗。

## （三）基因表达分类器

Veracyte公司的Afirma基因表达分类（GEC），可以作为商用的不确定性甲状腺结节分类的另一种备选方法。它可以检测142个已知的癌症生物通路的基因表达。体细胞突变基因组合和BRAF检测均为阳性来预测恶性肿瘤，设计此检测是为提高甲状腺结节的阴性预测值，减少或消除诊断性外科手术需求。

**表11.1　不同分子标志物检测在不确定性甲状腺结节中的敏感性、特异性、准确性汇总**

| 作者（年） | 分子标志物 | 不确定性结节<br>例数 / 总例数 | 敏感性<br>（%） | 特异性<br>（%） | 准确性<br>（%） |
|---|---|---|---|---|---|
| **突变 / 重排的基因组合** | | | | | |
| Nikiforov et al.<br>（2009） | BRAF，RAS，RET/<br>PTC，PAX8/PPARγ | 51/470 | 60~100 | 100 | 71~100 |
| Cantara et al.<br>（2010） | BRAF，RAS，RET，<br>TRK，PPRγ | 41/235 | 90 | 95 | 93 |
| Nikiforov et al.<br>（2011） | BRAF，RAS，RET/<br>PTC，PAX8/PPARγ | 1056/1056 | 57~68 | 96~99 | 81~94 |
| **Afirma®** | | | | | |
| Chudova et al.<br>（2010） | Afirma® | 24/315 | 86 | 40 | N/A |
| Alexander et al.<br>（2012） | Afirma® | 265/4812 | 92 | 52 | N/A |
| **二代测序技术** | | | | | |
| Nikiforov et al.<br>（2014） | ThyroSeq v2 (AKT1，BRAF，RAS，<br>PIK3CA，TP53，TSHR，PTEN，<br>GNAS，CTNNB1，RET，TERT) | 143/143 | 90 | 93 | 92 |
| Mercier et al.<br>（2014） | ABL1，AKT1，ALK，APC，ATM，<br>BRAF，CDH1，CDKN2A，CSF1R，<br>CTNNB1，EGFR，ERBB2，<br>ERBB4，EZH2，FBXW7，FGFR1，<br>FGFR2，FGFR3，FLT3，GNA11，<br>GNAQ，GNAS，HNF1A，HRAS，<br>IDH1，IDH2，JAK2，JAK3，<br>KDR，KIT，KRAS，MET，MLH1，<br>MPL，NOTCH1，NPM1，NRAS，<br>PDGFRA，PIK3CA，PTEN，<br>PTPN11，RB1，RET，SMAD4，<br>SMARCB1，SMO，SRC，STK11，<br>TP53，VHL | 34/34 | 71 | 89 | 85 |
| **微小核糖核酸（miRNA）[a]** | | | | | |
| Nikiforova et al.<br>（2008） | miR-187，miR-222，miR-221，<br>miR-146b，miR-155，miR-224，miR-197 | 8/62 | N/A | N/A | N/A |
| Kitano et al.<br>（2012） | miR-7 | 21/59 | 100 | 20 | 37 |
| Shen et al.<br>（2012） | miR-146b，miR-221，<br>miR-187，miR-30d | 30/68 | 63 | 79 | 73 |
| Keutgen et al.<br>（2012） | miR-222，miR-328，<br>miR-197，miR-21 | 72/72 | 100 | 86 | 90 |

[a]：miRNA 值为代表性的有效数据结果；N/A 不可用。

Veracyte公司要求两份FNA样本，一份用于细胞学评估，另外一份行基因表达谱检测。只有在细胞学结果判读为AUS或FN/SFN时才对第二份样本进行检测。

最早已有两项前瞻性的研究评估该检测。Chudova团队[31]在其预实验中，检测了315例甲状腺结节超过247 186个转录本，并应用基因组合来鉴别良恶性。Veracyte公司Afirma基因表达分类（GEC）使用24例独立的FNA样本创立一种算法来鉴别甲状腺结节为良性或可疑恶性。这项研究的阴性预测值和特异性分别为96%和84%。

随后，Alexander团队通过一项由企业赞助的对265例不确定性甲状腺结节的前瞻性多中心研究中确认了这种算法的临床效能[32]。该研究中，各中心经治医生在不了解GEC检测结果的情况下据临床判断行甲状腺切除术。内分泌病理核心专家组也来自未知学院，依据临床有效性参考标准提交病理诊断。265例甲状腺结节中，85例（32%）为恶性。各Bethesda分类敏感性如下：AUS，90%；FN/SFN，90%；SFM，94%；但是，其特异性略低，分别为：AUS，53%；FN/SFN，49%；SFM，52%。不确定性甲状腺结节的阴性预测值如下：AUS，95%；SFN，94%；SFM，85%。不确定性甲状腺结节总敏感性为92%，特异性为52%，阴性预测值为7%，和良性结节相似。基于本研究，半数细胞学结果不确定的良性结节可通过此检测于术前确诊，从而避免了手术。

以上研究不能将富含许特尔细胞的结节从不确定性甲状腺结节中区分出来。近期的数个小型常规临床研究区分了许特尔细胞并提及了该类结节GEC结果的不同之处[33-35]。

Lastra团队对132例不确定性甲状腺结节的Afirma基因检测结果进行了回顾性分析[33]。该检测仅将25例具有嗜酸性特征的滤泡癌（FNOF）中的8例（32%）分类为良性结节，却将68例AUS中的45例（66%）和39例FN中的17例（44%）判读为良性[36]。48例Afirma基因可疑者施行了手术，13例FNOF中的11例（85%）病理结果为良性，而在18例AUS组中良性为7例（39%），17例FN组中良性为8例（47%）。McIver等报道13例许特尔细胞占优势的结节仅有1例（8%）被Afirma基因判读为良性，12例被Afirma基因判读为可疑者仅有2例最终病理结果为恶性[35]。Harrell和Bimston回顾了58例Afirma基因结果不确定性甲状腺结节，其中20例GEC判读为良性[34]。58例FNA样本中21例许特尔细胞占优势，Afirma基因判读其中2例良性，19例可疑，最终病理仅有35%为恶性。外科随访发现，Afirma基因检测可疑许特尔细胞的病变其癌症可能性低。虽然该研究病例不多，但却质疑了Afirma基因检测对富含许特尔细胞的病变的表现，因其大多经Afirma基因检测可疑，但最终病理为良性。

总之，Afirma基因检测特异性较低，虽然它的确可以将不确定性细胞学结节中的约半数良性结节检测出来（真阴性），但却会将另一半良性结节误判为可疑（假阳性）。有研究认为，这些假阳性结果可能缘于富含许特尔细胞的病变。由于该检测还未市场应用，需要更大型的研究来确认这些发现。

### （四）二代测序技术

虽然Afirma基因检测和体细胞突变组合可以提高甲状腺结节的细胞学诊断率，但癌症术前诊断仍需更加精确。过去数十年，基于自动Sanger基因测序分析法的突变基因组合占主流[37-38]，而近来引进的二代测序技术是一种成本效益更高的方法，仅需5~10 ng的DNA，且可即时检测多种靶基因[39-42]。NGS不仅可进行全基因组测序，还可行全外显子和全转录本测序[42]。该方法可以不受样本量的限制，以较少的组织样本及更高的敏感性检测基因突变[39]。

Nikiforova团队利用NGS技术，将突变基因组中的癌症诊断基因由4个扩展为12个。他们对228例DNA样本（包括105例冰冻组织，72例福尔马林固定石蜡包埋组织和51例FNA样本）行NGS检测（ThyroSeq v1），靶基因包括BRAF、RAS、PIK3CA、TP53、TSHR、PTEN、GNAS、CTNNB1和RET。由此产生了常见类型甲状腺癌点突变分子表达谱。NGS检测到145例癌症样本中的99例（68%），其12个靶基因中的一个产生突变。该基因组合对PTC的检出率达70%，FVPTC为83%，FTC为78%，嗜酸性滤泡癌为39%，低分化甲状腺癌为30%，甲状腺未分化癌为74%，甲状腺髓样癌为73%[42]。相比之下，仅6%的良性结节存在基因突变。该NGS组合很快改进为ThyroSeq v2型，可检测42种融合基因和端粒酶反转录酶（TERT）启动子等甲状腺癌的热点突变基因。另一项研究中，Nikiforov等连续评估了143例患者的细胞学样本，其FNA检测为FN/SFN，病理结果亦已经外科确认[13]。最终组织病理分析104例为良性，39例为恶性。ThyroSeq v2型NGS组合的敏感性为90%、特异性为93%、阳性预测值（PPV）为83%、阴性预测值（NPV）为96%，精确性达92%。结论认为，这种扩展的NGS组合检测方法用于术前诊断恶性结节准确性较高。

Le Mercier团队使用NGS检测回顾性分析了34例不确定FNA样本的50个基因突变。其中27例为良性，7例为恶性（3例PTC、3例微侵袭滤泡癌、1例恶性倾向滤泡肿瘤）。其中分子检测阳性组癌症风险63%，阴性组癌症风险8%。该检测敏感性71%，特异性89%，PPV63%，NPV85%，准确性85%[38]。虽然NGS可以提高FNA活检的诊断准确性，但因其敏感性较低，如要用于临床仍需进一步改进。

甲状腺癌和多基因突变的联系众所周知，NGS可由术前FNA获得的极少量DNA分析多基因突变，这给找到一种提高甲状腺癌术前诊断敏感性和准确性的方法带来了希望。NGS的这些初步发现很有前景，但仍需进一步的前瞻性研究来仔细评估其实际临床应用。

### （五）MicroRNA

microRNA（miRNA）是长度为19~23个核苷酸的非编码单链核糖核酸（图11.2），于1993年研究秀丽隐杆线虫时最早描述[14]。它们存在于组织和循

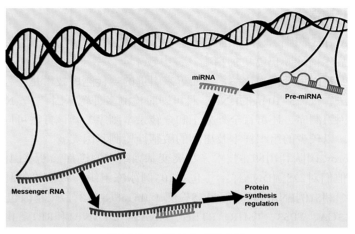

**图11.2　miRNA合成及功能**

miRNA是非编码单链小RNA，和目标mRNA的非翻译区域结合，调节
其翻译和稳定性。

环中，通过上调或沉默靶基因调节细胞进程[43]。miRNA的组织特异性和循环
miRNA的稳定性使其适于选作癌症的潜在诊断标志物[44]。近期有研究报道了甲
状腺癌的数个miRNA调节障碍，其确切机制不明[45-46]。相对于良性组织来讲，
PTC、FTC、FVPTC中miRNA存在表达差异[13,45-49]。但是，miRNA分子组合用于
FNA不确定性甲状腺结节的诊断应用研究极少[50]。

　　Nikiforova等最早使用miRNA组合研究了60例切除的甲状腺结节中的七种
miRNA（miR-187、miR-222、miR-221、miR-146b、miR-155、miR-224和miR-197）
表达差异，并确认62例FNA样本结果[46]。其中仅13例患者施行了手术，8例患
者的细胞学结果为不典型，4例细胞学结果为恶性，1例为临床可疑。组织病理
结果8例为恶性结节，5例为良性增生结节。其中至少一种miRNA双倍上调，其
癌症诊断的敏感性、特异性、准确性分别为88%、94%、95%。因样本量太小，
无法对不确定性甲状腺结节进行亚组分析。

　　Keutgen团队对不确定性甲状腺结节进行了一项迄今为止最大型的研究，
研究了101例不确定性甲状腺病变，其中29例不确定性甲状腺FNA样本，72例
独立有效的FNA样本，推导出一个miRNA分子组合预测模型[51]。72例不确定性
甲状腺结节FNA样本中，22例最终病理为恶性，经过模型筛选，确认了含有
4个miRNA（miR-222、miR-328、miR-197、miR-21）的检测分子组合。该模
型对72例样本中的65例进行了正确分类，鉴别良恶性结节的总体敏感性达
100%，特异性86%，准确性90%。7例误判病变中，5例FNA诊断为许特尔细胞
瘤。除外许特尔细胞病变后，模型的诊断特异性达95%，准确性达97%。分子
诊断组合对富含许特尔细胞病变的诊断价值存疑，也正是细胞病理学家面临的

主要挑战之一。

Kitano及其团队在另一项研究中，评价了95例FNA样本的miR-7、miR-126、miR-374及let-7表达，其中31例细胞学病理不确定。据此数据，他们创建了一个甲状腺恶性肿瘤预测模型[52]。miR-7在59例样本中表达下调，是唯一的一个在甲状腺恶性病变中差异表达的标志物，其敏感性为100%、特异性为29%、PPV为36%、NPV为100%、总准确率为76%。对21例不确定性甲状腺结节亚组的分析显示其敏感性为100%、特异性为20%、PPV为25%、NPV为100%、总准确率为37%。基于miR-7的高阴性预测值，作者建议，miR-7检测结果为良性的患者可进行随访而非甲状腺诊断性切除术。

Shen等检测了60例不确定性、可疑及恶性FNA样本的8个miRNA（miR-146b、miR-221、miR-187、miR-197、miR-346、MiR-30d、miR-138及miR-302c）[53]。评价了其中4个miRNA（miR-146b、miR-221、miR-187、miR-30d）的诊断作用，其鉴别良恶性的敏感性为88.9%，特异性为78.3%，准确率为85.3%。经30例非典型病变亚组分析，其准确率降至73.3%，敏感性和特异性分别为63.6%和78.9%。研究指出，虽然miRNA分子组合可准确鉴别PTC，但对滤泡性肿瘤的鉴别是不准确的，不幸的是，滤泡性肿瘤通常正是不确定性FNA的主要组成部分。

Dettmer等评价了miRNA对经典FTC（cFTC）和嗜酸性FTC（oFTC）的鉴别诊断作用[54]。他们发现一个新的miRNA，miR-885-5p在oFTC中表达上调40倍以上，而在cFTC则未见表达上调。对19例不确定性FNA样本进行分类回归树型算法显示，3个miRNA（miR-885-5p、miR-221、miR-574-3p）表达失调可鉴别甲状腺滤泡癌和良性增生结节，且诊断准确率达100%。虽然其样本量较小，但该研究介绍了一种miRNA检测分子组合，或可用以鉴别甲状腺滤泡癌和良性增生结节。

以上数个研究较有前景。临床应用前，仍需进行大量的前瞻性研究对比不同miRNA的特征，确定各型甲状腺癌特征性标志物。

## 五、外科手术决策

虽然分子标志物可提高FNA活组织检查的诊断准确性，但其对外科决策的实际影响仍未明确。临床实践中，外科手术切除选择取决于诸多临床因素。通常情况下，患者意愿以及诸如结节大小、是否存在压迫症状、家族史等其他危险因素均会影响不确定性甲状腺结节的外科决策过程（图11.3）。此外，甲状腺全切术还有一些其他指征，与分子标志物或分子组合的影响相抵触。

两项研究评价了Afirma对手术切除决策的临床影响。一项多中心研究纳入了339例不确定性细胞病理（165例AUS、161例FN、13例SFM），并结合其分子检测结果评价了Afirma基因表达对外科手术决策的影响[55]。这项研究历时3年，纳入了5个医学研究中心的患者。在总共339例患者中，174例Afirma基因

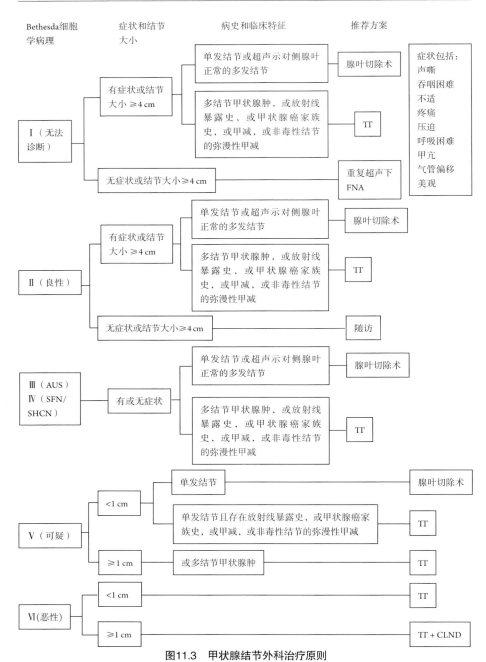

**图11.3 甲状腺结节外科治疗原则**

FNA：细针穿刺；AUS：意义不明的细胞非典型性病变；SFN：可疑滤泡性肿瘤；SHCN：可疑许特尔肿瘤；SFM：可疑恶性肿瘤；MNG：多结节甲状腺肿；US：超声；Hx：病史；FHx：家族史；TT：甲状腺全切术；CLND：中央区淋巴结切除术。该图源自Han，P.A. (2014) The impact of molecular testing on the surgical management of patients with thyroid nodules. Annals of Surgical Oncology，21(6).

表达检测良性患者中的4例（2%），148例Afirma基因表达检测可疑患者中的141例（95%），17例GEC检测无诊断结果中的4例（34%）最初均推荐行手术治疗。但由于其他原因如额外临床表现、失访及患者意愿等，最终174例GEC检测良性患者中的11例（6%）、148例GEC检测可疑患者中的121例（82%）患者进行了手术。手术切除的GEC检测可疑结节中，只有53例（44%）为恶性。作者假定了所有339例中的171例不确定性结节都推荐行甲状腺切除术，并通过Afirma检测结果决定治疗建议，并对结果进行治疗意向分析。但是，按照TBSRTC细胞学诊断意见，AUS患者不推荐手术治疗，因此也对分子检测结果改变临床手术切除决策的结论相悖。想要精确评价分子标志物的影响，必须综合考虑导致外科手术的其他因素。如压迫症状、家族史等。

第二项研究中，Duick团队评估了Afirma检测的影响，患者甲状腺结节Afirma检测结果为良性，但因细胞穿刺病理结果的不确定性，内分泌科医生和患者共同决定手术切除[56]。这项由Veracyte公司组织、51名内分泌专家及21个部门参与的多中心横断面研究表明，良性Afirma检查结果大幅减低了不确定性甲状腺结节的手术决定，由原来的74%减低至7.6%[56]。有趣的是，与过去25年的甲状腺全切术趋势相反，这些手术患者选择甲状腺腺叶切除术的比率提高了两倍。但是，由于大多数Afirma检测良性的不确定性结节未行手术，无法获得最终病理数据。因此，无法断定选择非手术治疗正确与否。虽然Afirma检测良性减少不确定性甲状腺结节的手术治疗已成定论，仍需长期随访并评价非手术患者未来会否最终因其他指征施行手术。

我们团队回顾性分析了114例拟行手术的患者，评价分子诊断检测[Afirma®，Asuragen®，BRAF，NRAS和（或）RET/PTC易位]对手术决策的影响[57]。由四个甲状腺外科专家综合细胞学、症状、结节大小、病史、临床表现等外科指征共同作出手术决定。据术后病理分析判定外科手术和术前分子检测的必要性。114例患者有87例进行了外科手术，其中9例（8%）因分子检测结果而改变了手术决定。最终病理结果显示，3例患者（2%）决策恰当，6例患者（5%）手术决策修正不当[57]。如此低的外科决策正确变动比例提示分子标志物的过度使用，对不确定甲状腺结节尤其是一些原本仅为外科咨询的患者是否实用也存有疑问。另外也要注意分子检测增加了不必要的外科手术。因此，依照目前临床决策模式，辅助分子检测的临床实用性有待阐明。

## 六、成本效益

临床使用分子标志物的另一个主要问题是成本效益。分子标志物检测昂贵，保险公司通常不予承保。然而，如能减少不必要的外科手术干预，减少甲状腺诊断性切除术则可冲抵其花费。否则，开展检测如不能改变临床决策只会徒增患者的负担[25]。

目前可用的关于分子诊断标志物成本效益的研究主要是用假定模型来比较是否使用分子标志物检测的标准费用。由于可能减少了甲状腺恶性病变的二期切除术和良性病变不必要的外科干预，不确定性细胞学的分子检测降低了患者费用[58-59]。然而，除了两项研究之外，没有一项研究在临床实践中评估它们的真正影响，因此也无法评价其功效。

Yip团队对1 cm以上甲状腺实性结节患者创设了一个决策树模型[58]。基于美国甲状腺协会（ATA）指南，根据是否使用基因表达组合进行分子检测并创设模型。作者发现，分子检测减低了甲状腺诊断性腺叶切除的比率（由11.6%下降至9.7%），虽然已有甲状腺全切术指征的患者的诊断费用额外增加了$5 031，达到$11 383，但总花费仍少于先花费$7 684进行腺叶切除术，再花费$11 954进行甲状腺全切术。

Li使用假想Markov模型评价以Afirma常规进行分子检测的不确定性甲状腺结节患者5年的成本效益[59]。报告指出未施行手术的癌症患者数量没有增加，而良性病变手术患者减少了74%。按照他们的模型，5年来进行分子检测花费由$10 719增加了$1 453，达到$12 172。假定的长期随访费用及复查超声和FNA的费用并未计算在内。因结节增大或临床症状进展而最终选择手术的患者未纳入观察组。

当前，以上研究是基于假定的队列研究而非前瞻性研究。因此，这些研究没有考虑到实际生活中明显影响不确定性甲状腺结节手术决策的多个重要临床因素的潜在作用。另外，没有对比不同分子标志物之间的成本效益。

为评估诊断实验的成本效益，Najafizadeh团队建立了一个患者立场的甲状腺结节的仿真诊断模式。他们检测了患者10年增加的费用和经质量调整的患者寿命临床获益[60]。结论指出，由于提高了质量调整寿命，减少了费用，若按分子检测诊断95%敏感性和特异性分析，联用FNA时可节省$1 087（包括所有相关费用，如病理学费用、医生耗时费用、标本运输和处理费用）。

为阐明商用诊断性检测和理想检测间的差距，可对比Afirma和符合特征的划算的诊断性检测的费用。前者敏感性95%，费用超过$3 350，后者敏感性为40%~52%，前者比后者贵3倍以上。

因此，目前可用的诊断性分子标志物应从成本效益方面考虑，提高诊断能力，降低费用。

## 七、结论

对分子标志物十年来的研究明显提高了不确定性甲状腺结节FNA组织病理及术前诊断的准确性。但由于外科决策过程的复杂性，分子标志物的临床应用和影响仍未可知。分子标志物的优缺点总结如表11.2。

未来仍需进行更大型的前瞻性研究解决这些问题，优选既可确定临床方案，费用又不高的最佳分子标志物。

表11.2　不确定性甲状腺结节各分子标志物的优缺点总结

| 分子标志物 | 优点 | 缺点 / 局限性 | 费用 |
| --- | --- | --- | --- |
| BRAF | 特异性高 | 敏感性低 | – |
| 突变基因组合 | 特异性高 | 敏感性低 | $2 400~2 900 |
| Afirma | 阴性预测值高 | 敏感性低；无法解释富含许特尔细胞的病变 | $3 350~$4 000 |
| NGS | 仅需 5~10 ng DNA | | – |
| miRNA | – | 无可靠 miRNA 特征 | – |

# 参考文献

[1] Mazzaferri EL. Management of a solitary thyroid nodule[J/OL]. N Engl J Med, 1993, 328: 553-559. doi: 10.1056/ NEJM199302253280807.

[2] Baloch ZW, Cibas ES, Clark DP, Layfield LJ, Ljung BM, Pitman MB, et al. The national cancer institute thyroid fine needle aspiration state of the science conference: a summation[J/PL]. Cytojournal, 2008, 5: 6. doi: 10.1186/1742-6413-5-6.

[3] Baloch ZW, Fleisher S, LiVolsi VA, Gupta PK. Diagnosis of "follicular neoplasm": a gray zone in thyroid fine-needle aspiration cytology[J/OL]. Diagn Cytopathol, 2002, 26: 41-44. doi: 10.1002/dc.10043.

[4] Cibas ES, Ali SZ. The Bethesda system for reporting thyroid cytopathology[J/OL]. Thyroid, 2009, 19: 1159-1165. doi: 10.1089/thy.2009.0274.

[5] Mathur A, Najafian A, Zeiger MA, Olson MT, Schneider EB. Malignancy risk and reproducibility in atypia of undetermined significance on thyroid cytology[J/OL]. Surgery, 2014, 156(6): 1471-1476. doi: 10.1016/j. surg.2014.08.026.

[6] Olson MT, Clark DP, Erozan YS, Ali SZ. Spectrum of risk of malignancy in subcategories of "atypia of undetermined significance" [J/OL]. Acta Cytol, 2011, 55: 518-525. doi: 10.1159/000333232.

[7] Ryu YJ, Jung YS, Yoon HC, Hwang MJ, Shin SH, Cho JS, et al. Atypia of undetermined significance on thyroid fine needle aspiration: surgical outcome and risk factors for malignancy[J/OL]. Ann Surg Treat Res, 2014, 86: 109-114. doi: 10.4174/astr.2014.86.3.109.

[8] Ho AS, Sarti EE, Jain KS, Wang H, Nixon IJ, Shaha AR, et al. Malignancy rate in thyroid nodules classified as Bethesda category III (AUS/FLUS) [J/OL]. Thyroid, 2014, 24: 832-839. doi: 10.1089/thy.2013.0317.

[9] Olson MT, Boonyaarunnate T, Aragon Han P, Umbricht CB, Ali SZ, Zeiger MA. A tertiary center's experience with second review of 3885 thyroid cytopathology specimens[J/OL]. J Clin Endocrinol Metab, 2013, 98: 1450-1457. doi: 10.1210/jc.2012-3898.

[10] Cibas ES, Baloch ZW, Fellegara G, LiVolsi VA, Raab SS, Rosai J, et al. A prospective assessment defining the limitations of thyroid nodule pathologic evaluation[J/OL]. Ann Intern Med, 2013, 159: 325-332. doi: 10.7326/0003-4819-159-5-201309030-00006.

[11] Hirokawa M, Carney JA, Goellner JR, DeLellis RA, Heffess CS, Katoh R, et al. Observer variation of encapsulated follicular lesions of the thyroid gland[J]. Am J Surg Pathol, 2002, 26: 1508-1514.

[12] Marais R, Marshall CJ. Control of the ERK MAP kinase cascade by Ras and Raf[J]. Cancer Surv, 1996, 27: 101-125.

[13] Nikiforov YE, Carty SE, Chiosea SI, Coyne C, Duvvuri U, Ferris RL, et al. Highly accurate diagnosis of cancer in thyroid nodules with follicular neoplasm/ suspicious for a follicular neoplasm cytology by ThyroSeq v2 next-generation sequencing assay[J/OL]. Cancer, 2014. doi: 10.1002/cncr.29038.

[14] Lee RC, Feinbaum RL, Ambros V. The C. elegans heterochronic gene lin-4 encodes small RNAs with antisense complementarity to lin-14[J]. Cell, 1993, 75: 843-854.

[15] Park J, Kim W, Hwang T, Lee S, Kim H, Han H, et al. BRAF and RAS mutations in follicular variants of papillary thyroid carcinoma[J/OL]. Endocr Pathol, 2013, 24: 69-76. doi: 10.1007/s12022-013-9244-0.

[16] Adeniran AJ, Zhu Z, Gandhi M, Steward DL, Fidler JP, Giordano TJ, et al. Correlation between genetic alterations and microscopic features, clinical manifestations, and prognostic characteristics of thyroid papillary carcinomas[J]. Am J Surg Pathol, 2006, 30: 216-222.

[17] Xing M. BRAF mutation in thyroid cancer[J]. Endocr Relat Cancer, 2005, 12: 245-262.

[18] Begum S, Rosenbaum E, Henrique R, Cohen Y, Sidransky D, Westra WH. BRAF mutations in anaplastic thyroid carcinoma: implications for tumor ori- gin, diagnosis and treatment[J]. Mod Pathol, 2004, 17: 1359-1363.

[19] Namba H, Nakashima M, Hayashi T, Hayashida N, Maeda S, Rogounovitch TI, et al. Clinical implication of hot spot BRAF mutation, V599E, in papillary thyroid cancers[J]. J Clin Endocrinol Metab, 2003, 88: 4393-4397.

[20] Nikiforova MN, Kimura ET, Gandhi M, Biddinger PW, Knauf JA, Basolo F, et al. BRAF mutations in thyroid tumors are restricted to papillary carcinomas and anaplastic or poorly differentiated carcinomas arising from papillary carcinomas[J]. J Clin Endocrinol Metab, 2003, 88: 5399-5404.

[21] Cohen Y, Rosenbaum E, Clark DP, Zeiger MA, Umbricht CB, Tufano RP, et al. Mutational analysis of BRAF in fine needle aspiration biopsies of the thyroid: a potential application for the preoperative assessment of thyroid nodules[J]. Clin Cancer Res, 2004, 15: 2761-2765.

[22] Adeniran AJ, Theoharis C, Hui P, Prasad ML, Hammers L, Carling T, et al. Reflex BRAF testing in thyroid fine-needle aspiration biopsy with equivocal and positive interpretation: a prospective study[J]. Thyroid, 2011, 21: 717-723.

[23] Rossi M, Buratto M, Bruni S, Filieri C, Tagliati F, Trasforini G, et al. Role of ultrasonographic/clinical profile, cytology, and BRAF V600E mutation evaluation in thyroid nodule screening for malignancy: a prospective study[J]. J Clin Endocrinol Metab, 2012, 97: 2354-2361.

[24] Kleiman DA, Sporn MJ, Beninato T, Crowley MJ, Nguyen A, Uccelli A, et al. Preoperative BRAF(V600E) mutation screening is unlikely to alter initial surgical treatment of patients with indeterminate thyroid nodules: a prospective case series of 960 patients[J/OL]. Cancer, 2013, 119: 1495-1502. doi: 10.1002/ cncr.27888.

[25]　Najafian A, Zeiger MA. The role of molecular diagnostic markers in the management of indeterminate and suspicious thyroid nodules[J/OL]. Int J Endocrinol Oncol, 2014, 1: 49-57. doi: 10.2217/ije.13.4.

[26]　Nikiforov YE. Molecular diagnostics of thyroid tumors[J]. Arch Pathol Lab Med, 2011, 135: 569-577. doi: 10.1043/2010-0664-RAIR.1.

[27]　Agrawal N, Akbani R, Aksoy BA, Ally A, Arachchi H, Asa SL, et al. Integrated genomic characterization of papillary thyroid carcinoma[J/OL]. Cell, 2014, 159: 676-690. doi: 10.1016/j.cell.2014.09.050.

[28]　Nikiforov YE, Steward DL, Robinson-Smith TM, Haugen BR, Klopper JP, Zhu Z, et al. Molecular testing for mutations in improving the fine-needle aspiration diagnosis of thyroid nodules[J/OL]. J Clin Endocrinol Metab, 2009, 94: 2092-2098. doi: 10.1210/jc.2009-0247.

[29]　Nikiforov YE, Ohori NP, Hodak SP, Carty SE, LeBeau SO, Ferris RL, et al. Impact of mutational testing on the diagnosis and management of patients with cytologically indeterminate thyroid nodules: a prospective analysis of 1056 FNA samples[J/OL]. J Clin Endocrinol Metab, 2011, 96: 3390-3397. doi: 10.1210/ jc.2011-1469.

[30]　Cantara S, Capezzone M, Marchisotta S, Capuano S, Busonero G, Toti P, et al. Impact of proto-oncogene mutation detection in cytological specimens from thyroid nodules improves the diagnostic accuracy of cytology[J/OL]. J Clin Endocrinol Metab, 2010, 95: 1365-1369. doi: 10.1210/jc.2009-2103.

[31]　Chudova D, Wilde JI, Wang ET, Wang H, Rabbee N, Egidio CM, et al. Molecular classification of thyroid nodules using high-dimensionality genomic data[J/OL]. J Clin Endocrinol Metab, 2010, 95: 5296-5304. doi: 10.1210/jc.2010-1087.

[32]　Alexander EK, Kennedy GC, Baloch ZW, Cibas ES, Chudova D, Diggans J, et al. Preoperative diagnosis of benign thyroid nodules with indeterminate cytology[J/OL]. N Engl J Med, 2012, 367: 705-715. doi: 10.1056/ NEJMoa1203208.

[33]　Lastra RR, Pramick MR, Crammer CJ, LiVolsi VA, Baloch ZW. Implications of a suspicious Afirma test result in thyroid fine-needle aspiration cytology: An institutional experience[J/OL]. Cancer Cytopathol, 2014. doi: 10.1002/cncy.21455.

[34]　Harrell RM, Bimston DN. Surgical utility of Afirma: effects of high cancer prevalence and oncocytic cell types in patients with indeterminate thyroid cytology[J/OL]. Endocr Pract, 2014, 20: 364-369. doi: 10.4158/EP13330. OR.

[35]　McIver B, Castro MR, Morris JC, Bernet V, Smallridge R, Henry M, et al. An independent study of a gene expression classifier (Afirma™) in the evaluation of cytologically indeterminate thyroid nodules[J/OL]. J Clin Endocrinol Metab, 2014, 99: jc20133584. doi: 10.1210/ jc.2013-3584.

[36]　Krane JF. Lessons from early clinical experience with the Afirma gene expression classifier[J/OL]. Cancer Cytopathol, 2014. doi: 10.1002/cncy.21472.

[37]　Metzker ML. Sequencing technologies—the next generation[J/OL]. Nat Rev Genet, 2010, 11: 31-46. doi: 10.1038/nrg2626.

[38]　Le Mercier M, D'Haene N, De Nève N, Blanchard O, Degand C, Rorive S, et al. Next-generation sequencing improves the diagnosis of thyroid FNA specimens with indeterminate cytology[J/OL]. Histopathology, 2014. doi: 10.1111/his.12461.

[39] Meldrum C, Doyle MA, Tothill RW. Next-generation sequencing for cancer diagnostics: a practical perspective[J]. Clin Biochem Rev, 2011, 32: 177-195.

[40] Glenn TC. Field guide to next-generation DNA sequencers[J]. Mol Ecol Resour, 2011, 11: 759-769.

[41] Beadling C, Neff TL, Heinrich MC, Rhodes K, Thornton M, Leamon J, et al. Combining highly multiplexed PCR with semiconductor-based sequencing for rapid cancer genotyping[J]. J Mol Diagn, 2013, 15: 171-176.

[42] Nikiforova MN, Wald AI, Roy S, Durso MB, Nikiforov YE. Targeted next-generation sequencing panel (ThyroSeq) for detection of mutations in thyroid cancer[J]. J Clin Endocrinol Metab, 2013, 98: E1852-E1860. doi: 10.1210/jc.2013-2292.

[43] Krol J, Loedige I, Filipowicz W. The widespread regulation of microRNA biogenesis, function and decay[J/OL]. Nat Rev Genet, 2010, 11: 597-610. doi: 10.1038/ nrg2843.

[44] Ma R, Jiang T, Kang X. Circulating microRNAs in cancer: origin, function and application[J/OL]. J Exp Clin Cancer Res, 2012, 31: 38. doi: 10.1186/1756-9966-31-38.

[45] Weber F, Teresi RE, Broelsch CE, Frilling A, Eng C. A limited set of human microRNA is deregulated in follicular thyroid carcinoma[J/OL]. J Clin Endocrinol Metab, 2006, 91: 3584-3591.

[46] Nikiforova MN, Tseng GC, Steward D, Diorio D, Nikiforov YE. MicroRNA expression profiling of thyroid tumors: biological significance and diagnostic utility[J]. J Clin Endocrinol Metab, 2008, 93: 1600-1608.

[47] Yip L, Kelly L, Shuai Y, Armstrong MJ, Nikiforov YE, Carty SE, et al. MicroRNA signature distinguishes the degree of aggressiveness of papillary thyroid carcinoma[J]. Ann Surg Oncol, 2011, 18: 2035-2041.

[48] Chen Y-T, Kitabayashi N, Zhou XK, Fahey TJ, Scognamiglio T. MicroRNA analysis as a potential diagnostic tool for papillary thyroid carcinoma[J]. Mod Pathol, 2008, 21: 1139-1146.

[49] Schwertheim S, Sheu S-Y, Worm K, Grabellus F, Schmid KW. Analysis of deregulated miRNAs is helpful to distinguish poorly differentiated thyroid carcinoma from papillary thyroid carcinoma[J]. Horm Metab Res, 2009, 41: 475-481.

[50] Tetzlaff MT, Liu A, Xu X, Master SR, Baldwin DA, Tobias JW, et al. Differential expression of miRNAs in papillary thyroid carcinoma compared to multinodular goiter using formalin fixed paraffin embedded tissues[J]. Endocr Pathol, 2007, 18: 163-173

[51] Keutgen XM, Filicori F, Crowley MJ, Wang Y, Scognamiglio T, Hoda R, et al. A panel of four miRNAs accurately differentiates malignant from benign indeterminate thyroid lesions on fine needle aspiration[J/OL]. Clin Cancer Res, 2012, 18: 2032-2038. doi: 10.1158/1078-0432.CCR-11-2487.

[52] Kitano M, Rahbari R, Patterson EE, Steinberg SM, Prasad NB, Wang Y, et al. Evaluation of candidate diagnostic microRNAs in thyroid fine-needle aspiration biopsy samples[J/OL]. Thyroid, 2012, 22: 285-291. doi: 10.1089/thy.2011.0313.

[53] Shen R, Liyanarachchi S, Li W, Wakely PE, Saji M, Huang J, et al. MicroRNA signature in thyroid fine needle aspiration cytology applied to "atypia of undetermined significance" cases[J/OL]. Thyroid, 2012, 22: 9-16. doi: 10.1089/thy.2011.0081.

[54] Dettmer M, Vogetseder A, Durso MB, Moch H, Komminoth P, Perren A, et al. MicroRNA expression array identifies novel diagnostic markers for conven- tional and oncocytic follicular

thyroid carcinomas[J/OL]. J Clin Endocrinol Metab, 2013, 98: E1-E7. doi: 10.1210/jc.2012-2694.

[55] Alexander EK, Schorr M, Klopper J, Kim C, Sipos J, Nabhan F, et al. Multicenter clinical experience with the Afirma gene expression classifier[J/OL]. J Clin Endocrinol Metab, 2014, 99: 119-125. doi: 10.1210/jc.2013-2482.

[56] Duick DS, Klopper JP, Diggans JC, Friedman L, Kennedy GC, Lanman RB, et al. The impact of benign gene expression classifier test results on the endocrinologist-patient decision to operate on patients with thyroid nodules with indeterminate fine-needle aspiration cytopathology[J/OL]. Thyroid, 2012, 22: 996-1001. doi: 10.1089/thy.2012.0180.

[57] Aragon Han P, Olson MT, Fazeli R, Prescott JD, Pai SI, Schneider EB, et al. The impact of molecular testing on the surgical management of patients with thyroid nodules[J]. Ann Surg Oncol, 2014, 21: 1862-1869. doi: 10.1245/s10434-014-3508-x.

[58] Yip L, Farris C, Kabaker AS, Hodak SP, Nikiforova MN, McCoy KL, et al. Cost impact of molecular testing for indeterminate thyroid nodule fine-needle aspiration biopsies[J/OL]. J Clin Endocrinol Metab, 2012, 97: 1905-1912. doi: 10.1210/jc.2011-3048.

[59] Li H, Robinson KA, Anton B, Saldanha IJ, Ladenson PW. Cost-effectiveness of a novel molecular test for cytologically indeterminate thyroid nodules[J/OL]. J Clin Endocrinol Metab, 2011, 96: E1719-E1726. doi: 10.1210/jc.2011-0459.

[60] Najafzadeh M, Marra CA, Lynd LD, Wiseman SM. Cost-effectiveness of using a molecular diagnostic test to improve preoperative diagnosis of thyroid cancer[J/OL]. Value Health, 2012, 15: 1005-1013. doi: 10.1016/j. jval.2012.06.017.

译者：郑守华，郑州大学第一附属医院

审校：关海霞，广东省人民医院

# 甲状腺结节的分子标志物检测

关海霞

广东省人民医院

在甲状腺结节的良性、恶性鉴别诊断方面，分子标志物检测无疑是一个快速进展、吸引眼球的话题[1]。本章节很好地综述了美国应用分子标志物协助诊断甲状腺结节的现状。在吸收、学习美国经验的同时，我们更要思考在我国国情下，如何合理开发和使用甲状腺结节的分子标志物检测。笔者在此抛砖引玉，提出下述观点供读者共同思考和商榷。

## 一、甲状腺结节的细针穿刺（FNA）和规范化的细胞学报告是分子标志物诊断的重要基础

目前分子标志物检测主要用于甲状腺结节术前的良恶性鉴别诊断。由于恶性甲状腺结节中，绝大部分为分化型甲状腺癌（DTC），因此甲状腺结节术前鉴别的主要目的是诊断或排除DTC。和某些消化道和妇科恶性肿瘤不同，术前DTC患者的血液标本中缺乏有诊断意义的肿瘤标志物，因此分子标志物诊断不能通过血液来完成。由FNA获得的甲状腺结节细胞，才是分子标志物诊断可利用的标本。换句话说，没有甲状腺结节FNA，就没有分子标志物诊断的标本基础。

虽然甲状腺结节FNA获得的细胞能够满足分子标志物检测的需要，但并不意味着所有的FNA标本均应该进行分子检测。分子诊断目的在于鉴别良恶性，如果FNA标本在细胞学判读中已经能够明确得到良性或恶性的诊断（即甲状腺细胞病理学Bethesda报告系统中的 II 类和 VI 类），就没有必要再额外花费进行分子标志物检测。此外，不适宜FNA检查，以及具有其他手术指征的甲状腺结节患者，也并不是分子诊断的合适对象。在欧美国家中，普遍接受的观点是：

分子标志物主要应用于针对细胞学被判定为"不确定诊断"（主要指Bethesda Ⅲ类和Ⅳ类）的FNA样本，以提高能够明确诊断的比例[2-3]。鉴于此，规范化细胞学报告的重要性不言而喻。

在这方面，我国目前主要存在两个问题，从而对分子诊断的合理化应用造成影响：①FNA开展不够普遍和规范；②盲目扩大分子诊断的检测对象，甚至所有FNA标本均常规送检某一（些）分子标志物，如BRAF基因突变。部分医疗机构顾虑，如果仅在细胞学"不确定诊断"的FNA标本中检测分子标志物，患者要接受两次FNA（为细胞学诊断取材而进行的FNA和为分子检测取材而进行的FNA），但解决这个问题并不难——可以在FNA时同时取材细胞学标本和分子检测标本，暂时留存分子检测标本，待细胞学分类确定后决定是否送检；另一方面，部分医生扩大分子诊断检测对象的原因是忧虑细胞学诊断质量不高，希望用分子诊断作为弥补，但是，解决这一问题更经济、更有效的手段，不是分子标志物检测，而是学习和提高细胞学诊断水平。

## 二、分子标志物检测工具的诊断效能要用科学的方法判定

分子标志物检测作为一种诊断工具，自然需要有良好的诊断效能。评估某种诊断工具的效能，需要通过设计良好的临床研究，获取敏感度、特异度、阳性预测值（PPV）、阴性预测值（NPV）和准确性等指标。简要地说，某种DTC分子标志物检测的敏感度是指"实际患DTC、通过该检测被正确地判为DTC的比例"；特异度是指"实际无DTC、通过该检测被正确地排除DTC的比例"；PPV是指"该检测阳性结果者患DTC的可能性"；NPV是指"该检测阴性结果者未患DTC的可能性"。因此，敏感度高的分子标志物，对DTC的NPV较高；特异度高者，PPV较高；PPV高的分子标志物，有助于确诊DTC；NPV高者，有助于排除DTC[1]。在开发和验证分子诊断工具、分析和比较有关分子诊断的文献时，搞清上述指标对正确理解分子标志物的诊断效能至关重要。

评估分子标志物检测对DTC的诊断效能时，还要了解到待检FNA标本中甲状腺癌的比例也会对其PPV和NPV造成影响。如果待检标本中的DTC比例很低，则PPV较高而NPV大大减低；相反，如果待检标本中的DTC比例很高，虽然可以提高NPV，但随之而来的是PPV下降的代价。因此，在比较不同研究得到的PPV、NPV结果时，还要注意研究间待检FNA标本中的DTC比例是否有很大差异。

在这个方面，国内部分医生存在一些误区，如不了解衡量分子标志物诊断效能的指标，设计临床试验时忽略全面分析分子诊断效能的重要性，不清楚影响PPV和NPV结果的因素，从而导致分子诊断的临床意义被高估或低估。

## 三、理性看待BRAF基因突变在分子诊断中的价值

BRAF V600E基因突变是迄今为止在DTC中发生频率最高的基因突变[4]，东亚人群中这一现象似乎更为明显。由于单基因突变检测相对方便，加上近年来出现了很多商用BRAF V600E基因突变检测试剂盒，国内很多医疗机构已将BRAF V600E基因突变检测列入甲状腺结节术前鉴别诊断的辅助项目。但遗憾的是，迄今为止尚缺乏在我国人群中开展的设计良好的、评估其术前诊断效能的临床试验。根据国外研究的数据，单独检测这一突变，尽管特异度和PPV很高，但敏感度和NPV很低。这意味着在FNA细胞学"不确定诊断"的样本中，BRAF V600E基因突变阳性支持结节非常有可能是DTC，但基因突变阴性并不能除外DTC的可能性。此外，商用BRAF V600E基因突变检测试剂盒确定的突变阳性与经典Sanger测序法确定的突变阳性，二者是否存在诊断价值的差别，也是一个值得探讨的问题。

## 四、正确认识现有分子标志物检测工具在指导临床决策方面的作用

尽管分子标志物检测在鉴别甲状腺结节的良恶性方面发挥了一定作用，减少了对良性结节的不必要手术，但是，由于目前尚缺乏能够高效、准确地预测恶性甲状腺结节预后的分子诊断工具，更没有高质量研究对比分子标志物指导下不同手术方案、不同术后管理方案的临床结局，因此正如本章所述，现有分子标志物检测工具在指导临床决策方面（如确定手术范围、是否进行术后放射性碘治疗和TSH抑制治疗目标等）意义非常有限[5]。

## 五、应积极开展分子标志物检测的卫生经济学研究

开展分子标志物检测的目的之一，是减少不必要的手术及由此可能导致的手术并发症，从而降低医疗负担和资源浪费。但是，分子标志物检测本身亦有费用，例如，在美国，基因表达分类器（GEC）和第二版ThyroSeq芯片的费用分别约3 500美元/例和2 000美元/例。因此，术前分子诊断的卫生经济学评估，也是客观考量其应用价值的重要方面。不同国情下的医疗资源供给、就诊便利性、医疗保险体系、医疗服务收费、疾病治疗和随访负担、分子诊断检测费用等多因素差异，均可能导致分子诊断DTC的实际应用价值高低有别。国外已经完成的卫生经济学研究[6]显然不能直接套用于我国。要想更好地在我国开展和推广分子标志物诊断，还需要收集结合我国国情的卫生经济学数据。

## 六、鼓励和倡导规范、合理地开发和使用分子标志物检测

截至今日的研究数据表明，分子标志物检测有助于在术前从众多甲状腺结

节中准确鉴别出DTC，因此分子诊断工具的开发、转化和应用前景非常诱人。但是我们也应清楚地认识到，目前尚未出现完美的DTC分子诊断工具。在继续探索这一领域的过程中，我们应理性前行，客观看待现有分子诊断的优势和不足，避免高科技带来的负面作用。随着对甲状腺肿瘤分子机制的不断总结认识，相信会有更多优质且经济的分子诊断工具推出。

近年来，国内多家基因公司纷纷抛出各种版本的分子检测，但在推广用于临床实践之前，需要更多精心设计的、多中心、前瞻性研究对其诊断价值进行全面评估，并将卫生经济学纳入考虑。另外，分子诊断工具上市前评估和批准，上市后检测机构的资质和应用过程的质量监管，都应当有规范的指导性意见。有关学术团体应当组织制定应用分子检测的专家共识或指南，与时俱进地介绍最新的理念，指导临床医生合理使用这一辅助诊断工具。

## 参考文献

[1] 于洋,关海霞.分化型甲状腺癌的术前分子诊断的发展现状及前景思考[J].中国普通外科杂志,2018,27(5):622-628.

[2] Haugen BR, Alexander EK, Bible KC, et al. 2015 American Thyroid Association Management Guidelines for Adult Patients with Thyroid Nodules and Differentiated Thyroid Cancer: The American Thyroid Association Guidelines Task Force on Thyroid Nodules and Differentiated Thyroid Cancer[J]. Thyroid, 2016, 26(1): 1-133.

[3] 刘倩,关海霞.捕捉动态 与时俱进——解读新版甲状腺细胞病理学Bethesda报告系统的更新点[J].中华内分泌代谢杂志,2018,34(5):426-429.

[4] Xing M, Haugen B R, Schlumberger M. Progress in molecular- based management of differentiated thyroid cancer[J]. Lancet, 2013, 381(9871): 1058-1069.

[5] Ferris RL, Baloch Z, Bernet V, et al. American Thyroid Association Statement on Surgical Application of Molecular Profiling for Thyroid Nodules: Current Impact on Perioperative Decision Making[J]. Thyroid, 2015, 25(7): 760-768.

[6] Wu JX, Lam R, Levin M, et al. Effect of malignancy rates on cost-effectiveness of routine gene expression classifier testing for indeterminate thyroid nodules[J]. Surgery, 2016, 159(1): 118-126.

# 第十二章　甲状腺髓样癌的外科处理

## 甲状腺髓样癌外科处理的争议

**Victoria M. Gershuni[1], Jennifer Yu[2], Jeffrey F. Moley[3]**

[1]Department of General Surgery, Hospital of the University of Pennsylvania;
[2]Department of Surgery, Barnes-Jewish Hospital; [3]Department of Surgery, Washington University School of Medicine

## 一、前言

　　甲状腺髓样癌（medullary thyroid carcinoma，MTC）起源于分泌降钙素（CTN）的甲状腺滤泡旁细胞的神经内分泌肿瘤，约占所有甲状腺癌的5%。甲状腺滤泡旁细胞或称C细胞，起源于胚胎神经嵴，肿瘤进展通常呈惰性过程。C细胞广泛存在于整个甲状腺组织，但在腺体上极分布较为丰富，故MTC多发于甲状腺上极。C细胞能分泌多种神经内分泌多肽，其中包括CTN和癌胚抗原（CEA）。作为MTC的有效肿瘤标志物，CTN水平可用于评估肿瘤严重程度、监测治疗后的复发及进展[1-2]。CEA则可作为评估疾病分期、淋巴结转移情况以及是否发生远处转移的指标[3]。

　　大多数的MTC（75%）属于散发性MTC。遗传性MTC分为多发性内分泌腺瘤（MEN）2A型或2B型。MEN2的发病率约1/30 000[4-6]。这在有家族史的人群中发病风险是相当高的。诊断MTC的患者有必要接受遗传咨询。

　　家族性MTC发病常为多病灶性及双侧性，而散发性MTC常为单侧性。然而散发性MTC常见的临床特点为可触及的甲状腺肿块或肿大的颈部淋巴结，因此，甲状腺结节患者同时血清CTN升高者首先提示MTC可能。另外，部分患者可发生远处转移，部分患者有腹泻、脸面潮红等症状则是源于MTC细胞分泌产物所引起的症状。颈部可触及肿物的患者通常已发生区域淋巴结转移，这部分患者淋巴结转移的发生率超过50%[7-8]。

与分化型甲状腺癌相比较，MTC更具有侵袭性，且对放射性碘剂治疗或甲状腺抑制治疗不敏感。多数的研究报道MTC的10年生存率为69%~89%[9-10]。

## 二、遗传性MTC

与MTC相关的系列综合征分为MEN2（MEN2A和MEN2B）以及相关的家族性MTC（FMTC）。MEN2A除了MTC外还表现为嗜铬细胞瘤、甲状旁腺功能亢进、皮肤苔藓淀粉样变，先天性巨结肠[11]。FMTC是指单纯MTC无其他内分泌疾病表现并且是MEN2A的一种亚型。因此，MEN2A分为4类临床表型：经典MEN2A（MTC并嗜铬细胞瘤或甲旁亢或两种皆有）、伴皮肤苔藓淀粉样变的MEN2A、伴先天性巨结肠的MEN2A以及FMTC。MEN2B的临床特点是发病年龄很早，婴儿期可发病。MEN2B表现为嗜铬细胞瘤、多发性黏膜神经瘤（好发于唇、舌、消化道及眼结膜等处）以及巨结肠、骨骼异常以及巨大的周围神经等多种发育异常[12]。RET原癌基因的胚系突变是MEN2发病的遗传学基础。RET基因编码酪氨酸激酶受体超家族的跨膜蛋白，RET基因的错义突变与肿瘤相关（图12.1）。

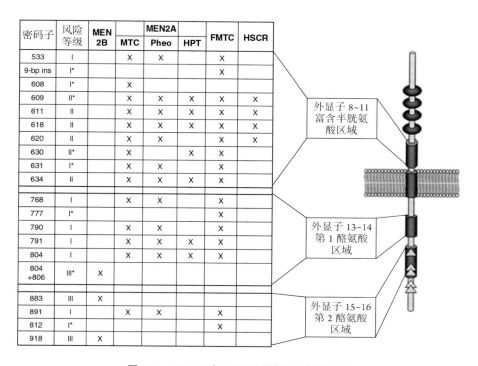

| 密码子 | 风险等级 | MEN2B | MEN2A | | | FMTC | HSCR |
| --- | --- | --- | --- | --- | --- | --- | --- |
| | | | MTC | Pheo | HPT | | |
| 533 | I | | X | X | | X | |
| 9-bp ins | I* | | | | | X | |
| 608 | I* | | X | | | | |
| 609 | II* | | X | X | X | X | |
| 611 | II | | X | X | X | X | |
| 618 | II | | X | X | X | X | |
| 620 | II | | X | X | X | X | |
| 630 | II* | | X | | | X | |
| 631 | I* | | X | X | | X | |
| 634 | II | | X | X | X | X | |
| 768 | I | | X | X | | X | |
| 777 | I* | | | | | X | |
| 790 | I | | X | X | | X | |
| 791 | I | | X | X | X | X | |
| 804 | I | | X | X | X | X | |
| 804+806 | III* | X | | | | | |
| 883 | III | X | | | | | |
| 891 | I | | X | X | | X | |
| 812 | I* | | | | | X | |
| 918 | III | X | | | | | |

图12.1　MEN2A与MEN2B的基因−表型关系

MTC其他综合征表达的外显率几乎100%。与散发性MTC相比，遗传性MTC发病年龄更早，呈多灶、双侧病灶。不同的外显率造成MEN2多种临床特征，且其临床表现取决于MEN2的不同临床亚型和RET密码子的突变类型[13]。遗传性MTC是C细胞从增生、转化，到随着年龄增长最终进展成肿瘤细胞的组织学改变过程[14]。多中心C细胞增生（CCH）已被认为是正常C细胞发展成MTC细胞并最终成为肉眼可见的肿瘤的中间及癌前转变[14-15]。CCH是癌变演化过程中的一种早期异常表现[16]。因此，所有CCH的患者都应该进行RET基因筛查排除突变可能。从CCH发病至MTC大概需要2~5年时间，这个过程取决于RET突变类型。携带外显子（609、611、618、620、630和634位点密码子）突变患者的进展要比携带内含子（768、790、791、804、和891位点密码子）突变患者快[17-18]。

## 三、基因学

1993年首次鉴定出与MTC密切相关的突变基因在染色体10q11.2位点上影响RET原癌基因的表达[19-20]。所有遗传性MTC及5%~10%散发性MTC是由RET基因的种系突变引起，呈常染色体显性遗传[21-22]。对于典型散发性MTC患者（无家族史、单侧病灶）是否需要进行基因筛查仍存在争议。最近美国甲状腺协会（ATA）的MTC指南建议对所有的CCH或MTC患者应进行遗传咨询及胚系RET基因检测[11,23]。

遗传性MTC的不同表型是与RET基因突变位点的不同存在特异性的相关。MEN2A和多变性FMTC的主要突变位点包括位于RET基因第10外显子609、611、618、610位点密码子和第11外显子630和634位点密码子上[11,24]。MEN2B患者与部分FMTC患者的突变位点则位于编码细胞内氨基酸激酶区域的外显子上。超过95%的MEN2B患者基因突变被发现是密码子918（外显子16，M918T）单点突变的结果。约6%~9.5%的散发性MTC患者也发现体细胞密码子的突变，其中密码子918突变最常见。2009年ATA发布的指南根据发病年龄和进展程度，将遗传性MTC危险度分为A~D级。2015年ATA指南对RET基因突变类型的危险程度进行了新的划分，把原先的D级改为一个新的分类，即"最高危"（HST），包括MEN2B及RET密码子M918T突变。2009年C级被定义为高危（H），包括MEN2A和RET密码子C634突变。A级和B级被重新定义为"中度危险性"（MOD），包括遗传性MTC和RET密码子突变但不是M918突变及C634突变的患者。这种新的危险度分类对于指导遗传性MTC儿童的预防性甲状腺切除的手术年龄，以及嗜铬细胞瘤筛查的监测年龄非常重要。FMTC重新被归类为MEN2A的一个亚型[23]。

## 四、遗传性MTC的预防性甲状腺切除

　　遗传性MTC临床前期患者接受预防性的甲状腺切除，能有效防止甲状腺癌的发病和腺外侵犯的风险。由于某些已知的RET基因特殊位点的突变类型可预测临床表型的发病时间，预防性甲状腺切除的时机应该在发生局部扩散或远处转移之前[25]。特定时期的甲状腺切除已成为降低MTC发病风险和死亡率的预防策略。然而，这种预防性甲状腺切除的外科治疗策略并不一定能达到预防的效果，因为携带高侵袭性的RET位点突变的儿童患者在手术期可能已经发生了CCH或镜下MTC。尽管有治愈的可能，但早期手术并非没有风险且存争议，这归因于术后并发生症及手术风险的增加，同时儿童期甲状腺切除仍存技术难题。外科医生术中应能精确辨认喉上神经、喉返神经及4枚甲状旁腺。同样地，对颈部淋巴结转移的病例，经验丰富的外科医生确保合理的中央区及侧颈区淋巴结清扫显得极其重要。另一个需关注的要点是，在儿童患者中要确保进行甲状腺激素的替代治疗，如果不进行替代治疗，可导致严重的伤害和脑部发育不全，这种影响在年幼期比在年长及成人期尤为明显。手术并发症的发生率与术者经验有关。虽然当经验丰富的外科专家进行手术的时候，能够明显将手术并发症最小化，但是，经验丰富的儿科医生在5岁儿童甲状腺切除术中并无技术优势[26]。当进行甲状腺全切除和中央区淋巴结清扫时，术中需仔细辨认甲状旁腺。幼儿及婴儿的甲状旁腺过于细小，且呈半透明，与周围组织的区分十分困难，这常使得手术过程异常艰难。

　　20世纪90年代，随着第一例RET基因突变的儿童接受预防性甲状腺切除报道之后，大多数美国外科医生都推荐5岁前的MEN2A患者及1岁前的MEN2B患者应接受甲状腺手术[27-28]。一些欧洲研究组则建议CTN升高时再考虑手术。2015年ATA发布的指南指出，之前争议的观点已达成一致[23]。指南的建议基于北美及欧洲专家组的共识，其中包括了该章节的主要作者（Jeffrey F. Moley）。指南认为：第一，只有三级医疗机构中资深的甲状腺及甲状旁腺外科医生才有资质完成MEN2A或MEN2B儿童患者的手术治疗。第二，RET密码子M918T突变的ATA-HST（见上文）儿童应该在出生第1年内行预防性甲状腺全切除术，甚至应该在出生后几个月进行。在未见可疑的淋巴结时，是否实施中央区淋巴结清扫（CND）应根据术中甲状旁腺能否被辨识以及能否在原位保留或自体种植再决定。第三，ATA-H（见上文）的儿童应该根据血清CTN升高水平决定在5岁或更早行甲状腺切除术。血清CTN超过40 pg/mL或者影像学/直接观察到淋巴结转移的患者应同时进行CND。欧洲外科医生的观点认为血清CTN超过20 pg/mL就需进行CND[29]。最后，新版ATA指南提到ATA-MOD（见上文）的儿童应该在5岁左右行体格检查、颈部超声、CTN检测。甲状腺切除的时间取决于血清CTN水平升高与否；但是6个月或每年进行的评估需持续几年甚至10余年。担心长期评估计划的父母可以选择在5岁左右行甲状腺切除术。负责治疗

的外科医生和儿科医生应该和患儿的父母进行磋商来决定甲状腺切除的时间。表12.1总结了上述建议。

**表12.1　遗传性MTC患者的处理**

| 风险分类 | 患者人群 | 处理 |
|---|---|---|
| ATA-HST | MEN2B<br>RET 密码子 M918T 突变 | 出生后第 1 年内行甲状腺切除 ± 中央区淋巴结清扫 |
| ATA-H | MEN2A<br>RET 密码子 C634 突变 | 5 岁或更早行甲状腺切除 ± 中央区淋巴结清扫 ᵃ |
| ATA-MOD | 遗传性 MTC RET 密码子除 M918T 及 C634 以外的突变 | 从 5 岁开始每年行体格检查、颈部超声检查及检测血清 CTN |

HST: 极高风险；H: 高风险；MOD: 中等风险；MEN: 多发性内分泌腺瘤；MTC: 甲状腺髓样癌；ATA: 美国甲状腺协会（American thyroid association）；ᵃ: 中央区淋巴结清扫应在血清 CTN >40 pg/mL 或临床 / 放射检查发现淋巴结转移时施行。

目前对于预防性甲状腺切除术的甲状旁腺处理仍具有争议。在我们第一个系列的研究中[27,30]，所有患者均切除4枚甲状旁腺，并移植到非惯用手的前臂。其中6%的病例发生了永久性的甲状旁腺功能减退。自2003年后，研究者开始尝试对不能存活的旁腺或随中央区淋巴结清扫一并切除的甲状旁腺腺体进行带完整血管蒂的自体移植。该方式使得永久性的甲状旁腺功能减退的发生率下降至1%[31]。这种策略与其他团队的报道[28,32-33]相似，且已被推荐在ATA的指南中[23]。

在预防性甲状腺切除术的早期阶段，我们团队行甲状腺切除时常规行CND。如报道中指出，这种常规的CND尽管没有出现喉返神经损伤，但甲状旁腺功能减退症的发生率为6%[30]。基础CTN<20 pg/mL的患者出现颈部中央区（Ⅵ区）淋巴结转移的概率为0%，基础CTN<40 pg/mL的患者出现颈部中央区（Ⅵ区）淋巴结转移的概率也是极低的[34]。因此，新版指南推荐基础CTN>40 pg/mL的患者行CND[23]。

## 五、临床典型散发性及遗传性MTC患者的处理

大部分（约75%）MTC属于散发性病例，这些病例多发生在40~60岁之间[11]。绝大多数散发性MTC及少数遗传性MTC的主要临床表现是可触及的颈部肿物，包括单发的甲状腺结节及肿大的颈部淋巴结（占35%~50%）[8]。70%的患者在就诊时已出现颈部淋巴结转移，而10%~15%的患者此时已出现远处转移[8,35]。肿瘤常通过淋巴系统首先转移到中央区淋巴结（Ⅵ和Ⅶ区），接着转移到同侧颈淋巴结（Ⅱ~Ⅴ区），进而转移到对侧颈淋巴结（图12.2）[36]。

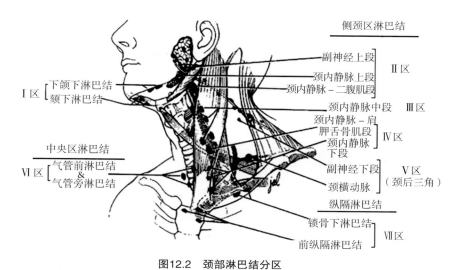

**图12.2　颈部淋巴结分区**

经Musholt，T. J.和J. F. Moley（1997）允许出版［Management of Persistent or Recurrent Medullary Thyroid Carcinoma. General Surgery，14(4)：89-109］。

颈部出现的肿物常常是转移性肿大淋巴结。颈部超声应作为全面评估甲状腺肿瘤和颈部淋巴结情况的首选检查（图12.3）[37]。MTC患者远处转移最常见的位置是上纵隔、前纵隔、肝、肺和骨。胸部、纵隔以及腹部增强CT应作为评估转移情况的首选检查。在影像学检查中，远处转移可表现为巨大及伴有钙化的肿物，也可表现为CT难以辨认的微小粟粒样病变。美国癌症联合委员会（AJCC）TNM（肿瘤、淋巴结转移、远处转移）分期系统计算MTC患者Ⅰ期、Ⅱ期、Ⅲ期、Ⅳ期10年生存率分别为100%、93%、71%和21%[38-39]。

　　15%的甲状腺肿物会引起症状，这是由于肿物位于腺体后方，常常因压迫

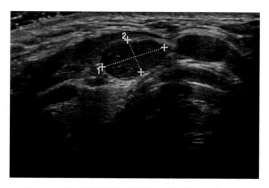

**图12.3　甲状腺髓样癌淋巴结转移的超声表现**

而产生症状，包括：吞咽困难、声音嘶哑、气促及咳嗽（图12.4）。如果喉返神经受到侵犯，喉镜检查可发现声带功能障碍。此外，面部潮红、腹泻和/或体重下降为CTN水平升高的表现。MEN2患者的症状可由嗜铬细胞瘤（常表现为心悸、头痛或大汗淋漓）或甲状旁腺功能亢进症（常表现为骨痛、肾结石或疲劳）引起。

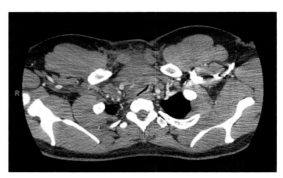

图12.4　气管明显受压的局部晚期甲状腺髓样癌的CT图像

　　散发性MTC的生物学行为多变；部分散发性MTC进展快、具有侵袭性，而另一部分则是生长缓慢、惰性的。部分患者CTN水平倍增周期长。对于这些患者，即使已发生远处转移，他们仍然能够存活很长时间[11,40-41]。术后患者CTN水平恢复到正常的基线水平则可被认为达到"生化治愈"，这部分患者10年生存率高达97.9%[42]。

## 六、术前评估

　　对于新诊断的MTC，应评估甲状腺肿瘤的大小及其与周围结构的关系。MTC可侵犯甲状腺后包膜、气管、颈静脉或喉返神经。需特别注意的是肿瘤可通过淋巴系统快速扩散到颈部区域，包括中央区淋巴结（Ⅵ和Ⅶ区淋巴结）和侧颈区淋巴结（双侧Ⅱ~Ⅴ区淋巴结）。细针穿刺抽吸病理学检查常可见特征性的基质淀粉样变及滤泡结构的缺失。然而FNA的准确率仅有50%~80%，CTN和/或CEA的免疫组化染色可提高准确性。此外，术前CTN水平可有助于诊断MTC及进行肿瘤分期[34,43-44]。CTN水平升高（>150 pg/mL，常常>1 000 pg/mL）与淋巴结转移及远处转移有关。超过50%的MTC患者可用CEA作为另一个有用的肿瘤标记物，当CEA>30 ng/mL提示预后不良，而当CEA>100 ng/mL时常提示多发淋巴结转移及远处转移[34]。所有新诊断RET突变的携带者均应从一级亲属开始完善遗传学检查。

## 七、具有显著临床症状患者的手术方式

基于MTC独特的病因学及生物学行为，其标准治疗方法为甲状腺切除及区域淋巴结清扫。因缺乏有效的化疗、放疗或者甲状腺抑制治疗，甲状腺全切除术是MTC唯一的治疗选择。MTC常是遍布腺体的微小多灶性肿瘤，常伴随着淋巴结转移，这些因素决定了手术是唯一可能治愈MTC的手段。当颈部可触及肿物时，超过70%的MTC患者已出现淋巴结转移[7,35]。CTN基础和刺激水平可用于反映C细胞相关肿物情况，同时可用于评估手术治疗的彻底性。

确诊散发性或遗传性MTC后，应进行颈部超声评估有无淋巴结肿大，同时也应检测血清CTN和CEA水平。此外，对于遗传性MTC的患者来说，术前应评估患者是否伴有嗜铬细胞瘤或者甲状旁腺功能亢进症。

在一项纳入300例接受了选择性颈淋巴结清扫手术MTC患者的研究中，同侧中央及侧颈区淋巴结、对侧中央区淋巴结、对侧侧颈区及上纵隔淋巴结的转移风险分别与术前CTN>20 pg/mL、>50 pg/mL、>200 pg/mL及>500 pg/mL相对应。因此，当血清CTN水平超过1 000 pg/mL时，为了达到生化指标上的治愈，应行双侧选择性颈淋巴结清扫手术[34]。

没有局部侵犯或淋巴结转移（基线CTN<40 pg/mL证据的患者应接受甲状腺全切除术。如果基础CTN水平处于40~150 pg/mL之间时，即使超声没有发现可疑淋巴结，也应考虑行中央区以及同侧Ⅱ~Ⅳ区颈淋巴结清扫。如果基础CTN水平>200 pg/mL，还应考虑对侧颈淋巴结清扫[11,23]。尽管散发性MTC多为单侧性，但其双侧性的发生率仍有争议，同时这类患者中仅有0%~9%不伴有RET基因系列突变[45-47]。因此，ATA也推荐这类患者行甲状腺全切除术。淋巴结切除范围包括双侧颈动脉间、上至舌骨下至无名静脉之间的区域（图12.5）[8,48-50]。

Dralle等研究发现，与"摘草莓"式切除受累淋巴结相比，系统性颈淋巴结清扫术能减少复发率及改善生存率[48]。无论是否携带突变基因，颈部触及肿块的MTC患者淋巴结转移率都超过70%。这类患者出现同侧及对侧颈淋巴结（Ⅱ~Ⅴ区）转移的概率相似[8]。在这种病患人群中，其淋巴结转移在术前甚至术中的都难以发现。Weber等在对36名接受甲状腺全切除术、中央及侧颈区淋巴结清扫的MTC患者的观察中发现75%的患者出现淋巴结转移[51]。侧颈区（Ⅱ~Ⅴ区）淋巴结的清扫须根据术前超声表现、相关生化指标（CTN和CEA）以及术中情况进行决策。因此，新发的颈部可触及肿块的MTC患者最少应接受甲状腺全切除术、中央区及单侧Ⅱ~Ⅴ区颈淋巴结清扫。为明确手术范围，术前超声可有助于明确淋巴结转移情况[37]。术前体格检查或影像学检查发现双侧淋巴结受累时，须行双侧Ⅱ~Ⅴ区颈淋巴结清扫术[8,34]。然而，需要注意

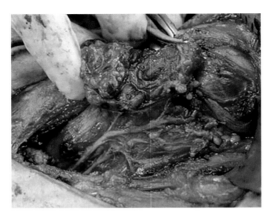

图12.5　多灶性甲状腺髓样癌腺体切除/中央区清
扫术中图像

的是外科医师术中应对转移淋巴结进行评估，有报道其敏感度、特异度分别可
达64%及71%[8]。颈淋巴结清扫的推荐范围总结于表12.2中。

| 表12.2　颈部淋巴结清扫的适应证 | |
| --- | --- |
| 临床特点 | 推荐 |
| 没有淋巴结转移证据 | |
| 基础血清 CTN 水平 >40 pg/mL 或原发肿瘤可触及 | 中央区 + 同侧 Ⅱ ~ Ⅴ区淋巴结清扫 |
| 基础血清 CTN 水平 >200 pg/mL | 中央区 + 双侧 Ⅱ ~ Ⅴ区淋巴结清扫 |
| 淋巴结可触及 | 中央区 + 双侧 Ⅱ ~ Ⅴ区淋巴结清扫 |

## 甲状旁腺的处理

　　大部分外科医师更倾向于原位保留甲状旁腺，但如果发现旁腺血供阻断
或其血管蒂损伤，建议将无法原位保留的甲状旁腺切除并移植到胸锁乳突肌
（SCM）或前臂肌中[52]。由于甲状旁腺血管、甲状腺淋巴管以及甲状腺后被膜
在解剖上的密切关系，因此在甲状腺全切及清扫中央区淋巴结时难以保证旁腺
功能。因此，如果术中发现一个或多个旁腺受损，均应移除并行自体移植[31]。
如文献所述，可先移除旁腺并置于冷盐水中。移植前，将旁腺切成1~3 mm大
小的碎片，然后再种植到SCM或前臂肌中。2~3组旁腺碎片可移植到一个独立
的肌肉囊袋中[53-54]。散发性MTC、FMTC或MEN2B的患者优先将旁腺移植到

SCM。伴甲状旁腺功能亢进的患者或伴有MEN2A遗传倾向的患者，为了在未来必要时便于切除甲状旁腺而首选前臂肌作为移植部位。术后，在移植的旁腺恢复功能前，患者大概需补充钙以及维生素D 4~8周[30]。

## 八、术后监测

甲状腺全切术后，患者需终身接受甲状腺素替代治疗。在进行了甲状旁腺自体移植的患者，钙剂和维生素D的补充需持续至术后4~8周，直到自体移植的甲状旁腺功能完全恢复并且能够调节体内的钙代谢。通过CTN水平的持续监测，可评估手术的彻底性，也可监测肿瘤是否残留或复发。术后立即进行CTN检测的价值可能有限。因为CTN水平大概在术后72 h才能稳定，部分患者也许需要数周甚至数月其CTN水平才能恢复至正常。一些研究者认为术后3个月可能是监测CTN较为合适的时间点[55]。当CTN水平将至正常时（<5 pg/mL=可认为患者已达到"生化治愈"。术后CTN降至正常水平提示MTC复发风险较低，但与患者长期生存率关系并不明确[42,56]。在一项纳入1 453名MTC患者的研究中，400名患者在接受甲状腺全切除术后第6个月被认为已达到"生化治愈"状态；这400名患者当中有15名（3.7 %）发现CTN刺激性升高，并最终出现肿瘤复发[57]。

## 九、肿瘤学随访

一般来说，为了明确手术有效性，所有患者在接受甲状腺全切及中央区清扫术后2周均需检测CTN水平，此后也需每年监测CTN。MTC的残留及复发可以通过CTN水平进行评估，CTN提示残留或复发的MTC患者应进一步行影像学检查。由于MTC是惰性肿瘤，即使生化指标提示肿瘤可能发生了微转移，影像学检查也可能在很长一段时间内都没有明显发现。甲状腺全切术后CTN升高<150 pg/mL常提示仍有局部病灶，但不能排除远处转移。如果发现有颈部复发病灶，应考虑再次手术切除。MTC是否转移可通过细针穿刺病理检查来明确；FNA洗脱液中CTN的水平可提高诊断的特异度及敏感度[58]。局部病灶的控制也许会使患者得到长期的生存获益，同时也可预防颈部复发[50]。

对CTN正常的RET突变携带者行预防性甲状腺切除对远期复发及转移的影响的相关研究资料有限。对于这些患者，腺体切除可能是有效的，同时在接下来的随访中应每年监测CTN水平。

ATA指南推荐利用TNM分类系统对术后患者进行分期，根据淋巴结转移情况、术后CTN水平、CTN及CEA倍增时间来预测患者预后及计划长期管理。

## 十、病灶残留及复发的处理

通过遗传学检查发现MEN2A或FMTC，或通过检查发现CTN升高的患者，他们是足够幸运的，因为这两类患者可行预防性的手术，此时甲状腺切除对于他们可能是有效的[30-31,59]。对于那些体表可触及肿物的MTC患者，超过50%的患者术后CTN水平持续升高，提示有肿瘤细胞残留[60-61]。有研究提示这类患者MTC进展常常较慢，许多患者术后可长期生存[62]。然而，也有其他研究表明这类患者的预后并不好[63-64]。CTN持续升高的患者，如果影像学或体格检查发现淋巴结转移，则需要进行转移灶切除和／或规范的功能性颈淋巴结清扫术。如果前期的手术并未行颈淋巴结清扫，再次手术能够减少疾病负荷。如果前期的手术已包括甲状腺切除、规范的中央区及侧颈区清扫，体格检查或影像学检查并未发现明确的转移灶，则暂时不必再次手术[50]。多个研究组已经报道，再次手术后刺激性CTN水平可明显降低，更有部分患者CTN水平恢复正常[49,65-67]。

对于复发或者局限于颈部的持续性疾病，并且没有远处转移的患者，中央区及侧颈区再次手术最多可清扫50枚淋巴结。10枚颈部受累淋巴结被认为是能否获得"治愈"机会的分界线：如果被肿瘤累及的淋巴结数量不超过10个，淋巴结清扫可以达到"治愈"肿瘤的效果。如前所述，由于甲状腺C细胞缺乏碘转运体蛋白，MTC对放射性碘并无反应，术后不推荐放射性碘治疗。

CTN水平>150 pg/mL的患者存在远处转移的风险[34]。当CTN水平>5 000 pg/mL时远处转移的概率超过50%，当CTN>20 000 pg/mL时远处转移概率可达到100%。由于MTC常呈粟粒样转移，因此其转移灶在CT中是难以发现。多种影像学方法可用于MTC复发或残留的检查，检查手段可包括颈部及胸部CT扫描、肝脏三期增强CT扫描，或者增强MRI。一些病例中，白色、多灶及微小的（1~3 mm）肝表面转移灶通过影像学检查一般是难以发现的，此时仅能通过腹腔镜检查发现[68]。这一研究强调传统影像学在寻找MTC脏器转移灶时，其敏感性（7%）及假阴性率（20%）均较低。然而，在评估远处转移时，多因素共同考虑是十分重要的。对于无症状的及病情稳定的远处转移患者，短期干预是否获益仍不清楚。对于大多数患者，长期随访观察已经足够。

全身治疗是可行的，且已被FDA批准为转移性MTC的治疗方法[69-71]。全身性治疗药物的应答率<50%，持续1~2年的治疗后，其不良反应明显增多。出于这些原因，MTC患者并不推荐全身治疗，除非患者因肿瘤迅速转移或肿瘤负荷较大导致其他治疗失败[11,23,72-73]。

## 参考文献

[1] Tisell LE, Dilley WG, Wells SA. Progression of post- operative residual medullary thyroid carcinoma as monitored by plasma calcitonin levels[J]. Adv Anat Embryol Cell Biol,

1996,132：1-56.

[2]　Machens A, Dralle H. Biomarker-based risk stratification for previously untreated medullary thyroid cancer[J]. J Clin Endocrinol Metab,2010,95(6)：2655-2663.

[3]　Machens A et al. Abnormal carcinoembryonic antigen levels and medullary thyroid cancer progression：a multivariate analysis[J]. Arch Surg,2007,142(3)：289-293；discussion 294.

[4]　Baloch ZW, LiVolsi VA. Microcarcinoma of the thyroid[J]. Adv Anat Pathol,2006, 13(2)：69-75.

[5]　Moo-Young TA, Traugott AL, Moley JF. Sporadic and familial medullary thyroid carcinoma：state of the art[J]. Surg Clin North Am,2009,89(5)：1193-1204.

[6]　Mulligan LM, Ponder BA. Genetic basis of endocrine disease：multiple endocrine neoplasia type 2[J]. J Clin Endocrinol Metab,1995,80(7)：1989-1995.

[7]　Dralle H. Lymph node dissection and medullary thyroid carcinoma[J]. Br J Surg,2002, 89(9)：1073-1075.

[8]　Moley JF, DeBenedetti MK. Patterns of nodal metastases in palpable medullary thyroid carcinoma：recommendations for extent of node dissection[J]. Ann Surg,1999,229(6)：880-887；discussion 887-888.

[9]　Hundahl SA et al. A national cancer data base report on 53,856 cases of thyroid carcinoma treated in the U.S.,1985-1995 [see comments] [J]. Cancer,1998,83(12)：2638-2648.

[10]　Kebebew E et al. Medullary thyroid carcinoma：clinical characteristics, treatment, prognostic factors, and a comparison of staging systems[J]. Cancer,2000,88(5)：1139-1148.

[11]　Kloos RT et al. Medullary thyroid cancer：management guidelines of the American Thyroid Association[J]. Thyroid,2009,19(6)：565-612.

[12]　O'Riordain DS et al. Multiple endocrine neoplasia type 2B：more than an endocrine disorder[J]. Surgery,1995,118(6)：936-942.

[13]　Traugott A, Moley JF. Medullary thyroid cancer：medical management and follow-up[J]. Curr Treat Options Oncol,2005,6(4)：339-346.

[14]　Machens A et al. Malignant progression from C-cell hyperplasia to medullary thyroid carcinoma in 167 carriers of RET germline mutations[J]. Surgery,2003,134(3)：425-431.

[15]　Albores-Saavedra JA, Krueger JE. C-cell hyperplasia and medullary thyroid microcarcinoma[J]. Endocr Pathol,2001,12(4)：365-377.

[16]　Hinze R et al. Primary hereditary medullary thyroid carcinoma-C-cell morphology and correlation with preoperative calcitonin levels[J]. Virchows Arch,1998,433(3)：203-208.

[17]　Machens A, Dralle H. Prophylactic thyroidectomy in RET carriers at risk for hereditary medullary thyroid cancer[J]. Thyroid,2009,19(6)：551-554.

[18]　Rich TA et al. Prevalence by age and predictors of medullary thyroid cancer in patients with lower risk germline RET proto-oncogene mutations[J]. Thyroid,2014,24(7)：1096-1106.

[19]　Donis-Keller H et al. Mutations in the RET proto- oncogene are associated with MEN2A and FMTC[J]. Hum Mol Genet,1993,2(7)：851-856.

[20]　Mulligan L, Kwok J, Healy C. Germ-line mutations of the RET proto-oncogene in multiple endocrine neoplasia type 2A (MEN2A) [J]. Nature,1993,363：458-460.

[21]　Elisei R et al. RET genetic screening in patients with medullary thyroid cancer and their relatives：experience with 807 individuals at one center[J]. J Clin Endocrinol Metab,

2007,92(12):4725-4729.

[22] Eng C et al. Low frequency of germline mutations in the RET proto-oncogene in patients with apparently sporadic medullary thyroid carcinoma[J]. Clin Endocrinol (Oxf), 1995, 43(1): 123-127.

[23] Wells SA, et al. Revised American Thyroid Association Guidelines for the Management of Medullary Thyroid Carcinoma[J]. Thyroid, 2015, 25(6): 567-610.

[24] Eng C et al. The relationship between specific RET proto-oncogene mutations and disease phenotype in multiple endocrine neoplasia type 2. International RET mutation consortium analysis[J]. JAMA, 1996, 276(19): 1575-1579.

[25] You YN, Lakhani VT, Wells Jr SA. The role of prophylactic surgery in cancer prevention[J]. World J Surg, 2007, 31(3): 450-464.

[26] Tuggle CT et al. Pediatric endocrine surgery: who is operating on our children[J]? Surgery, 2008, 144(6): 869-877; discussion 877.

[27] Wells Jr SA et al. Predictive DNA testing and prophylactic thyroidectomy in patients at risk for multiple endocrine neoplasia type 2A[J]. Ann Surg, 1994, 220(3): 237-247; discussion 247-250.

[28] Lips CJ et al. Clinical screening as compared with DNA analysis in families with multiple endocrine neoplasia type 2A[J]. N Engl J Med, 1994, 331(13): 870-871.

[29] Machens A et al. Early malignant progression of hereditary medullary thyroid cancer[J]. N Engl J Med, 2003, 349(16): 1517-1525.

[30] Skinner MA et al. Prophylactic thyroidectomy in multiple endocrine neoplasia type 2A[J]. N Engl J Med, 2005, 353(11): 1105-1113.

[31] Moley JF, et al. Management of the Parathyroid Glands in Preventative Thyroidectomy for Multiple Endocrine Neoplasia Type 2[J]. 135th Annual Meeting of the American Surgical Association. 2015 Apr 23-25; San Diego, CA

[32] Frilling A et al. Presymptomatic genetic screening in families with multiple endocrine neoplasia type 2[J]. J Mol Med, 1995, 73(5): 229-233.

[33] Dralle H et al. Prophylactic thyroidectomy in 75 chil- dren and adolescents with hereditary medullary thyroid carcinoma: German and Austrian experience[J]. World J Surg, 1998, 22(7): 744-750; discussion 750-751.

[34] Machens A, Dralle H. Biomarker-based risk stratification for previously untreated medullary thyroid cancer[J]. J Clin Endocrinol Metab, 2010, 95: 2655-2663.

[35] Machens A et al. Pattern of nodal metastasis for primary and reoperative thyroid cancer[J]. World J Surg, 2002, 26(1): 22-28.

[36] Machens A, Holzhausen HJ, Dralle H. Skip metastases in thyroid cancer leaping the central lymph node compartment[J]. Arch Surg, 2004, 139(1): 43-45.

[37] Kouvaraki MA et al. Role of preoperative ultrasonography in the surgical management of patients with thyroid cancer[J]. Surgery, 2003, 134(6): 946-54; discussion 954-955.

[38] Brierley JD et al. A comparison of different staging sys- tems predictability of patient outcome. Thyroid carcinoma as an example[J]. Cancer, 1997, 79(12): 2414-2423.

[39] Ito Y et al. Risk factors contributing to a poor prognosis of papillary thyroid carcinoma: validity of UICC/ AJCC TNM classification and stage grouping[J]. World J Surg, 2007,

31(4): 838-848.

[40] Giraudet al et al. Progression of medullary thyroid carcinoma: assessment with calcitonin and carcinoembryonic antigen doubling times[J]. Eur J Endocrinol, 2008, 158: 239-46.

[41] Meijer JA et al. Calcitonin and carcinoembryonic antigen doubling times as prognostic factors in medullary thyroid carcinoma: a structured meta-analysis[J]. Clin Endocrinol (Oxf), 2010, 72: 534-542.

[42] Modigliani E et al. Prognostic factors for survival and for biochemical cure in medullary thyroid carcinoma: results in 899 patients. The GETC Study Group. Groupe d'etude des tumeurs a calcitonine[J]. Clin Endocrinol (Oxf), 1998, 48(3): 265-273.

[43] Barbet J et al. Prognostic impact of serum calcitonin and carcinoembryonic antigen doubling-times in patients with medullary thyroid carcinoma[J]. J Clin Endocrinol Metab, 2005, 90(11): 6077-6084. Epub 2005 Aug 9.

[44] Beressi N et al. Sporadic medullary microcarcinoma of the thyroid: a retrospective analysis of eighty cases[J]. Thyroid, 1998, 8(11): 1039-1044.

[45] Miyauchi A et al. Prospective trial of unilateral surgery for nonhereditary medullary thyroid carcinoma in patients without germline RET mutations[J]. World J Surg, 2002, 26(8): 1023-1028. Epub 2002 May 21.

[46] Kaserer K et al. Sporadic versus familial medullary thyroid microcarcinoma: a histopathologic study of 50 consecutive patients[J]. Am J Surg Pathol, 2001, 25(10): 1245-1251.

[47] Machens A, Hauptmann S, Dralle H. Increased risk of lymph node metastasis in multifocal hereditary and sporadic medullary thyroid cancer[J]. World J Surg, 2007, 31(10): 1960-1965.

[48] Dralle H et al. Compartment-oriented microdissection of regional lymph nodes in medullary thyroid carcinoma[J]. Thyroid, 1994, 4(1): 93-98.

[49] Moley JF et al. Reoperation for recurrent or persistent medullary thyroid cancer[J]. Surgery, 1993, 114(6): 1090-5; discussion 1095-1096.

[50] Moley JF. Medullary thyroid carcinoma: management of lymph node metastases[J]. J Natl Compr Canc Netw, 2010, 8(5): 549-556.

[51] Weber T et al. Impact of modified radical neck dissection on biochemical cure in medullary thyroid carcinomas[J]. Surgery, 2001, 130(6): 1044-1049.

[52] Olson JA et al. Parathyroid autotransplantation during thyroidectomy. Results of long-term follow-up[J]. Ann Surg, 1996, 223(5): 472-8; discussion 478-480.

[53] Wells SA et al. Transplantation of the parathyroid glands: current status[J]. Surg Clin North Am, 1979, 59: 167-177.

[54] Skinner MA et al. Medullary thyroid carcinoma in children with multiple endocrine neoplasia types 2A and 2B[J]. J Pediatr Surg, 1996, 31(1): 177-181. discus- sion 181-182.

[55] Elisei R, Pinchera A. Advances in the follow-up of differentiated or medullary thyroid cancer[J]. Nat Rev Endocrinol, 2012, 8(8): 466-475.

[56] Dottorini ME et al. Multivariate analysis of patients with medullary thyroid carcinoma. Prognostic significance and impact on treatment of clinical and pathologic variables[J]. Cancer, 1996, 77(8): 1556-1565.

[57] Franc S et al. Complete surgical lymph node resection does not prevent authentic recurrences

of medullary thyroid carcinoma[J]. Clin Endocrinol (Oxf), 2001, 55(3): 403-409.

[58] Tseng FY, Hsiao YL, Chang TC. Cytologic features of metastatic papillary thyroid carcinoma in cervical lymph nodes[J]. Acta Cytol, 2002, 46(6): 1043-1048.

[59] Gagel RF et al. The clinical outcome of prospective screening for multiple endocrine neoplasia type 2A, an 18 year experience[J]. N Engl J Med, 1988, 318(8): 478-484.

[60] Block MA et al. Clinical characteristics distinguishing hereditary from sporadic medullary thyroid carcinoma. Treatment implications[J]. Arch Surg, 1980, 115(2): 142-148.

[61] Stepanas A et al. Medullary thyroid carcinoma: importance of serial serum calcitonin measurement[J]. Cancer, 1979, 43: 825-837.

[62] van Heerden JA et al. Long-term course of patients with persistent hypercalcitoninemia after apparent curative primary surgery for medullary thyroid carcinoma[J]. Arch Intern Med, 1990, 150(10): 2125-2128.

[63] Normann T et al. Medullary carcinoma of the thyroid in Norway[J]. Acta Endocrinol, 1976, 83: 71-85.

[64] O'Riordain DS et al. Medullary thyroid carcinoma in multiple endocrine neoplasia types 2A and 2B[J]. Surgery, 1994, 116(6): 1017-1023.

[65] Tisell LE et al. Reoperation in the treatment of asymptomatic metastasizing medullary thyroid carcinoma[J]. J Endocrinol, 1986, 108(1): 17-23.

[66] Dralle H et al. Compartment-oriented microdissection of regional lymph nodes in medullary thyroid carcinoma[J]. Surg Today, 1994, 24(2): 112-121.

[67] Rowland KJ, Jin LX, Moley JF. Biochemical cure after reoperations for medullary thyroid carcinoma: a meta-analysis[J]. Ann Surg Oncol, 2015, 22(1): 96-102.

[68] Tung WS, Vesely TM, Moley JF. Laparoscopic detection of hepatic metastases in patients with residual or recurrent medullary thyroid cancer[J]. Surgery, 1995, 118(6): 1031-1035.

[69] Lam ET et al. Phase II clinical trial of sorafenib in metastatic medullary thyroid cancer[J]. J Clin Oncol, 2010, 28(14): 2323-3230.

[70] Wells SA et al. Vandetanib for the treatment of patients with locally advanced or metastatic hereditary medullary thyroid carcinoma[J]. J Clin Oncol, 2010, 28: 767-772.

[71] Schoffski PRE, Müller S, Brose MS, Shah MH, Licitra LF, Jarzab B, Medvedev V, Kreissl M, Niederle B, Cohen EEW, Wirth LJ, Ali HY, Hessel C, Yaron Y, Ball DW, Nelkin B, Sherman SI, Schlumberger M. An international, double-blind, randomized, placebo-controlled phase III trial (EXAM) of cabozantinib (XL184) in medullary thyroid carcinoma (MTC) patients (pts) with documented RECIST progression at baseline[J]. J Clin Oncol, 2012, 30 suppl; abstr 5508.

[72] Sherman SI. Advances in chemotherapy of differentiated epithelial and medullary thyroid cancers[J]. J Clin Endocrinol Metab, 2009, 94(5): 1493-1499.

[73] Sherman SI. Lessons learned and questions unanswered from use of multitargeted kinase inhibitors in medullary thyroid cancer[J]. Oral Oncol, 2013, 49(7): 707-710.

译者：徐波，广州市第一人民医院
审校：王宇，复旦大学附属肿瘤医院

# 甲状腺髓样癌国内诊治现状及热点问题思考

王宇，嵇庆海，渠宁

复旦大学附属肿瘤医院

甲状腺髓样癌（medullary thyroid carcinoma，MTC）是一种来源于甲状腺滤泡旁细胞的神经内分泌肿瘤，约占所有甲状腺癌的2%[1]。与分化型甲状腺癌相比，MTC恶性程度较高，易早期出现转移，除外科手术外对放化疗均不敏感，预后相对较差。我国目前尚未发布髓样癌诊治指南，临床实践多参照美国甲状腺协会（American Thyroid Association，ATA）相关指南实施，因此各中心对于MTC的诊治标准及处置方式并不统一。以下将对国内甲状腺髓样癌诊治中存在的问题进行总结，并结合本中心实践经验对争论话题及工作方向提出建议。

## 一、基于致病分子突变的危险度分级

MTC起源于甲状腺滤泡旁细胞或称C细胞，能分泌多种神经内分泌多肽如血清降钙素（calcitonin，CTN）和癌胚抗原（CEA）。根据疾病的遗传特征，MTC可分为散发型（70%~80%）和遗传型（约占25%）。遗传型甲状腺髓样癌又可根据临床特点分为多发性内分泌腺瘤2A型（multiple endocrine neoplasia type 2A，MEN2A，占55%~60%），多发性内分泌腺瘤2B型（multiple endocrine neoplasia type 2B，MEN2B，占5%~10%）以及家族MTC（familial MTC，FMTC，占35%~40%），见图12.6所示。影响疾病预后的因素主要有诊断时的疾病分期、肿瘤大小和淋巴结侵犯程度、肿瘤的遗传类型（散发型和遗传型）、患者的年龄和性别以及降钙素倍增时间等。分子机制上，生殖细胞RET原癌基因的错义突变、重排和丢失与遗传型MTC有关，而散发型则与肿瘤的体细

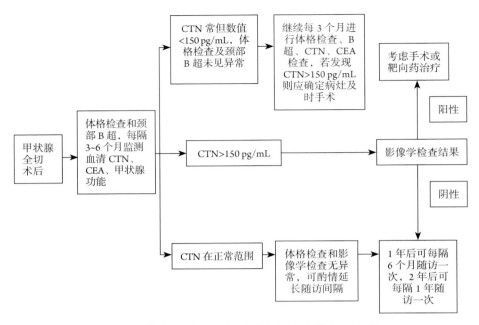

**图12.6　持续或复发性甲状腺髓样癌患者处理的本中心流程**
注：CTN，血清降钙素；CEA，癌胚抗原。

胞RET基因突变相关。不同的突变位点也可导致预后上的差异，如前期研究指出，约95%MEN2B患者的突变发生在RET原癌基因的第16外显子918密码子（M918T），因此MEN2B在MEN2中发病年龄最早、侵袭力最强、治愈率较低[2]。基于RET基因突变和MTC临床表型及预后的相关性，在2015版ATA指南中，已将四个危险分级改为三个，分别为包含M918T突变的最高风险（highest risk，HST）组，含有634的所有突变和A883F的高风险组（high risk，H），以及包含除上述之外的其他突变基因的中等风险组（moderate risk，MOD）。后续的治疗原则及随访策略均与此危险分组密切相关。需要注意的是，在国内基因检测技术并未广泛开展，标准化、商业化监测与国外有较大差距，价格较贵又没有纳入医保，对于MTC患者基因分型的检测判定目前尚很难成为临床常规检测。

## 二、血清降钙素在髓样癌诊治过程中的价值及应用

目前对于甲状腺结节及恶性肿瘤的筛查和诊断以B超和细针穿刺抽吸细胞学检查为主。但常规的超声等检查对于MTC的诊断并无特异性，因此术前穿刺的诊断价值稍高。当穿刺细胞学有怀疑MTC但不能诊断时，指南推荐可

进行穿刺标本冲洗液的CTN水平检查和嗜铬粒蛋白等的免疫组化染色，来进一步确定诊断。我国2012版的指南对于常规筛查甲状腺结节患者的降钙素水平并未持完全的支持态度[3]，对于评估结节时是否需要检测CTN水平也存在争议，主要原因在于筛查发现的甲状腺结节中出现MTC的概率较低，筛查项目中加入CTN的性价比不高。但是CTN的筛查确实有助于早期发现MTC并改善预后，而通过影像学等检查手段发现的髓样癌一般均处于较为晚期，预后较差[4-5]。

　　MTC细胞几乎均表达CTN及CEA，因此二者的升高有一定的诊断意义。然而，国际上1999年也首次提出非分泌型髓样癌（non-secretory MTC，NCR-MTC）为MTC的罕见子类型之一，仅占MTC总患病数的约12.02%。国内学者陈晓红认为CEA是滤泡旁细胞早期分化的标志物，而降钙素为终末分化的标志。如果CEA增高而降钙素不高，或者CEA及降钙素均不高，这暗示了MTC为分化差的癌。但相反地，在一项纳入19例NCR-MTC患者的回顾性研究中，Zhou Q等指出该类型肿瘤体积更小，分化更好[6]。临床病理学特征方面与常规MTC患者相比，较少具有明显的症状，且发生低钙血症、淋巴结转移、血管侵犯的概率较低。目前对于该类型肿瘤报道罕见，仍需按照常规MTC患者处理。同样地，CTN及CEA被认为是监测MTC术后肿瘤负荷的良好指标，因此不论何种类型的MTC患者，考虑到其半衰期，通常建议术后3个月开始进行CTN和癌胚抗原的监测[7]。对于术后的患者，应建议将CTN和癌胚抗原的倍增时间作为预测MTC病情变化的有效指标。如NCR-MTC患者术后复发出现CTN及CEA升高，提示病情转归差，若B超发现有肿瘤残留时则应行补全性甲状腺切除和颈部中央区及同侧颈部淋巴结清扫。

　　此外，CTN的数值与MTC的相关性仍然有待进一步确证，全国各大医疗中心的参考值并不完全一致，以及对于CTN处于临界值的患者，是否采取五肽胃泌（pentagastrin，PG）降钙素激发试验进行进一步确诊，国内临床专家也有着不同的意见。而对于CTN水平对于指导手术方式的意义，虽然缺乏足够的临床数据证明，但国内一般对此采取较为认可的态度。在我院以往经验中，通常认为降钙素是筛查和术后随访监测复发很有价值的指标，对于基础降钙素正常但临床怀疑散发型甲状腺髓样癌或基础降钙素稍高者，可行五肽胃泌素激发试验。

　　对于CTN在术后随访与复发监测中的意义，国内外学者均认为，术后CTN倍增时间是一项重要的随访指标，与患者5年及10年生存年率有密切的联系[8-9]。甲状腺全切术后CTN升高<150 pg/mL常提示仍有局部病灶，但不能排除远处转移。如果发现有颈部复发病灶，应考虑再次手术切除。此外，在部分靶向药物的临床试验中，研究人员发现患者的CTN虽有较大幅度的下降，但是并非与肿瘤大小的消减有着完全一致的联系，对此有研究认为是由于靶向药物

抑制降钙素分泌和促进肿瘤凋亡并非同一通路[10-11]。

## 三、初治甲状腺髓样癌的外科治疗

### （一）预防性手术

目前，MTC仍然以手术治疗为主，手术包括预防性手术和治疗性手术两类。对于遗传型MTC患者，传统的预防性手术原则是指甲状腺无病灶、降钙素正常者在6岁之前行全甲状腺切除术；当甲状腺有病灶，或有降钙素升高者或年龄>10岁时应行全甲状腺切除及中央区淋巴结清扫，不必行侧颈淋巴结清扫术；而当患者>15岁，有降钙素增高，或怀疑颈淋巴结转移者应行全甲状腺切除及中央区、双颈淋巴结清扫术，因为有观点认为10岁前很少有颈淋巴结转移，自15岁起颈淋巴结转移率明显升高。

基于基因突变指导下的预防性手术，则是对于遗传型的MTC患者，对其后代进行RET基因突变的检测，根据2015版指南更新的危险分级，对于最高危组的儿童，推荐在1岁以内尽早做预防性甲状腺切除，高危组儿童建议在5岁前根据CTN的水平决定干预时机，而中危组的患儿则应在发现CTN异常时，一般建议在5岁时进行切除处理（见"甲状腺髓样癌外科处理的争议"原著部分，表12.1）。对于预防性手术的争议主要集中在术后并发症上，婴幼儿或者5岁以下的儿童预防性切除甲状腺，可能会由于术后甲状腺素补充不及时对神经系统发育造成影响，以及由于婴幼儿的甲状旁腺发育尚不成熟，增加了术中损伤甲状旁腺的可能。国内以散发型患者为主，遗传型髓样癌的临床治疗仅仅局限于全国少数几个中心，且以临床研究为主，且预防性手术在实施中尚需考虑到各方面因素，故仅在个别中心有相关实践。

### （二）治疗性手术

#### 1. 原发灶处理

国内学者王军轶等[12]认为散发型MTC患者行腺叶切除和全切术后复发率的差异无统计学意义，因此推荐仅在明确双侧均有病变或为遗传型MTC时才行全切术。然而，也有研究[13]指出全切术后5年生化复发率确实低于仅行腺叶切除的患者，相关争议有待于更多的循证医学证据来解决。国外指南认为遗传型MTC每个C细胞都有恶变可能，加之散发型甲状腺髓样癌约32%~67%为双侧和多灶性，因此常规推荐行全切术。

#### 2. 颈部淋巴结的处理

国外指南认为，对于术前没有颈部淋巴结和远处转移证据的患者，应行预防性中央区（Ⅵ区）淋巴结清扫。如果基础CTN水平处于40~150 pg/mL之间时，即使超声没有发现可疑淋巴结，也应考虑行中央区以及同侧Ⅱ~Ⅳ区颈淋巴结清扫；当CTN高于200 pg/mL，对侧侧颈区淋巴结应考虑清扫[14]。本中心通常行患侧预防性中央区清扫，侧颈有转移证据或已穿刺证实转移的N1b患者需行侧颈清扫，而颈部cN0或仅cN1a的患者颈清扫指征较严格，侧颈区淋巴结的清扫须综合术前超声表现、相关生化指标（CTN和CEA）以及术中情况进行决策。国内其他中心对于侧颈部淋巴结术前评估阴性的患者是否需要颈清目前亦尚无定论，有学者认为仅在包膜受到侵犯时才需要进行中央区淋巴结清扫[15-17]。此外，本中心推荐对于Ⅵ区淋巴结较大或较多者建议行选择性上纵隔清扫，对于有明确的上纵隔淋巴结转移证据的患者，需要根据临床特征进行区别处理，初次手术或转移淋巴结位于前上纵隔者，若转移淋巴结直径<2 cm，且无外侵，则可经颈部切口行上纵隔清扫，而当直径≥2 cm、有外侵情况或转移灶位于主动脉弓水平以下，则应采用胸骨劈开行上纵隔清扫。

### 3. 晚期MTC的姑息性手术

对于晚期或复发的MTC患者，若无远处转移病灶，则应尽量行外科手术治疗，以期获得最佳的预后结果。对于存在明确远处转移灶的患者，是否对颈部或上纵隔病灶行外科手术切除目前仍有争议，此时的外科手术并不能使患者获益，因此姑息性手术通常是切除部分颈部病灶，以保证局部病灶过大的患者的气道通畅为原则。

### 4. 手术治疗转归

MTC患者在接受外科手术治疗后，一般有三种不同的治疗结局，即生化治愈、解剖治愈（生化未愈）以及肿瘤残留。生化治愈是指术后影像学检查未发现病灶，并且血清CTN和CEA水平降至正常。解剖治愈是指术后影像学检查未发现病灶，但是血清CTN及CEA仍然持续高于正常水平，这种情况通常提示存在病灶残留或者可能存在远处转移灶，对于生化未愈的患者，我们建议首先需要完善影像学检查以明确是否有病灶残留并确定病灶范围，其中核素扫描尤为重要，在未明确残留之前，盲目的行再次扩大根治手术并不能使患者获益。若第一次手术仅行单侧腺叶切除，第二次手术则需将残余甲状腺切除。肿瘤残留则是指存在影像学检查或是肉眼能够发现的病灶残留，此种患者初次外科手术治疗效果欠佳，可能需要二次手术切除或进一步需要考虑靶向药物的治疗。

## 四、甲状腺髓样癌的靶向治疗

MTC的靶向治疗进展迅速，RET基因突变是MTC发病的分子学基础，因此对于MTC有着明确的生物治疗靶点。其次由于MTC来源于甲状腺C细胞，能够表达降钙素，降钙素基因相关肽等，在其他组织中则很少表达或不表达，这使得药物研发过程中载体精准靶向甲状腺成为可能。而且相比于其他恶性肿瘤的靶向治疗所造成的严重不良反应来讲，即使生物治疗破坏了全部甲状腺组织，也能够进行有效的替代治疗来减轻靶向治疗的不良后果。目前，MTC的靶向治疗药物研究方向主要集中在RET信号转导通路、抗血管生成以及靶向作用于MTC细胞的放射性核素治疗等方面，已上市的凡德他尼和卡博替尼等均有着良好的客观响应率，也有处于临床试验阶段的新型RET抑制剂获得了良好的试验数据。

## 五、持续或复发性甲状腺髓样癌患者处理

在MTC患者实施甲状腺全切术后，应坚持随访，一般每隔3~6个月检测CEA、CTN和甲状腺功能指标及颈部B超，如果CTN在正常范围内，且体格检查和颈部B超无异常，则可以在一段时间后增加随访间隔，在复查的过程中应当注意确定CTN和CEA倍增的时间。如果CTN异常但尚<150 pg/mL，则应每隔3个月进行影像学检查，如果发现病灶，则应考虑再次手术或靶向药物治疗。如果CTN>150 pg/mL，则应通过影像学检查发现病灶，如果影像学检查结果为阳性，则应及时进行手术或靶向治疗，如果影像学检查结果为阴性，则应持续每3个月复查CTN及CEA，同时密切关注影像学检查结果（图12.6）。

## 六、甲状腺微小髓样癌概念的提出

甲状腺微小髓样癌（medullary thyroid microcarcinoma 或 small medullary thyroid carcinoma）通常是指肿瘤最大径≤1 cm的甲状腺髓样癌，多因家族性髓样癌随访或体检时发现，有国外学者认为对于甲状腺微小髓样癌的定义仍然存在争议，在回顾性分析临床病例后发现，当肿瘤直径<0.5 cm时，一般没有淋巴结转移的临床证据，也没有术后降钙素升高的情况[18]。但目前国内尚缺乏对于甲状腺微小髓样癌病例的临床数据统计分析，对于国内人群甲状腺微小髓样癌的发病率和预后情况也缺乏了解。在治疗方式的选择上，国外的数据不推荐对<0.5 cm的病灶行中央区淋巴结清扫，总体而言，据文献报道甲状腺微小髓样癌的发病率逐年上升[19-21]，但其预后要明显好于病灶较大的甲状腺髓样癌患者[22]。

## 七、展望

国内对于甲状腺髓样癌的诊断和治疗而言，需要进一步普及CTN筛查以及细针穿刺技术的应用，以争取避免术前漏诊MTC，导致手术方式选择的错

误，同时术中冰冻病理学检查技术也应在有条件的医院开展，以帮助外科医生精准确制定手术方式，及时调整手术方案。标准化、商品化的基因检测技术尚待发展以便于指导治疗方案。此外，目前缺乏适合我国人群且国情的相关指南，直接引用国外指南尚不符合国情，但此类指南会对我国实践有积极的指导及支持作用。由于我国人口基数庞大，各医疗中心的协同合作不够紧密，尚未获得覆盖较大人口基数的临床数据，因此作为国内的甲状腺肿瘤专科医生，必须进一步加强合作，利用人群优势，快速开展相关临床实验和观察，制定真正适合国内患者的指南，从而更好地指导国内MTC的规范化治疗。

## 参考文献

［1］ Wells SA Jr, Asa SL, Dralle H, et al. Revised American Thyroid Association guidelines for the management of medullary thyroid carcinoma[J]. Thyroid, 2015, 25(6): 567-610

［2］ Raue F, Dralle H, Machens A, et al. Long-Term Survivorship in Multiple Endocrine Neoplasia Type 2B Diagnosed Before and in the New Millennium[J]. J Clin Endocrinol Metab, 2018, 103(1): 235-243

［3］ 高明. 甲状腺结节和分化型甲状腺癌诊治指南[J]. 中国肿瘤临床, 2012, 39(17): 1249-1272.

［4］ Elisei R, Bottici V, Luchetti F, et al. Impact of Routine Measurement of Serum Calcitonin on the Diagnosis and Outcome of Medullary Thyroid Cancer: Experience in 10,864 Patients with Nodular Thyroid Disorders[J]. J Clin Endocrinol Metab, 2004, 89(1): 163-168.

［5］ Niederle B. Screening for medullary carcinoma of the thyroid[J]. Br J Surg, 2014, 101(13): 1625-1626.

［6］ Zhou Q, Yue S, Cheng Y, et al. Clinical and pathological analysis of 19 cases of medullary thyroid carcinoma without an increase in calcitonin[J]. Exp Toxicol Pathol, 2017, 69(8): 575-579

［7］ Tisell LE, Dilley WG, Wells SA Jr. Progression of postoperative residual medullary thyroid carcinoma as monitored by plasma calcitonin levels[J]. Surgery, 1996, 119(1): 34-39.

［8］ Barbet J, Campion L, Kraeberbodéré F, et al. Prognostic impact of serum calcitonin and carcinoembryonic antigen doubling-times in patients with medullary thyroid carcinoma[J]. J Clin Endocrinol Metab, 2005, 90(11): 6077-6084.

［9］ Bugalho MJ, Madureira D, Domingues R, et al. Medullary thyroid carcinoma preferentially secreting procalcitonin[J]. Thyroid, 2004, 24(7): 1190-1191.

［10］ 王军轶, 张彬, 鄢丹桂, 等. 73例初治甲状腺髓样癌术式探讨[J]. 中国肿瘤临床, 2012, 39(7): 410-413.

［11］ 刘微微, 邓先兆, 樊友本, 等. 散发性甲状腺髓样癌规范与非规范手术的效果观察[J]. 中国普外基础与临床杂志, 2014, 21(11): 1408-1412.

［12］ Jasim S, Ying AK, Waguespack SG, et al. Multiple endocrine neoplasia type 2B with a RET proto-oncogene A883F mutation displays a more indolent form of medullary thyroid carcinoma compared with a RET M918T mutation[J]. Thyroid, 2011, 21(2): 189-192

［13］ 鄢丹桂, 张彬, 李正江, 等. 甲状腺髓样癌颈部淋巴转移规律的临床研究[J]. 中华耳

鼻咽喉头颈外科杂志,2015,50(4):290-294.

[14] 张再兴,李正江,唐平章,等.甲状腺髓样癌的外科治疗及预后分析[J].中华耳鼻咽喉头颈外科杂志,2011,46(3):209-213.

[15] 张相民,蓝小林,李荣,等.甲状腺髓样癌17例临床分析[J].中华实用诊断与治疗杂志,2013,27(10):1032-1033.

[16] Hirsch D, Twito O, Levy S, et al. Temporal Trends in the Presentation, Treatment, and Outcome of Medullary Thyroid Carcinoma: An Israeli Multicenter Study[J]. Thyroid, 2018, 28(3): 369-376.

[17] Kazaure HS, Roman SA, Sosa JA. Medullary thyroid microcarcinoma: a population-level analysis of 310 patients[J]. Cancer, 2012, 118(3): 620-627.

[18] Beressi N, Campos JM, Beressi JP, et al. Sporadic medullary microcarcinoma of the thyroid: a retrospective analysis of eighty cases[J]. Thyroid, 1998, 8(11): 1039-1044

[19] Peix JL, Braun P, Saadat M, et al. Occult micro medullary thyroid carcinoma: therapeutic strategy and follow-up[J]. World J Surg, 2000, 24(11): 1373-1376.

[20] Hamy A, Pessaux P, Mirallié E, et al. Central neck dissection in the management of sporadic medullary thyroid microcarcinoma[J]. Eur J Surg Oncol. 2005, 31(7): 774-777

[21] Kim JH, Pyo JS, Cho WJ. Clinicopathological Significance and Prognosis of Medullary Thyroid Microcarcinoma: A Meta-analysis[J]. World J Surg, 2017, 41(10): 2551-2558

# 第十三章 中央区淋巴结清扫

## 分化型甲状腺癌的中央区淋巴结清扫

**Allan Siperstein**

Endocrine Surgery Department, Cleveland Clinic

## 一、前言

对于分化型甲状腺癌，手术的目标是提供最佳的肿瘤学结果，给予患者个体化治疗，而同时避免过于激进的手术导致的不良反应。从历史上看，分化良好的甲状腺癌治疗中淋巴结清扫范围与头颈部鳞状细胞癌相同，即根治性颈淋巴结清扫术。由于逐渐认识到甲状腺转移性病灶一般表现为浸润性不强，以及放射性碘治疗的应用，因此目前多采用较为保守的手术方式。目前被广泛接纳的意见是，颈静脉区淋巴结仅需在临床受累时进行清扫术。而中央区淋巴结当临床阳性时也需行清扫手术。争论主要为对于对滤泡细胞来源的甲状腺癌是否需要进行预防性的中央区颈淋巴结清扫术。预防性与治疗性颈清扫术的确切定义仍未统一。当进行颈部清扫术时，如何彻底清扫中央区的淋巴结，仍有不同的做法。而对于中央区颈淋巴结应进行单侧还是双侧清扫术也存有争议。此外，对于最终的病理学检查结果如何进行解读或处理也是一个争议的焦点。虽然任何颈淋巴结转移都被定义为N1期，但淋巴结微转移的生物学行为明显不同于淋巴结明显受累或淋巴结包膜外侵犯。因此，为了更好地认识这些争议，重要的是要认识到对于分化良好的甲状腺癌尽管可能会影响颈部的复发率，但鉴于良好的长期生存，其死亡率几乎不受影响。

## 二、甲状腺癌的生物学认识

由William Halsted先生所倡导的对于癌症生物学的经典解释指出，癌症是不可避免并有全身性进展的。癌症由原发灶开始，生长和侵犯周围组织，而后可转移到区域淋巴结或远处部位。肿瘤细胞像入侵的军队一样进展的这一理论导致了激进的治疗方式，希望通过切除超过肿瘤进展的区域以达到治愈的目的。这就是Halsted乳癌根治术的理论基础。随着对肿瘤生物学更为现代的认识，以往的根治性手术已大为减少，并且可保持同样的生存率以及明显更少的术后并发症及外观缺陷。当最小手术切除最初被提出并作为乳腺癌的手术治疗方式时，引起了很大的争议，因为它不仅违反了当时的治疗准则，同时也与广为接受的肿瘤生物学理论相悖。

甲状腺癌在外科手术的激进性和对肿瘤生物学的现代化认识方面也发生了相似的发展过程。经典的手术方式是常规进行甲状腺全切除术，以及影响外观的根治性颈淋巴结清扫术。这是采用了针对更具侵袭性的头颈部鳞状细胞癌的淋巴结手术清扫的范围。随着对甲状腺癌淋巴结转移规律的认识，即颈静脉链淋巴结转移及淋巴结包膜外侵犯的情况并不多见，外科手术方式也逐渐演变为仅在淋巴结受累时，进行治疗性的保留胸锁乳突肌和颈内静脉的改良颈淋巴结清扫术。

分化型甲状腺癌的生物学行为和分期与许多其他肿瘤不同，虽然其淋巴结转移相对较为常见，但对生存却没有明显的影响（2期病变）。然而，甲状腺肿瘤原发病灶的腺体外侵犯却往往意味着更恶劣的生物学特点（3期病变）。最近有关于外周血中循环甲状腺细胞存在的研究表明，大多数甲状腺癌，甚至在早期即有细胞脱落进入循环血液中。这一点在许多其他类型的肿瘤中也均已得以证明。这意味着从生物学的角度来说，即使原发病灶完全局限于腺体内，甲状腺癌也是一种全身性的疾病。一旦原发病灶被切除，这些循环甲状腺细胞也会在几个小时内消失[1]。可能与其他的许多肿瘤相似，甲状腺癌虽然早期即是一种全身性病变，但其不良的生物学行为还是取决于肿瘤细胞在远处器官的环境中定居及增殖的能力。

近年来，研究者在对甲状腺癌发生过程中的相关突变的认识上有了相当大的进展。指导患者个体化治疗的关键将是了解特定的基因突变如何影响甲状腺肿瘤的生物学特征。在这方面已经做了一些尝试，早期的建议是伴有BRAF基因突变的肿瘤具有更为侵袭性的生物学行为，因此可能需要更为积极的手术方式。但在随后的研究中，采用多变量分析来控制已知病理学结果的手术时，并未能证明BRAF基因阳性肿瘤的表现更具侵袭性[2]。

## 三、预防性颈清扫术：背景及定义

是否对分化良好甲状腺癌行预防性甲状腺全切除术仍是争议的一个主要领域。这并非一个新的讨论话题。早在1955年George Crile Jr. 已经发表了一篇关于更为保守手术的论文[3]。他特别研究了未接受预防性中央区颈淋巴结清扫的病例。得出结论，尽管临床阴性的淋巴结未进行预防性切除，但在初次手术中无淋巴结转移证据的27例患者中，只有1例在其后的随访中发生了颈部淋巴结的转移。通过清扫受累的区域淋巴结，复发病灶可得以有效控制。

在文献中，关于治疗性和预防性颈淋巴结清扫的差异并不总是能够清楚地区分开来。从广义上讲，对明确的淋巴结转移进行的是治疗性清扫术，而在没有明确转移的情况下进行的是预防性清扫术。然而，当在对患者病情进行评估过程中，如确定淋巴结状态以及淋巴结累及的范围时，通常都没有明确定义：

（1）患者术前颈部超声显示中央区淋巴结肿大，随后细针穿刺细胞学证实转移性甲状腺乳头状癌，则可明确地符合关于治疗性颈淋巴结清扫术的定义。

（2）如果患者的术前超声显示没有肿大的淋巴结，但是在手术中切除一些肿大的淋巴结并提示有转移性肿瘤（淋巴结冰冻病理检查），这种情况下可能会进行规范的治疗性淋巴结清扫。有些文献认为这是种预防性的淋巴结清扫或并未定义这种具体情况。

（3）如果术前颈部超声检查不明显，并且在手术中没有发现肿大的淋巴结，则会出现较不确定的情况。如果中央区颈淋巴结被送检并发现（通常是镜下的）肿瘤，则技术上规范的中央区颈清扫术将被认为是治疗性的。

（4）如果患者术前及术中均没有发现肿大的淋巴结，而进行了中央区清扫术，那么这即是预防性中央区颈淋巴结清扫术最为明晰的定义。

关于中央区颈淋巴结清扫术的范围，文献中也存在差异。关于这一点，这在美国甲状腺协会指南中有很明确的描述[4]（图13.1）。中央区颈（Ⅵ区）淋巴结清扫术的范围包括清除以下边界结构范围内所有的淋巴结及纤维脂肪组织：上界至舌骨下缘，下界是无名动脉上缘，外侧界至颈动脉，内侧界则至气管内侧。这通常需要对喉返神经进行相应的处理，特别是清除那些位于喉返神经后面和内侧的淋巴结。如果在初次手术时未行彻底清扫，则在再次手术时，保留喉返神经的完整性将是极大的挑战和风险。同时在此清扫过程中，下位甲状旁腺将很难在其原有的血供系统中保留，而通常需要行自体移植术。建议在行自体移植前切取甲状旁腺的一小部分送检冰冻病理检查以证实对甲状旁腺的正确识别。在某些情况下，由于转移淋巴结广泛，甲状旁腺可能无法识别，或出于对肿瘤自身种植的顾虑而牺牲甲状旁腺。上位甲状旁腺通常可以原位保留，但有时候也需要进行自身甲状旁腺移植术。虽然移植的确切的技术各有不同，但通常是将甲状旁腺腺体切碎为约1 mm的立方体，然后自身移植到胸锁乳突肌各个单独的肌肉中（图13.2）。

一些清扫范围不足的淋巴结切除术也可能被错误地认为是中央区淋巴结清扫术。这种情况可能包括仅切除甲状腺腺叶外侧或下方的淋巴结，有些情况下也可能是与甲状腺一并整块切除的淋巴结。这种手术更适合命名为淋巴结"取样术"。这样的手术方式虽然可以提供一些分期的信息，但从肿瘤学的角度来

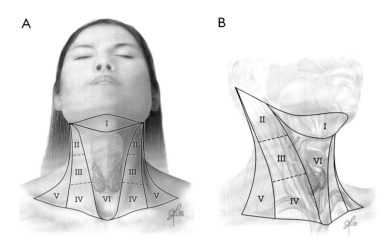

**图13.1　颈部的正面观（A）和斜面观（B）**
图中显示各解剖区域，Ⅵ区对应于颈中央区，并进一步细分为左侧和
右侧（Reprinted with permission，Cleveland Clinic Center for Medical Art &
Photography © 2011–2015. All Rights Reserved）。

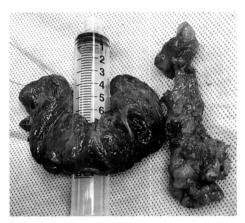

**图13.2　甲状腺全切除术及左侧颈中央区彻底
清扫术后标本照片**

说却并非是一种合适的选择。接受此种不规范术式的颈中央区若需接受再次手
术，无论是对喉返神经保护或甲状旁腺的保留以及肿瘤学根治性来说，都将面
临极大的挑战。

## 四、适应证与结果

主要的争议是从风险-利益角度来看，预防性颈中央区清扫术是否为一项更好的手术。从纯粹的肿瘤学角度来看，预防性颈中央区清扫术的疗效不应差于更小范围的手术。显然，问题的关键是，在以增加并发症为代价的情况下，是否获得了任何肿瘤学上的优势。比较理想的情况是，一项前瞻性随机研究可以解决这个问题。但当分析可行性时，会发现前瞻性随机研究所需的患者数量巨大，随访时间漫长，因此完全不切实际[5]。

许多针对预防性颈中央区淋巴结清扫术的各种研究结果，试图分析肿瘤学优势的问题。颈中央区淋巴结清扫术明确使患者的病理分期提高。在Wang等开展的一项例数较少但研究较深入的报道中，41%的患者术前未发现的淋巴结转移，33%的患者符合接受放射性碘治疗的指征[6]。鉴于高比例的患者的甲状腺球蛋白处于检测不到的水平，因此甲状腺球蛋白研究无法体现出优势。

手术前超声检查提示淋巴结阳性者已被证实可导致更高的长期复发率。而对于手术前超声淋巴结阴性的患者，则无论是否在手术时发现淋巴结转移，均不影响长期复发。这意味着不能被超声识别的较小的淋巴结转移对肿瘤学预后的不良影响甚小[7]。

肿瘤学的潜在性优势必须与甲状旁腺功能减退和喉返神经损伤风险增加的潜在可能性相平衡。梅奥诊所的一项大型研究调查了1 087例甲状腺手术患者[8]。与仅进行全甲状腺切除术的患者相比，单侧颈中央区清扫术使暂时性甲状旁腺功能减退症的发生率增加1.5倍，而在行双侧颈中央区清扫术的患者中可增加达2.8倍（比例分别为27.7%、36.1%和51.9%）。在仅进行全甲状腺切除术的患者中，术后永久性甲状旁腺功能减退的发生率为6.3%，与之相近的是接受单侧中央区颈清扫术的患者中发生率为7%，但是在接受双侧中央区颈部清扫术的患者中，此发生率则增加至16.2%。尽管缺乏统计学差异，但可以观察到永久性喉返神经损伤发生率的上升趋势，由单纯行甲状腺全切除术的患者中的1%上升至同时接受双侧中央区颈清扫术患者中的2.3%。这些关于并发症发生率的系列报告均来自大型医疗中心的专科外科医生。而在缺乏经验的医生中则不太可能得到类似的结果（图13.3）。

在对包含1 740例患者的6项研究进行的Meta分析中也分析了同样的问题[9]。不论是否接受预防性中央区淋巴结清扫术，患者复发率并未发现差异。尽管并没有统计学差异，在接受了预防性颈中央区淋巴结清扫术的患者中，永久性甲状旁腺功能减退的发生率增加1.8倍，永久性喉返神经损伤的发生率增加1.14倍。作者们做了一个有趣的计算，发现约每行31例颈清扫术才能预防1例复发的发生。有趣的是，这一数值与Crile近60年前发表文献中报道的27:1的比率几乎相同。

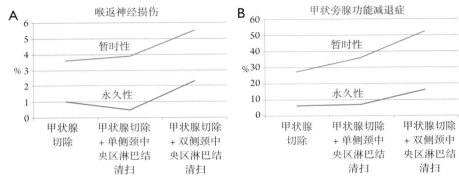

**图13.3　甲状腺手术的并发症**

单独甲状腺全切术后、全甲状腺切除术加单侧颈中央区淋巴清扫术后以及全甲状腺切除术加双侧颈中央区淋巴清扫术后的喉返神经损伤的发生率（A）和甲状旁腺功能减退症发生率（B）（Giordano等[8]）。

　　甲状腺癌的分期系统并未将淋巴结的受累情况纳入风险考量因素。美国甲状腺协会发表了一份详细的研究报告，显示复发率随着淋巴结内转移灶的大小的增加而升高[10]。同样，复发率也与转移淋巴结的个数以及淋巴结包膜外侵犯的存在相关。因此，对于所有淋巴结转移的情况并不能一概而论。如何将这样的淋巴结亚分期转化为临床实践还有待观察。淋巴结内的镜下转移或砂粒体的存在对长期预后的影响很小。这也就进一步提出了一个问题，即更积极的手术治疗对于这一亚群的患者是否有益。

　　被更为广泛引用的2009年版美国甲状腺协会制定的指南同样也提到了这个话题[11]。其中第27条推荐指出"在甲状腺乳头状癌中央区淋巴结临床未受累的患者，尤其是原发灶局部进展期（T3或T4）的患者中可进行预防性中央区颈淋巴结清扫术（单纯或双侧）"。2014年制定的指南也并没有提供更多的针对性的叙述。这反映出预防性中央区颈淋巴结清扫缺乏明确的获益，特别是对于较小的原发肿瘤。

## 五、总结

　　在分析文献时显然可以发现，由于无明显淋巴结转移的患者死亡率很低，因此进行预防性颈中央区淋巴结清扫术未能体现出任何生存优势。有研究提出疑问，在未接受放射性碘消融术的情况下，预防性颈中央区淋巴结清扫术是否会影响到颈中央区的淋巴结复发率。如行此手术，重要的是须由有经验的外科医生进行手术，其次可以仔细地随访他们的术后并发症和复发率，以证明这种更积极的治疗方式的可行性。在进行甲状腺手术时，应注意对临床可疑的淋巴结进行取样和冰冻切片，因为淋巴结明显受累的患者最好接受治疗性淋巴结清扫术。

## 参考文献

[1] Milas M, Shin J, Gupta M, Novosel T, Nasr C, Brainard J, Mitchell J, Berber E, Siperstein A. Circulating thyrotropin receptor mRNA as a novel marker of thyroid cancer: clinical applications learned from 1758 samples[J]. Ann Surg, 2010, 252(4): 643-651.

[2] Xing M, Alzahrani AS, Carson KA, Viola D, Elisei R, Bendlova B, Yip L, Mian C, Vianello F, Tuttle RM, Robenshtok E, Fagin JA, Puxeddu E, Fugazzola L, Czarniecka A, Jarzab B, O'Neill CJ, Sywak MS, Lam AK, Riesco-Eizaguirre G, Santisteban P, Nakayama H, Tufano RP, Pai SI, Zeiger MA, Westra WH, Clark DP, Clifton-Bligh R, Sidransky D, Ladenson PW, Sykorova V. Association between BRAF V600E mutation and mortality in patients with papillary thyroid cancer[J]. JAMA, 2013, 309(14): 1493-1501.

[3] Crile G, Suhrer J, Hazard J. Results of conservative operations for malignant tumors of the thyroid[J]. J Clin Endocrinol Metab, 1955, 15(11): 1422-1431.

[4] Carty SE, Cooper DS, Doherty GM, Duh QY, Kloos RT, Mandel SJ, Randolph GW, Stack Jr BC, Steward DL, Terris DJ, Thompson GB, Tufano RP, Tuttle RM, Udelsman R. Consensus statement on the terminology and classification of central neck dissection for thyroid cancer: the American thyroid association surgery working group with participation from the American association of endocrine surgeons, American academy of otolaryngology—head and neck surgery, and American head and neck society[J]. Thyroid, 2009, 19(11): 1153-1158.

[5] Carling T, Carty SE, Ciarleglio MM, Cooper DS, Doherty GM, Kim LT, Kloos RT, Mazzaferri Sr EL, Peduzzi PN, Roman SA, Sippel RS, Sosa JA, Stack Jr BC, Steward DL, Tufano RP, Tuttle RM, Udelsman R, American Thyroid Association Surgical Affairs Committee. American thyroid association design and feasibility of a prospective randomized controlled trial of prophylactic central lymph node dissection for papillary thyroid carcinoma[J]. Thyroid, 2012, 22(3): 237-244.

[6] Wang TS, Evans DB, Fareau GG, Carroll T, Yen TW. Effect of prophylactic central compartment neck dissection on serum thyroglobulin and recommendations for adjuvant radioactive iodine in patients with differentiated thyroid cancer[J]. Ann Surg Oncol, 2012, 19(13): 4217-4222.

[7] Moreno MA, Edeiken-Monroe BS, Siegel ER, Sherman SI, Clayman GL. In papillary thyroid cancer, preoperative central neck ultrasound detects only macroscopic surgical disease, but negative findings predict excellent long-term regional control and survival. GL. thyroid cancer, preoperative central neck ultrasound detects only macroscopic surgical disease, but negative findings predict excellent long-term regional control and survival[J]. Thyroid, 2012, 22(4): 347-355.

[8] Giordano D, Valcavi R, Thompson GB, Pedroni C, Renna L, Gradoni P, Barbieri V. Complications of central neck dissection in patients with papillary thy- roid carcinoma: results

of a study on 1087 patients and review of the literature[J]. Thyroid, 2012, 22(9): 911-917.

[9]  Wang TS, Cheung K, Farrokhyar F, Roman SA, Sosa JA. A meta-analysis of the effect of prophylactic central compartment neck dissection on locoregional recurrence rates in patients with papillary thyroid cancer[J]. Ann Surg Oncol, 2013, 20(11): 3477-3483.

[10]  Randolph GW, Duh QY, Heller KS, LiVolsi VA, Mandel SJ, Steward DL, Tufano RP, Tuttle RM. The prognostic significance of nodal metastases from papillary thyroid carcinoma can be stratified based on the size and number of metastatic lymph nodes, as well as the presence of extranodal extension[J]. Thyroid, 2012, 22(11): 1144-1152.

[11]  Cooper DS, Doherty GM, Haugen BR, Kloos RT, Lee SL, Mandel SJ, Mazzaferri EL, McIver B, Pacini F, Schlumberger M, Sherman SI, Steward DL, Tuttle RM. Revised American Thyroid Association management guidelines for patients with thyroid nodules and differentiated thyroid cancer[J]. Thyroid, 2009, 19(11): 1167-1214.

译者：韩春，中国科学院大学附属肿瘤医院（浙江省肿瘤医院）
审校：徐震纲，国家癌症中心/中国医学科学院北京协和医学院肿瘤医院
　　　黄辉，国家癌症中心/中国医学科学院北京协和医学院肿瘤医院

# 分化型甲状腺癌中央区淋巴结清扫

徐震纲，黄辉

国家癌症中心/中国医学科学院北京协和医学院肿瘤医院

本文首先从肿瘤生物学角度阐述了分化型甲状腺癌颈部淋巴结转移的特点，该病的治疗由此从传统的所谓"扩大根治"逐渐演进到目前较为保守的手术治疗，表现在甲状腺切除范围（从一律全甲状腺切除到选择性的腺叶切除）和颈淋巴结清扫时机（从预防性颈清扫到治疗性颈清扫）等方面。本文主要就颈中央区淋巴结清扫的相关问题进行论述。分化型甲状腺癌颈中央区淋巴结清扫的争议一直未停止。对于相对惰性的分化型甲状腺癌尤其是乳头状癌来说，进行大规模前瞻性随机对照研究非常困难，观察到目标事件需要相当大的样本量，同时需要较长周期的随访期，一般来说至少10年以上，因此目前国内外指南中引述的证据几乎都是回顾性分析或是非随机小样本量研究，甚至是专家经验。

## 一、预防性清扫和治疗性清扫的定义

关于预防性清扫和治疗性清扫的定义。不管是术前经B超或CT以及FNA证实的淋巴结转移，还是术中探查冰冻病理切片证实的淋巴结转移，进行的清扫都应定义为治疗性清扫，一旦确认淋巴结转移，清扫目的是彻底清除肿瘤转移灶，清扫范围应该包括定义范围。而预防性颈清扫应定义为上述均为阴性者。文章引用了2009版ATA指南规定的中央区范围，上界是舌骨水平，强调了右侧喉返神经深面（即6B区）的淋巴脂肪组织清扫的重要性，一旦遗漏，带来的影响不仅仅是手术的彻底性，而且还会给再次手术造成难度。

## 二、是否进行预防性中央区淋巴结清扫

对于是否进行预防性中央区淋巴结清扫，文章从预防性清扫对预后和术后并发症的影响两个方面进行了分析。文章引用了一篇回顾性研究，认为术前B超诊断的中央区淋巴结转移对预后有负面影响，而进行预防性中央区清扫后隐匿性淋巴结转移对预后没有显著影响。另一篇Meta分析纳入6篇研究，预防性中央区淋巴结清扫对复发率没有影响。中国医学科学院肿瘤医院的一项回顾性研究分析了172例cTN0甲状腺乳头状癌的临床资料，所有患者未行预防性中央区清扫，中位随访时间96.4月（34~204个月），中央区淋巴结复发率仅为3%（5/172），10年疾病特异性生存率99%[1]。当然，对于被膜外侵犯的患者复发率显著高于无被膜外侵犯的患者。因此常规预防性中央区清扫术对于T1、T2N0者从目前已有的随诊数据看，临床并未获得更优的肿瘤学效果。

## 三、术后并发症

从术后并发症来讨论，文中引用的两篇较大样本量的数据显示中央区淋巴结清扫，尤其是双侧中央区淋巴结清扫显著增加相关并发症发生率。甲状腺旁腺功能减退的发生率尤其显著，特别是永久性甲状旁腺功能减退的发生率在双侧中央区清扫的患者高达16.2%，这无疑给患者生活上带来相当大的影响。中国医学科学院肿瘤医院的研究结果同样惊人，2009—2011年间650例中全甲状腺切除的分化型甲状腺癌中，17.2%（112/650）的患者出现持续性低钙血症，双侧中央区清扫的发生率更高，24.1%。对于广大基层医院的甲状腺外科医师来说，可能更为严峻[2]。尽管，目前已经发布了甲状腺术中甲状旁腺保护共识，精细化被膜解剖技术的普及以及纳米碳负显影、PTH术中快速检测等技术措施，但实际工作中，由于技术掌握的程度不同，技术普及程度的差异等原因，永久性甲状旁腺功能减退的发生依然存在。

因此，在思考手术技巧和技术的同时也思考适应证选择是否应该调整，有选择性地对高危患者进行预防性中央区淋巴结清扫应该更值得推荐。新版NCCN指南不推荐预防性中央区淋巴结清扫，引用了一篇关于分化型甲状腺癌预防性中央区淋巴结清扫是否获益的前瞻性研究，虽然纳入的病例数比较少，中位随访周期也仅仅为60个月，但是获得了相对可靠的结论，预防性中央区淋巴结清扫不能改善预后，复发率无差别，而预防性中央区清扫组患者术后永久性甲状旁腺功能减退的发生率却显著高于未清扫组[3]。2015版ATA指南也是建议对T3/4期患者进行预防性中央区淋巴结清扫[4]。国内2012年推出的《甲状腺结节和分化型甲状腺癌诊治指南》中推荐，在有效保留甲状旁腺和喉返神经的情况下，至少行同侧中央区淋巴结清扫术[5]。国内关于分化型甲状腺癌中央区淋巴结的研究，最多的可能是中央区淋巴结转移率有多少，特别是发现隐匿

性转移率比较高，关于治疗效果，包括复发率、特异性生存率等问题，却并不多见，特别是有较长随访周期的更是少见，尤其缺乏证据级别比较高的前瞻性研究。

总之，关于预防性中央区淋巴结清扫的问题，需要权衡肿瘤治疗效果和术后并发症两方面，不能因为隐匿性淋巴结转移率高就盲目加大预防性清扫的力度，更应该权衡肿瘤学效果即患者是否生存获益以及术后并发症对患者造成的生活质量的影响。目前，我们应该对经过规范治疗的大量病例进行整理、追踪和随访，多中心联合，共享诊治经验；同时，我们应该着手大样本量多中心前瞻性临床研究，虽然要经历较长时间的观察等待，哪怕是下一代外科医生，也应该获得足够级别的证据，以制定更为合理的指南。

## 参考文献

[1] Liu J, Xu Z, Li Z, et al. Long-term outcomes of observation for clinically negative central compartment lymph nodes in papillary thyroid carcinoma[J]. Eur Arch Otorhinolaryngol, 2015, 272(12): 3801-3804.

[2] 鄢丹桂,张彬,徐震纲,等.甲状腺癌甲状腺全切术后低钙血症多因素分析[J].中华内分泌外科杂志,2015,9(3):238-241.

[3] Viola D, Materazzi G, Valerio L, et al. Prophylactic central compartment lymph node dissection in papillary thyroid carcinoma: clinical implications derived from the first prospective randomized controlled single institution study[J]. J Clin Endocrinol Metab, 2015, 100(4): 1316-1324.

[4] Haugen BR, Alexander EK, Bible KC, et al. 2015 American Thyroid Association Management Guidelines for Adult Patients with Thyroid Nodules and Differentiated Thyroid Cancer: The American Thyroid Association Guidelines Task Force on Thyroid Nodules and Differentiated Thyroid Cancer[J]. Thyroid, 2016, 26: 1-133.

[5] 中华医学会内分泌学分会,中华医学会外科学分会内分泌学组,中国抗癌协会头颈肿瘤专业委员会,等.甲状腺结节和分化型甲状腺癌诊治指南[J].中华核医学与分子影像杂志,2013,33(2):96-115.

# 第十四章 危险度分层与分化型甲状腺癌治疗

## 危险度分层在分化型甲状腺癌治疗中的意义

**Kepal N. Patel**

Division of Endocrine Surgery, Department of Surgery, Thyroid Cancer Interdisciplinary Program, NYU Langone Medical Center

## 一、引言

过去的几十年，随着对高分化甲状腺癌预后因素研究的深入使得我们对该类特殊肿瘤的认识和管理水平有所提高。临床上越来越重视利用众多分级系统（如TNM、AJCC、MACIS、AMES、AGES，见表14.1）中的临床病理因素对高分化甲状腺癌的死亡风险进行预测[1-8]。在这些因素中，最重要的包括患者年龄、病理组织特征、癌灶大小、切除的完整度、肿瘤腺外浸润程度和是否存在转移病灶等。这些因素常常用来指导甲状腺癌患者的初始治疗和随访管理。

**表14.1　风险分层系统**

| MSKCC | Mayo Clinic，1987 | Mayo Clinic，1993 | Lahey Clinic | Karolinska Institute |
|---|---|---|---|---|
| GAMES | AGES | MACIS | AMES | DAMES |
| 级别 | 年龄 | 远处转移 | 年龄 | DNA |
| 年龄 | 级别 | 年龄 | 转移 | 年龄 |
| 转移 | 侵犯范围 | 切除完全度 | 侵犯范围 | 转移 |
| 侵犯范围 | 大小 | 浸润深度 | 大小 | 侵犯范围 |
| 大小 | | 大小 | | 大小 |

上述分级系统过去常常用于疾病特异性死亡相关的危险度分层。对于大部分甲状腺癌患者而言，这些分级系统对于比死亡风险高得多的复发风险，其预测价值有限[9]。因此一个好的分级系统不仅能预测死亡风险，更要能预测复发风险。真正需要预测的是当初始治疗失败后，甲状腺癌患者会有多高的复发和死亡风险[10]。

## 二、现行分级系统的弊端

当前设计的分级系统（表14.1）主要是用于预测疾病特异性死亡的风险，但却无法准确地反映初次治疗后疾病持续/复发风险。这些分级系统并未充分涵盖初始治疗（除了全切外）的影响。而对能反映复发和死亡结局有明显影响的初始治疗有效性（或无效）的影响因素却并未包含在分级系统中[11]。

当前分级系统另一个明显的弊端是未包括高分化甲状腺癌特定的组织学亚型（如高细胞亚型、柱状细胞亚型和滤泡亚型等）。高细胞亚型更易出现侵袭性行为，而包膜完整的滤泡亚型则表现为惰性[12-14]（图14.1）。在过去几十年内，对甲状腺癌分子生物学的认识有了巨大提升[15-16]。一些学者提出，某些异常表达的分子基因可为甲状腺癌复发提供重要的信息[17-18]。比如，近期研究表明伴有BRAF基因和TERT基因突变的甲状腺癌更易出现侵袭性临床病程[19-20]。随着分子学图谱大范围应用，使得基因突变检测在不久的将来极有可能被添加至风险评估标准中。

高细胞亚型：伸长的卵泡　　　　　　　　高细胞亚型：气管入侵

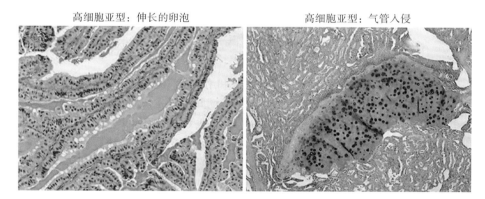

图14.1　高细胞亚型的侵袭性行为

当前分级系统的一个重要问题是它只体现患者当前的状况，而非长期的整体状况[21-22]。患者往往根据前几周的术前诊断就得出危险分层，但在后续的治疗和随访过程中，患者初始的危险分层却未随新证据的出现而发生改变。在临床管理中，很显然应该根据每例患者不同的治疗反应对其风险进行动态评估。比如，甲状腺球蛋白（thyroglobulin，Tg）上升迅速或者发生新的远处病灶的"低危"患者将根据初始分级被永远地划分为"低危"患者，但实际上根据新的临床证据，这些患者发展成为进展性疾病的风险和其甲状腺癌的死亡风险正在迅速上升。

在当前分级系统中，患者无论对初始治疗反应如何好，或无病生存时间持续如何久，该患者的初始危险评估将终身保持不变。这一分级系统显然没有反映出甲状腺癌的临床诊治和其生物学行为[9]。在没有考量疗效因素的现有危险分层系统将不会随着治疗反应做出适时的改变，因此该分层系统会将高估治疗反应良好的"高危"患者的风险，也会低估治疗反应不良的"低危"患者的风险[10]。

## 三、初始风险分层

初始风险评估需要综合考量所有作为初始诊断和治疗依据的临床数据（表14.2）。由美国甲状腺协会（ATA）推出的甲状腺癌和甲状腺结节诊治指南推荐使用AJCC TNM分期系统评估甲状腺癌死亡风险，使用术后独立临床病理分级系统提高预测能力、管理分化型甲状腺癌患者的随访[23]。因为常用的初始分级系统均无法充分预测甲状腺癌的复发风险，ATA推荐使用三级分级系统（低危、中危、高危）评估复发风险（表14.3）[23]。此三级分级系统同样可以使用治疗过程中获得的新证据。当前ATA正在审核将于2015年发布的新指南。从该指南引用的初始文献看，一些因素，如良好组织学（包膜完整的滤泡型、微侵袭型滤泡癌）和微小转移将被用于危险分级。当前任一区域的局灶转移均被认定为中危组，而在新指南中这些特征可定义为低危复发风险，这一改变突出了分级系统动态变化的特点。

最近，Tuttle等用AJCC TNM分期系统和ATA推荐的甲状腺癌复发风险分层预测了588例分化甲状腺癌患者平均7年随访期间的复发风险，这些患者接受了甲状腺全切及放射碘治疗[10]。AJCC TNM分期系统评估死亡风险较好，但却不能很好评估复发风险以及生化或结构方面可能进展的疾病的风险。在28例死亡的病例中，26例AJCC等级为IV（还有1例II级和1例III级）。然而AJCC评估为I级、II级、III级的患者中，疾病进展或者复发的风险却很接近。因此即便AJCC对于预测死亡风险有意义，但却不能提供足够的复发风险和疾病进展的评估能力，以用于制定后续方案。

ATA复发风险评估的三级系统则更具预测价值。在该组病例中，按ATA复发风险分层，23%的患者被划分为低危，50%为中危，27%为高危[10,23]。该研究发现，仅有14%的低危组病例存在疾病进展或复发，而中危组有44%，高危组则达到了86%。更有意义的是，在低危组病例中，85%的疾病进展/复发者仅

**表14.2　初始风险分层相关危险因素**

术前发现

　体格检查

　就诊年龄

　声带功能

　影像学（如果有）

　远处转移

术中发现

　腺外侵犯

　局部侵袭

　癌肿切除完全度

　淋巴结转移

病理检查结果

　组织学

　血管浸润

　原发癌灶大小

　分子学特征

实验室检查

　术后血清甲状球蛋白

核医学检查

　放射性核素扫描

　FDG PET扫描

**表14.3　ATA复发风险分层**

| 低危组 | 中危组 | 高危组 |
| --- | --- | --- |
| 以下情况均满足<br>• 无局部或远处转移<br>• 已切除所有肉眼可见的病灶<br>• 无局部组织侵犯<br>• 无侵袭性病理组织学类型（如高细胞、岛状、柱状细胞癌）或血管侵袭。术后首次全身扫描（如需要），在甲状腺床外无碘 $^{131}$I 摄取 | 下列情况存在任一项<br>• 镜下可见肿瘤有甲状腺周围软组织侵犯<br>• 颈淋巴结转移或者清甲治疗后仍有甲状腺床外碘 $^{131}$I 摄取<br>• 侵袭性病理组织学类型或者血管侵犯 | 下列情况存在任一项<br>• 肉眼可见肿瘤侵犯<br>• 癌灶切除不完全<br>• 远处转移<br>• 术后血清甲状球蛋白异常升高 |

有生化诊断（Tg）而无结构学关联。疾病持续／复发者的结构学改变在中危组和高危组中则分别达到了45%和78%。该研究得出结论，ATA风险分层系统能够预测疾病进展/复发的风险，并且可以明确疾病持续/复发可能不是生化复发就是结构上的明显复发[10]。

手术切除的完整性是影响治疗结局的主要因素，因此疾病管理团队的所有成员对术中肉眼所见必须有统一而清醒的认识，因为病理报告不能完全反映疾病的外侵程度。比如，切缘阳性指的是带状肌有最小程度的浸润，这种情况既可能被完全切除也可能是不能切除的巨块型病变。即便都表现为切缘阳性，这两种情况的风险评估和后续治疗完全不同。

风险评估的目标是在获取更好治疗结局的前提下提供最小而有效的治疗和最低强度的随访。综合所有这些因素才可以对无远处转移患者原发病灶完全切除后的复发风险进行初始评估（表14.4）。

**表14.4　初始评估无远处转移患者原发病灶全切除后复发风险分层**

| | 低危组 | 中危组 | 高危组 |
| --- | --- | --- | --- |
| 就诊年龄 | 任何年龄 | 20~60 | <20 或者 >60 |
| 原发病灶大小（cm） | <1 | 1~4 | >4 |
| 组织学 | 局限于腺内经典 PTC | 经典腺内 PTC，微小甲状腺外转移或者血管侵犯 | 侵袭性病理组织学类型、明显甲状腺外浸润或血管侵犯 |
| 淋巴结转移 | 无 | 无或有 | 有 |
| 初始治疗失败率 | 低 | 中 | 高 |

## 四、初始治疗

风险评估应在患者手术和其他治疗前开始，它是贯穿于甲状腺癌诊断、治疗和随访各阶段的动态过程，用于指导手术范围、确定术后是否行[131]I消融（RAI）以及外照射治疗的评估结果是结合患者和医疗团队决定后作出的评估。这一决定是基于复发风险和死亡风险的，是平衡了必要治疗和该治疗可能带来的不良反应之后的结果。

大部分指南推荐甲状腺全切作为癌灶直径>1 cm的高分化甲状腺癌的初始治疗选择[23]。在许多大型研究中，甲状腺全切较侧叶切除有更低的复发率[24-26]。然而在低危病例中，甲状腺侧叶切除可达到全切相同的存活率[27]。在随访阶段，通过颈部超声和实验室检验结果诊断的一小部分复发患者，也可通过手术和放射性碘治疗治愈。因此，小于全切范围的手术理应是低危甲状腺癌患者可选择方案（表14.5）。

**表14.5  初始治疗方法推荐**

| 复发风险 | 初始手术 | 术后放疗 |
|---|---|---|
| 低 | 甲状腺侧叶切除或甲状腺全切 | 不需要 |
| 中 | 甲状腺全切 | 部分患者需要* |
| 高 | 甲状腺全切 | 需要 |

*：包括肿瘤大小 >2~3 cm、淋巴结转移、腺外侵犯或血管侵犯的患者。

　　偶尔也会存在这样的情况，根据术前检查和术中发现初始评估为低危的患者可能在最终病理检查后被评估为中高危。如果最终病理报告是高侵袭性的病理亚型（如柱状细胞型、甲状腺外侵袭和淋巴血管侵袭），患者就需要补充行甲状腺全切术以方便术后监测和可能要进行的放射性碘治疗。

## 五、初始治疗反应

　　初始风险评估为动态风险分层提供了基础。在患者初始治疗反应的基础上，结合随访中获取的新数据进行风险分层的修改，为日后的随访提供推荐意见[9]。一些用于修改初级风险评估的因素总结于表14.6中[28-37]。不论是初始的AJCC TNM分期还是ATA风险分层，血清Tg和其抗体的升高都被认为是疾病持续或新发的结构性复发的标志。相反的，Tg下降，检测不到促甲状腺素（thyroid-stimulating hormone）刺激状态下的Tg水平，颈部超声和其他断层扫描影像形态学阴性，都是死亡和复发风险降低的标志。动态评估的目标就是区分出可能被治愈的甲状腺癌患者，以避免过度的治疗和频繁的随访。与此同时，

**表14.6  治疗反应相关因素**

| |
|---|
| 体格检查 |
| 一段时间内血清Tg变化情况 |
| 一段时间内血清Tg抗体变化情况 |
| 刺激状态下Tg水平 |
| 随访阶段颈部超声结果 |
| 放射性核素显像结果 |
| 断层扫描结果 |
| FDG PET扫描结果 |

Tg：甲状腺球蛋白。

区分开那些疾病进展需要附加治疗的患者。通常在初次治疗后的头几年就可以分辨出治疗反应良好和疾病进展的患者。

Tuttle等推荐用治疗反应评估表划分患者为治疗反应良好、可接受和不良（表14.7）[10]。在此系统中，分化型甲状腺癌标准的随访流程用于患者的治疗反应评估。"反应良好"定义为影像学阴性，刺激状态下的Tg检测不到，甲状腺核素扫描（如果做的话）仅显示摄取正常，而无转移灶征象。"反应可接受"定义为有持续低水平的Tg（抑制性Tg<1 ng/mL，刺激性Tg<10 ng/mL），非特异性影像学改变（虽不是异常，但也不是完全正常的影像），这类患者需要密切观察，而不是立即撤销所有干预。"反应不良"意味着初始治疗失败，定义为在随访的2年内有持续升高的血清Tg水平或者新发现的结构改变[10]。

**表 14.7 初始治疗反应分类**

| 反应良好 | 反应可接受 | 反应不良 |
|---|---|---|
| 以下均符合 | 以下任意一项 | 以下任意一项 |
| 抑制性和刺激性 Tg 均 <1 ng/mL | 抑制性 Tg<1 ng/mL，刺激性 Tg ≥ 1 和 <10 ng/mL | 抑制性 Tg ≥ 1 ng/mL 或者刺激性 Tg ≥ 10 ng/mL |
| 颈部超声阴性 | 颈部超声无特征性改变或稳定的几毫米的淋巴结 | Tg 水平持续上升 |
| 断层扫描或者核素显像阴性（如果做） | 断层扫描或者核素显像无特征性改变，但不完全正常 | 断层扫描和（或）核素显像提示有疾病持续或新发病灶 |

Tg：甲状腺球蛋白。

基于动态风险评估的概念，那些对初始治疗反应良好的患者，要比只做初始风险分层的患者有更低的复发/疾病进展概率。

Tuttle等在他们研究中证实了上述结论：不论初始风险分层如何，治疗反应良好的患者仅有4%出现疾病复发/持续，而反应可接受的患者发生疾病复发/持续率为13%（大部分为生化不良而无结构不良），反应不良患者的疾病复发/持续率则达到了96%，且超过55%发生结构复发[10]。

## 六、动态风险评估

目前理想的评估体系应该是，开始根据AJCC TNM分期和ATA复发风险分层做出一个初始的风险判断，然后综合考虑患者对治疗的反应做出一个可更新的、动态、适时的风险评估。初始风险评估之后患者对治疗反应的状态更有利于指导长期的随访管理，而不仅仅只依赖于初治时作出的风险评估。

较多文献的研究证明：治疗反应对初始风险的影响是巨大的[9,21-22]。治疗反应良好可将初始低危复发风险患者的疾病持续/复发的结构异常发生率降低至2%，可将初始高危复发风险患者的发生率降低至14%。治疗结局的显著提升，正好反映了治疗反应良好和肿瘤生物学的重要性。

相反的，治疗反应不良的那些初始评估为低中危组患者，在随访阶段疾病持续/复发的结构异常发生率显著升高。按ATA复发风险分层初始评估为低危的患者，被认为只有3%的疾病持续/复发风险，但如果其对治疗反应不良，这一风险将会升至13%；同样初始评估为中危组的患者，如果治疗反应不良，疾病持续/复发风险将从18%升至41%[10]。

动态风险评估的价值最能够在初始风险分层为中危组的患者中体现出来。按ATA复发风险分层体系，这些患者持续/复发性结构异常发生率接近18%，需要紧密、高频率的随访。然而如果这些中危患者对治疗反应良好，疾病持续/复发结构异常的概率将骤然降至2%，因此对治疗反应良好的中危患者可按2%风险概率的"低危"患者随访频率和周期进行，而不是18%。因此，精确复发风险分层的重要性不应过分强调。

## 七、二次风险分层、监测和临床结果

正如前面描述的那样，要明确患者是否能长期保持低危复发风险，需要在初始风险评估基础之上结合和其治疗反应状态来获得一个动态、持续的风险评估结果。因为持续的风险分层是在每次随访时作出的评估，因此针对低危患者的长期随访，每年1次的体格检查和抑制性Tg测定是合理的，以便在最低随访强度下进行二次风险分层。从临床的角度来说，在初始治疗后近2年进行二次风险评估是合理的。两年后，通过治疗反应相关指标如颈部超声，抑制性刺激性Tg血清水平和诊断性的全身扫描等进行持续、动态的风险评估。此外，血清甲状球蛋白水平常在核素消融后持续下降至少12~18个月，因此初治后2年进行Tg测定更为合理，以便准确判断该患者Tg水平是上升还是下降[21]。

二次风险评估反映良好的低危组患者，仅需要每年体检和抑制性Tg水平测量（表14.8）。需要强调的是，初始治疗后2年进行二次风险评估仅仅是推荐，而不能准确地判断该患者是否被治愈。从临床应用的可行性来看，进行二次风险分层在中危组和高危组应该是在初治后5年和10年。相比低危组而言，中高危患者最少需行抑制下Tg测定和体格检查。

对于低-中危患者的二次风险评估，颈部超声阴性和不能检测到刺激性Tg水平，最能说明疾病已治愈[35]。但是，这并不适用于高危组。影像学结果阴性和无法测到的刺激性Tg只在82%的高危组患者中被确定为疾病治愈。因此，高危组患者即便在随访的前1~2年治疗反应良好，都还需进行额外的随访和影像学检查。只针对在长期随访中证实为治疗反应良好的少数高危患者，才推荐降

**表14.8　二次风险分层——对治疗反应的评估**

|  | 反应良好 | 反应可接受 | 反应不良 |
|---|---|---|---|
| 后续随访 | 每年体检<br>每年检测抑制性Tg[a] | 每年体检<br>在抑制状态下检测不到抑制性Tg的情况下，每年检测抑制性Tg、刺激性Tg水平在，<br>至少在2~3年内持续观察/评估不确定的结构异常[b] | 需颈部断层扫描或FDG-PET扫描进一步明确，需要进一步治疗 |

[a]：中高危患者即使在第二年有良好的治疗反应，也需根据患者的个体情况进行规律的颈部超声检查。此外，对于未做甲状腺全切和放射性[131]I治疗的患者，也可在之后5~10年内偶尔进行的颈部超声检查中获益，因为抑制性Tg在监测复发方面并不敏感；[b]：稳定的低水平Tg以及稳定5年以上较小的结构异常淋巴结（因此仍归属于治疗反应可接受）的患者可改变为每年随访，检测抑制性Tg水平和颈部超声，以便持续记录结构稳定。

低复查频率。很显然，随访的强度和内容需要根据复发风险和疾病特异死亡率来个体化定制。

　　针对不同患者，应根据初始风险分层、无病生存时间、治疗反应状态进行个体化随访，但这也为初治后二次风险评估提供借鉴的办法，并用以指导长期随访。

## 八、结论

　　风险分层是一个动态、持续的过程。从初始风险评估开始，它可指导手术范围（甲状腺切除和淋巴结清扫）、[131]I核素消融、TSH抑制目标等初始治疗方案的制定。通过随访阶段前1~2年收集的资料（血清Tg、颈部超声、甲状腺功能/断层扫描），判断该患者对初始治疗的反应状态，采用动态风险评估方法适时修订患者的风险分层。长期随访管理也要基于最新、修订后的风险评估进行，以便确定个体化随访频率和内容。只有通过正确的风险分层，我们才能确保患者在有创性治疗中最大获益，并尽可能地降低治疗手段对低危患者带来的潜在并发症和不良反应，使其生活得充实、健康与自信。

## 参考文献

[1]　Cady B，Rossi R. An expanded view of risk-group definition in differentiated thyroid carcinoma[J]. Surgery，1988，104(6)：947-953.

[2]　Cady B et al. Further evidence of the validity of risk group definition in differentiated thyroid carcinoma[J]. Surgery，1985，98(6)：1171-1178.

[3]　Dean DS，Hay ID. Prognostic indicators in differentiated thyroid carcinoma[J]. Cancer

Control, 2000, 7(3): 229-239.

[4] Hay ID et al. Predicting outcome in papillary thyroid carcinoma: development of a reliable prognostic scoring system in a cohort of 1779 patients surgically treated at one institution during 1940 through 1989[J]. Surgery, 1993, 114(6): 1050-1057; Discussion 1057-1058.

[5] Lang BH et al. Staging systems for papillary thyroid carcinoma: a review and comparison[J]. Ann Surg, 2007, 245(3): 366-378.

[6] Mazzaferri EL, Jhiang SM. Differentiated thyroid cancer long-term impact of initial therapy[J]. Trans Am Clin Climatol Assoc, 1995, 106: 151-68; Discussion 168-170.

[7] Shaha AR, Shah JP, Loree TR. Risk group stratification and prognostic factors in papillary carcinoma of thyroid[J]. Ann Surg Oncol, 1996, 3(6): 534-538.

[8] Sherman SI et al. Prospective multicenter study of thyroiscarcinoma treatment: initial analysis of staging and outcome. National Thyroid Cancer Treatment Cooperative Study Registry Group[J]. Cancer, 1998, 83(5): 1012-1021.

[9] Tuttle RM. Risk-adapted management of thyroid cancer[J]. Endocr Pract, 2008, 14(6): 764-774.

[10] Tuttle RM et al. Estimating risk of recurrence in differentiated thyroid cancer after total thyroidectomy and radioactive iodine remnant ablation: using response to therapy variables to modify the initial risk estimates predicted by the new American Thyroid Association staging system[J]. Thyroid, 2010, 20(12): 1341-1349.

[11] Tuttle RM, Fagin JA. Can risk-adapted treatment recommendations replace the 'one size fits all' approach for early-stage thyroid cancer patients[J]? Oncology (Williston Park), 2009, 23(7): 592. 600, 603.

[12] Rivera M et al. Molecular genotyping of papillary thyroid carcinoma follicular variant according to its histological subtypes (encapsulated vs infiltrative) reveals distinct BRAF and RAS mutation patterns[J]. Mod Pathol, 2010, 23(9): 1191-1200.

[13] Gupta S et al. Follicular variant of papillary thyroid cancer: encapsulated, nonencapsulated, and diffuse: distinct biologic and clinical entities[J]. Arch Otolaryngol Head Neck Surg, 2012, 138(3): 227-233.

[14] Liu J et al. Follicular variant of papillary thyroid carcinoma: a clinicopathologic study of a problematic entity[J]. Cancer, 2006, 107(6): 1255-1264.

[15] Nikiforov YE, Nikiforova MN. Molecular genetics and diagnosis of thyroid cancer[J]. Nat Rev Endocrinol, 2011, 7(10): 569-580.

[16] Nikiforova MN, Nikiforov YE. Molecular genetics of thyroid cancer: implications for diagnosis, treatment and prognosis[J]. Expert Rev Mol Diagn, 2008, 8(1): 83-95.

[17] Xing M, Haugen BR, Schlumberger M. Progress in molecular-based management of differentiated thyroid cancer[J]. Lancet, 2013, 381(9871): 1058-1069.

[18] Xing M. Molecular pathogenesis and mechanisms of thyroid cancer[J]. Nat Rev Cancer, 2013, 13(3): 184-199.

[19] Xing M et al. BRAF V600E and TERT promoter mutations cooperatively identify the most aggressive papillary thyroid cancer with highest recurrence[J]. J Clin Oncol, 2014, 32(25): 2718-2726.

[20] Liu X et al. TERT promoter mutations and their association with BRAF V600E mutation and

aggressive clinicopathological characteristics of thyroid cancer[J]. J Clin Endocrinol Metab, 2014, 99(6): E1130-E1136.

[21] Tuttle RM, Leboeuf R. Follow up approaches in thyroid cancer: a risk adapted paradigm[J]. Endocrinol Metab Clin North Am, 2008, 37(2): 419-435. ix-x.

[22] Tuttle RM, Leboeuf R, Shaha AR. Medical management of thyroid cancer: a risk adapted approach[J]. J Surg Oncol, 2008, 97(8): 712-716.

[23] American Thyroid Association Guidelines Taskforce on Thyroid Nodules and Differentiated Thyroid Cancer et al. Revised American Thyroid Association management guidelines for patients with thyroid nodules and differentiated thyroid cancer[J]. Thyroid, 2009, 19(11): 1167-1214.

[24] Mazzaferri EL, Kloos RT. Clinical review 128: current approaches to primary therapy for papillary and follicular thyroid cancer[J]. J Clin Endocrinol Metab, 2001, 86(4): 1447-1463.

[25] Hay ID et al. Papillary thyroid carcinoma managed at the Mayo Clinic during six decades (1940-1999): temporal trends in initial therapy and long-term outcome in 2444 consecutively treated patients[J]. World J Surg, 2002, 26(8): 879-885.

[26] Bilimoria KY et al. Extent of surgery affects survival for papillary thyroid cancer[J]. Ann Surg, 2007, 246(3): 375-81; Discussion 381-384.

[27] Shaha AR, Shah JP, Loree TR. Low-risk differentiated thyroid cancer: the need for selective treatment[J]. Ann Surg Oncol, 1997, 4(4): 328-333.

[28] Castagna MG et al. Limited value of repeat recombinant human thyrotropin (rhTSH)-stimulated thyroglobulin testing in differentiated thyroid carcinoma patients with previous negative rhTSH-stimulated thyroglobulin and undetectable basal serum thyroglobulin levels[J]. J Clin Endocrinol Metab, 2008, 93(1): 76-81.

[29] Chiovato L et al. Disappearance of humoral thyroid autoimmunity after complete removal of thyroid antigens[J]. Ann Intern Med, 2003, 139(5 Pt 1): 346-351.

[30] Kloos RT, Mazzaferri EL. A single recombinant human thyrotropin-stimulated serum thyroglobulin measurement predicts differentiated thyroid carcinoma metastases three to five years later[J]. J Clin Endocrinol Metab, 2005, 90(9): 5047-5057.

[31] Mazzaferri EL et al. A consensus report of the role of serum thyroglobulin as a monitoring method for low- risk patients with papillary thyroid carcinoma[J]. J Clin Endocrinol Metab, 2003, 88(4): 1433-1441.

[32] Spencer CA. Serum thyroglobulin measurements: clinical utility and technical limitations in the management of patients with differentiated thyroid carcinomas[J]. Endocr Pract, 2000, 6(6): 481-484.

[33] Toubeau M et al. Predictive value for disease progression of serum thyroglobulin levels measured in the postoperative period and after (131)I ablation therapy in patients with differentiated thyroid cancer[J]. J Nucl Med, 2004, 45(6): 988-994.

[34] Durante C et al. Long-term outcome of 444 patients with distant metastases from papillary and follicular thyroid carcinoma: benefits and limits of radioiodine therapy[J]. J Clin Endocrinol Metab, 2006, 91(8): 2892-2899.

[35] Pacini F et al. Recombinant human thyrotropinstimulated serum thyroglobulin combined

with neck ultrasonography has the highest sensitivity in monitoring differentiated thyroid carcinoma[J]. J Clin Endocrinol Metab,2003,88(8):3668-3673.

[36]　Robbins RJ, Larson SM. The value of positron emission tomography (PET) in the management of patients with thyroid cancer[J]. Best Pract Res Clin Endocrinol Metab,2008, 22(6):1047-1059.

[37]　Robbins RJ et al. Real-time prognosis for metastatic thyroid carcinoma based on 2-[18F] fluoro-2-deoxy- D-glucose-positron emission tomography scanning[J]. J Clin Endocrinol Metab,2006,91(2):498-505.

译者：陈万志，南昌大学第二附属医院
审校：程若川，昆明医科大学第一附属医院
　　　刁畅，昆明医科大学第一附属医院

# 危险度分层在分化型甲状腺癌治疗中的作用

程若川，刁畅

昆明医科大学第一附属医院

　　本章重点而系统地阐述了分化型甲状腺癌（DTC）初始治疗后需要长期甚至终生动态随访的慢病管理理念。其中许多观点也是2015版ATA指南的推荐意见，即首次手术后均需按更新版美国癌症联合委员会（AJCC）TNM分期或MACIS系统评估复发/死亡风险分层以制定随访的频率和内容。作者认为这将导致治疗效果良好的中低危DTC患者随访过于频繁，随访内容过于复杂，势必加重患者经济负担、消耗医患双方的时间成本以及负荷不必要的精神压力；也会引起治疗效果较差的高危患者放松对疾病复发的警惕，自行逐渐延长随访频率、减少随访内容以至于随访脱落和失访，待出现远处转移才亡羊补牢而为时已晚。虽然2015版ATA制定的指南在既往DTC评估体系基础上系统地提出了治疗反应评估体系，其针对双侧甲状腺全切术后联合$^{131}$I核素消融的患者，以动态监测、实时评估、及时更新疾病危险分层为理念，纳入了病理组织特征、术后动态的血清Tg水平、抑制/刺激性TSH水平及影像学结果等多种评估指标，更准确、实时地对DTC复发风险进行评估，修正了以往体系以病理学特征为主的静止性、单次定性评估的不足，更有利于指导患者个体化诊疗、随访方案的制定。但本章作者对"治疗反应"评估体系以及疾病进展/复发风险分层进行了详实地阐述，并创造性提出了初治后2~5年进行"二次危险分层"概念，为临床工作者对DTC患者的个体化随访和修订诊疗方案提供了更符合卫生经济学的思路。笔者认为这些内容值得学习与借鉴。但其中作者有些观点有待商榷或需经时间的检验。

　　（1）关于DTC术前分层低危组作者推荐仅行单侧甲状腺腺叶切除已足。笔者认为这类术后患者血清Tg的监测会因此而变得十分不确定，如果再伴有血清Tg抗体阳性会使对其动态观察生化指标难以进行；尽管Tuttle团队一直在致力于这方面的临床探索[1]，但要获得有效而稳定的评估模式尚未实现。

（2）对于甲状腺全切后血清Tg的监测同样受到血清Tg抗体水平的干扰而变得难以定量监测；所以，针对这些术后生化监测困难的患者，动态超声等影像学的监测变得更为重要，但其监测方案还有待临床进一步研究后提出更合理的模式。

（3）同样，对于小部分在初始治疗分层为低危的患者仅行了甲状腺患侧叶切除术后再分层或动态分层时转变为中高危时，作者的观点认为可以行补充甲状腺全切加$^{131}$I治疗即可治愈。完全忽略了此时淋巴转移的再复发风险，并未强调二次手术时区域淋巴结清扫对再复发的预防或治疗性意义。笔者认为根据2012版中国DTC诊治指南[2]及2016版中国PTMC诊治指南[3]的推荐意见，即使对初始手术的PTMC，在保障技术安全的前提下也主张同期行至少同侧的预防性中央区淋巴清扫。何况针对初次手术未行中央区清扫而复发的手术更应该常规进行区域淋巴结清扫。有研究证明术后RAI对颈部淋巴结转移的治愈率仅20%左右[4]；所以，对作者的这一推荐，笔者不完全同意。

## 参考文献

[1]　Momesso DP, Tuttle RM. Update on differentiated thyroid cancer staging[J]. Endocrinol Metab Clin N Am, 2014, 43(2): 401-421.

[2]　中华医学会内分泌学分会, 中华医学会外科学分会内分泌学组, 中国抗癌协会头颈肿瘤专业委员会等. 甲状腺结节和分化型甲状腺癌诊治指南[J]. 中华内分泌代谢杂志, 2012, 28(10): 779-797.

[3]　中国抗癌协会甲状腺癌专业委员会(CATO). 甲状腺微小乳头状癌诊断与治疗中国专家共识(2016版)[J]. 中国肿瘤临床, 2016, 43(10): 405-411.

[4]　Wang R, Zhang Y, Tan J, et al. Analysis of radioiodine therapy and prognostic factors of differentiated thyroid cancer patients with pulmonary metastasis: An 8-year retrospective study[J]. Medicine, 2017, 96(19), e6809. DOI: 10.1097/MD.0000000000006809.

# 第十五章　术前影像评估和分期

## 甲状腺癌术前影像评估和分期

**James X. Wu[1], Michael W. Yeh[2]**

[1]Section of Endocrine Surgery, General Surgery Resident, UCLA David Geffen School of Medicine; [2]Department of Surgery, UCLA David Geffen School of Medicine

### 一、前言

　　甲状腺癌术前全面的影像学检查对于患者手术范围的确定有着重要的意义，不完善的术前影像学资料可能导致术中切除范围不足，而对残留病灶的再次手术也增加了治疗费用[1]。本章节将对超声及横断面影像在甲状腺癌术前检查中的应用进行回顾，介绍最新的临床指南以及存在的创新和争议。

### 二、颈部超声

　　根据美国甲状腺协会甲状腺结节和甲状腺癌诊疗指南，超声检查是甲状腺癌术前最基本的检查方法[2]。对于大部分甲状腺癌患者而言，仅进行超声检查就可以满足术前的评估需求。术前的颈部超声能够对原发肿瘤、中央区淋巴结和颈侧区淋巴结进行评估，并帮助术者评估：①是否需要进行另外的检查；②是否需要清扫受累区域的淋巴结；③晚期患者是否需行胸骨切开术及重建术。手术医生在有条件的情况下可以亲自为患者进行超声检查或与超声检查医师密切沟通，确保患者术前影像学检查结果的完善准确，进而更好地提升手术的疗效。

### （一）原发肿瘤评估

　　对原发肿瘤进行评估时需要注意：肿瘤的大小、位置、与周围血管之间的关系、是否对周围组织侵犯以及病变是否为多灶性。当肿瘤位置靠后邻近喉返神经时，手术医生要注意喉返神经是否被侵犯并进一步评估声带功能。当肿瘤与重要的血管或气管相邻时需要仔细检查是否有局部侵犯，其常常表现为肿瘤的边界模糊，或者正常的脂肪间隙消失。当发现局部侵犯后，需要对患者做进一步检查或将临近组织全部切除并进行重建。相反，带状肌群的轻度受累则较为常见，可以仅仅去除累及部分。最后要强调的是，需要对整个甲状腺进行检查从而排除额外的病灶，如果在甲状腺对侧叶发现病灶，对侧的区域淋巴结也应该仔细检查以排除转移[3-4]（图15.1）。

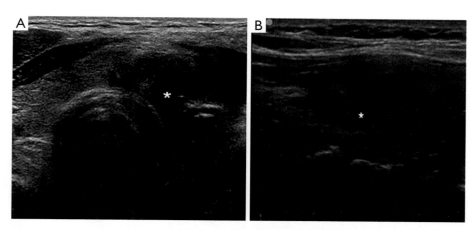

**图15.1　甲状腺乳头状癌局部侵袭的超声图像特点**
（A）与气管相邻的甲状腺乳头状癌原发灶；*，导致气管中线移位。（B）甲状腺乳头状癌原发灶；*，导致甲状腺边界模糊且成波浪形。

## （二）淋巴结评估

　　通过超声评估区域淋巴结主要有两个目的：首先是判断是否存在可疑淋巴结，其次是评估可疑淋巴结的超声影像特点并鉴别淋巴结的良恶性。所有相关的区域淋巴结床均应全面检查，以确定是否需要行相关区域淋巴结清扫。以甲状腺乳头状癌为例，其淋巴结转移的形式多种多样，最常见的是同侧颈部6区淋巴结转移，其次是同侧3区和4区淋巴结转移。而2区和5区淋巴结转移的发生率约为5%[5]。当肿瘤位于甲状腺上极时，易发生"跳跃转移"，其常表现为同侧2区或3区单个淋巴结肿大。6区淋巴结即中央区淋巴结，主要有三个组成部分，包括左右气管旁淋巴结和气管前淋巴结。通过术前的影像学检查来评估中央区淋巴结是否受累较为困难，超声检测中央区淋巴结受累与否的敏感度为25%~60%，而检测侧颈区淋巴结敏感度为70%~95%[6-7]。侧颈区包括2~4区淋巴结，其位于胸锁乳突肌深面，上界为颅底，下界为锁骨。同时侧颈区还包括

5区淋巴结，其位于颈后三角区。一旦发现可疑淋巴结，需要对其超声影像进一步评估。首先要评估淋巴结的大小，但因为淋巴结肿大也可见于良性反应性增生，单一的淋巴结肿大并不能表明其为转移病灶。研究表明，当淋巴结长径>1 cm时，超声影像评估淋巴结为转移病灶的特异度仅为75%，敏感度为68%[8]。

　　与淋巴结的大小相比，淋巴结的形态异常对于评估其是否为转移病灶有更高的特异性。良性淋巴结形态常为梭形或椭圆形，中央常有高回声带和血流信号[9]。相反，恶性淋巴结更倾向为圆形，有两个客观指标可以用来评估其是否为恶性转移：一个指标是淋巴结短径的长度，恶性淋巴结的短径常>5 mm，该指标的特异度为96%，而敏感度仅为61%[10]。另外一个指标是淋巴结长径和短径的比值，即纵横比，63%的恶性淋巴结纵横比<2.0而83%的良性淋巴结的纵横比>2.0[11]（图15.2）。

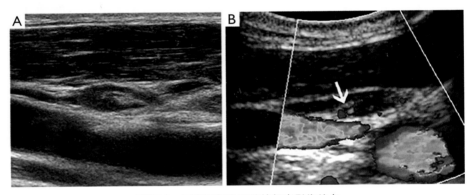

**图15.2　正常颈部淋巴结的超声影像特点**
（A）伴有高回声的淋巴门的正常梭形淋巴结；（B）曲线型超声探头探测到位于正常淋巴结的中央的、淋巴门的血流信号（白色箭头标注）。

　　此外，提示淋巴结恶性的超声影像特点还包括：钙化，高回声或囊性改变以及淋巴结周围丰富的血供。首先，甲状腺乳头状癌和一部分甲状腺髓样癌引起的淋巴结转移病灶中可能出现微小钙化，通过这一征象评估淋巴结是否为恶性的敏感度为48%，但特异度是100%[10]。因此如果淋巴结出现微小钙化，除非有其他证据证明，否则考虑淋巴结为恶性。其次，良性淋巴结在超声影像中通常表现为均质且低回声，而恶性淋巴结多为混合回声、高回声，甚至是完全囊性变。在儿童或青少年出现囊性变往往提示肿瘤具有高侵袭性[12]。最后，良性淋巴结的血流横穿过淋巴结门，位于淋巴结的中央；而恶性肿瘤累及的淋巴结常表现为淋巴结周围血供丰富。与其他超声影像特点相比，丰富的淋巴结周围血供对于提示恶性病灶具有更高的敏感度和特异度，分别为86%和82%[10]。

此外，如果正常淋巴结淋巴门处的脂肪信号消失，提示恶性淋巴结的特异度为100%，敏感度为29%[10]（图15.3）。

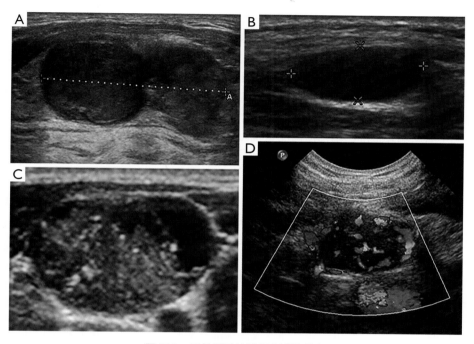

**图15.3　恶性淋巴结的超声影像特点**

（A）淋巴结为圆形且与周围图像相比较暗；（B）淋巴结完全囊性变；（C）淋巴结为圆形，中有砂砾样钙化以及部分囊性改变；（D）曲面超声探头显示恶性淋巴结周围丰富的血流信号。

对于超声影像上可疑的淋巴结进行细针穿刺活检（FNAB）有助于决定在甲状腺癌手术时是否进行中央区或颈侧区淋巴结的清扫。有些医疗中心术前常规通过细针抽吸活检明确淋巴结的性质，从而决定是否进行颈部淋巴结清扫[13]。笔者单位仅对可疑的淋巴结进行细针抽吸活检。

在我们的实践中，超声引导下细针活检的步骤如下：术者非优势手持超声探头，优势手持穿刺针。嘱患者头部后仰充分暴露颈部，随后使用超声探头定位，对定位点进行消毒处理，并给予利多卡因局部麻醉，使用25 G穿刺针，平行于超声扫描平面倾斜进针且在超声影像显示最可疑的部位用非抽吸技术对标本进行取材（例如有微小钙化的实行区域）。将病理标本放入容器中，用少量盐水清洗穿刺针，并检测洗脱液中甲状腺球蛋白和钙的浓度。

### （三）甲状腺术后超声检查

术后改变常常影响超声判读结果的准确性，残余甲状腺的术后反应，术野区域的炎性反应以及瘢痕的形成都可能会导致超声结果的假阳性。因此我们建议术后9个月内避免超声检查。患者术后超声检查的方式应与术前一致。值得注意的是，在甲状腺全切术后，中央区淋巴结更容易用超声观察到。

为尽量避免再次手术带来的风险，甲状腺术后的患者在行超声检查发现可疑病灶时均需行FNA检查，除非该病灶无法穿刺或已经明确诊断。此外超声影像结果的判读也要结合术中的探查发现，最初的病理结果以及血清中生化标记分子的浓度等。例如：甲状腺癌同侧颈部淋巴结的转移的发生率高达35%，因此术后出现异常淋巴结则需高度重视。若异常淋巴结的出现伴有血清中甲状腺球蛋白水平的增高也高度提示疾病复发，淋巴结很可能为恶性。

### （四）超声弹性成像

弹性成像技术是通过检测靶组织受到外力后的形变程度来反应靶组织的弹性和质地的超声检测方法。通常使用超声探头对靶组织施加压力。弹性成像设备可以将组织的质地转化为彩色图像从而方便医师判读。因为甲状腺癌组织与良性病变相比质地通常较硬，所以弹性成像技术有望成为区分癌组织和良性病变的无创检测方法。

最近研究表明超声弹性成像术评估甲状腺癌的敏感度为86%~97%，特异度为34%~83%[14-16]。但由于缺乏弹性成像标准且对超声医师技术水平要求较高，其临床应用价值尚未超过普通超声影像。但近年来一些新的技术已经开始应用于临床，例如剪切波弹性成像，其可以通过超声波的传播替代手动施压从而判断组织弹性。这些技术有望促进超声弹性成像术的发展[17]。

### （五）喉部超声

另一种新出现的技术是使用经皮超声在术前评价甲状腺癌患者的声带功能。在一项入组672例甲状腺癌患者的临床研究中，87%的患者成功进行了喉部超声检查[7]。男性喉结的存在会影响喉部超声检查的可行性，因此98%的女性患者可以通过喉部超声观察到声带的运动，而男性患者仅有51%可以观察到声带运动。目前关于喉部超声应用的研究均为体重指数较低的亚洲人群，是否可以应用于体重指数偏大的人群中还有待进一步研究[18]。因为喉部超声检查的便捷性及经济性，可以将其列为术前的常规检查项目，尤其适用于肿瘤局部侵犯、原发病灶靠后或有声带受累的症状或体征的患者。目前，喉部超声仍是一项新技术，还不能替代喉镜检查。

进行喉部超声检查的步骤如下：将超声探头与身体长轴垂直放置在甲状软

骨中部，然后向头侧稍倾斜。调整超声探头扫描频率从而提高增益。嘱患者行Valsalva动作以更好的寻找声带的位置。在找到正确的扫描平面后，超声影像上会清晰显示真声带，假声带和勺状韧带，随后评估声带的对称性及呼吸和发声时的活动情况。

## 三、CT和MRI的横断面影像检查

目前美国甲状腺协会制定的指南不推荐甲状腺癌术前常规进行横断面影像检查[19]，在以下几种情况时，可以进行横断面影像学检查：①临床证据表明肿瘤侵犯了周围的组织（例如声音嘶哑，吞咽困难或触诊时包块固定）；②原发肿瘤巨大，或肿瘤的一部分突向纵隔超声无法全面探查；③甲状腺结节进入纵隔，在颈部深处或超出超声的探查范围；④超声检查提示局部侵犯；⑤没有超声专科医生。前四条表现多提示为晚期局部病灶，在分化类型较好的甲状腺癌患者中发生率为10%~15%[20-21]。而超声医生不足的情况会随着规范化培训的推广而得到改善[22-23]。术前不推荐使用横断面影像检查评估是否有远处转移，因为有无远处转移对手术方式的选择没有影响，而且在甲状腺全切术后通过放射碘扫描很容易发现远处转移[2]。

在实际工作中，到本单位就诊的甲状腺癌术前或者术后患者中，仅有不足5%的患者需要超声以外的检查。

### （一）CT

对于甲状腺癌患者，CT检查是应用范围仅次于超声的二线影像学检查方法。其优点在于检查方法标准化、重复性好，检查结果不受个人操作水平影响。快速螺旋扫描提供没有运动伪影的清晰图像。CT影像的另一优势在于可全面显示肿瘤侵犯的程度和周围转移情况，帮助术者制定手术方案。扫描范围应从颅底到纵隔。除造影剂过敏或肾功不全者，受检者均应行CT增强扫描，从而更好地诊断疾病。在一项入组86例肿瘤突破甲状腺被膜患者的研究中，CT评估肿瘤是否侵犯气管、食管、颈总动脉、颈内静脉以及喉返神经的敏感度为29%~78%，特异度91%~99%[24]（图15.4）。

### （二）碘对比剂对放射性碘治疗的影响

体内的碘对比剂会竞争性抑制残余病灶对放射性碘的摄取，若增强扫描中使用了碘对比剂，放射性碘治疗的时间将会向后推迟，因此要慎重使用。当前的标准是使用碘对比剂后将放射性碘治疗时间向后推迟1个月，此时，尿液中的碘恢复到正常水平[25]。因此在考虑对甲状腺癌患者进行增强CT检查时，手术医生应与内分泌医生密切沟通。

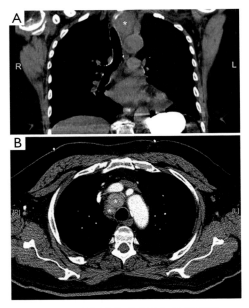

**图15.4　晚期甲状腺癌的CT影像表现**
（A）甲状腺乳头状癌病灶突入纵隔（*）；
（B）甲状腺髓样癌转移到主动脉周围的淋巴
结群（*）。

### （三）MRI

　　MRI是评估甲状腺癌患者的三线影像学检查方法。其主要应用于需要横断面显像又对碘对比剂过敏的患者。其优点是增强MRI使用的钆对比剂不会影响患者术后进行放射性碘治疗。因为转移淋巴结分泌的甲状腺球蛋白在T1加权像上呈现高信号，所以我们同时需要MRI及增强MRI影像。MRI图像采集时间长易产生运动伪影，同时钆对比剂的使用会导致一部分肾功能不全的患者出现罕见的并发症——肾源性系统纤维化[26]，因此使用有一定的局限性。

### （四）功能显像

　　放射性碘扫描在对原发或复发甲状腺癌的评估中具有历史性的地位[2]，但其分辨率较差限制了其在术前评估中的应用。虽然PET扫描影像分辨率与其相似，但PET与CT融合显像后可以为术者提供病灶较为完善的位置信息，从而帮助术者制定手术方案。即便如此，大部分的甲状腺恶性肿瘤代谢活性较低，绝大多数的原发灶和70%转移灶摄取FDG的能力均很微弱[27-30]。

　　目前，PET/CT显像主要用于复发的甲状腺癌患者的检查，尤其是甲状腺球蛋白升高但放射性碘扫描阴性的患者[31-34]。甲状腺癌病灶摄碘能力下降而摄取18F-FDG的能力增高，这种异常的反转现象往往是由于肿瘤分化性降低造成的[35]。PET/CT评估放射碘扫描阴性患者的敏感度和特异度分别为81%和89%[36]。通过PET和CT的融合显像既可以发现对PET不敏感的低代谢转移灶又能除外PET检测到的假阳性病灶。同时，使用TSH刺激可以进一步提高PET/CT检测的敏感度[37]。

　　甲状腺上FDG高摄取病灶可能由于使用PET监测其他恶性肿瘤时意外发现。在纪念斯隆-凯特琳癌症中心2003—2005年8 800例PET受检者中2.9%的受检者意外发现了甲状腺肿瘤[38]。主要有两种典型病灶：弥漫性或局灶性，弥漫性摄取病灶多为炎性病变，局灶性摄取病灶的恶性率为50%[39]。观察到局灶性摄取时推荐对患者行颈部超声检查及细针抽吸活检。病理结果显示大部分患者为甲状腺乳头状癌，少数为其他类型的甲状腺癌或其他肿瘤位于甲状腺的转移癌。因为甲状腺肿瘤的侵袭能力相对较弱，所以应该首先评估患者总体预后情况，再对这些意外发现的甲状腺肿瘤进行处理。

## 四、关于术前分期和纵向动态分期的说明

　　术前影像学检查的主要目的是指导手术方案的制定。对病灶不全面的评估会导致肿瘤残留以及再次手术，从而导致患者死亡率的增加[40]。基于美国癌症联合委员会（AJCC）分期系统的术前分期可在一定程度上评估患者的预后，但其准确性低于术后分期。

　　准确的AJCC分期应以手术后的病理结果为依据。AJCC的分期系统缺乏手术对于预后影响的评估。肿瘤的复发风险和患者的死亡率与肿瘤是否被完全切除密切相关，这一观点在MACIS评分（转移、年龄、全部切除、是否侵袭和肿瘤大小）和美国甲状腺协会分期中有很好的体现[41-42]。Tuttle等证实，与术前分期相比，根据对治疗的反应在不同的时间节点对疾病的重新分期能更好地判断甲状腺癌患者复发的风险和疾病的预后水平[42]。

## 五、影像学检查费用

　　本章中提到的不同检查方法的费用详见表15.1。超声检查能够提供较多的临床信息，同时成本较低，出于对患者利益最大化的考虑，推荐超声作为最主要的检查方法。尽管截至目前并没有正式的研究来对比各项检查之间的性价比。

## 六、总结

　　本章详细阐述了不同影像学检查手段在甲状腺癌患者病情评估中的作用。

**表15.1　不同检查方法的价格**

| 检查方法 | 价格（美元） |
| --- | --- |
| 头颈部超声 | 117.28 |
| 颈部平扫CT | 193.08 |
| 颈部增强CT | 235.98 |
| 胸部CT（平扫和增强） | 275.31 |
| MRI（眼眶、面部和颈部）平扫 | 358.62 |
| MRI（眼眶、面部和颈部）平扫和增强 | 493.06 |
| MRI（胸部）平扫和增强 | 581.37 |
| 全身放射性碘扫描 | 323.22 |
| FDG PET显像（眼部到大腿） | 667.19 |

注：所有价格来源于医保价格表[43]。

尽管一些医疗中心大量使用横断面影像学检查，超声仍是甲状腺肿瘤诊断中最主要的检测手段。最后，需要强调，甲状腺癌主要通过手术的方式治疗，因此手术质量的好坏对于患者的预后具有决定性意义。希望手术医生能够积极地探索评估甲状腺肿瘤最佳的影像学检查方法，从而更好地为甲状腺癌患者服务。

## 参考文献

[1] Kouvaraki MA, Shapiro SE, Fornage BD, Edeiken- Monro BS, Sherman SI, Vassilopoulou-Sellin R, Lee JE, Evans DB. Role of preoperative ultrasonography in the surgical management of patients with thyroid cancer[J]. Surgery, 2003, 134: 946-54; Discussion 954-945.

[2] Cooper DS, Doherty GM, Haugen BR, Hauger BR, Kloos RT, Lee SL, Mandel SJ, Mazzaferri EL, McIver B, Pacini F, Schlumberger M, Sherman SI, Steward DL, Tuttle RM, Cancer ATAAGToTNaDT. Revised American Thyroid Association management guidelines for patients with thyroid nodules and differentiated thyroid cancer[J]. Thyroid, 2009, 19: 1167-1214.

[3] Koo BS, Choi EC, Park YH, Kim EH, Lim YC. Occult contralateral central lymph node metastases in papillary thyroid carcinoma with unilateral lymph node metastasis in the lateral neck[J]. J Am Coll Surg, 2010, 210: 895-900.

[4] Zhao Q, Ming J, Liu C, Shi L, Xu X, Nie X, Huang T. Multifocality and total tumor diameter predict central neck lymph node metastases in papillary thyroid microcarcinoma[J]. Ann Surg Oncol, 2013, 20: 746-752.

[5] Khafif A, Medina JE, Robbins KT, Silver CE, Weber RS, Rinaldo A, Owen RP, Shaha AR, Ferlito A. Level V in therapeutic neck dissections for papillary thyroid carcinoma[J]. Head Neck, 2013, 35: 605-607.

[6] Choi JS, Kim J, Kwak JY, Kim MJ, Chang HS, Kim EK. Preoperative staging of papillary

thyroid carcinoma: comparison of ultrasound imaging and CT[J]. AJR Am J Roentgenol, 2009, 193: 871-878.

[7]  Wang C-P, Chen T-C, Yang T-L, Chen C-N, Lin C, Lou P-J, Hu Y-L, Shieh M-J, Hsieh F-J, Hsiao T-Y. Transcutaneous ultrasound for evaluation of vocal fold movement in patients with thyroid disease[J]. Eur J Radiol, 2012, 81: e288-e291.

[8]  Kuna SK, Bracic I, Tesic V, Kuna K, Herceg GH, Dodig D. Ultrasonographic differentiation of benign from malignant neck lymphadenopathy in thyroid cancer[J]. J Ultrasound Med, 2006, 25: 1531-1537. quiz 1538-1540.

[9]  Solbiati L, Osti V, Cova L, Tonolini M. Ultrasound of thyroid, parathyroid glands and neck lymph nodes[J]. Eur Radiol, 2001, 11: 2411-2424.

[10]  Leboulleux S, Girard E, Rose M, Travagli JP, Sabbah N, Caillou B, Hartl DM, Lassau N, Baudin E, Schlumberger M. Ultrasound criteria of malignancy for cervical lymph nodes in patients followed up for differentiated thyroid cancer[J]. J Clin Endocrinol Metab, 2007, 92: 3590-3594.

[11]  Görges R, Eising EG, Fotescu D, Renzing-Köhler K, Frilling A, Schmid KW, Bockisch A, Dirsch O. Diagnostic value of high-resolution B-mode and power-mode sonography in the follow-up of thyroid cancer[J]. Eur J Ultrasound, 2003, 16: 191-206.

[12]  Wunderbaldinger P, Harisinghani MG, Hahn PF, Daniels GH, Turetschek K, Simeone J, O'Neill MJ, Mueller PR. Cystic lymph node metastases in papillary thyroid carcinoma[J]. AJR Am J Roentgenol, 2002, 178: 693-697.

[13]  Grant CS, Stulak JM, Thompson GB, Richards ML, Reading CC, Hay ID. Risks and adequacy of an optimized surgical approach to the primary surgical management of papillary thyroid carcinoma treated during 1999-2006[J]. World J Surg, 2010, 34: 1239-1246.

[14]  Trimboli P, Guglielmi R, Monti S, Misischi I, Graziano F, Nasrollah N, Amendola S, Morgante SN, Deiana MG, Valabrega S, Toscano V, Papini E. Ultrasound sensitivity for thyroid malignancy is increased by real-time elastography: a prospective multicenter study[J]. J Clin Endocrinol Metab, 2012, 97: 4524-4530.

[15]  Magri F, Chytiris S, Capelli V, Gaiti M, Zerbini F, Carrara R, Malovini A, Rotondi M, Bellazzi R, Chiovato L. Comparison of elastographic strain index and thyroid fine-needle aspiration cytology in 631 thyroid nodules[J]. J Clin Endocrinol Metab, 2013, 98: 4790-4797.

[16]  Lippolis PV, Tognini S, Materazzi G, Polini A, Mancini R, Ambrosini CE, Dardano A, Basolo F, Seccia M, Miccoli P, Monzani F. Is elastography actually useful in the presurgical selection of thyroid nodules with indeterminate cytology[J]? J Clin Endocrinol Metab, 2011, 96: E1826-E1830.

[17]  Sebag F, Vaillant-Lombard J, Berbis J, Griset V, Henry JF, Petit P, Oliver C. Shear wave elastography: a new ultrasound imaging mode for the differential diagnosis of benign and malignant thyroid nodules[J]. J Clin Endocrinol Metab, 2010, 95: 5281-5288.

[18]  Wong KP, Lang BH, Ng SH, Cheung CY, Chan CT, Lo CY. A prospective, assessor-blind evaluation of surgeon-performed transcutaneous laryngeal ultrasonography in vocal cord examination before and after thyroidectomy[J]. Surgery, 2013, 154: 1158-1164; Discussion 1164-1155.

[19]  Yeh MW, Bauer AJ, Bernet VA, Ferris RL, Loevner LA, Mandel SJ, Orloff LA, Randolph

GW, Steward DL. American Thyroid Association statement on preoperative imaging for thyroid cancer surgery[J]. Thyroid, 2015, 25: 3-14.

[20]  Andersen PE, Kinsella J, Loree TR, Shaha AR, Shah JP. Differentiated carcinoma of the thyroid with extrathyroidal extension[J]. Am J Surg, 1995, 170: 467-470.

[21]  McCaffrey TV, Bergstralh EJ, Hay ID. Locally inva- sive papillary thyroid carcinoma: 1940-1990[J]. Head Neck, 1994, 16: 165-172.

[22]  Miller BS, Gauger PG, Broome JT, Burney RE, Doherty GM. An international perspective on ultrasound training and use for thyroid and parathyroid disease[J]. World J Surg, 2010, 34: 1157-1163.

[23]  Nagarkatti SS, Mekel M, Sofferman RA, Parangi S. Overcoming obstacles to setting up office-based ultrasound for evaluation of thyroid and parathyroid diseases[J]. Laryngoscope, 2011, 121: 548-554.

[24]  Seo YL, Yoon DY, Lim KJ, Cha JH, Yun EJ, Choi CS, Bae SH. Locally advanced thyroid cancer: can CT help in prediction of extrathyroidal invasion to adjacent structures[J]? AJR Am J Roentgenol, 2010, 195: W240-W244.

[25]  Padovani RP, Kasamatsu TS, Nakabashi CC, Camacho CP, Andreoni DM, Malouf EZ, Marone MM, Maciel RM, Biscolla RP. One month is sufficient for urinary iodine to return to its baseline value after the use of water-soluble iodinated contrast agents in post-thyroidectomy patients requiring radio- iodine therapy[J]. Thyroid, 2012, 22: 926-930.

[26]  Yang L, Krefting I, Gorovets A, Marzella L, Kaiser J, Boucher R, Rieves D. Nephrogenic systemic fibrosis and class labeling of gadolinium-based contrast agents by the Food and Drug Administration[J]. Radiology, 2012, 265: 248-253.

[27]  Feine U, Lietzenmayer R, Hanke JP, Held J, Wohrle H, Muller-Schauenburg W. Fluorine-18-FDG and iodine-131-iodide uptake in thyroid cancer[J]. J Nucl Med, 1996, 37: 1468-1472.

[28]  Oh JR, Byun BH, Hong SP, Chong A, Kim J, Yoo SW, Kang SR, Kim DY, Song HC, Bom HS, Min JJ. Comparison of (1)(3)(1)I whole-body imaging, (1)(3)(1)I SPECT/CT, and (1)(8)F-FDG PET/CT in the detection of metastatic thyroid cancer[J]. Eur J Nucl Med Mol Imaging, 2011, 38: 1459-1468.

[29]  Nakajo M, Nakajo M, Jinguji M, Tani A, Kajiya Y, Tanabe H, Fukukura Y, Nakabeppu Y, Koriyama C. Diagnosis of metastases from postoperative differentiated thyroid cancer: comparison between FDG and FLT PET/CT studies[J]. Radiology, 2013, 267: 891-901.

[30]  Jeong HS, Baek CH, Son YI, Choi JY, Kim HJ, Ko YH, Chung JH, Baek HJ. Integrated 18F-FDG PET/ CT for the initial evaluation of cervical node level of patients with papillary thyroid carcinoma: comparison with ultrasound and contrast-enhanced CT[J]. Clin Endocrinol (Oxf), 2006, 65: 402-407.

[31]  Grünwald F, Kälicke T, Feine U, Lietzenmayer R, Scheidhauer K, Dietlein M, Schober O, Lerch H, Brandt-Mainz K, Burchert W, Hiltermann G, Cremerius U, Biersack HJ. Fluorine-18 fluorodeoxy- glucose positron emission tomography in thyroid cancer: results of a multicentre study[J]. Eur J Nucl Med, 1999, 26: 1547-1552.

[32]  Schlüter B, Bohuslavizki KH, Beyer W, Plotkin M, Buchert R, Clausen M. Impact of FDG PET on patients with differentiated thyroid cancer who present with elevated thyroglobulin and negative 131I scan[J]. J Nucl Med, 2001, 42: 71-76.

[33] Wang W, Macapinlac H, Larson SM, Yeh SD, Akhurst T, Finn RD, Rosai J, Robbins RJ. [18F]-2-fluoro-2- deoxy-D-glucose positron emission tomography localizes residual thyroid cancer in patients with negative diagnostic (131)I whole body scans and elevated serum thyroglobulin levels[J]. J Clin Endocrinol Metab, 1999, 84: 2291-2302.

[34] Mosci C, Iagaru A. PET/CT imaging of thyroid cancer[J]. Clin Nucl Med, 2011, 36: e180-e185.

[35] Robbins RJ, Wan Q, Grewal RK, Reibke R, Gonen M, Strauss HW, Tuttle RM, Drucker W, Larson SM. Real- time prognosis for metastatic thyroid carcinoma based on 2-[18F]fluoro-2-deoxy-D-glucose-positron emission tomography scanning[J]. J Clin Endocrinol Metab, 2006, 91: 498-505.

[36] Razfar A, Branstetter BF, Christopoulos A, Lebeau SO, Hodak SP, Heron DE, Escott EJ, Ferris RL. Clinical usefulness of positron emission tomography- computed tomography in recurrent thyroid carcinoma[J]. Arch Otolaryngol Head Neck Surg, 2010, 136: 120-125.

[37] Leboulleux S, Schroeder PR, Busaidy NL, Auperin A, Corone C, Jacene HA, Ewertz ME, Bournaud C, Wahl RL, Sherman SI, Ladenson PW, Schlumberger M. Assessment of the incremental value of recombinant thyrotropin stimulation before 2-[18F]-Fluoro-2- deoxy-D-glucose positron emission tomography/ computed tomography imaging to localize residual differentiated thyroid cancer[J]. J Clin Endocrinol Metab, 2009, 94: 1310-1316.

[38] Are C, Hsu JF, Schoder H, Shah JP, Larson SM, Shaha AR. FDG-PET detected thyroid incidentalomas: need for further investigation[J]? Ann Surg Oncol, 2007, 14: 239-247.

[39] Vardanian AJ, Hines OJ, Farrell JJ, Yeh MW. Incidentally discovered tumors of the endocrine glands[J]. Future Oncol, 2007, 3: 463-474.

[40] Young S, Harari A, Smooke-Praw S, Ituarte PHG, Yeh MW. Effect of reoperation on outcomes in papillary thyroid cancer[J]. Surgery, 2013, 154: 1354-1362.

[41] Hay ID, Thompson GB, Grant CS, Bergstralh EJ, Dvorak CE, Gorman CA, Maurer MS, McIver B, Mullan BP, Oberg AL. Papillary thyroid carcinoma managed at the Mayo Clinic during six decades (1940-1999): temporal trends in initial therapy and long-term outcome in 2444 consecutively treated patients[J]. World J Surg, 2002, 26: 879-885.

[42] Tuttle RM, Tala H, Shah J, Leboeuf R, Ghossein R, Gonen M, Brokhin M, Omry G, Fagin JA, Shaha A. Estimating risk of recurrence in differentiated thyroid cancer after total thyroidectomy and radioactive iodine remnant ablation: using response to therapy variables to modify the initial risk estimates predicted by the new American Thyroid Association staging system[J]. Thyroid, 2010, 20: 1341-1349.

[43] Physician Fee Schedule Search Tool[J]. Available at: http://www.cms.gov/apps/physician-fee-schedule/search/search-criteria.aspx (2014). Accessed 3 July 2014.

译者: 孙劲文, 应急总医院
审校: 凌瑞, 空军军医大学西京医院
　　　王哲, 空军军医大学西京医院

## 中国专家述评

# 甲状腺癌术前影像评估和分期

凌瑞，王哲

空军军医大学西京医院

甲状腺癌是内分泌系统中最常见的恶性肿瘤，近年来在我国的发病率更是逐年上升[1]，目前甲状腺癌的主要治疗方式是外科手术，术前全面完善的影像学检查是确定患者手术范围的基础，也是保证手术疗效的关键之一[2]，因此熟练掌握甲状腺癌各项影像学检查方法的特点，对于术前患者病情的准确评估及外科手术的顺利进行有着重要的意义。

Dr. James所撰述的文章对国外甲状腺癌术前影像学检查的应用进行了较为全面的介绍，主要包括超声、CT、MRI及甲状腺功能显像等方法，与国内的指南规范基本相同，值得我们借鉴和学习。但国外人种特点及医疗资源分布结构与我国不尽相同，在影像学检查方法的应用中也存在一些差异，因此我们结合了我国甲状腺癌患者的诊治特点，对国内外甲状腺癌影像学检查方法的异同进行简要评述。

首先要提到的是颈部超声检查，甲状腺是颈部浅表的实质器官，超声可以很好地评估其病变情况，因此与美国甲状腺协会甲状腺结节和甲状腺癌诊疗指南相同，超声检查及弹性成像在中国同样是甲状腺癌患者术前最基本最常用的检查方法[3-4]。同时我国人口基数大，甲状腺癌患者数量多而医疗资源分布相对集中，快速而相对准确的超声检查相较于CT、MRI及甲状腺功能成像更加高效便捷。

随着技术的进步，国内出现了超声造影及三维超声等甲状腺超声检查的新方法[5-6]。简单来讲，超声造影是利用新型的造影剂来显示甲状腺结节的微小血管，通过增加病变组织和正常组织之间的差别来鉴别其良恶性，而三维超声是利用计算机将采集的二维图像信息进行重建，其可以提供直观的三维立体图像，更能从空间角度反映结节与周边毗邻组织的关系。近年来超声造影及三维超声在国内医院中的应用逐渐增多，但与普通颈部超声相比，目前超声造影及三维超声对甲状腺癌诊断准确性并没有显著提高，仅仅是增加了评估准确性的复核方法，即使高度怀疑甲状腺结节性质，患者在接受超声造影检查后往往仍需接受细针抽吸活检来进行病理诊断。因此并不推荐超声造影及三维超声作为甲状腺癌的常规检查。在术前颈部淋巴结的评估处理时，细针抽吸活检取材范围较窄，盲目穿刺的检出率很低，在影像学检查有明确提示时进行穿刺可以大大提高病理穿刺的检出率。因此，国内大部分医院与Dr. James观点一致，即仅对临床或超声可疑的淋巴结进行细针抽吸活检[7-8]。

通过喉部超声来评价声带功能的方法目前在国内并未常规使用，有研究人员对此进行了临床研究，其诊断符合率为94.3%[9]。正如前文提到的，在使用超声检测声带功能时，需嘱患者行Valsalva运动从而使声带开闭达到最大幅度，否则易出现假阴性及假阳性结果。同时因为喉镜的直观性、准确性和便捷性[10]，目前在国内喉部超声对声带功能的评估暂不能取代喉镜的地位，其具体应用的可能性还有待于进一步的临床试验研究。

在横断面影像学检查应用方面，国内观点与国外相同，不推荐对甲状腺结节常规行CT及MRI检查，在评估甲状腺结节的良恶性性质时，CT与MRI并不优于超声且仍不能确诊。CT及MRI的应用范围也与美国甲状腺协会指南相同，仅在肿瘤巨大、有组织侵犯迹象及腺体突入纵隔无法超声探查时作为甲状腺超声的补充检查[11]。

而在甲状腺癌的分期上，2017年发布的第八版AJCC甲状腺癌分期系统也进行了一些调整[12]，主要有以下几点：①甲状腺癌早期及中晚期的年龄分界从45岁增加至55岁，最新的研究显示，在年龄分界更改为55岁时，部分患者获得了降期而整体人群的生存情况没有显著差别。②将55岁以下的甲状腺乳头状癌患者及滤泡癌患者全部分在了早期（Ⅰ~Ⅱ期）。③细化了未分化癌的T分期，将未分化癌的分期调整为T1~T4期。④降低了淋巴结转移情况的意义，研究表明，淋巴结转移对甲状腺癌患者预后的影响远远小于肿瘤本身的侵袭及远处转移，因此，第7版分期中的Ⅲ期及部分ⅣA期在新版AJCC分期中均调整为Ⅱ期。总结而言，新版的分期更加注重甲状腺癌本身的侵袭程度及远处是否发生转移，且使很大部分甲状腺癌患者分期下降，从而免除了一些不必要的治疗，提高了患者的生存质量。

综上所述，笔者认为目前在国内甲状腺癌术前检查的主要手段仍是依靠超声筛查及细针抽吸活检确诊，在部分巨大肿瘤或疑似侵犯周围组织的肿瘤时可以进行CT及MRI的补充检查。喉部超声可以作为声带功能检查的辅助手段，并不能替代喉镜。而超声造影及三维超声等技术的临床价值还有待进一步研究。

最后，对国内甲状腺相关的不同检查方法的价格在表15.2中进行了总结，并与国外的价格进行了对比，结果显示，我国绝大多数的检查价格均远低于国外，尤其是最常用的基础检查甲状腺超声，其价格仅仅是国外价格的1/9。只有全身PET/CT显像价格较高，但其在甲状腺的检查中很少应用。

**表15.2 国内外甲状腺相关检查价格对比**

| 检查方法 | 国内价格（人民币） | 国外价格（美元） |
| --- | --- | --- |
| 甲状腺及颈部淋巴结超声 | 80 | 117.28 |
| 颈部及甲状腺平扫CT | 210 | 193.08 |
| 颈部及甲状腺增强CT | 325 | 235.98 |
| 胸部平扫CT | 210 | 275.31 |
| 胸部增强CT | 325 | 275.31 |
| MRI（甲状腺和颈部）平扫（3.0T） | 650 | 358.62 |
| MRI（甲状腺和颈部）增强（3.0T） | 700 | 493.06 |
| 全身放射性碘扫描加融合断层显像 | 1040 | 323.22 |
| 全身PET/CT显像 | 9700 | 667.19 |

注：表中国内价格数据来源于《陕西省城市公立医院医疗服务项目价格（2017版）》。

## 参考文献

[1] 田文，郗洪庆.甲状腺癌病人生存现状分析[J].中国实用外科杂志,2016,36(5):489-493.

[2] Sitges-Serra A，Gallego-Otaegui L，Suárez S，et al. Inadvertent parathyroidectomy during total thyroidectomy and central neck dissection for papillary thyroid carcinoma[J]. Surgery,2017,161(3):712-719.

[3] 马云海，程若川.甲状腺癌的超声管理——外科医生的基本功[J].中国普通外科杂志,2017,26(5):551-555.

[4] 刘畅，殷军，何志容，等.实时超声弹性成像技术结合TI-RADS分级标准在良恶性甲状腺结节鉴别诊断中的应用价值[J].临床超声医学杂志,2018,20(7):465-467.

[5] 程红，戚庭月.超声造影在甲状腺癌诊疗中的应用进展[J].临床超声医学杂志,2018,20(7):478-480.

[6] 刘晨，史铁梅，周铮，等.三维能量多普勒超声诊断甲状腺结节性质的研究进展[J].中国介入影像与治疗学,2017,14(6):382-385.

[7] 田文，孙辉，贺青卿.超声引导下甲状腺结节细针穿刺活检专家共识及操作指南(2018版)[J].中国实用外科杂志,2018,38(3),241-244.

[8] 何俊峰，闫国珍，刘扬，等.甲状腺微小癌超声引导下细针穿刺细胞学与粗针穿刺组

织学检查的临床对比研究[J].中国超声医学杂志,2018,34(3):211-213.

[9]　李寒阳,辛精卫,刘晓莉,等.经皮喉部超声检查临床应用进展[J].中国实用外科杂志,2016,36(10):1118-1121.

[10]　Amin A T, Rezk K M, Atta H. Clinical Examination and Ultrasonography as Predictors of Lateral Neck Lymph Nodes Metastasis in Primary Well Differentiated Thyroid Cancer[J]. J Cancer Ther,2018,9(1):55-63.

[11]　陈曦,陈海珍.甲状腺癌颈淋巴结转移影像学诊断方法选择及评价[J].中国实用外科杂志,2017,37(9):944-948.

[12]　Tuttle RM, Haugen B, Perrier ND. Updated American Joint Committee on Cancer/Tumor-Node-Metastasis staging system for differentiated and anaplastic thyroid cancer (eighth edition): What changed and why[J]? Thyroid,2017,27(6):751-756.

# 第十六章　罕见甲状腺肿瘤

## 甲状腺未分化癌及其他罕见甲状腺肿瘤

**Brian R. Untch[1,2], John A. Olson Jr.[3]**

[1]Department of Surgery, Gastric and Mixed Tumor Service, Memorial Sloan Kettering Cancer Center; [2]Department of Surgery, Head and Neck Service, Memorial Sloan Kettering Cancer Center; [3]Department of Surgery, University of Maryland

### 一、迅速增长颈部肿块的诊治

　　本章讨论的3种肿瘤均为迅速增大的颈部肿块，但最常见的仍是甲状腺未分化癌（anaplastic thyroid carcinoma，ATC）和甲状腺淋巴瘤。所有迅速增长的颈部肿块均应首先考虑恶性病变，除非有依据证实为其他疾病。颈部肿块的鉴别诊断可从先天性、炎性和肿瘤三个方面考虑。成年人以炎性和肿瘤性病变居多。感染性淋巴结病变一般是自限性的或抗生素治疗效果较好。对于较小的颈部肿块（2~3 cm）可定期用影像学检查随诊（图16.1）。对于较大的颈部肿块，包括累及甲状腺的肿块，要及时行活检和影像学检查。甲状腺肿虽可表现为颈部肿块，但其特点是生长缓慢。对于表现为迅速增大的颈部肿块，首选的方案为进行活检和影像学检查。同时需仔细询问病史和查体，尤其注意有无颈部结构受压所致的症状体征。应通过喉镜检查评估声带运动及功能。体积较大的甲状腺未分化癌常侵犯喉返神经、甲状软骨、气管等。这种情况下应行细针穿刺或粗针穿刺活检及超声检查以明确诊断。如果颈部肿块较大且易触及，也可在无超声引导的情况下行活检，但活检前应行影像学检查确定活检的位置。大的颈部肿块会改变颈部正常解剖，影像学检查可辅助准确进行肿瘤活检，以避开正常的甲状腺或其他结构。也可在手术室中进行开放活检。但细针穿刺活检简单易行、价格低廉且无须麻醉。此外，颈部肿块较大的患者不易插管且存在潜在的气管压迫，所以麻醉也相对困难。确诊以后，主诊医生应及时制定治疗方案，有必要时请其他学科会诊。这类患者容易突发呼吸困难和吞咽困难。

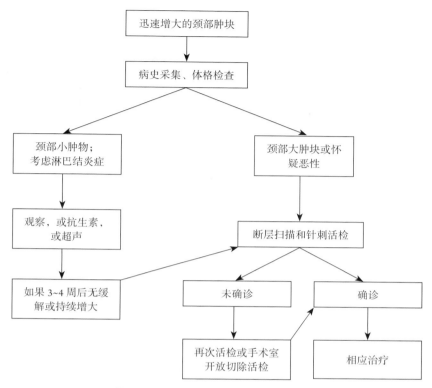

图16.1 迅速增大颈部肿块的诊治流程图

因此，治疗方案应在接诊后的数天内确定。

## 二、甲状腺未分化癌

ATC是甲状腺癌中非常罕见的类型，只占2%[1]。但是，ATC却是甲状腺癌所致死亡的重要原因[2]。ATC确诊后的中位生存期在3个月~10个月[3]。ATC相关的死亡与肿瘤的局部侵犯或远处转移有关。患病年龄在60岁或70岁左右，女性的发病率高于男性[4]。

ATC的发病机制尚未完全明确，但相比分化型甲状腺癌（DTC），ATC发病跟基因突变的关系更加密切[5]。部分ATC组织中有DTC成分（图16.2），提示ATC可从恶性程度较低的DTC进展而来。研究表明抑癌基因p53可以出现突变，它可能在ATC发生发展过程中扮演重要角色。TCGA研究表明在分化较好的甲状腺癌中缺乏p53的基因突变，说明p53是除MAPK通路蛋白（Braf，Ras等）外的另一致病驱动基因。在ATC中TERT启动子突变的频率较高且与其他

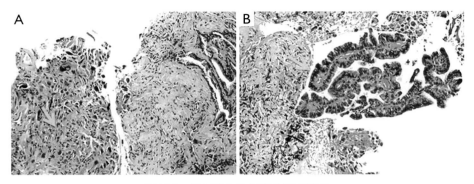

**图16.2　甲状腺未分化癌患者HE染色**

（A）典型的没有乳头状结构或滤泡状结构的未分化细胞。细胞形状高度不规则且伴有核异型性（黄色箭头）；（B）同一组织样本，邻近区域有乳头状结构（黄色箭头）。

恶性肿瘤TERT突变的频率相当[6]。综上，可能多种信号通路的激活介导了ATC的发病。

　　ATC确诊后，应对患者行常规检查和肿瘤分期，包括甲状腺功能检查，血常规和生化检查，颈、胸、腹部及骨盆的影像评估。对ATC，颈部MRI比CT更有优势，可以更好地评估肿瘤对邻近结构的侵犯。这种评估在考虑肿瘤能否切除时显得尤为关键。ATC在FDG-PET检查中摄取值很高，FDG-PET可作为影像评估的补充手段，一旦发现远处转移将影响治疗方案的选择（图16.3A）。当甲状腺切除后偶然发现小的ATC病灶时，应行全身影像学检查（包括FDG-PET检查）以排除转移性病灶。除了上述检查，应就ATC的预后与患者及其亲属进行坦诚、深入的交流。考虑到ATC的中位生存期是以月计的，患者应做好疾病进展的准备。每种治疗手段（比如手术、放疗或化疗）的目的应告知患者，并与患者就预期疗效及生存时间进行交流。ATC的自然病程包括不可手术切除的原发肿瘤及经常出现的肺部转移灶，这些均应详细告知患者。与患者讨论疾病进展相关的症状（呼吸困难、肺炎、吞咽困难）可帮助患者建立预期。尽早与患者及家属讨论上述事宜可帮助他们理解和应对生命后期不可避免出现的各种并发症。这样，确诊后患者便可考虑姑息治疗手段（比如鼻饲管和气管造瘘等）[7]。这么做也能最大程度地尊重患者的意愿，临终期患者往往已无法再作出决定。

　　极少有可手术切除的ATC。肿瘤经常侵犯邻近的结构，如颈动脉，颈静脉，气管、喉头和食管（图16.3B）。文献报道有切缘阴性的ATC病例，但这些情况常仅见于没有侵犯邻近结构的偶发小病灶[8]。肿瘤体积较大并侵犯周围器官组织，不应该尝试连同邻近的器官或颈部结构一起切除的手术方案。前期扩大切除肿瘤的研究表明，这类患者术后常伴有明显的切缘阳性和高死亡率，

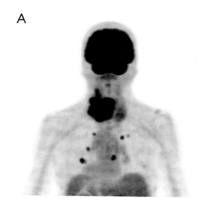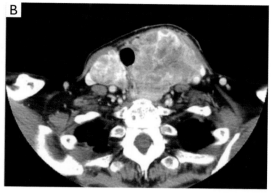

**图16.3　甲状腺未分化癌患者的影响评估**

（A）72岁女性患者以迅速增大的颈部肿块就诊，行PET检查。该肿块表现为高代谢，并伴有多发的颈部和胸部淋巴结转移。（B）同一患者的CT检查。肿瘤发生于长期存在的甲状腺肿中，并侵犯左侧颈动脉、颈静脉、食管和筋膜。

患者无明显获益[8]。

　　ATC的治疗通常为包括化疗、靶向治疗（如果可用的话）和放疗在内的综合治疗[9]。目前尚无比较多种治疗方式疗效区别的数据，因此推荐患者到有经验的多学科治疗团队就诊[10]。多学科治疗利于将患者纳入临床研究，临床研究对这种高致死率和罕见的肿瘤而言意义重大。

　　气管造瘘术在ATC治疗中的价值一直存在争议。之前，认为ATC患者可从气管造瘘术中获益，因为及时的气管造瘘可防止气道的梗阻。考虑到ATC患者生存期很短，气管造瘘的意义值得重新思考。ATC常包绕气管，因此行气管造瘘术常需分离部分肿瘤组织。即使肿瘤组织未被分离，ATC也可向周围侵犯并穿过气管造瘘口，而导致额外的问题，如出血、误吸及窒息等。鉴于此，预防性的气管造瘘术不应用于ATC患者。在呼吸困难和喘鸣等发生时，应在与患者充分讨论后再考虑气管造瘘术。因此，是否行气管造瘘术应视具体情况而定，不建议对所有患者行预防性气管切开。

## 三、甲状腺淋巴瘤

　　甲状腺淋巴瘤最常见类型是B细胞非霍奇金淋巴瘤（non-hodgkin lymphoma，NHL）。甲状腺霍奇金淋巴瘤如滤泡型淋巴瘤和T细胞来源的淋巴瘤异常罕见[11]。非霍奇金淋巴瘤包括来源于自然杀伤细胞或原始/成熟B细胞和T细胞的淋巴瘤。患有NHL的患者可有多种症状，包括血细胞减少、电解质紊乱、特定器官因占位而出现症状、发热、淋巴结肿大或结外侵犯。淋巴瘤的患者多为60~70岁之间的女性，且以颈部增大的肿块为首发症状。跟ATC的症状相似。

甲状腺淋巴瘤的主要危险因素为桥本甲状腺炎病史。大多数甲状腺淋巴瘤患者在组织学检查时发现伴有甲状腺炎[12]。甲状腺炎作为危险因素的具体原因尚未明了，但可能跟慢性抗原刺激所诱导的免疫浸润有关[13]。甲状腺淋巴瘤主要有两种类型，即弥漫大B细胞淋巴瘤（diffuse large B-cell lymphoma，DLBCL）和MALT淋巴瘤（mucosa-associated lymphoid tissue lymphoma）。DLBCL是甲状腺淋巴瘤的主要类型，所占比例高达70%~80%[14]。DLBCL又分为两种亚型，即生发中心型和非生发中心型，前者的恶性程度较低。MALT淋巴瘤（或黏膜相关淋巴组织淋巴瘤）比DLBCL惰性程度更高，只有少数患者伴有甲状腺外的侵犯[15]。

同ATC一样，甲状腺淋巴瘤可出现颈部的大肿块。诊治流程始于详细的病史采集、查体和影像学检查。甲状腺淋巴瘤常表现为甲状腺弥漫性增大，而ATC常表现为不规则、单侧的肿块。甲状腺淋巴瘤可为疼痛性的肿块。虽然细针穿刺细胞学活检常用于头颈部肿块的评估，但该方法不足以收集足够的样本用于后续的诊断或流式细胞学检查。为了制定化疗或靶向治疗的方案，流式细胞检查常用来检测特定淋巴瘤的受体情况。触诊或超声引导下粗针活检简单易行且患者容易耐受，2~3次穿刺所取得的组织则可用于HE、免疫组化和流式细胞学检测。如果确诊困难，也可以进行开放活检，但该方法较少使用。

甲状腺淋巴瘤确诊后，应进行各项检查以明确分期。头颈部、胸部、腹部及骨盆部CT检查及PET检查足以明确分期（图16.4A，B）。淋巴瘤常用的分期系统是在Ann Arbor分期基础上改进的Lugano分期。ⅠE期（E代表结外侵犯）代表单发结外结节，没有淋巴结侵犯；ⅡE期侵犯横膈一侧淋巴结区。Ⅲ期侵犯横膈两侧多个淋巴结区，Ⅳ期代表多个结外病变或淋巴结病变合并结外病变。

跟ATC相似，甲状腺淋巴瘤可压迫气管、喉头和食管，进而导致呼吸困难、喘鸣和吞咽困难。根据肿瘤的大小，应该与患者谈到气管造瘘和胃造瘘的可能。这些缓解症状的治疗决策应由患者、外科和肿瘤内科医生商议后决定。就像治疗ATC一样，治疗甲状腺淋巴瘤也有很多系统的治疗药物，但就这些干预治疗的目的及期望值都应与患者充分讨论。

淋巴瘤的治疗策略尚存争议。曾有研究认为手术切除或减瘤是可能有效的治疗手段。但目前的联合化疗和放疗的综合治疗可获得良好的长期疾病控制率。手术治疗在甲状腺淋巴瘤的治疗中的作用不大。前期探讨手术联合放疗治疗甲状腺淋巴瘤的研究表明这种联合治疗方法并不优于单用放疗[16-17]。现在化疗和放疗取得的成功进一步巩固了其在淋巴瘤治疗中一线治疗方案的地位。对于DLBCL，经典的治疗方案是CHOP（环磷酰胺，多柔比星，长春新碱，泼尼松），如果CD20阳性再加利妥昔单抗（图16.4C）。化疗后可进行放疗。

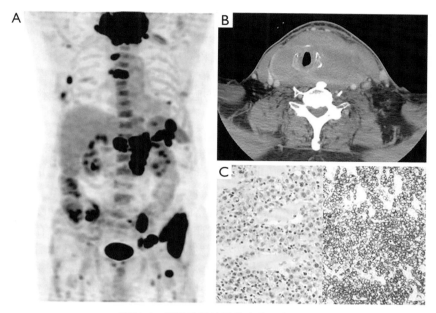

**图16.4　新近诊断的甲状腺淋巴瘤患者**

（A）PET扫描提示甲状腺弥漫性肿大伴有高代谢，颈部、胸部、腹膜后、骨盆淋巴
结肿大伴高代谢。脾脏、肾上腺、骨髓也有累及。（B）颈部CT提示甲状腺均质性增
大。（C）肿块组织芯活检取材后HE染色，提示大片状多形性细胞伴有核异形。右侧
免疫组化显示B细胞表面标记物CD20阳性。该患者确诊为弥漫性大B细胞淋巴瘤，非
生发中心型。

甲状腺MALT淋巴瘤单纯手术治疗的适应证是，术后病理提示为偶发
MALT淋巴瘤。如果MALT淋巴瘤局限于甲状腺（ⅠE期），只需手术治疗即
可，术后7年的生存率为100%[13]。理论上，如果在评估甲状腺结节的时候发
现ⅠE期MALT淋巴瘤，则可行甲状腺切除术。但是，单用放疗也有极好的局部
控制率，因此也推荐用于仅局限于甲状腺的淋巴瘤的治疗[11]。对于伴有甲状腺
外侵犯的患者，应考虑化疗和放疗的综合治疗。

据一项纳入了1 408名患者的研究报道，DLBCL患者的生存率相比MALT淋
巴瘤患者要低，前者5年的疾病相关生存率为75%，后者的则为96%[14]。

## 四、甲状腺的转移性病灶

根据尸检报告，高达25%患有恶性肿瘤的患者伴有甲状腺转移[18]。但是，
临床表现为甲状腺转移的患者极少。最常表现为体检时偶发的肿块，其次是影
像学检查发现[19]。部分患者肿瘤治疗后行影像学复查发现甲状腺转移灶，随即

被转诊[20]。甲状腺常见的转移瘤有肾癌、黑色素瘤、乳腺癌、肺癌和结直肠癌[21]。同任何颈部肿块或甲状腺结节的诊治一样，对患者充分的评估和影像学检查是决定治疗方案的关键所在。FNA活检对甲状腺和头颈部肿块的诊断也非常关键。性价比最高的是床旁/诊所超声检查和FNA活检。后续的流程可基于细胞学检查的结果。病理学评估往往较困难，有可能的话应提醒病理科医生考虑转移性灶的可能。

一旦确定转移灶的组织学来源，临床诊治应基于以下几点。如果患者无肿瘤病史，则后续的流程和影像学检查应聚焦在寻找原发灶；如果患者有肿瘤病史，则应进行影像学评估（例如断层影像学检查或FDG-PET）来确定是否有其他的转移灶。

目前尚无数据指导这种情况下治疗策略的制定。因为选择手术切除的患者时存在偏倚，手术切除转移灶的疗效很难评估[22]。医生多选择无病生存较好的健康状况较好的患者手术，而不是选择原发灶合并转移灶的患者或术后无病生存期短的患者手术。因此，应在有经验的多学科医生会诊后决定是否手术切除转移灶。无病生存期、肿瘤的恶性程度、其他脏器累及情况都是影响患者治疗的因素，治疗手段有系统治疗、观察和手术切除转移灶。

虽然患者能否从手术切除转移灶的治疗中获益不得而知，但单发病灶时给患者提供手术切除方案是合理的。相反，如果患者患有恶性程度较高的肿瘤且已广泛转移，这类患者无须干预治疗，因为此时生存期主要由肿瘤负荷所决定。对于单发病灶的患者，有几点基于甲状腺特异性的考虑。因为位于颈部中央区的肿瘤可影响颈部结构（比如气管、喉返神经和食管），应充分考虑手术带来的风险和非手术治疗时的风险[23]。比如，可经腺叶切除术切除的位于甲状腺内的转移灶是手术治疗的合理对象，即使术后的无病生存期较短或合并有其他转移灶。这样处理是为了预防中央区颈部肿块增大带来的并发症。对于一些患者，错过直接手术切除的"时间窗"后将失去手术机会（肿瘤太大或侵犯其他结构）。

## 五、总结

甲状腺未分化癌、甲状腺淋巴瘤和转移瘤均为较罕见的甲状腺肿瘤。甲状腺专科医生应熟悉相应的诊治策略，并了解对于ATC和甲状腺转移癌目前仍没有基于循证医学的诊疗决策。对于ATC，入组临床研究可能可以改善预后。

## 参考文献

[1]　　Hundahl SA, Fleming ID, Fremgen AM, Menck HR. A national cancer data base report on 53,856 cases of thyroid carcinoma treated in the U.S., 1985-1995 [see comments] [J]. Cancer,

1998, 83: 2638-2648.

[2] Kitamura Y, Shimizu K, Nagahama M, Sugino K, Ozaki O, Mimura T, Ito K, Ito K, Tanaka S. Immediate causes of death in thyroid carcinoma: clinicopathological analysis of 161 fatal cases[J]. J Clin Endocrinol Metab, 1999, 84: 4043-4049.

[3] Smallridge RC, Marlow LA, Copland JA. Anaplastic thyroid cancer: molecular pathogenesis and emerging therapies[J]. Endocr Relat Cancer, 2009, 16: 17-44.

[4] Kebebew E, Greenspan FS, Clark OH, Woeber KA, McMillan A. Anaplastic thyroid carcinoma. Treatment outcome and prognostic factors[J]. Cancer, 2005, 103: 1330-1335.

[5] Cancer Genome Atlas Research N. Integrated genomic characterization of papillary thyroid carcinoma[J]. Cell, 2014, 159: 676-690.

[6] Landa I, Ganly I, Chan TA, Mitsutake N, Matsuse M, Ibrahimpasic T, Ghossein RA, Fagin JA. Frequent somatic TERT promoter mutations in thyroid cancer: higher prevalence in advanced forms of the disease[J]. J Clin Endocrinol Metab, 2013, 98: E1562-E1566.

[7] Smallridge RC, Ain KB, Asa SL, Bible KC, Brierley JD, Burman KD, Kebebew E, Lee NY, Nikiforov YE, Rosenthal MS, Shah MH, Shaha AR, Tuttle RM, American Thyroid Association Anaplastic Thyroid Cancer Guidelines T. American Thyroid Association guidelines for management of patients with anaplastic thyroid cancer[J]. Thyroid, 2012, 22: 1104-1139.

[8] Mohebati A, Dilorenzo M, Palmer F, Patel SG, Pfister D, Lee N, Tuttle RM, Shaha AR, Shah JP, Ganly I, Anaplastic thyroid carcinoma: a 25-year single- institution experience[J]. Ann Surg Oncol, 2014, 21: 1665-1670.

[9] Sherman EJ, Lim SH, Ho AL, Ghossein RA, Fury MG, Shaha AR, Rivera M, Lin O, Wolden S, Lee NY, Pfister DG. Concurrent doxorubicin and radiotherapy for anaplastic thyroid cancer: a critical re-evaluation including uniform pathologic review[J]. Radiother Oncol, 2011, 101: 425-430.

[10] Haymart MR, Banerjee M, Yin H, Worden F, Griggs JJ. Marginal treatment benefit in anaplastic thyroid cancer[J]. Cancer, 2013, 119: 3133-3139.

[11] Walsh S, Lowery AJ, Evoy D, McDermott EW, Prichard RS. Thyroid lymphoma: recent advances in diagnosis and optimal management strategies[J]. Oncologist, 2013, 18: 994-1003.

[12] Holm LE, Blomgren H, Lowhagen T. Cancer risks in patients with chronic lymphocytic thyroiditis[J]. N Engl J Med, 1985, 312: 601-604.

[13] Derringer GA, Thompson LD, Frommelt RA, Bijwaard KE, Heffess CS, Abbondanzo SL. Malignant lymphoma of the thyroid gland: a clinicopathologic study of 108 cases[J]. Am J Surg Pathol, 2000, 24: 623-639.

[14] Graff-Baker A, Roman SA, Thomas DC, Udelsman R, Sosa JA. Prognosis of primary thyroid lymphoma: demographic, clinical, and pathologic predictors of survival in 1,408 cases[J]. Surgery, 2009, 146: 1105-1115.

[15] Isaacson PG. Mucosa-associated lymphoid tissue lymphoma[J]. Semin Hematol, 1999, 36: 139-147.

[16] Pyke CM, Grant CS, Habermann TM, Kurtin PJ, van Heerden JA, Bergstralh EJ, Kunselman A, Hay ID. Non-Hodgkin's lymphoma of the thyroid: is more than biopsy necessary[J]? World J Surg, 1992, 16: 604-609; Discussion 609-610.

[17] Ha CS, Shadle KM, Medeiros LJ, Wilder RB, Hess MA, Cabanillas F, Cox JD. Localized

non-Hodgkin lymphoma involving the thyroid gland[J]. Cancer, 2001, 91: 629-635.

[18] Hull OH. Critical analysis of two hundred twenty-one thyroid glands; study of thyroid glands obtained at necropsy in Colorado[J]. AMA Arch Pathol, 1955, 59: 291-311.

[19] Nixon IJ, Whitcher M, Glick J, Palmer FL, Shaha AR, Shah JP, Patel SG, Ganly I. Surgical management of metastases to the thyroid gland[J]. Ann Surg Oncol, 2011, 18: 800-804.

[20] Katz SC, Shaha A. PET-associated incidental neoplasms of the thyroid. J Am Coll Surg, 2008, 207: 259-264.

[21] Untch BR, Olson JA, Jr. Anaplastic thyroid carcinoma, thyroid lymphoma, and metastasis to thyroid[J]. Surg Oncol Clin N Am, 2006, 15: 661-679, x.

[22] Tanvetyanon T, Robinson LA, Schell MJ, Strong VE, Kapoor R, Coit DG, Bepler G. Outcomes of adrenalectomy for isolated synchronous versus metachronous adrenal metastases in non-small-cell lung cancer: a systematic review and pooled analysis[J]. J Clin Oncol, 2008, 26: 1142-1147.

[23] Montero PH, Ibrahimpasic T, Nixon IJ, Shaha AR. Thyroid metastasectomy[J]. J Surg Oncol, 2014, 109: 36-41.

译者：魏伟军，上海交通大学医学院附属仁济医院
审校：刘绍严，国家癌症中心/中国医学科学院北京协和医学院肿瘤医院
　　　朱一鸣，国家癌症中心/中国医学科学院北京协和医学院肿瘤医院

# 甲状腺未分化癌及罕见甲状腺肿瘤

刘绍严，朱一鸣

国家癌症中心/中国医学科学院北京协和医学院肿瘤医院

甲状腺未分化癌、甲状腺淋巴瘤均属于甲状腺原发肿瘤中的罕见类型。甲状腺转移癌属于甲状腺的继发性肿瘤，在临床亦十分罕见。本章试对这些罕见肿瘤作一述评，重点介绍我国甲状腺学界和肿瘤学界的相关研究和报道，供读者与国外资料对比参考。

## 一、甲状腺未分化癌

甲状腺未分化癌（anaplastic thyroid carcinoma，ATC）属于罕见肿瘤。其流行病学、症状、辅助检查等前文已有介绍，不再赘述。查阅国内相关病例报道，病例数在50例以上的研究其资料收集时间基本在10年以上。个别单位报道收集不到2年时间达百例以上，本章应请各位读者注意判断数据可信度（本章中未引用）。下表简单总结了国内数家单位报道的ATC诊治相关经验。各单位总结ATC发病年龄以老年人为主（60岁以上）。表16.1中可以看到，中位生存时间大体在6~12个月，与国外报道相近。1年生存率有较大差异，有的低于10%，有的可达70%，与是否分层有关（如是总生存还是治疗后生存等）。目前使用的美国癌症联合委员会（American Joint Committeeon Cancer，AJCC）第8版TNM分期中，没有列举ATC的生存数据。但在AJCC第7版分期中图列了ATC的生存数据，1、3、5年疾病特异生存率为18.0%、8.1%、6.9%，可供参考。TNM分期系统主要是基于生存率的分层，目前ATC的TNM分期仍然只有Ⅳ期，提示ATC的预后很差。在第7版分期中，ATC的T分级仅有T4。而在第8版分期中，T分级更新为T1~T4，这是将部分可切除的或偶然发现的ATC考

**表16.1 国内外部分单位报道ATC治疗经验[1-7]**

| 发表时间 | 作者 | 报告单位 | 病例数 | 生存率 | 预后因素 | 结论 |
|---|---|---|---|---|---|---|
| 2012 | 夏婷婷，等 | 天津医科大学附属肿瘤医院 | 108 | 中位生存时间为6个月；1年生存率为40.3%，2年生存率为30.9%，5年生存率21.9% | 肿物最大径、分期、细胞数、放疗 | 应积极行综合治疗尤其是原发灶切除加术后放疗，即使失去手术机会的患者放疗仍能延长其生存期。 |
| 2013 | 刘歆春，长沙市中心医院，等 | 长沙市中心医院 | 78 | 总体1年、2年、3年、5年生存率48.7%、29.5%、14.1%、7.7%；行根治性手术者1、2、3、5年生存率81.8%、52.3%、25%、13.6%；未行根治术1年生存率5.9%。 | | IVA期的患者推荐根治手术治疗，可达到较好治疗效果。IVC期患者预后差，建议推荐保守疗法。IVB期患者预后分化大，当存在手术适应证时，根治手术治疗有较好治疗效果。 |
| 2015 | 闫红印 | 平煤神马医疗集团总医院 | 21 | 治疗后1、2、3、5、10年生存率分别为71.4%、47.6%、33.3%、23.8%、4.7%。 | 预后与原发灶大小及治疗方法的选择有关。 | ATC应早诊断，早治疗，采用以手术根治术为主联合放化疗的综合治疗以提高患者生存率。 |
| 2012 | 何建苗，等 | 解放军309医院 | 18 | 生存时间2~68个月，中位生存时间9.5个月，1年生存率33.3%。 | | 对甲状腺未分化癌应采用手术、放疗和化疗等各种治疗手段，以达到延长患者生命、改善生活质量的目的。 |
| 2017 | 王佳峰，等 | 浙江省肿瘤医院 | 56 | 中位生存时间为4.5个月，1年生存率为5.4%。 | 接受放疗是影响甲状腺未分化癌患者预后的独立因素 | 建议采用手术联合放疗的综合治疗方式，放疗是影响甲状腺未分化癌患者预后的独立因素，其中采用精确放疗患者预后更好。 |
| 2006 | 张宗敏，等 | 中国医学科学院肿瘤医院 | 58 | 1、3、5年生存率分别为37.8%、31.2%、25.9%。 | 气管、食管及颈总动脉受侵是姑息肿瘤切除肿瘤的主要原因，局部复发是主要的死亡原因 | 根治性手术切除及术后≥60 Gy放疗可提高其生存率。 |
| 2017 | S.Hu，等（综述） | 纽约西奈山眼耳鼻喉组 | 203（总例数1836，可供亚组分析的203例） | 中位生存5个月，平均生存时间12.3个月，接受治疗的患者6个月、1年、2年总生存率47.8%、27.6%、6.6%。 | | 手术和综合治疗模式可以提高生存率，主要是降低了肿瘤局部进展导致死亡的风险；手术切除术不影响生存。生存率目前无明显改善，有待新的治疗药物。 |

注：病例特点、治疗方法等详见原文。

虑进去的结果。从国内报道来看，可切除的ATC虽然总体比例较低，但是经过手术+放疗化疗等综合治疗1年生存率相对略高。国外也报道ⅣA期或手术可切除的ⅣB期病例经过手术+术后综合治疗，1年、2年生存率可达70%和60%，中位生存时间可达5年[8-9]。

ATC目前尚无标准治疗方案。多数研究显示外科手术切除+术后综合治疗可提高生存率。但这与可手术患者的局部T分级不太高有关。偶然发现的ATC（术前未能确诊，手术切除后病理证实）一般肿瘤尚不大，无明显包膜外侵犯或仅有少许外侵，多为ⅣA期。ⅣA期和部分ⅣB期ATC可以手术切除。手术切除（R0或R1）+术后放疗（或术后同步放化疗）是目前的最佳治疗方案，患者有生存获益[10]。也有报道单纯超分割放疗有一定疗效，但多数文献发现有根治性手术介入的亚组生存率更好。有放疗相关的研究发现手术是唯一的独立预后因素[11]。化疗方面，单药疗效不佳，一般推荐铂类和紫杉醇联合[12]。

但ATC中ⅣA期患者仅占很小一部分，多数患者就诊时已无手术机会，尤其对于已有远处转移的患者（ⅣC期）。这部分患者即使经过放疗、化疗等综合治疗，生存期仍然很短。姑息治疗和减轻症状可能是这部分患者的最佳选择。

靶向治疗被认为是最有前途的发展方向。目前尚无美国食品药品管理局批准的用于ATC的药物，一些Ⅱ期临床研究正在进行中。有个案报道某些靶向药物有一定作用，例如针对BRAF突变的靶向药物vemurafenib、dabrafenib，针对PDGFR的伊马替尼，针对EGFR的帕唑帕尼，以及针对RET突变和RET/PTC重排的索拉非尼、舒尼替尼、凡德他尼等。

一旦确诊为ATC，跟患者和家属的沟通极为重要。由于ATC发病率很低，而且缺乏标准治疗，建议将患者转诊到大的甲状腺肿瘤诊治中心，并推荐患者参加临床研究。

## 二、甲状腺淋巴瘤

原发性甲状腺淋巴瘤（primary thyroid lymphoma，PTL）也比较罕见，国内尚无流行病学调查报道其发病率。国内外病例报道和研究均认为PTL最常见类型为弥漫大B细胞淋巴瘤（diffuse large B-cell lymphoma，DLBCL）和黏膜相关淋巴组织淋巴瘤（mucosa-associated lymphoid tissue lymphoma，MALT）。其诊断必须有病理学证据，可通过粗针穿刺、手术活检等方式获取组织。此外还需要全身CT和PET等检查来进行淋巴瘤的分期。其治疗方面虽然有一些不同观点，但多数学者同意根治性手术切除在PTL治疗中作用不大，一般手术主要用于获取组织病理学结果或者解除气道梗阻的症状，PTL的治疗主要依靠化疗和放疗。例如，对于DLBCL主要采用基于CHOP或R-CHOP的方案。对于相对惰性的MALT，分期为Ⅰ期病例的单一治疗也能取得不错的疗效。

国内淋巴瘤的临床研究较多，但对于PTL研究不多，主要是病例报道和文献综述。表16.2收集了近年来国内学者的相关病例报道，没有报告生存情况的一些文献没有列入。国内单位报道的治疗效果与国外相当。

## 三、甲状腺转移癌

临床发现的甲状腺转移性癌比较少见，在甲状腺的恶性肿瘤中比例不到1%。在既往患有恶性肿瘤病史的患者中，甲状腺肿物经临床检查评估考虑恶性可能时，应注意鉴别转移癌。表16.3列举了部分国内外病例系列报道或综

**表16.2 国内外部分单位报道PTL治疗经验[13-18]**

| 发表时间 | 作者 | 单位 | 病例数 | 生存情况 | 预后因素 | 结论 |
|---|---|---|---|---|---|---|
| 2017 | 谢勇，等 | 北京协和医院 | 27（其中DLBCL12例，MALT9例） | 5年生存率61.6% | 有淋巴瘤相关症状者预期生存时间明显短于无症状者。 | |
| 2018 | 钱晶，等 | 大连医科大学附属第二医院 | 21（其中DLBCL14例，MALT4例） | DLBCL2年、5年生存率分别为83.6%、55.7%，MALT2年、5年生存率均为100%。 | | |
| 2008 | 李志安，等 | 绍兴市第二医院 | 45（FL20例，DLBCL10例） | 总体1、3、5年生存率64.4%、46.7%、33.3%。 | | |
| 2014 | 杨栋，等 | 中国医科大学附属第一医院 | 22（其中DLBCL11例，MALT10例） | 生存时间0.5~61个月，失访3例，存活14例，死亡5例。（未提供生存率数据） | | |
| 2016 | 李书苹，等 | 天津医科大学肿瘤医院 | 49例均为DLBCL | 1、3、5年OS分别为87.7%、72.7%、57.7%。 | 仅ECOG评分是独立预后因素。 | 如果DLBCL患者可耐受手术，可首选手术。术后辅以化疗、放疗的综合治疗可进一步提高总体有效率，延长生存期。 |
| 2009 | Graff-Baker，等 | 耶鲁大学医学院 | 1 408（DLBCL68%，MALT10%，FL10%） | 中位生存时间9.3年。5年总体生存率66%，疾病特异生存率79%。 | 疾病特异生存的独立影响因素：年龄、分期、病理亚型、治疗模式。 | 建议建立多中心数据库，合作开展多中心研究。 |

注：病例特点、治疗方案等详见原文。FL：滤泡型大细胞。

表16.3　国内外部分单位报道甲状腺转移癌治疗经验[19-22]

| 发表时间 | 作者 | 单位 | 病例数 | 原发灶 | 预后 |
| --- | --- | --- | --- | --- | --- |
| 2009 | 陈红兵，等 | 烟台毓璜顶医院 | 83（收集自1994—2008年中国知识资源总库CNKI系列数据库） | 原发癌依次为食管癌31例（37.35%），肺癌12例（14.46%），喉咽部癌8例（9.64%），肾透明细胞癌6例（7.23%），直肠癌6例（7.23%），黑色素瘤6例（7.23%），乳腺癌3例（3.61%），肌肉瘤（纵隔横纹肌肉瘤、腹膜后及右大腿平滑肌肉瘤各1例）3例（3.61%），胃癌（包括贲门癌）2例（2.41%），肝癌、食管颈癌、左卵巢癌、下颈部巨大恶性化学感受器肿瘤（非嗜铬性副神经节瘤）、唇鳞癌各1例（1.20%）。 | 生存期1个月到12年，中位生存期32月。但肾透明细胞癌甲状腺转移预后相对较好。 |
| 2011 | 于跃，等 | 中国医学科学院肿瘤医院 | 35 | 肺癌16例，食管癌9例，乳腺癌2例，肾癌2例，下咽癌1例、软腭腺样囊性癌1例，原发不明3例。 | 全部患者的中位生存期为11.5个月，1、3、5年生存率分别为43.8%、27.8%和11.9%。 |
| 2009 | 郑向前，等 | 天津医科大学附属肿瘤医院 | 18 | 食管癌6例，肺癌4例，肾癌4例，皮肤恶性黑色素瘤2例，乳腺癌1例，原发不明1例。 | 生存期12 d至17年。 |
| 2012 | AY Chung，等 | 加利佛尼亚大学圣地亚哥分校 | 374（综述PubMed 2000—2010年英文文献） | 肾癌180例（48.1%），肺癌31例（8.4%），乳腺癌29例（7.8%），肉瘤15例，恶性黑色素瘤15例，头颈鳞癌9例，胃腺癌4例，食管鳞癌4例，宫颈癌4例，支气管类癌3例，其他28例，原发不明7例。 | 未提及生存或预后 |

述。可以看到甲状腺转移癌的常见原发灶有肾癌、肺癌、食管癌，因此对于有此类肿瘤病史的患者应特别注意鉴别诊断。也有部分患者原发灶隐匿或无相关症状，可以首先表现为甲状腺肿物，往往在术后病理才能确诊。术前对于可疑甲状腺肿物的细针穿刺细胞学诊断能有一定提示。

甲状腺转移癌确诊后，应全面评估患者病情。原发肿瘤的相应治疗原则是考虑甲状腺转移癌治疗时的重要参考。但原发灶的性质、肿瘤分期、全身其他部位有无转移、患者一般情况等都会影响治疗方案的制定。预后较好、孤立的甲状腺转移灶、患者一般情况较好时，可以考虑甲状腺转移灶的切除，但需要根据原发肿瘤的性质决定其他辅助治疗。对于多脏器转移的情况，一般不应该再考虑针对甲状腺转移灶的单独治疗，对于一些特定的病例气道通畅有影响的情况下可以考虑解除气道压迫或梗阻的减状手术。

远处脏器转移均属于肿瘤晚期，因此甲状腺转移癌患者预后多数不佳。但多个病例报道发现肾透明细胞癌甲状腺转移的病例经过治疗能够获得不错的生存，支持肾透明细胞癌伴孤立甲状腺转移时行积极治疗。

## 参考文献

[1]  Hu S, Helman SN, Hanly E, et al. The role of surgery in anaplastic thyroid cancer: A systematic review[J]. Am J Otolaryngol, 2017, 38(3): 337-350.

[2]  闫红印.甲状腺未分化癌21例的治疗及预后分析[J].中国现代普通外科进展, 2015, 18(6): 486-487.

[3]  张宗敏,徐震纲,唐平章,等.重新认识甲状腺未分化癌[J].中国医学科学院学报, 2006, 28(3): 322-324.

[4]  夏婷婷,郑向前,赵静,等.甲状腺未分化癌108例的治疗和预后分析[J].中华普通外科杂志, 2012, 27(4): 282-285.

[5]  刘歆春,翟安,雷志盛,等.甲状腺未分化癌临床分期及其治疗预后[J].中国医师杂志, 2013, 15(7): 956-958.

[6]  何建苗,吴有军.甲状腺未分化癌综合治疗18例分析[J].临床外科杂志, 2012, 20(7): 464-466.

[7]  王佳峰,朱栩杭,谭卓,等.56例甲状腺未分化癌的临床特点和预后分析[J].中华肿瘤杂志, 2017, 39(6): 434-438.

[8]  Akaishi J, Sugino K, Kitagawa W, et al. Prognostic factors and treatment outcomes of 100 cases of anaplastic thyroid carcinoma[J]. Thyroid, 2011, 21(11): 1183-1189.

[9]  Foote RL, Molina JR, Kasperbauer JL, et al. Enhanced survival in locoregionally confined anaplastic thyroid carcinoma: a single-institution experience using aggressive multimodal therapy[J]. Thyroid, 2011, 21(1): 25-30.

[10]  Pinto N, Black M, Patel K, et al. Genomically driven precision medicine to improve outcomes in anaplastic thyroid cancer[J/OL]. J Oncol, 2014, 2014(11): 936285. doi: 10.1155/2014/936285.

[11]  Jacobsen AB, Grøholt KK, Lorntzsen B, et al. Anaplastic thyroid cancer and hyperfractionated

accelerated radiotherapy (HART) with and without surgery[J]. Eur Arch Otorhinolaryngol, 2017, 274(12): 4203-4209.

[12] Abate EG, Smallridge RC. Unravelling the best combination of therapies to treat anaplastic thyroid cancer[J]. Expert Rev Endocrinol Metab, 2016, 11(3): 235-237.

[13] 谢勇, 刘雯静, 刘跃武, 等. 原发性甲状腺淋巴瘤的诊断及临床分析[J]. 中国医学科学院学报, 2017, 39(3): 377-382.

[14] 钱晶. 原发性甲状腺淋巴瘤21例临床分析[J]. 大连医科大学, 2018.

[15] 李志安, 王可敬. 原发性甲状腺恶性淋巴瘤45例临床分析[J]. 浙江创伤外科, 2008, 13(3): 263.

[16] 杨栋, 王磊, 汪颖厚, 等. 原发性甲状腺恶性淋巴瘤22例临床分析[J]. 临床外科杂志, 2014, 22(12): 903-905, 906.

[17] 李书苹, 宋腾, 张会来, 等. 原发性甲状腺弥漫大B细胞淋巴瘤49例临床分析[J]. 中华内分泌代谢杂志, 2016, 32(10): 830-836.

[18] Graff-Baker A, Roman SA, Thomas DC, et al. Prognosis of primary thyroid lymphoma: demographic, clinical, and pathologic predictors of survival in 1,408 cases[J]. Surgery, 2009, 146(6): 1105-1115.

[19] 陈红兵, 郑海涛, 姜立新, 等. 甲状腺转移癌临床诊治分析[J]. 中华内分泌外科杂志, 2009, 3(1): 22-24.

[20] 于跃, 王晓雷, 徐震纲, 等. 甲状腺转移癌35例的临床特点及诊治分析[J]. 中华普通外科杂志, 2011, 26(8): 644-647.

[21] 郑向前, 高明, 于洋, 等. 甲状腺转移癌的临床生物学特征分析[C]. 2009国际暨第十届全国头颈肿瘤大会论文集, 2009.

[22] Chung AY, Tran TB, Brumund KT, et al. Metastases to the Thyroid: A Review of the Literature from the Last Decade[J]. Thyroid, 2012, 22(3): 258-268.

# 第十七章　甲状腺恶性肿瘤靶向治疗或非手术治疗

## 甲状腺恶性肿瘤靶向治疗或非手术治疗的作用，手术治疗正在被取代吗？

**Daniel C. McFarland[1], Indu Varier[2], Krzysztof Misiukiewicz[3]**

[1]Internal Medicine, Division of Hematology and Oncology, Mount Sinai Medical Center;
[2]Department of Otolaryngology—Head and Neck Surgery, Baylor College of Medicine;
[3]Hematology and Medical Oncology, Mount Sinai Hospital

## 缩写

| | |
|---|---|
| Akt | 蛋白激酶B |
| Braf | 编码RAF家族丝氨酸/苏氨酸蛋白激酶 |
| ERK | 细胞外信号调节激酶 |
| HDAC | 组蛋白脱乙酰酶抑制剂 |
| Mek | 胞外信号调节激酶 |
| mTOR | 哺乳动物雷帕霉素靶向基因 |
| PI3K | 磷脂酰肌醇3激酶 |
| Ras | 大鼠肉瘤蛋白 |
| RET TKR | 酪氨酸激酶受体转染期间重组 |
| TKR | 酪氨酸激酶受体 |
| VEGFR | 血管内皮生长因子受体 |

## 一、前言

历史上看，甲状腺癌一直通过外科手术治疗，其他的非手术治疗方案仅限于辅助性的放射性碘消融术和外放射治疗。化疗仅用于病情复发、难治性、尤其是侵袭性的病例。靶向治疗正在改变这种治疗模式。不同于以往的其他药物治疗方案，靶向药物的研究正在迅速解释其对甲状腺癌突变驱动基因的治疗机制，且应用合理，不良反应少，效果令人倍受鼓舞。由于甲状腺癌突变基因芯片的检测结果以及该病的遗传倾向，导致甲状腺癌一直位于个体化靶向药物治疗的前列。然而，许多关键问题仍有待解答。完全缓解病例仍然有限，目前为止最佳药物还没有被真正发现。因此，真正的个体化治疗模式虽然即将到来，但仍未成为现实，我们仍未能根据基因突变结果去预测治疗疗效。甲状腺癌生物学行为及合理的治疗方法必将会得到确认，这就意味着部分无法手术治愈的患者，可以获得长期缓解甚至获得治愈的希望。

甲状腺癌的非手术方式有局部的外放射治疗和全身放射性碘（RAI）消融的内放射治疗、促甲状腺素（TSH）抑制治疗、细胞毒药物化疗（如多柔比星、顺铂、氮烯唑胺）、或新批准的多靶点酪氨酸激酶抑制药治疗，如针对分化型甲状腺癌（DTC）的索拉非尼和乐伐替尼、针对甲状腺髓样癌（MTC）的凡德尼布和卡博替尼。

本章将概述甲状腺癌的标准非手术治疗方法，并重点介绍靶向治疗的证据、试验性（但临床已在应用）单药或多药治疗、放射增敏药物、放射性碘抵抗（RAIR）的分化型甲状腺癌（DTC）病例的再分化治疗。本章讨论最常见的分化型甲状腺癌（如乳头状癌和滤泡状癌）类型，尤其是放射性碘抵抗的分化型甲状腺癌，以及神经内分泌变异的甲状腺癌和甲状腺髓样癌（MTC），对甲状腺未分化癌及甲状腺低分化癌将稍作提及。本章将以系列的4个假设病例讨论结束，通过这些病例以独特的方式展示试验性化疗、新型靶向药物（即酪氨酸激酶抑制药）治疗以及与常规治疗联合应用的潜在方案，并带出一些有争议的话题。

## 二、甲状腺癌的自然史

甲状腺癌依据4种主要的组织学类型（乳头状癌、滤泡状癌、髓样癌、和未分化癌或失分化癌）以及基因突变[最常见的BRAF（40%~45%），RET（10%~20%），RAS（10%~20%）]而具有不同的行为表现[1]。突变可以是遗传性的，也可以是获得性的，随着突变的积累，肿瘤变得逐渐去分化，对全身性治疗反应越来越差（放射性碘消融治疗、化疗）。甲状腺癌的胚系突变（典型的为5%~10%）在癌症中很具代表性，尤其是甲状腺髓样癌（MTC）中的RET/PTC突变，但大多数相关基因的突变实际上是散发性的。绝大多数（约93%）的甲状腺癌是分化型甲状腺癌（DTC），包括乳头状癌（PTC）、滤泡状癌（FTC）以及Hürthle细胞癌（HTC）亚型。这些不活跃的类型通常是偶然被发现，或是以甲状腺结节的方式被发现。行为更具侵略性的亚型是MTC和甲状腺未分化癌（ATC），分别占据了所有甲状腺癌的4%~6%和2%。MTC和ATC可能很快就出现症状，需要及时治疗，并表现出独特的治疗困难。尽管约90%的不活跃的分化良好的分化型甲状腺癌亚型（即PTC、FTC），以外科手术为主要治疗方式得以治愈，但在随访期间，仍有3%~15%发生远处转移，而另外有6%~20%稍后将会发展为远处转移[2]。即使存在远处转移，如果应用放射性碘治疗可以得到缓解，DTC仍然被认为是一种发展缓慢且预后良好的癌症[3]。然而，如果它失去了放射性碘亲和力，则预后会明显恶化，这发生在30%~50%的转移病例中[4]。一旦肿瘤不再摄碘，肺转移患者的5年存活率从60%~80%下降至约30%[4]。对于这些复发、难治性或转移性的患者，非手术治疗方式在治疗中起着不可缺少的作用。

## 三、预后

当开始对甲状腺癌进行治疗时，缺乏明确的治疗指南引导是甲状腺癌内科治疗中具有挑战性的一方面。目前有不同的分期系统可用，但尚未发现一种包括突变状态的标化预后的预测系统，何时开始进行各种药物治疗也没有达成一致意见。在年龄<60岁的患者中，无甲状腺包膜外侵犯和局部转移或远处转移者的10年生存率高达85%[5]。甲状腺癌是唯一一种将年龄分组作为高分化癌临床分期一部分的肿瘤[6-7]。组织学对于分期和预后也很重要[8-9]。众多因素提示了不良的预后，包括年龄大，肿瘤体积大，包膜外侵犯，淋巴结受累，侵袭性的肿瘤组织学类型，肉眼可见血管侵袭，放射性碘摄取不足（RAIU）[18]，18F-FDG/PET检查阳性，以及BRAF V600E和其他与去分化相关基因的突变[10]。伴随着较少见的不良亚型，其生存率显著下降。此外，鉴于无法治愈，任何的未分化癌的诊断都被自动划入临床IV期。

数个甲状腺癌的危险分层系统均是以初次治疗后疾病特异性死亡可能性为基础的。最常用的肿瘤淋巴结转移（TNM）分期系统是由美国癌症联合委员会（AJCC）颁布的。其他还有包含转移、年龄、切除的完整性、侵袭性、肿瘤大小（MACIS）的分期系统，以及年龄、转移、肿瘤侵犯范围和肿瘤大小（AMES）的分期系统，这些仅适用于对甲状腺乳头状癌进行分期。年龄是每个系统的公共组分，表示更高级别的分期、更高的死亡率和更高的癌症特异性死亡率[8,11-15]。除了年龄之外，从历史上看还有其他因素，如性别、淋巴结受累情况、血清TSH浓度，也被用于预测和指导治疗。女性比男性有更好的治疗结果，这可能是由于男性有更多的侵袭性的甲状腺癌亚型，但目前还没有明确的证据支持，所以这是一个有争议的观点，尚不宜用于指导治疗。局部淋巴结受累（例如颈淋巴结转移）常见于PTC的局部进展期（高达90%的患者会有微小转移）。一项基于美国国立癌症研究所数据库（the surveillance, epidemiology, and end results，简称SEER）的回顾性分析显示PTC患者的年龄因素（即超过45岁）会对疾病结局有影响[16]。FTC伴颈部淋巴结受累的两个年龄组中都观察到了高死亡率。最近的研究显示，使用现有的分期系统时，淋巴结转移比率是PTC预后的一项独立指标[17]。成功的TSH抑制已被证明可改善DTC高危患者的预后[18]，TSH数值与甲状腺癌的发病风险相关[19-21]。

分子标志物开始显示其对预后的鉴别作用，这在低危组中尤其重要。到目前为止，最有意义的就是突变型的BRAF V600E，它可预测5年内，PTC复发率累积可达到20%，超过BRAF野生型患者8%的复发率基线[22]。当加入AMES、MACIS、AJCC/TNM和ATA复发风险分层系统时，BRAF V600E与复发时间密切相关。与BRAF突变相比，RAS突变及RET/PTC重排在PTC中也是较为常见的基因改变，但与侵袭性发病机制不太相关[23]。

## 四、甲状腺癌的标准非手术治疗：辅助性治疗

甲状腺全切除术后局部晚期甲状腺癌最常用的辅助性治疗是RAI消融治疗，以消除肉眼和显微镜下的转移性病灶。此外，RAI治疗剂量100~200 mci，还提供了对转移性疾病评估的其他证据。利用左甲状腺素实施的TSH抑制治疗可用于局部复发及转移性疾病，抑制任何残留甲状腺癌的活性。这种治疗方式通常受到持续性TSH抑制不良反应的限制，比如甲状腺功能亢进、心悸、体重减轻和心血管疾病风险。在内分泌医生的指导下，它可以间断应用，因为目前还没有严格的治疗标准（NCCN指南）。目前没有关于RAI定义的共识，对于纳入或排除标准或治疗指南也没有真正的共识[24]。MTC的RAI消融治疗并不标准。然而，尽管C细胞不摄碘，但碘对C细胞有毒性作用，因此，会有少许治疗效果[25]。

一般来说，辅助性RAI治疗的效果并不令人满意。对甲状腺癌细胞再分化的筛选有了进步，其他新奇的方法即将出现——比如靶向治疗或化疗或维持治疗的联合应用[26]。

## 五、监测进展

有效的辅助RAI治疗后，放射性碘扫描可用于持续监测疾病进展，并可利用改变剂量的碘扫描作为一种附加的治疗方式。正常甲状腺组织中存在的血清甲状腺球蛋白可作为一种肿瘤标志物，用于评估疾病进展。一般来说，甲状腺球蛋白不是一种可靠的指示何时开始治疗的标志物。比如，如果患者的基线检查存在抗甲状腺球蛋白抗体，该抗体会妨碍对残留和（或）增生的甲状腺组织的精确评估，甲状腺球蛋白的测定就是无意义的。可追踪抗甲状腺球蛋白抗体滴度来评估疾病进展，因为抗甲状腺球蛋白抗体值增加表示病情出现进展。没有可用的或标准的可以决定何时开始治疗的甲状腺球蛋白或抗甲状腺球蛋白抗体的数值，这意味着这两种标志物不一致且不可靠，两者都无法用于决定何时

开始治疗。

尽管近年来基于靶向药物治疗甲状腺癌有进步，但目前还没有发现一种可胜任评估疾病的生物标记物。

## 六、化疗的作用

尽管已知的化疗方案对分化型甲状腺癌转移灶作用有限，但事实上并不将它作为手术后的辅助治疗方式。多柔比星是唯一经FDA批准用于DTC化疗的药物，即使在有转移病灶时其作用有限甚至毫无益处，并与显著的药物毒性相关。选择性的甲状腺癌化疗试验见表17.1。

20世纪60年代甲状腺癌的早期报告并没有详细描述治疗方案，肿瘤研究的方式方法亦不完善。为回答甲状腺癌研究中存在的学术空白，Gottlieb等总结了MD安德森医院和肿瘤研究所的37例甲状腺癌病例，利用单药或多药联合进行的多种化疗方案的治疗[27]。这些病例涉及了甲状腺癌的不同组织学类型，如髓样癌、Hürthle细胞癌、乳头状癌和滤泡癌，37例中有6例DTC。给予所有病例60~75 mg/m$^2$ 静脉滴注的多柔比星单次给药或分3次连续给药。37例患者中仅有5例患者疾病部分缓解，5例中只有3例对多柔比星治疗有反应。中位有效期仅为3个月。

这个结果在当时被认为是令人鼓舞的，多柔比星的应用得到普及，之前关于该药的研究结果，引伸出一项对30例甲状腺癌患者进行的前瞻性临床试验。每3周重复给予3个不同剂量水平的多柔比星治疗（75 mg、60 mg或45 mg/m$^2$ 静脉滴注），直到病情进展或出现药物限制性毒性[28]。心肌病与多柔比星的高累积剂量相关，作为结果，多柔比星的总剂量限制在550 mg/m$^2$。11例患者的肿瘤部分缓解。在该11例患者中，5例为乳头状、滤泡状或Hürthle细胞癌，3例为髓样癌，2例为高柱状与巨细胞癌，1例为无法分类的癌。客观有效性指持续至少一个月的所有可测量病灶的最大垂直径缩小50%或以上，同时任何病灶的大小均无增大，或者无任何新发生的转移瘤，则被分类为部分缓解。最低剂量（45 mg/m$^2$）只有最小有效性，60 mg/m$^2$和75 mg/m$^2$剂量时的有效率似乎是一样的。这项研究的特点是样本量小，组织学类型不同和剂量水平不同，没有创新性的结果，但值得进一步研究。

在过去的30年里，多柔比星无效的假设在多中心、大样本、更合理设计的研究中并未得到证实。在5%~15%的患者中观察到了短期的、典型的部分缓解率，并且均与显著的不良反应相关。2007年Matuszczyk等报道了一项回顾性研究，他们给予两种不同剂量的多柔比星：每3周60 mg/m$^2$，3~6个疗程，或15 mg/m$^2$，8~16个疗程，最大剂量限制在550 mg/m$^{2[29]}$。完成最后一个化疗疗程的4周后，利用X线成像（FDG-PET和骨扫描），以WHO的标准评估化疗效果。在乳头状或滤泡性甲状腺癌患者中，5%的患者病灶部分消退超过6个月，

**表17.1　选择性细胞毒性药物的研究**

| 作者及年份 | 药物剂量／试验设计 | 甲状腺癌类型 | 反应 | 安全性与观察结果 |
|---|---|---|---|---|
| Gottlieb 1972[27] | 各种单一和联合药物／观察性研究 | "梭形细胞与巨细胞癌" 16 例，MTC 13 例，其他 8 例，共 $n=37$ | 中位有效期 3 个月 37 例中有 5 例 PR 5 例中的 3 例接受多柔比星单药治疗 | 多柔比星的疗效令人鼓舞 |
| Gottlieb 1974[28] | 多柔比星 45~75 mg/m$^2$ q3 周／队列研究 | 各种病例 $n=30$ | • 11 例肿瘤体积缩小 >50% | |
| Kim 1983[86] | 多柔比星 10 mg/m$^2$ 每周，外放射（200 rad）（=200 cGY, 译者注）每日 ×5.5 周／队列研究 | 局部晚期分化癌（混合 PTC/FTC）$n=10$ | • 可评估的 8 例中的 7 例肿瘤完全消退 | 急性反应仅见于放射野。 |
| Shimaoka 1985[31] | 多柔比星 60 mg/m$^2$ IV q3 w vs. 多柔比星 60 mg/m$^2$ IV + 顺铂 40 mg/m$^2$ q3w／原文未提及研究方法 | 各种病理分类 $n=41$ 单一药物组，$n=43$ 联合用药组 | • 总体疗效无差异 • 单药的 PR 17% • 联合用药组 PR 26% • 联合用药组中观察到 5 例 CR，单一药物组中未观察到 | 联合组中有较大的毒性作用及不良反应（5 例中有 2 例出现危及生命的不良反应）联合组中有显著的 CR |
| Williams 1986[30] | 多柔比星（60 mg/m$^2$）+ 顺铂（60 mg/m$^2$）／原文未提及研究方法 | 晚期甲状腺癌，$n=22$ | 2 例短暂的 PR（9.1%） | 一例患者出现与药物相关的死亡 |
| Scherübl 1990[106-107] | 多柔比星 50 mg/m$^2$+ 顺铂 60 mg/m$^2$+ 长春酰胺 3 mg/m$^2$／单臂观察研究 | 进展期 DTC 和 MTC $n=20$ | • 可评估 18 例中 1 例 PR（MTC），3 例 SD，（10 例 MTC，8 例 DTC） | 联合用药并不优于单药多柔比星治疗。1 例患者治疗期间出现心肌病。 |
| Leaf 2000[108] | 每日依托泊苷 140 mg/m$^2$，每 3 周内连用 3 日，直到出现进展／原文未提及研究方法 | 放射性碘抵抗的进展期 DTC | • 10 例患者无效 | 4 级白细胞减少症 2 例，5 级白细胞减少症 1 例 |
| Ain 2000[109] | 紫杉醇 120 mg~140 mg/m$^2$ 96 小时输注 q3 周 ×6 个疗程，前瞻性 II 期研究 | 未分化癌 $n=20$ | • 19 例评估受试者中，1 例 CR，9 例 PR，总有效率 53%（CI 29~76%） | 没有超过 2 级的毒性作用及不良反应 |

**续表17.1**

| 作者及年份 | 药物剂量 / 试验设计 | 甲状腺癌类型 | 反应 | 安全性与观察结果 |
|---|---|---|---|---|
| Santini 2002[33] | 卡铂 300 mg/m², 多柔比星 75 mg/m², 每 4~6 周 1 次, 化疗 6 个疗程, 通过减少左甲状腺素药量或应用重组人促甲状腺素提升 TSH / 原文未提及研究方法 | 放射性碘抵抗进展期的肺转移 n=14 | • 总有效率37%（SD占81%）。1 例 CR, 5 例 PR, 7 例 SD-6 例血清甲状腺球蛋白下降 50% | 2 例患者因药物毒性（血细胞减少）退出研究 |
| Matuszczyk 2008[29] | 多柔比星 15 mg/m² 每周×8 个疗程, 或 60 mg/m² q3 周×3 个疗程 / 回顾性队列研究 | 进展期 FTC 或 MTC n=22 | 5 % PR, 42 % SD, 53 % PD。经 q3 周治疗的 DTC 中 PD 较少。 | 两组中多柔比星耐受性良好 |
| Crouzeix 2012[82] | 每 4 周给予多柔比星 60 mg/m²+ 顺铂 40 mg/m², 共 6 个疗程。每 4 周给予紫杉醇 175 mg/m²+ 卡铂 5 AUC, 共 6 个疗程 / 原文未提及研究方法 | 放射性碘抵抗进展期 DTC, 经多激酶靶向药物治疗后（凡德尼布, 索拉非尼, 舒尼替尼）n=1（给予凡德尼布治疗后3个月进展, 再索拉非尼治疗后 4 个月进展, 再舒尼替尼治疗后 SD） | • 多柔比星 - 顺铂的 CR 维持 10 个月 • 紫杉醇 - 卡铂的 CR 维持 5 个月 | 3 级脱发, 2 级神经症状 |
| Besic 2012[34] | 1979—2004 年的新辅助治疗 / 原文未提及研究方法 | FTC 或 HCTC T3 或 T4。肿瘤平均直径 9.3 cm。15 例患者甲状腺外侵犯, 6 例患者区域转移, 12 例患者远处转移。 | • 13 例患者（45 %）肿瘤体积缩小 >50 %, • 远处转移有效（17 %）, 无效（65 %） | 15 例、10 例和 4 例患者分别实施了 R0、R1、R2 切除术 |
| Besic 2013[35] | 从 1988—2005 年的新辅助治疗（长春花碱 11 例, 长春花碱 + 多柔比星 2 例, 其他 3 例）/ 原文未提及研究方法 | 侵袭性 PTC n=16, 平均肿瘤直径 9.67 cm | • 肿瘤体积均缩小, 7 例缩小 >50 %, 9 例缩小 <50 %。 | 2 例、10 例和 4 例患者分别实施了 R1、R0、R2 切除术 |

AUC: 曲线下面积; CI: 置信区间; CR: 完全缓解; DTC: 分化型甲状腺癌; FTC: 滤泡状甲状腺癌; HCTC Hürthle: 细胞甲状腺癌; MTC: 甲状腺髓样癌; PTC: 甲状腺乳头状癌; PR: 部分缓解; RAI-R DTC: 放射性碘消融治疗难治性 DTC; SD: 病情稳定。

42%的患者病情稳定的中位时间达到7个月，53%的患者病情进展。20世纪70年代和20世纪80年代的一系列研究引起一种普遍观点，认为多柔比星姑息治疗会导致约30%的短期有效性。然而，最近Brose等的数据表明，由于过时的CT影像及缺乏RECIST评判标准，总有效率很可能是被高估了，任何化疗的实际总有效率只接近5%[10]。

　　鉴于单一疗法的疗效有限，已经在临床试验中研究了多柔比星为主的联合化疗方案。来自东南癌症研究协作组的Williams等报告了22例多种组织学类型的晚期甲状腺癌患者的评估[30]。患者经多柔比星60 mg/m²和顺铂60 mg/m²治疗，仅有2例患者观察到短暂的部分缓解（9.1%）。此外，治疗伴随着相当大的药物毒性，其中包括1例治疗相关致死病例。在一项Shimaoka等的研究中观察到了令人惊讶的结果，联合用药方案相同，但多柔比星剂量为60 mg/m²，顺铂剂量为40 mg/m²，每3周给药1次[31]。患者随机分配到联合用药组与多柔比星单药治疗组。在35例DTC患者中，联合用药组与单药治疗组间观察到的完全缓解率加部分缓解率分别为16%（3/19）和31%（5/16）。其他的联合用药也显示出了相似的结果。Matuszczyk等检验了多西他赛和吉西他滨联合治疗晚期DTC患者。9例患者未观察到有治疗效果，他们在疗效评估时均有持续进展期病灶出现，并可见药物毒性作用及不良反应，如脱发（100%）、呼吸道感染/肺炎（32%）、白细胞减少（11%）、外周神经病变（11%）[32]。期待利用TSH刺激来增强化疗效果，对TSH的外源性或内源性升高后，表柔比星和卡铂的联合应用效果进行了测评。由于化疗药物的细胞毒作用在快速增殖的细胞中活性较高，所以TSH被用来刺激肿瘤细胞的生长。在16例患者中，1例患者（6%）出现完全缓解（CR），5例患者（31%）出现部分缓解（PR），7例患者（44%）病情稳定（SD）[33]。

　　新辅助化疗已被证明能够把原来不能手术的肿瘤转变成可以手术，从而改善患者预后。斯洛文尼亚进行了一项有趣的研究，当地的甲状腺肿、FTC和HCTC发生率显著地高，研究报道了一项1979—2004年之间，患有T3期或T4期的肿瘤经新辅助化疗治疗的回顾性、非随机对照研究[34]。肿瘤平均直径为9.3 cm，15例患者肿瘤有甲状腺腺体外生长。化疗通常以保守方案开始，如果有必要的话，会应用更积极的方案。治疗包括19例患者应用长春花碱，5例患者应用长春花碱联合多柔比星，5例患者应用其他方案。化疗后对所有患者成功实施肿瘤切除术，在15例、10例和4例患者中分别实施R0、R1和R2手术（R0定义为无残留肿瘤，R1为显微镜下残留肿瘤，R2为肉眼残留肿瘤）。新辅助化疗分别在47%和43%的FTC和HCTC患者中有效。

　　同一治疗组还报道，新辅助化疗方法治疗甲状腺乳头状癌可能在44%的患者中是有效的[35]。1988—2005年间，16例患者的肿瘤平均直径为9 cm，13例手术标本中见甲状腺肿瘤生长过度。与以前的研究相似，化疗包括11例患者单用长春花碱，2例患者联合应用长春花碱+多柔比星，3例患者用其他治疗方案。所有患者均接受甲状腺切除术，2例为R0手术，10例为R1手术，4例为R2手术。值得一提的是，75%的患者实施了术前和（或）术后体外放疗。

## 七、靶向治疗的突变基础

相对于不分青红皂白杀伤细胞的细胞毒化疗，靶向治疗则针对性地以个体肿瘤的特定基因为基础。甲状腺癌是最令人着迷的致癌模型之一。过去的25年里，许多新发现的与各类甲状腺癌有关的基因变异逐渐清楚[36]。在DTC中，两种主要的信号传导通路，PI3K和MAPK传导通路，随着它们激活的突变基因的积累，使之逐渐失分化和增强侵袭性[1]。甲状腺未分化癌（ATC）通常认为是RAS和BRAF，以及TP53和PIK3CA的突变，和（或）AKT突变所致。甲状腺髓样癌（MTC）几乎所有遗传病例和近半数散发病例与RET突变相关。随着驱动基因和载体基因的突变越来越多地被人们了解，各种靶向药物，尤其是各种酪氨酸激酶抑制药，承担了更多的分化型甲状腺癌转移灶的治疗，它们甚至可以联合应用。这些靶向药物合理地以甲状腺癌信号传导通路异常激活的靶点为治疗基础[37]。这些过度活跃的信号传导通路（PI3K-AKT，Ras通路）可能既与遗传突变也与散发突变相关。

甲状腺乳头状癌（PTC）是最常见的分化型DTC，通过PI3K和MAPK传导通路一系列的基因改变，导致了RAF/MEK/ERK细胞信号传导通路的激活。在这些基因变异中，最常见的是BRAF V600E突变，这在其他癌症中也有发现，最典型的是黑色素瘤和结直肠癌。治疗对BRAF V600E突变的黑色素瘤患者的影响最为明显，经BRAF抑制药威罗菲尼治疗的患者可观察到相当有效，但对BRAF V600E突变的大肠癌患者无效。癌症基因组图谱（TCGA）计划最近完成了一项全面的500个PTC位点的基因分析，证实了先前PTC关键驱动基因突变频率的研究：BRAF 57%，RAS 12%，融合基因（RET/PTC，NTRK1，和其他类型）9%，它们是互相独立的[38]。所有这些突变导致了约占PCT 70%的ERK信号传导通路功能障碍[39-40]。在至少38%的PTC中观察到了BRAF，在甲状腺低分化和未分化癌中也发现BRAF，发生率分别为12%和50%[41-42]。这些基因突变都是各自独立的，表明RAF/MEK/ERK信号传导通路在PTC中的重要作用。目前有充足的证据表明，甲状腺癌依赖于独立的细胞致癌驱动基因，与致癌基因模型的慢性髓细胞性白血病（CML）发病相似。因为有独立的致癌驱动基因存在，甲状腺癌得以发生发展。从CML的BCR-ABL致癌基因中我们可以推理出一种抵抗模型——随着附加的驱动基因的突变出现，肿瘤变得更具耐药性。甲状腺癌的耐药性见于其失分化和摄碘功能缺失，尤其是当BRAFV600E发生突变时可使放射性碘摄取能力缺失。还可在BRAF突变的甲状腺癌中观察到对RAF和MEK抑制剂的获得性耐药。

钠碘转运体（NIS）负责将碘带进甲状腺细胞，是摄取治疗性[131]I入甲状腺癌细胞内所必需的物质。NIS能力的显著和持续下调是RAF/MEK/ERK信号传导通路活化的一个主要作用，可直接影响RAI治疗的有效性。NIS（以及其他分化型甲状腺癌细胞的典型基因）表达受到RAF/MEK/ERK的抑制[43]。一项NIS表达的肿瘤标本分析，表明了相对于正常甲状腺组织，NIS表达以及其他甲状腺特异性基因表达的相对缺失[44-45]。此外，BRAF突变肿瘤中NIS表达要低于无BRAF突变的肿瘤[44,46]。甲状腺特异性BRAF V600E突变显示了对NIS表达、甲状腺过氧化物酶（TPO）、甲状腺球蛋白（Tg）和[124]I摄取阻滞的抑制。一旦致癌基因BRAF表达关闭，所有这些将被恢复。当基因或受阻滞的药理通路恢复了表达，从而使之有能力将碘吸收合成为酪氨酸碘（碘的有机化作用），这种变化与[131]I能在癌细胞中保留更长时间相关[47]。

其他甲状腺癌常见的MAPK激活也可以导致去分化。MEK抑制剂已被证明可恢复RET/PTC甲状腺癌细胞中甲状腺球蛋白和甲状腺过氧化物酶的表达[48-49]。数据与假设是一致的，不管上游突变激活的情况如何，MEK激活是甲状腺分化特异性基因表达缺失的关键因素，其中包括NIS[48]。无论有无基因突变的病例人群，均可通过MEK抑制药的联合治疗获益，将RAI作为一种MEK抑制药可能会获得更好的RAI治疗效果，但这还有待于令人满意的研究结果。

## 八、靶向治疗介绍

目前，酪氨酸激酶抑制药代表了过去的3年里，经美国食品和药品管理局（FDA）批准的第二、第三和第四种甲状腺癌药物。凡德尼布在2011年、卡博替尼在2012年获得批准用于治疗转移性MTC。索拉非尼在2013年获得批准用于治疗转移性DTC。乐伐替尼的选择性碘抵抗 DTC病例临床Ⅲ期试验，被发现可延长这些病例的无进展生存期（总生存期未完成），但到撰写本章时尚未获FDA批准（译者注：2015年2月已获FDA批准）。这些药物成功地阻止了疾病的进展，但使肿瘤真正缩小的效果较差，没有证据表明它们可延长生存期。所有这些最成功的药物都是多激酶抑制药。FDA批准的研究见表17.2。图17.1显示它们的作用机制和作用位点。

这是一个简化的各种受体与胞内酪氨酸激酶及其对应通路的图形描述。细胞内信号转导导致在遗传和表观遗传水平上发生核内修饰。描绘的两条主要通路为：右侧的PI3K/Akt/mTOR通路，左侧的Ras/Raf/MEK/ERK和RET激酶通路。靶向药理活性位点及其对应药物如图17.1。

凡德尼布（ZD6474）是一种口服TKI，可抑制VEGFR、EGFR和RET信号通路[50]，是FDA批准用于治疗转移性MTC的药物。其中位达峰时间为6 h（空腹）和8 h（进食后）[50]，药代半衰期为8~18 d。它为蛋白高度结合，在严重肾衰竭患者体内可积累。它需要2个月达到稳态血药浓度。2012年，Wells等

**表17.2 Ⅲ期甲状腺癌中酪氨酸激酶抑制药试验**

| 作者及年份 | 药物剂量/试验设计 | 甲状腺CA类型 | 反应 | 安全性 | 观察结果 |
|---|---|---|---|---|---|
| Wells 2012[51] | 凡德尼布300mg每日1次/双盲，Ⅲ期试验 | 晚期MTC，n=331（231例予凡德尼布，100例予安慰剂） | • 随访24个月作为mPFS切点值 • 主要目的PFS延长HR：0.46，CI：0.31~0.69，$P<0.001$，疾病控制$P=0.001$，生化有效$P<0.001$ | 腹泻，皮疹，恶心，高血压，头痛 *QT间期延长 | 证明疗效 |
| Elisei 2013[55] | 卡博替尼140mg每日1次/双盲，Ⅲ期EXAM试验 | 影像学进展的转移性MTC，n=330（219例予卡博替尼，111例予安慰剂） | • mPFS11.2个月（卡博替尼）vs 4.0个月（安慰剂）（HR：0.28，CI：0.19~0.4）• RR 28%卡博替尼 vs 0%安慰剂。RR无差异性（年龄、先前有TKI治疗或RET突变状态——遗传性或散发性） | 腹泻，HFS，体重与食欲下降、恶心、疲劳。79%的患者剂量需减少，16%的患者中止治疗。 | 疗效无关亚分组 |
| Brose 2013[57] | 索拉非尼400mg每日2次/双盲，多中心，Ⅲ期DECISION试验 | 局部晚期/转移性RAI-R DTC，入组前14个月内出现进展，n=417（207例予索拉非尼，210例予安慰剂）57% PTC，25% FTC，10%PD | • 主要终点，mPFS10.8个月（索拉非尼）vs 5.8个月（安慰剂）HR 0.58，mOS未完成。70%的安慰剂患者揭盲后转索拉非尼试验组 • PR12.2% vs 0.5%（$P=0.001$），SD>6个月42% vs 33% | 最常见各种级别的HFS、腹泻、脱发、皮疹/脱屑、乏力、体重下降、HTN | 每组有1例因研究药物致死病例 |
| Schlumberger(abstract) 2014 | 乐伐替尼24mg/日，28 d 1周期/双盲，Ⅲ期SELECT试验 | 进展期RAI-R，先前使用过的TKI≤1种，n=392 | • mPFS 18.3个月（LEN）vs 3.9个月安慰剂，HR 0.21（CI:0.14~0.31），$P<0.0001$；• CR为1.5%（4例）vs 安慰剂 • PRs63.2%（165例）vs 1.5%（2例）安慰剂 | 治疗相关的不良事件为HTN（68%），腹泻（59%），食欲下降（50%），体重下降（46%），恶心（41%）。级别≥3的AEs为HTN（42%）（10%），体重下降（10%），食欲下降（8%），蛋白尿（10%），腹泻（5%） | 78.5%的病例减少剂量，14.2%的病例由于AE中止治疗 |

AE：不良事件；CI：置信区间；CR：完全缓解；DTC：分化型甲状腺癌；FTC：滤泡状甲状腺癌；PFS：无进展生存期；MTC：甲状腺髓样癌；PFS：无进展生存期；PTC：甲状腺乳头状癌；HTN：高血压；HR：风险比；mOS：中位总生存期；mPFS：中位无进展生存期；RET：原癌基因酪氨酸；RR：有效率；SD：病情稳态；TKI：酪氨酸激酶抑制剂；RAI-R DTC：放射性碘消融难治性DTC；PR：部分缓解。

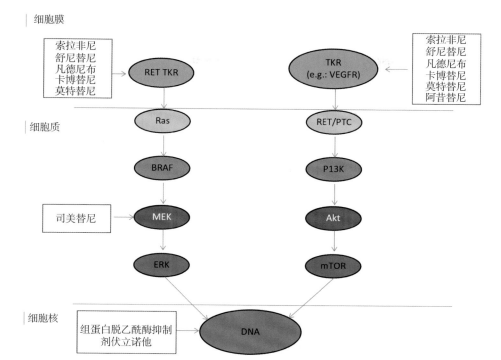

**图17.1　髓样癌和甲状腺乳头状癌的分子通路及其相应药物**

这是一个简化的各种受体与胞内酪氨酸激酶及其对应通路的图形描述。细胞内信号转导导致在遗传和表观遗传水平上发生核内修饰。描绘的两条主要通路为：右侧的PI3K/Akt/mTOR通路，左侧的Ras/Raf/MEK/ERK和RET激酶通路。靶向药理活性位点及其对应药物如图所示。

以随机的方式测试了凡德尼布疗效，应用300 mg每日1次的剂量，331例晚期MTC患者参与（231例患者给予凡德尼布，100例患者给予安慰剂）中位随访期24个月[51]。这项研究达到了它的主要目标——PFS延长HR：0.46，CI：0.31~0.69，P<0.001。也达到了疾病控制（比如病情平稳SD）（P=0.001）及生化反应（比如甲状腺球蛋白）（P<0.001）终点。主要的不良反应为胃肠道症状。与安慰剂组的15.2 %相比，约有50%的接受凡德尼布治疗的患者减少剂量或中止治疗[51]。因药物不良反应或疾病进展，12.1%的凡德尼布组患者和3%的安慰剂组患者退出研究，或疾病进展退出研究（30.7%凡德尼布 vs. 55%安慰剂）。最常见导致治疗中断的药物不良反应为胃肠道症状（全部患者中3%因此而中止研究）（比如腹泻、吞咽困难、恶心、胰腺炎、腹膜炎、小肠穿孔和呕吐）、乏力、疲劳、皮肤病、光敏反应、QT间期延长、肌酐升高以及高血压也与治疗中断相关。与安慰剂相比，心脏疾病比如高血压和QT间期延长与凡德尼布

显著相关，它还与甲状旁腺素水平升高相关。总体来说，凡德尼布已经证明了其在晚期MTC患者中相比于安慰剂的疗效，但有较为显著的药物毒性（胃肠道症状及心脏方面）。目前还不清楚作用机制是否单纯为RET的抑制作用，而针对VEGFR-2的抑制到底发挥了多大作用。凡德尼布的EGFR活性作用似乎是有限的[51]。

卡博替尼是一种口服的多激酶抑制药，具有抗MET、VEGFR2和RET的活性，是经FDA批准用于治疗转移性MTC的药物[52]。推荐剂量为140 mg每日1次。其药代半衰期为91.3±33.3 h。它对其他靶向治疗后病情出现进展（包括其他TKI，比如凡德尼布）的患者仍然有效[53-54]。Ⅲ期EXAM试验测试了330例出现影像学进展的转移性MTC患者（219例应用卡博替尼，111例应用安慰剂），发现中位PFS为11.2个月（卡博替尼）与4.0个月（安慰剂组）（HR：0.28，CI：0.19~0.4）。缓解率为28%（卡博替尼），0%（安慰剂组），亚分组的年龄、先前曾经接受TKI治疗、或RET突变状态（遗传性和散发性）均无差异。最常见的毒性作用及不良反应为腹泻、手足综合征、体重和食欲下降、恶心、乏力，79%受试者剂量减低，16%受试者研究中止[55]。凡德尼布[56]要警惕QT间期延长，而卡博替尼则没有这种不良反应。

值得注意的是，卡博替尼试验的安慰剂组PFS为4个月，而凡德尼布试验的安慰剂组PFS为11个月。这种差异反映了卡博替尼（EXAM）试验仅纳入了有进展证据的患者，而凡德尼布试验则没有那么严格。此外，卡博替尼的EXAM试验允许纳入接受过一次的系统性治疗或TKI治疗后出现疾病进展的患者，而凡德尼布试验并非如此。尽管两种药物均被批准作为转移性MTC的一线治疗用药，如果，或者当出现疾病进展时，人们可以超适应证将它们组合应用，先用凡德尼布，其次才是卡博替尼，因为凡德尼布在此种情况下经过了测试。就作者意见而言，我们会考虑将凡德尼布作为治疗局部晚期或转移性MTC患者的一线用药，其次是卡博替尼。考虑到卡博替尼研究的更严格的标准（即试验纳入标准），保留它二线用药的地位是有意义的，可以确保治疗反应。

索拉非尼（BAY 43-9006）为2013年11月FDA批准用于治疗转移性DTC的药物。它是在临床上使用的酪氨酸激酶抑制药中独一无二的，因为这是第一个能够抑制所有RAF激酶的化合物[1]。它是一种小分子物质，可特异性抑制Raf激酶——这是一种由Ras激活的下游效应因子。目前已经确定了RAF的3种亚型，A-RAF、B-RAF和C-RAF。此外，它的靶标是一组血管生成酪氨酸激酶的受体，比如VEGFR1-3、PDGFRβ和RET受体。因此，该药物通过RAF抑制具有促凋亡功能，以及通过抑制VEGFR活化具有抗血管生成的属性。这些特性对甲状腺癌特别重要，一般会在MAPK或PI3KCA通路中显示出紊乱的新生血管形成以及变异的突变基因激活，正如"突变分析"部分所述。数个Ⅱ期试验揭示了肿瘤对索拉非尼的反应（表17.2）。ASCO 2013会议上展示的Ⅲ期DECISION试验，在前14个月出现疾病进展的局部晚期和转移性RAI-R的DTC患者中，达到了主要终点，10.8个月 *vs.* 5个月中位无进展生存期（HR 0.58），总生存期未完成。索拉非尼比较安慰剂显示出了优势，PR：12.2% *vs.* 0.5%，SD：42% *vs.* 33%（*P*=0.001）[57]。这表现出了比安慰剂的明显优势，且药物毒性有限。目前正在进行索拉非尼的联合研究，以测试其有效性及耐受性。

乐伐替尼是一种口服多功能RTK抑制药，靶标是VEGFR1-3、FGFR1-4、RET、c-Kit和PDGFRβ，就FGFR-1（一种已知其抗VEGF/VEGFR抑制药的机制）而言还可提供特定的FGFR-1抑制作用[58-59]。已经有证据显示乐伐替尼不论单药还是与细胞毒药物联合治疗多种类型的实体瘤（参考）都具有疗效。目前有一些在多种恶性肿瘤中测试疗效的Ⅲ期临床试验。SELECT试验为多中心随机对照Ⅲ期研究，在392例进展性RAI-R患者中（允许既往接受过TKI治疗），给药乐伐替尼24 mg/d，28 d1个周期。该研究发现，实验组乐伐替尼的中位无进展生存期为18.3个月，对照组为3.9个月，HR：0.21，CI：0.14~0.31；*P*<0.0001；乐伐替尼组的完全缓解率为1.5%（4例患者）*vs.* 0%安慰剂组；乐伐替尼组的部分缓解率为63.2%（165例患者）*vs.* 1.5%安慰剂组。5种最常见的治疗相关不良事件为高血压（68%）、腹泻（59%）、食欲减退（50%）、体重下降（46%）、恶心（41%）。3级或更高级别不良事件（≥5%）为高血压（42%）、蛋白尿（10%）、体重下降（10%）、腹泻（8%）、食欲减退（5%）。由于不良事件，78.5%的患者剂量减少，14.2%的患者终止治疗[60]。

SELECT试验与DECISION试验（应用索拉非尼）之间存在重要的差异。尽管他们都测试了相同的目标人群，SELECT试验允许患者先前经VEGFR抑制剂治疗，并且在纳入之前也有一个进展性疾病的集中确认（而不是DECISION试验中由调查者确认）。这些重要的差异可能会使数据的直接比较变得尤为困难[59-60]。

表17.3突出了选择性的DTC和MTC的Ⅱ期试验。代表性试验展现了实验治疗独特的一面，并因为这些选择性试验导致了Ⅲ期试验的开展（表17.2）[61]。比如，乐伐替尼的单臂试验揭示了之前接受VEGFR抑制治疗（41% RR）与之前未接受VEGFR抑制治疗（54% RR）的患者中，效果较为类似，总有效率为可观的50%（全部为PR，无CR），这就引出了RAI-R的DTC的Ⅲ期试验。同样的，Kloos等2009年发表的研究显示，索拉非尼在PTC中的选择性作用超过FTC或ATC，其PR：15%，56%为SD，但在FTC或ATC中无治疗反应，全组的中位无进展生存期为15个月[61]。这是索拉非尼Ⅱ期研究的其中一项，引出了DECISION试验，并使得FDA批准其用于局部晚期和转移性甲状腺癌。有趣的是，Lam等2010年的研究表明，索拉非尼在MTC的治疗中同样有效，至少在其诱导SD的能力上是有效的（低的PR：6.3%）[62]。这在MTC中是

令人惊讶的，因为索拉非尼并没有RET抑制作用，而是会阻滞RAF信号。索拉非尼组的中位无进展生存期与该药的其他研究相似。当然，这将需要在Ⅲ期试验中证实。Leboulleux在2012年Ⅱ/Ⅲ期试验的145例RAI-R的进展期DTC患者中测试了凡德尼布，发现凡德尼布与对照组的PR分别为8.3% vs. 5.5%，SD分别为56.9% vs. 42.5%[63]。研究表示中位PFS为11.1个月 vs. 对照组中5.9个月。因为安慰剂组中的高SD比率，该研究受到批评，因此应谨慎解读。

许多其他靶向药物正在进行临床试验评估。到目前为止，最成功的药物似乎是酪氨酸多激酶抑制药（见上文FDA批准药物）。其他的TKI比如舒尼替尼、乐伐替尼、阿昔替尼、VEGF-抑制药物和mTOR抑制剂，已经有证据证明它们在Ⅱ期试验中的能力[64-68]。许多其他药物已经得到了有限的成功，包括伏立诺他、塞来考昔、罗格列酮、阿柏西普、沙利度胺、司美替尼（AZD6244）、罗米地辛、威罗菲尼（BRAF抑制药）[64]。Carr等2010年发表的研究表明，舒尼替尼与索拉非尼的总治疗反应率相似，但有更大的毒性作用[69]。Cohen等在一项DTC研究中，强调了阿昔替尼在多种甲状腺癌中的治疗作用，这是一种于2012年经RCC批准的酪氨酸激酶抑制药，但仅有适中的ORR：18%~30%[65]。Bible等2010年的研究显示，帕唑帕尼诱导了高PR率（46%），并有与索拉非尼可比的中位无进展生存期，但有许多患者减低剂量（43%）[70]。莫特塞尼是一种血管激酶抑制药，可抑制VEGF受体，并在DTC中有与索拉非尼可比的治疗水平，不良反应与索拉非尼相似[71]；见表17.3。在这些酪氨酸多激酶抑制药中，只有索拉非尼和乐伐替尼进行Ⅲ期临床试验。

联合治疗作为多靶点抑制治疗方案一直是研究热点，有希望获得更好的疗效及并且是未来的发展方向。Sherman[72]等2012年发表的研究就是联合治疗的一个例子，研究中每日2次口服索拉非尼200 mg，静脉西罗莫司25 mg周/次给药，可有效诱导出比索拉非尼单一用药（DECISION[57]试验，PR12.5%）轻度增加到22%的PR（ATC中PR 8%，先前未接受化疗为38%；SD为57%，仅有3%的疾病进展）。然而，该联合治疗研究有1例患者在试验过程中由于结肠穿孔而突然死亡。尽管TKI和mTOR的联合治疗研究显示出与TKI单药疗效类似或疗效增加[64,73]，但药物的不良反应仍然存在问题，并挑战着联合治疗试验的适用性。

在Ⅱ期和Ⅲ期的试验数据回顾中，很清楚地表明这些靶向治疗存在有效性，但不会诱导出持久的治疗疗效。TKI的优势可能是不存在的或是短暂的，因为明显的耐药机制可能会带来肿瘤进展。目前已经描述了VEGF通路抑制药的两种不同的耐药机制[74]。通过肿瘤微环境和多种机制完成固有耐药过程，以恢复肿瘤增长，比如能导致血管再形成的选择性促血管生成信号的上调[59]。因此，由于药物的剂量增加带来的药物毒性作用，许多患者要么停止治疗，要么中断治疗。补救疗法或毒性较低的联合治疗变得越来越重要。最近的一项单一机构的回顾性研究显示，在转移性疾病状况下接受补救治疗的患者，利用舒尼

**表17.3　RAI-R DTC和甲状腺髓样癌患者的Select Ⅱ期试验**

| 作者及年份 | 药物剂量/试验设计 | 甲状腺CA类型 | 反应 | 安全性 | 观察结果 |
|---|---|---|---|---|---|
| Lam 2010[62] | MTC n=16 | 索拉非尼/Ⅱ期 | 6.3% PR，87.5% SD | HFS，腹泻，HTN | 大多数患者肿瘤标志物下降 |
| Kloos 2009[61] | PTC n=41，FTC n=11，ATC n=4 | 索拉非尼/Ⅱ期 | 15% PR，56% SD，FTC或ATC无治疗反应，mPFS 15个月 | HFS，HTN | 25%的患者甲状腺球蛋白降低 |
| Sherman (abstract) 2012 | 进展性RAI-R DTC，n=37 | 索拉非尼 200 mg 每日2次 +西罗莫司 25 mg iv 每周/Ⅱ期 | 无CR，22% PR（包括8%ATC）既往无化疗者38% PR，SD 57%，PD 3% | SAE：1例因为结肠穿孔突然死亡， | 其他与mTOR抑制剂的联合治疗试验 |
| Leboulleux 2012[63] | 进展性RAI-R DTC，n=145（凡德尼布72，安慰剂73） | 凡德尼布 300 mg 每日1次/Ⅱ/Ⅲ期 | 8.3% vs. 5.5% PR；56.9% vs. 42.5% SD，P=0.017，mPFS 11.1个月 vs. 5.9个月 | 3级QTc 14%，腹泻10%，乏力7%，2例因SAE死亡（出血，PNA） | *注意到安慰剂组SD的高比率 |
| Carr 2010[69] | 进展性RAI-R DTC n=28，MTC n=7 | 舒尼替尼 37.5 mg 每日1次/Ⅱ期 | 3% CR，29% PR，46% SD | 白细胞减少症34%，HFS 17%，腹泻16%，乏力11% | DTC和MTC的潜在治疗活性 *大量病例毒性反应 |
| Cohen 2008[65] | RAI-R DTC n=45，MTC n=11，ATC，n=2，2其他 | 阿昔替尼5 mg 每日2次/Ⅱ期 | 18%~30%ORR，27%~38%SD（所有亚型） | 13% d/c 3级HTN 12%，耐受良好 | — |
| Bible 2010[70] | RAI-R 失分化TC n=37 | 帕唑帕尼 800 mg每日1次/单臂，多中心 | 46%PR，mPFS 11.7个月 | 43%剂量下降，皮疹，乏力 | 许多患者剂量减小 |
| Sherman 2008[110] | DTC n=93 | 125 mg 每日1次/单臂，多中心 | 14% PR，67% SD，mPFS 10个月 | HTN 25%，腹泻13%，腹痛5%，体重下降5%，乏力4% | — |

续表17.3

| 作者及<br>年份 | 药物剂量/<br>试验设计 | 甲状腺<br>CA类型 | 反应 | 安全性 | 观察结果 |
|---|---|---|---|---|---|
| Sherman<br>2011 | DTC $n$=58<br>乐伐替尼<br>（E7080）<br>24 mg每日1次 | 乐伐替尼<br>（E7080） | 50% ORR（既往<br>VEGFR，0% CR，<br>50% PR，41%<br>RR），54 %RR<br>（既往无VEGFR） | 3级蛋白尿<br>7%，<br>乏力7%，<br>腹泻5% | – |

ATC：甲状腺未分化癌；CR：完全缓解；DTC：分化型甲状腺癌；FTC：滤泡状甲状腺癌；
HFS：手足综合征；HTN：高血压；mOS：中位总生存期；mPFS：中位无进展生存率；
mTOR：哺乳动物雷帕霉素靶向基因；MTC：甲状腺髓样癌；ORR：总有效率；PFS：无进展
生存期；PNA：肺炎；PTC：甲状腺乳头状癌；PR：部分缓解；QTc：QT间期（c=校正的）；
RAI-R DTC：放射性碘消融难治性DTC；RR：有效率；SAE：严重不良事件；SD：病情稳定；
TKI：酪氨酸激酶抑制药；VEGFR：血管内皮生长因子受体。

替尼、帕唑帕尼、卡博替尼、乐伐替尼及威罗菲尼等药物，与已接受一线药物索拉非尼治疗的患者相比，较长的OS（58个月 *vs.* 28个月 *P*=0.013）有显著的统计学意义[75]。尽管患者组间进行了匹配，但这项研究的回顾性性质仍然可能会引起数据偏倚。不管这项研究的回顾性性质引起的潜在数据偏倚如何，下一步将会以连续的方式，依据一系列的靶向药物的持续时间和不良反应来组合治疗方案。

　　另一种靶向RAI-DTC的方法就是诱导已经失去了碘亲和力的甲状腺癌细胞，恢复其摄碘能力。就已知的激活突变状态而言，这方面的数据还没有取得进展，尽管其中原理显然非常相似，碘亲和力的损失与突变复合物相关（即BRAF突变损失碘亲和力）。临床前数据表明，经MEK抑制药治疗的BRAF突变的甲状腺癌细胞，可重新建立NIS表达及$^{124}$I摄入。已经在20例RAI转移性DTC患者中，初步试验了MEK抑制剂司美替尼的疗效[26]（Ho，2012年）。研究中利用$^{124}$I PET成像，分别在司美替尼治疗前后4周，通过病灶剂量测定来量化甲状腺肿瘤的RAI亲和力。对于肿瘤再获得摄取RAI能力的患者，给予$^{131}$I治疗，经放射核素成像和血清肿瘤标记物甲状腺球蛋白（Tg）的测定评估肿瘤治疗反应。在20例患者中，9例有BRAF V600E突变，5例有NRAS突变，3例为RET/PTC重排，剩余3例为野生型基因。该研究中，有12例出现了肿瘤$^{124}$I摄取增加，这12例患者中的8例获得足够的碘再摄取能力以保证$^{131}$I治疗。有趣的是，这些患者中有5例NRAS突变，1例BRAF突变，1例RET/PTC重排，1例野生型基因。进一步的基因分型与细胞遗传学分析正在进行中，以便发现其他潜在的可能促进这种治疗策略敏感性的致癌驱动基因。$^{124}$I扫描量化的碘摄入的增加，转化成为RAI治疗的临床疗效。依据RECIST标准评定，所有RAI治疗患者的肿瘤体积均有减小，5例患者部分缓解，3例患者病情平稳。所有8例RAI治疗患者，均出现RAI治疗后血清甲状腺球蛋白的大幅下降。与"RAI前"（RAI治疗前3周内）相比，"RAI后"（RAI治疗后2个月）血清甲状腺球蛋白的平均下降率达到89%。初步研究数据还表明，与非甲状腺组织（唾液腺）相比，经司美替尼预处理可选择性地增加肿瘤病灶的RAI摄入。

这项Ho等进行的初步研究表明，通过对MAPK通路抑制可在最困难的临床条件下调节RAI摄入：患者对RAI的治疗耐药。上述的初步研究中的大多数患者都有许多转移病灶，其中有一些在基线水平即为RAI难治性病变，有些则在基线水平是RAI部分可摄取的病变。司美替尼不仅可对先前难治性病变的RAI摄取予以修复，还可使大多数部分可摄取的病变增加RAI摄入（与基线值相比，通常超过100%；可观察到最大SUV值增加了3~7倍）。除了上述Ho等的初步研究，一项Ⅱ期研究中，对39例RAI难治性分化型甲状腺癌转移灶患者连续单药给药每日2次口服100 mg司美替尼，且不接受RAI治疗[76]。结果表现出较少的临床缓解（32例患者中有1例部分缓解），但有66%的病情稳定。在BRAF V600E突变的患者中，该预后较差亚组的中位PFS为33周，在所有受试者中，中位PFS为32周。尽管该研究是利用混合制剂和饮品配方（这样司美替尼被认出的可能性较低）进行的，该人群中司美替尼作为单药治疗的有效性令人失望[76]。

其他形式的新靶向治疗包括甲状腺癌免疫疗法的试验性应用。临床前研究已经显示了CTLA-4和PD-1靶向治疗释放免疫负反馈机制的前景，无疑可在维持一种较不活跃的疾病中起到一定的作用[77-79]。

## 九、靶向治疗的未来方向

因为基因突变将导致更高的风险和更差的预后类别，甲状腺癌处于"个体化"治疗的边缘。然而，仅依据突变状态来选择治疗方法的条件欠缺，真正的"个体化"治疗路途尚远。靶向治疗可能会在甲状腺癌的辅助治疗、新辅助治疗和联合治疗方面发挥越来越重要的作用。甲状腺癌的未来靶向治疗，将会把重点放在研发效果更好、毒性更小、有联合治疗潜能的药物和掌握耐药机制。临床实践将会继续完善甲状腺癌治疗上证据不足的地方和未被探索的区域。对目前可用药物更丰富的使用经验，将会指导临床合理使用这些药物以充分发挥其最大潜能，还可能扩展其使用适应证。为了更好地了解这些药物如何发挥作用，需要设计出更有效的治疗模式。这些新型药物带来了几个问题，例如在应用它们的同时使用细胞毒性化疗，是否有任何潜在的好处，或者是否可将它们用于巩固治疗或维持治疗。随着对驱动突变基因的更深入了解，这些问题和答案将会不断发展，新的靶向治疗也在不断进步，因此，今天我们提出的许多问题在10年后可能并非完全有意义。

当然，在缺乏临床数据的某些特定情况或出现治疗困境时，将这些药物的使用范围扩大到适应证外是极具吸引力的。一个临床医生可能希望诱导出现快速的完全缓解使症状减轻，或使之符合手术条件。在其他情况下，确保病情稳定则是治疗的目标。一般来说，对于前期、辅助期或既往TKI治疗失败后再应用TKI的经验较少。因此，我们假设这些靶向药物的一些非常规的使用方法，即使是合并使用实验性的细胞毒性化疗药物，也是合理的。下面的案例将说明这些潜在的问题。它们是有争议的，因为这些是新型的药物，所以目前尚没有可供参考的治疗标准。下面的讨论试图回答这些有争议的问题，并附录一些参考文献。

## 十、有争议的问题

（1）TKI新辅助疗法在局部晚期甲状腺癌治疗方面发挥着什么作用？

（2）TKI新辅助疗法在转移性甲状腺癌治疗方面作用？（手术治疗可能被替代吗？TKI或化疗在器官保留疗法中的作用是什么？）

（3）辅助治疗的作用？

（4）TKI在特定条件下发挥着什么作用？（比如RT+TKI）

### （一）案例1

男性，56岁，因颈部肿块11 cm，逐渐增大，被证实为甲状腺乳头状癌，合并罕见的甲状腺鳞状细胞癌。一名外科医生认为标准手术会导致复发率显著增加，考虑到其更具侵袭性的改变，他想要实施R0切除术。

局部晚期、"非转移性"DTC患者，应用酪氨酸激酶抑制药或化疗作为甲状腺局部切除术之前的新辅助治疗有用吗？

新辅助治疗可能会潜在地使手术操作更容易，并能为这些新批准的疗法提供有关癌症治疗疗效的信息（比如新辅助治疗常在三阴乳腺癌中应用）。然而，鉴于缺乏一致的证据，标准的指南（比如NCCN）并不推荐两者中的任何一种作为新辅助治疗的方案。目前还没有确定靶向治疗在前期或新辅助治疗中的作用。尽管只有有限的证据用于指导这些特别具有侵袭性的情况（比如，侵袭性鳞状细胞癌组织学情况和肿瘤大小），但是提供更积极的个体化治疗方案的机会不容忽视。

目前标准细胞毒化疗的新辅助治疗应用已被论述和测试，并提供了比靶向治疗更多的证据。在由Ito于2012年报道的系列案例中，有3名患者患甲状腺乳头状癌，并伴有鳞状细胞癌成分，就像这种情况一样，患者每周给予紫杉醇作为诱导治疗的新辅助疗法。部分缓解率为67%，临床有效率（即PR和SD）为100%，三名患者中有2例继续接受了有限的手术治疗[80]。此外，一项1988—2005年的回顾性研究，包括了16名局部晚期甲状腺乳头状癌（PTC）的患者，研究表明44%的患者在手术时肿瘤体积缩小超过50%[35]。余下的患者显示出肿瘤体积减小<50%，其中11名应用长春花碱，2名应用长春花碱+多柔比星，剩下3名患者应用其他化疗方案。肿瘤直径平均为9.67 cm，7名患者为病理诊断原位癌4期（pT4）肿瘤。这些肿瘤在新辅助治疗前很可能是无法手术治疗的。有10名患者和7名患者分别检测出局部和远处转移。

我们可以从1994年Tennvall的未分化癌（ATC）研究证据中推测应用新辅助/诱导化疗的方向，其应该用于更具侵袭性或手术临界性的病例。该研究包括33名经超分割放射、多柔比星20 mg/$m^2$每周治疗的患者，研究发现70%的患者能够接受肿瘤的减积手术，没有因药物毒性作用而无法完成治疗方案的情况[81]。在这种几乎普遍致命的疾病中，这种干预成功地将局部失败率降低到仅为48%，其中因局部治疗失败导致的死亡仅有24%，从而防止了因为窒息或大面积的肿瘤溃疡导致的死亡。尽管无法最终阻止疾病的进展，外放疗和多柔比星的联合治疗确实为减少ATC患者局部失败率作出了贡献。

化疗的联合应用产生明显毒性，但也显示出更多的完全缓解率或部分缓解率，在治疗或新辅助治疗中不应被忽视。比如说，尽管Shimaoka于1985年发表的研究[31]在单药多柔比星与多柔比星+顺铂治疗之间未显示出显著的整体差异，但似有一种显著性的趋势（17% vs. 26%），联合治疗组中包括5名获得CR的患者，而单药治疗组中无CR的患者。此外，Crouzeix在2012年报道的个案病例，1名联合化疗的患者获得了2次CR，而这位患者已经在靶向治疗后的多个基线点上发生了肿瘤的进展[82]。

不论是化疗还是最近批准的TKI——应用于RAI-R DTC的索拉非尼，应用于进展期甲状腺髓样癌的凡德尼布、卡博替尼，均已证明为转移性或局部晚期/不能手术的病例带来获益。尽管化疗是唯一的药物疗法，到目前为止在新辅助治疗中相关数据极少，但没有理由认为未经治疗的局部晚期甲状腺癌与转移性甲状腺癌的生物学行为有什么不同。例如，患者是分化良好的分化型甲状腺癌（滤泡状、乳头状、Hürthle赫特细胞等），可以采用适应证外的新辅助方式给予索拉非尼治疗。然而，目前还没有治疗的终止点或治疗持续时间的指南。同样的，这些靶向治疗提供了完全缓解或部分缓解，仅可潜在地为少数患者带来获得手术的机会。在还有很大肿瘤负荷时，有可能需要尽早加入这些药物，这有助于选择更恶性的克隆，从而减低随后患者治疗过程中的反应（或如肿瘤复发时也是如此）。

总之，正如Besic（2013年）[35]、Ito（2012年）[80]或Tennvall（1994年）[81]等所描述的，患有巨大和/或不能手术的肿瘤的患者可通过辅助化疗方法进行临床降期来获益。尽管应用辅助治疗的更确切的决定性研究很少，尚未对长期疗效进行评估，如果目标只是获得可手术的机会，最终会提供更好和更持久的结果，则可以考虑这种治疗方法。

**（二）案例2**

女性，65岁，患有有限转移的分化型甲状腺癌并喉部侵犯。活检证实BRAF突变，PET扫描显示甲状腺和喉部相邻的气管均具有摄取FDG的活性区，但身体的其他部位均没有。由于近期CT增强成像的使用而不能进行放射性碘扫描，限制了非FDG摄取活性的转移病变的检查。外科医师和肿瘤放疗医师都想探讨在该有限转移患者中以疗效为目的的治疗是否有作用，酪氨酸激酶抑制药或化疗等新辅助治疗是否有作用，或应只给予损伤性较小（比如放射治疗）、以姑息性为目标的治疗吗？

新辅助治疗TKI在为局部转移性DTC提供器官保留治疗中是否有作用？（即，手术可以被替代吗？）

一旦甲状腺癌侵犯腺体包膜累及喉或气管，手术后的局部控制率和生存率明显降低。即使是分化良好的分化型DTC，手术后局部控制失败病例的10年生存率仍只有不可接受的28.1%[83]。本案例是在探讨是否存在证据，可支持前期非转移情况下给予索拉非尼、或BRAF抑制剂或其他靶向药物或化疗，使患者得以从器官保留方法获益，而不用实施喉切除且10年生存不超过三分之一的手术。

喉或气管受累的处理主要是有几种可选择的外科手术治疗，比如气管表面肿瘤削除术、气管或喉袖状切除术、喉全切除术、颈清扫术或姑息性切除术[84]。非手术方案通常包括放射碘治疗，虽然资料数据非常有限，但该治疗方法仍被常规使用，即使效果不佳，尤其是肿瘤体积较大时（该方法能更有效地治疗微小病灶），或外放射治疗；然而，这些方法增加了气道阻塞和并发症的风险，所以它们只是辅助性或姑息性治疗[84]。如果一个很大的病变侵犯喉部，同时伴随甲状腺的巨大病灶，则放射性碘消融治疗是无法获得预期疗效的，当然它对肺部亚厘米级的较小病变可能是有效的。

一种酪氨酸激酶抑制药，比如索拉非尼或乐伐替尼，可能被用于超适应证治疗；然而，靶向治疗的有效性存在变数，目标只是寄希望于有效的稳定病情，那么手术就不应该被推迟。在手术切缘残留的情况下，仍要保持生活质量（即不实施全喉切除术），可以考虑采用与头颈鳞癌切缘残留类似的方法如用诱导靶向治疗或诱导化疗+外放射治疗。该患者潜在的靶向药物选择为威罗菲尼，该药物目前正接受特异性BRAF突变的甲状腺癌的试验，已经被证实可减少BRAF突变转移性PTC患者的31%的肺部病变，Ⅰ期临床试验该类患者获得7.6个月的缓解期[85]。Ⅱ期威罗菲尼试验目前情况尚不可知。其他的多激酶靶向药物作为一种救援治疗加以研究[75]。进行救援治疗后，17名患者中有7名（41%）出现部分缓解，10名（59%）患者病情平稳。作为一线用药时索拉非尼的中位无进展生存期为7.4个月，作为救援治疗时中位无进展生存期为11.4个月。救援治疗包括舒尼替尼（n=4）、帕唑帕尼（n=3）、卡博替尼

（n=4）、乐伐替尼（n=3）、威罗菲尼（n=3）[75]。另一个可能的选择为类似头颈部鳞状细胞癌的治疗方案，比如同时应用西妥昔单抗和外放射治疗，但这在甲状腺癌伴气管侵犯的治疗中还没有被研究过，没有任何证据支持的情况下还不能作为推荐方案。

此外，人们还考虑一种非常规的方法来增加细胞毒化疗药物的敏感性，就是在化疗前给予TSH刺激的预处理。一组14例患有甲状腺低分化癌和无功能性弥漫性肺转移的患者纳入研究，利用重组人TSH激素、或仅简单地降低左甲状腺素水平进行TSH刺激后，每4~6周接受卡铂和表柔比星治疗[33]。总体的完全缓解率和部分缓解率为37%，总有效率为81%（包括病情稳定）以及化疗后血清甲状腺球蛋白下降超过50%。该治疗方案阻止了14例肺转移患者中6例的病情进展。以疗效为目的的这种方案可能用于治疗手术切缘残留的局部有限转移性病灶。尽管多柔比星并非是一种已知的放射增敏化疗药，Kim 1983年的研究显示[86]，放化疗同时使用时局部控制率明显提高。酪氨酸激酶抑制剂同样不是一种已知的放射增敏药物，一些特定的抑制剂已经在临床前研究中表现出了它们的放射增敏作用（如极光激酶抑制剂）。

小结，关于靶向药物、化疗药物、放射增敏剂联合应用，以器官保留的非手术治疗为目的，治疗局部转移性疾病的方法的证据非常有限。Santini 在2002年表示，人们可考虑通过TSH刺激来产生较高的化疗有效率；或同时应用多柔比星联合外放射，来提高新辅助化疗有效性从而鼓励器官保留的治疗方法；或者在切缘有残留的情况下器官保留不是一种治愈性的治疗选择。

### （三）案例3

女性，32岁，既往有嗜铬细胞瘤、黏膜神经瘤病史，颈部发现一个迅速增大的肿块。病理结果显示为分化好的MTC，分期为局部病变。分子检测表明RET易位。该患者诊断为多发性内分泌肿瘤2A（MAN 2A）型。计划进行全甲状腺切除术，术者想了解新批准的凡德尼布或卡博替尼是否有任何辅助治疗作用。

TKI在新辅助治疗、术后辅助治疗方面是否有意义？

甲状腺髓样癌（MTC）属于一种慢性进展的神经内分泌肿瘤，但的确是一种更具侵袭性的甲状腺癌。它有一种倾向，会迅速扩散到局部区域的淋巴结，使早期根治性手术变得尤为困难。甲状腺全切除术和淋巴结清扫术将使得40%的病例获得生化缓解和临床治愈[25]。MTC来自甲状腺滤泡旁的C细胞，代表一种神经内分泌细胞的变体，它可产生降钙素而不会摄碘。因此，标准的放射性碘治疗不像用于DTC那样有效，但仍有细胞毒性，并可通过一种"旁路效应"达到最小的细胞毒作用。

目前，凡德尼布和卡博替尼均经FDA批准用于治疗转移性甲状腺髓样癌，尚未批准应用于转移之前或辅助治疗，也没有批准其作为另外一种酪氨酸激酶抑制药用于其他类型的甲状腺癌。事实上，仅当转移病灶直径>1~2 cm，或转移病灶每年增长超过20%，或伴有与多发转移灶相关症状而又不能参加临床试验的患者，推荐使用凡德尼布和卡博替尼。利用基于氮烯唑胺方案的细胞毒化疗药物，比如环磷酰胺/长春新碱/氮烯唑胺，对于无法耐受TKI或多种TKI治疗失败的患者来说是可选的替代方案，可将氮烯唑胺与其他药物——包括长春新碱、5-氟尿嘧啶、环磷酰胺、链脲佐菌素或多柔比星联合使用。然而，没有一个治疗方案要显著优于其他方案；所有的方案仅获得10%~20%的部分缓解率，更重要的是，所有方案仅能在转移性疾病条件下使用。

　　凡德尼布和卡博替尼可能为MTC的极具侵袭性病例——比如存在手术切缘阳性和（或）淋巴管浸润——提供有用的适应证外使用的辅助治疗。这些靶向药物对于进展期的病例，特别是带有预示控制不佳特点的病例具有优势。附加的针对MTC的治疗方式，还未能进入辅助治疗。还没有发现生长抑素抑制药作为单药治疗[87-88]或联合干扰素α2b是有效的[89]。一般来说，生长抑素抑制药，比如奥曲肽，对MTC仅有有限的疗效[90-91]。然而，长效聚乙二醇化奥曲肽联合化疗的测试尚未产生结果[92]。

　　如果可以重建肿瘤的碘受体机制，则放射性碘抵抗的分化型甲状腺癌的辅助治疗可能会得到改善，但MTC不会。因此，可提高放射碘治疗（通常是在辅助治疗中进行，以排除体内残留的甲状腺组织或甲状腺癌细胞）的有效性。首个再分化的药物就是异维A酸（一种维生素A酸），它可在38%的患者中产生再分化。第二个再分化尝试的药物是罗格列酮（过氧化物酶体增殖因子激活剂），该药已在美国下市。吡格列酮（另一种过氧化物酶增殖因子激活剂）的结果就没那么有前途了。接下来的案例会对当前再分化方案进行进一步的探讨。

### （四）案例4

　　男性，70岁，经甲状腺和胸骨活检被诊断为分化型甲状腺乳头状癌。甲状腺超声显示了相关区域淋巴结转移。放射性碘扫描和PET扫描没有发现其他部位的远处转移。他要接受全甲状腺切除术以及随后的放射碘消融术以清除残留的甲状腺组织，并在胸骨病变处行外放射治疗。术者想知道利用索拉非尼联合RAI辅助治疗是否有作用。

　　在伴有局部转移灶的有限转移性疾病中，以疗效为目标的处理的过程中，TKI的作用是什么（比如说，确保病情缓解时TKI发挥的作用——它可以用作除了RT+化疗外的补充治疗吗？或者作为一种巩固/维持治疗）？

　　当甲状腺癌处于晚期，或即使有低级别转移（指较小的肿瘤体积），用积极疗法治疗患者——包括立体定向放疗——设法获得治愈往往是可能的。技术上，该患者为Ⅳ期转移性疾病，但鉴于转移性疾病的低负荷，他也有治愈的机会。根据美国甲状腺协会制定的指南推荐，如果有颈部以外的转移灶如病理性骨折、神经骨骼或节段性损伤、疼痛、放射性碘或FDG高代谢区域，则应用外放射治疗[93]。此外，当试图降期减小肿瘤体积、或达到持久缓解或治愈为目的时，可用比指南推荐更为积极的方式治疗颈部以外的转移灶。

在这个期间将会出现一个潜在的TKI治疗时代的常见问题：我们还能做些什么来确保疗效？是否有数据支持，一旦获得病情缓解，在明确的治疗要求下与立体定向放疗联合，辅助性地治疗形态学侵袭性或局部晚期分化型甲状腺癌，或者仅作为一种巩固治疗来给予TKI？

TKI是目前批准用于治疗转移性疾病的药物，在这种情况下当然可以考虑。鉴于治疗目标是有效性，基于其他实验中的临床数据，对新的突变克隆的选择存在理论上的考虑，但也只有极为有限的数据，可指导临床作出关于目前条件下TKI治疗晚期甲状腺癌的决策。近期的证据表明，达到缓解的可能性取决于原发肿瘤的大小、侵犯的范围、受累淋巴结数量和大小[94-95]。因此，人们可以讨论TKI作为维持治疗的潜在用途；然而，鉴于大多数DTC的惰性性质，需要做很多研究工作来区分哪种类型的甲状腺癌能满足TKI维持治疗所需的条件。

如前所述，甲状腺癌分期取决于组织学，因为甲状腺未分化癌都自动列为临床Ⅳ期[96]。这是一种非常罕见的分类方法，不能应用于其他癌症，只对甲状腺癌有意义，因为可以从它的组织学来预测其行为，基于突变驱动基因的分析，我们也开始了解它的行为[74]。

如果获得了病情缓解，甲状腺癌死亡是非常罕见的，研究已经表明，几乎所有的死亡最终都发生在无法获得缓解的病例组里[94,96]。在两项研究中，随访期分别为7年和10年，病情缓解患者出现疾病特异性死亡率为0%，未达到病情缓解的患者疾病特异性死亡率分别为6%和8%[94-95]。从逻辑上说，随着随访时间增加，死亡率会继续上升。大多数病情缓解的患者病情不会复发，中位随访时间5~10年后复发率只有1%~4%[94-95]。因此，即使是形态学/组织学上有侵袭性表现的高危患者，如果他们能够较早达到早期缓解，也可表现出良好预后。对于病情得到缓解、然后重新归类为低复发风险的患者，他们需要较少次数的甲状腺球蛋白检测、影像学复查、和更低强度的TSH抑制治疗，所以也会有更好的心理获益。左甲状腺素的超生理剂量，使患者在轻度甲状腺机能亢进状态下，有患心房颤动、骨质疏松症、及焦虑和疲劳的心理后果的风险。

提供多方面的初始积极治疗的另一个原因是，如果不能获得初始的缓解，将潜在地使患者接受更多的附加治疗，以便进一步控制疾病的发展（比如说，更多的RAI、手术、外放射治疗）。RAI治疗引起的早发性和迟发性并发症（比如唾液腺损伤、龋齿、鼻泪管阻塞、生育能力减弱）的风险与RAI累积剂量存在相关性[97]。

此外，在RAI给药累积量和随后发生的继发性恶性肿瘤之间，观察到了一种剂量依赖关系，尤其是在年轻的患者群体中[98-99]。所有这些风险与症状，构成了患者生活质量的重大问题。重复低碘饮食的不便、相关的辐射安全预防措施、以及不上班的天数，都是患者必须考虑的因素。再次手术会带来与麻醉相关的风险，神经损伤（声音嘶哑、少见病例需永久性气管切开、眼睑下垂、肩部肌肉失控、颈部感觉缺失），颈部瘢痕增多（造成不适感和吞咽困难），以及甲状旁腺损伤（引起低钙血症，需要永久补充维生素D和钙，以及频繁的血液检测）。因此，避免进一步的附加治疗对患者是有益的。

遗憾的是，附加的治疗通常疗效较低，尤其是伴有持续的结构性异常的患者[100]。此外，可为有持续生化异常指标的患者给予RAI，尽管重复RAI治疗的效果通常要差于初始RAI治疗（尤其是对于有持续结构性异常的患者），但它可使一些持续性生化异常指标的患者得到缓解[101]。因此，作为杀灭肿瘤策略的RAI高初始剂量设计，会导致更高的缓解率和治愈率[95]。

就诊断而言，组织学定性/生化改变/突变状态等指标，有助于指导临床给予更积极的或前沿的疗法。例如，除了分期以外，甲状腺特异性的BRAFV600E突变已被证明会增加复发率，但这还没有被转化为临床应用。从实验上，人们可以考虑为这些患者给予威罗菲尼，从而提前达到缓解状态。

从治疗方面，提高高危患者初始RAI治疗强度的干预，应能获得更高的缓解率，并消除进一步治疗的必要性，因此这样对患者有明显的好处。如前所述，Ho在2012年的初步研究中，大多数患者有多量转移病灶，其中一些患者在基线评价时表现为RAI难治性，一些患者在基线评价时表现为RAI有部分亲和力[26]。重要的是，司美替尼预处理不仅恢复了先前难治性病灶的RAI摄取，还使多数只有部分亲和力的病灶增加了RAI摄取（与基线值相比通常超过100%；可持续观察到在这种病变中，最大SUV值增加了3~7倍）。该试验数据不仅支持了临床前假设——抑制MAPK通路可将RAI难治性病变转化为RAI可摄取肿瘤，还表明了可通过司美替尼显著增加先前碘只有部分敏感病变的碘摄取[26]。这一观察将司美替尼用途拓宽到潜在的临床应用于RAI难治性甲状腺癌，使DTC患者的RAI敏感性初始化的前期辅助治疗（译者注：2018年公布的后续多中心Ⅲ期临床研究结果否定了司美替尼可增加RAI摄取的结论）。司美替尼的不良反应被认为是可容忍、可预测、可管理和可逆的（主要是皮疹和乏力）。RAI 100 mCi单一剂量的继发性恶性肿瘤的长期风险是极为罕见的，因为这种风险是随着累积剂量的增加而增加的。

同样的理论适用于将TKI作为巩固性治疗药物（比如索拉非尼）。然而，人们总要对一个可能没有循证医学证据的方法作出临床决定。如果存在侵袭性局部晚期及转移特征，或因为基因突变可能需要选择性治疗，对患者来说则有必要接受附加治疗。另一种普遍接受的方法是，在给予明确的靶向治疗前（Santini，2002年）[33]，让患者服用重组TSH来刺激甲状腺癌细胞，正如先前的例1所述。

## 十一、甲状腺癌靶向治疗的生活质量

乏力是酪氨酸激酶抑制药带来最难受的症状，是所有接受治疗者都有的相关感受[102]。始见于伊马替尼[103]，之后所有的TKI均有报道。认知损害（即记忆/注意力障碍）也有报道，比如在转移性肾癌和胃肠道间质瘤的治疗中使用了舒尼替尼或索拉非尼[104]。更严重的损害与较长的使用周期和VEGF的活性有关[104]。腹泻和手足综合征在大多数的TKI治疗中非常常见。有卡博替尼出血和胃肠穿孔的报道[52]。凡德尼布还报道过QTc延长和伪膜性肠炎[50]。

特别是当患者靶向治疗时间延长后，进一步的生活质量评判就是必须的。患者通常对"个体化治疗"的意义抱有错误的理解[105]。

## 十二、结论

本章回顾了甲状腺癌的非手术治疗，通过案例着重探讨靶向治疗，及其传统的细胞毒化疗药物治疗甲状腺癌的潜在应用。存在争议的真实临床困境，被认为是激发临床创造力的一种方法，能够为甲状腺癌患者寻找一些非手术治疗的机会。本章主要讨论分化型甲状腺癌最常见的类型（比如乳头状和滤泡状），特别是碘治疗抵抗的情形。本章还涉及了MTC的问题，尽管那是比较次要的。

## 参考文献

[1] Nikiforov YE, Nikiforova MN. Molecular genetics and diagnosis of thyroid cancer[J]. Nat Rev Endocrinol, 2011, 7(10): 569-580.

[2] Nixon IJ, Whitcher MM, Palmer FL, et al. The impact of distant metastases at presentation on prognosis in patients with differentiated carcinoma of the thyroid gland[J]. Thyroid, 2012, 22(9): 884-889.

[3] Durante C, Haddy N, Baudin E, et al. Long-term outcome of 444 patients with distant metastases from papillary and follicular thyroid carcinoma: benefits and limits of radioiodine therapy[J]. J Clin Endocrinol Metab, 2006, 91(8): 2892-2899.

[4] Capdevila J, Argiles G, Rodriguez-Frexinos V, Nunez I, Tabernero J. New approaches in the management of radioiodine-refractory thyroid cancer: the molecular targeted therapy era[J]. Discov Med, 2010, 9(45): 153-162.

[5] Eustatia-Rutten CF, Corssmit EP, Biermasz NR, Pereira AM, Romijn JA, Smit JW. Survival and death causes in differentiated thyroid carcinoma[J]. J Clin Endocrinol Metab, 2006,

91(1): 313-319.

[6]　Papaleontiou M, Haymart MR. New insights in risk stratification of differentiated thyroid cancer[J]. Curr Opin Oncol, 2014, 26(1): 1-7.

[7]　Shaha AR, Shah JP, Loree TR. Risk group stratification and prognostic factors in papillary carcinoma of thyroid[J]. Ann Surg Oncol, 1996, 3(6): 534-538.

[8]　Brierley JD, Panzarella T, Tsang RW, Gospodarowicz MK, O'Sullivan B. A comparison of different staging systems predictability of patient outcome. Thyroid carcinoma as an example[J]. Cancer, 1997, 79(12): 2414-2423.

[9]　Sherman SI, Brierley JD, Sperling M, et al. Prospective multicenter study of thyroiscarcinoma treatment: initial analysis of staging and outcome. National Thyroid Cancer Treatment Cooperative Study Registry Group[J]. Cancer, 1998, 83(5): 1012-1021.

[10]　Brose MS, Smit J, Capdevila J, et al. Regional approaches to the management of patients with advanced, radioactive iodine-refractory differentiated thyroid carcinoma[J]. Expert Rev Anticancer Ther, 2012, 12(9): 1137-1147.

[11]　Hay ID, Grant CS, Taylor WF, McConahey WM. Ipsilateral lobectomy versus bilateral lobar resection in papillary thyroid carcinoma: a retrospective analysis of surgical outcome using a novel prognostic scoring system[J]. Surgery, 1987, 102(6): 1088-1095.

[12]　Hay ID, Bergstralh EJ, Goellner JR, Ebersold JR, Grant CS. Predicting outcome in papillary thyroid carcinoma: development of a reliable prognostic scoring system in a cohort of 1779 patients surgically treated at one institution during 1940 through 1989[J]. Surgery, 1993, 114(6): 1050-1057; Discussion 1057-1058.

[13]　Byar DP, Green SB, Dor P, et al. A prognostic index for thyroid carcinoma. A study of the E.O.R.T.C. Thyroid Cancer Cooperative Group. Eur J Cancer, 1979, 15(8): 1033-1041.

[14]　Dean DS, Hay ID. Prognostic indicators in differentiated thyroid carcinoma[J]. Cancer Control, 2000, 7(3): 229-239.

[15]　Verburg FA, Mader U, Kruitwagen CL, Luster M, Reiners C. A comparison of prognostic classification systems for differentiated thyroid carcinoma[J]. Clin Endocrinol (Oxf), 2010, 72(6): 830-838.

[16]　Chen AY, Jemal A, Ward EM. Increasing incidence of differentiated thyroid cancer in the United States, 1988-2005[J]. Cancer, 2009, 115(16): 3801-3807.

[17]　Vas Nunes JH, Clark JR, Gao K, et al. Prognostic implications of lymph node yield and lymph node ratio in papillary thyroid carcinoma[J]. Thyroid, 2013, 23(7): 811-816.

[18]　Pujol P, Daures JP, Nsakala N, Baldet L, Bringer J, Jaffiol C. Degree of thyrotropin suppression as a prognostic determinant in differentiated thyroid cancer[J]. J Clin Endocrinol Metab, 1996, 81(12): 4318-4323.

[19]　McLeod DS. Thyrotropin in the development and management of differentiated thyroid cancer[J]. Endocrinol Metab Clin North Am, 2014, 43(2): 367-383.

[20]　Fiore E, Vitti P. Serum TSH and risk of papillary thyroid cancer in nodular thyroid disease[J]. J Clin Endocrinol Metab, 2012, 97(4): 1134-1145.

[21]　Haymart MR, Glinberg SL, Liu J, Sippel RS, Jaume JC, Chen H. Higher serum TSH in thyroid cancer patients occurs independent of age and correlates with extrathyroidal extension[J]. Clin Endocrinol (Oxf), 2009, 71(3): 434-439.

[22] Prescott JD, Sadow PM, Hodin RA, et al. BRAF V600E status adds incremental value to current risk classification systems in predicting papillary thyroid carcinoma recurrence. Surgery, 2012, 152(6): 984-990.

[23] Rusinek D, Szpak-Ulczok S, Jarzab B. Gene expression profile of human thyroid cancer in relation to its mutational status[J]. J Mol Endocrinol, 2011, 47(3): R91-103.

[24] Schlumberger M, Brose M, Elisei R, et al. Definition and management of radioactive iodine-refractory differentiated thyroid cancer[J]. Lancet Diabetes Endocrinol, 2014, 2(5): 356-358.

[25] Maxwell JE, Sherman SK, O'Dorisio TM, Howe JR. Medical management of metastatic medullary thyroid cancer[J]. Cancer, 2014, 120: 3287-3301.

[26] Ho AL, Grewal RK, Leboeuf R, et al. Selumetinib-enhanced radioiodine uptake in advanced thyroid cancer[J]. N Engl J Med, 2013, 368(7): 623-632.

[27] Gottlieb JA, Hill Jr CS, Ibanez ML, Clark RL. Chemotherapy of thyroid cancer. An evaluation of experience with 37 patients[J]. Cancer, 1972, 30(3): 848-853.

[28] Gottlieb JA, Hill Jr CS. Chemotherapy of thyroid cancer with adriamycin. Experience with 30 patients[J]. N Engl J Med, 1974, 290(4): 193-197.

[29] Matuszczyk A, Petersenn S, Bockisch A, et al. Chemotherapy with doxorubicin in progressive medullary and thyroid carcinoma of the follicular epithelium[J/OL]. Horm Metab Res, 2008, 40(3): 210-213. doi: 10.1 055/s-2008-1046781.

[30] Williams SD, Birch R, Einhorn LH. Phase II evaluation of doxorubicin plus cisplatin in advanced thyroid cancer: a Southeastern Cancer Study Group Trial[J]. Cancer Treat Rep, 1986, 70(3): 405-407.

[31] Shimaoka K, Schoenfeld DA, DeWys WD, Creech RH, DeConti R. A randomized trial of doxorubicin versus doxorubicin plus cisplatin in patients with advanced thyroid carcinoma[J]. Cancer, 1985, 56(9): 2155-2160.

[32] Matuszczyk A, Petersenn S, Voigt W, et al. Chemotherapy with paclitaxel and gemcitabine in progressive medullary and thyroid carcinoma of the follicular epithelium[J/OL]. Horm Metab Res, 2010, 42(1): 61-64. doi: 10.1055/s-0029-1238294. Epub 1232009 Sep 1238294.

[33] Santini F, Bottici V, Elisei R, et al. Cytotoxic effects of carboplatinum and epirubicin in the setting of an elevated serum thyrotropin for advanced poorly differentiated thyroid cancer[J]. J Clin Endocrinol Metab, 2002, 87(9): 4160-4165.

[34] Besic N, Auersperg M, Gazic B, Dremelj M, Zagar I. Neoadjuvant chemotherapy in 29 patients with locally advanced follicular or Hurthle cell thyroid carcinoma: aphase 2 study[J/OL]. Thyroid, 2012, 22(2): 131-137. doi: 10.1089/thy.2011.0243. Epub 2011 Dec 1016.

[35] Besic N, Auersperg M, Dremelj M, Vidergar-Kralj B, Gazic B. Neoadjuvant chemotherapy in 16 patients with locally advanced papillary thyroid carcinoma[J]. Thyroid, 2013, 23(2): 178-184. doi: 10.1089/ thy.2012.0194.

[36] Carlomagno F, Santoro M. Thyroid cancer in 2010: a roadmap for targeted therapies. Nat Rev Endocrinol, 2011, 7(2): 65-67.

[37] Xing M. Molecular pathogenesis and mechanisms of thyroid cancer[J]. Nat Rev Cancer, 2013, 13(3): 184-199.

[38] Pratilas CA, Taylor BS, Ye Q, et al. (V600E)BRAF is associated with disabled feedback inhibition of RAF-MEK signaling and elevated transcriptional output of the pathway[J]. Proc

Natl Acad Sci USA, 2009, 106(11): 4519-4524.

[39] Kimura ET, Nikiforova MN, Zhu Z, Knauf JA, Nikiforov YE, Fagin JA. High prevalence of BRAF mutations in thyroid cancer: genetic evidence for constitutive activation of the RET/PTC-RAS-BRAF signaling pathway in papillary thyroid carcinoma[J]. Cancer Res, 2003, 63(7): 1454-1457.

[40] Soares P, Maximo V, Sobrinho-Simoes M. Molecular pathology of papillary, follicular and Hurthle cell carcinomas of the thyroid[J]. Arkh Patol, 2003, 65(2): 45-47.

[41] Nikiforova MN, Kimura ET, Gandhi M, et al. BRAF mutations in thyroid tumors are restricted to papillary carcinomas and anaplastic or poorly differentiated carcinomas arising from papillary carcinomas[J]. J Clin Endocrinol Metab, 2003, 88(11): 5399-5404.

[42] Ricarte-Filho JC, Ryder M, Chitale DA, et al. Mutational profile of advanced primary and metastatic radioactive iodine-refractory thyroid cancers reveals distinct pathogenetic roles for BRAF, PIK3CA, and AKT1[J]. Cancer Res, 2009, 69(11): 4885-4893.

[43] Franco AT, Malaguarnera R, Refetoff S, et al. Thyrotropin receptor signaling dependence of Braf- induced thyroid tumor initiation in mice[J]. Proc Natl Acad Sci USA, 2011, 108(4): 1615-1620.

[44] Durante C, Puxeddu E, Ferretti E, et al. BRAF mutations in papillary thyroid carcinomas inhibit genes involved in iodine metabolism[J]. J Clin Endocrinol Metab, 2007, 92(7): 2840-2843.

[45] Espadinha C, Santos JR, Sobrinho LG, Bugalho MJ. Expression of iodine metabolism genes in human thyroid tissues: evidence for age and BRAFV600E mutation dependency[J]. Clin Endocrinol (Oxf), 2009, 70(4): 629-635.

[46] Romei C, Ciampi R, Faviana P, et al. BRAFV600E mutation, but not RET/PTC rearrangements, is correlated with a lower expression of both thyroperoxidase and sodium iodide symporter genes in papillary thyroid cancer[J]. Endocr Relat Cancer, 2008, 15(2): 511-520.

[47] Chakravarty D, Santos E, Ryder M, et al. Small- molecule MAPK inhibitors restore radioiodine incorporation in mouse thyroid cancers with conditional BRAF activation[J]. J Clin Invest, 2011, 121(12): 4700-4711.

[48] Knauf JA, Ouyang B, Croyle M, Kimura E, Fagin JA. Acute expression of RET/PTC induces isozyme- specific activation and subsequent downregulation of PKCepsilon in PCCL3 thyroid cells[J]. Oncogene, 2003, 22(44): 6830-6838.

[49] De Vita G, Bauer L, da Costa VM, et al. Dose- dependent inhibition of thyroid differentiation by RAS oncogenes[J]. Mol Endocrinol, 2005, 19(1): 76-89.

[50] Karras S, Anagnostis P, Krassas GE. Vandetanib for the treatment of thyroid cancer: an update. Expert Opin Drug Metab Toxicol, 2014, 10(3): 469-481.

[51] Wells Jr SA, Robinson BG, Gagel RF, et al. Vandetanib in patients with locally advanced or metastatic medullary thyroid cancer: a randomized, double-blind phase III trial[J]. J Clin Oncol, 2012, 30(2): 134-141.

[52] Colombo JR, Wein RO. Cabozantinib for progressive metastatic medullary thyroid cancer: a review[J]. Ther Clin Risk Manag, 2014, 10: 395-404.

[53] Karras S, Pontikides N, Krassas GE. Pharmacokinetic evaluation of cabozantinib for the treatment of thyroid cancer[J]. Expert Opin Drug Metab Toxicol, 2013, 9(4): 507-515.

[54] Kurzrock R, Sherman SI, Ball DW, et al. Activity of XL184 (Cabozantinib), an oral tyrosine kinase inhibitor, in patients with medullary thyroid cancer[J]. J Clin Oncol, 2011, 29(19): 2660-2666.

[55] Elisei R, Schlumberger MJ, Muller SP, et al. Cabozantinib in progressive medullary thyroid can- cer[J]. J Clin Oncol, 2013, 31(29): 3639-3646.

[56] UpToDate. Vandetanib Patient Information 2014[DB/OL]. Available at: http://eresources. library.mssm.edu:2226/contents/vandetanib-drug-information?source=search_result&search =vandetanib&selectedTitle=1%7E21#F12746025. Accessed September 30th, 2014, 2014.

[57] Brose MS, Nutting CM, Jarzab B, et al. Sorafenib in radioactive iodine-refractory, locally advanced or metastatic differentiated thyroid cancer: a ran- domised, double-blind, phase 3 trial[J]. Lancet, 2014, 384(9940): 319-328.

[58] Grande E, Diez JJ, Zafon C, Capdevila J. Thyroid cancer: molecular aspects and new therapeutic strategies[J]. J Thyroid Res. 2012; 2012: 847108.

[59] Stjepanovic N, Capdevila J. Multikinase inhibitors in the treatment of thyroid cancer: specific role of lenvatinib[J]. Biologics, 2014, 8: 129-139.

[60] Schlumberger M. A phase 3, multicenter, double- blind, placebo-controlled trial of lenvatinib (E7080) in patients with 131I-refractory differentiated thyroid cancer (SELECT) [R]. Paper presented at: 2014 ASCO Annual Meeting 2013; Chicago, IL

[61] Kloos RT, Ringel MD, Knopp MV, et al. Phase II trial of sorafenib in metastatic thyroid cancer[J]. J Clin Oncol, 2009, 27(10): 1675-1684.

[62] Lam ET, Ringel MD, Kloos RT, et al. Phase II clinical trial of sorafenib in metastatic medullary thyroid cancer[J]. J Clin Oncol, 2010, 28(14): 2323-2330.

[63] Leboulleux S, Bastholt L, Krause T, et al. Vandetanib in locally advanced or metastatic differentiated thyroid cancer: a randomised, double-blind, phase 2 trial[J]. Lancet Oncol, 2012, 13(9): 897-905.

[64] Anderson RT, Linnehan JE, Tongbram V, Keating K, Wirth LJ. Clinical, safety, and economic evidence in radioactive iodine-refractory differentiated thyroid cancer: a systematic literature review[J]. Thyroid, 2013, 23(4): 392-407.

[65] Cohen EE, Rosen LS, Vokes EE, et al. Axitinib is an active treatment for all histologic subtypes of advanced thyroid cancer: results from a phase II study[J]. J Clin Oncol, 2008, 26(29): 4708-4713.

[66] Nixon IJ, Shaha AR, Tuttle MR. Targeted therapy in thyroid cancer[J]. Curr Opin Otolaryngol Head Neck Surg, 2013, 21(2): 130-134.

[67] Haraldsdottir S, Shah MH. An update on clinical trials of targeted therapies in thyroid cancer[J]. Curr Opin Oncol, 2014, 26(1): 36-44.

[68] Antonelli A, Fallahi P, Ferrari SM, et al. New targeted therapies for thyroid cancer[J]. Curr Genomics, 2011, 12(8): 626-631.

[69] Carr LL, Mankoff DA, Goulart BH, et al. Phase II study of daily sunitinib in FDG-PET-positive, iodine-refractory differentiated thyroid cancer and metastatic medullary carcinoma of the thyroid with functional imaging correlation[J]. Clin Cancer Res, 2010, 16(21): 5260-5268.

[70] Bible KC, Suman VJ, Molina JR, et al. Efficacy of pazopanib in progressive, radioiodine- refractory, metastatic differentiated thyroid cancers: results of a phase 2 consortium study[J].

Lancet Oncol, 2010, 11(10): 962-972.

[71] Schlumberger MJ, Elisei R, Bastholt L, et al. Phase II study of safety and efficacy of motesanib in patients with progressive or symptomatic, advanced or metastatic medullary thyroid cancer[J]. J Clin Oncol, 2009, 27(23): 3794-3801.

[72] Sherman EJ Ho A, Fury MG, et al.. A phase II study of temsirolimus/sorafenib in patients with radioactive iodine (RAI)-refractory thyroid carcinoma[J]. J Clin Oncol, 2012, 23(abstract Suppl: A5514).

[73] McFarland DC, Misiukiewicz KJ. Sorafenib in radioactive iodine-refractory well-differentiated metastatic thyroid cancer[J]. OncoTargets Ther, 2014, 7: 1291-1299.

[74] Gild ML, Bullock M, Robinson BG, Clifton-Bligh R. Multikinase inhibitors: a new option for the treatment of thyroid cancer[J]. Nat Rev Endocrinol, 2011, 7(10): 617-624.

[75] Dadu R, Devine C, Hernandez M, et al. Role of salvage targeted therapy in differentiated thyroid cancer patients who failed first-line sorafenib[J]. J Clin Endocrinol Metab, 2014, 99(6): 2086-2094.

[76] Hayes DN, Lucas AS, Tanvetyanon T, et al. Phase II efficacy and pharmacogenomic study of Selumetinib (AZD6244; ARRY-142886) in iodine-131 refractory papillary thyroid carcinoma with or without follicular elements[J]. Clin Cancer Res, 2012, 18(7): 2056-2065.

[77] Wang S, Chen L. Immunobiology of cancer therapies targeting CD137 and B7-H1/PD-1 cosignal pathways[J]. Curr Top Microbiol Immunol, 2011, 344: 245-267.

[78] Saverino D, Brizzolara R, Simone R, et al. Soluble CTLA-4 in autoimmune thyroid diseases: relationship with clinical status and possible role in the immune response dysregulation[J]. Clin Immunol, 2007, 123(2): 190-198.

[79] Lu J, Lee-Gabel L, Nadeau MC, Ferencz TM, Soefje SA. Clinical evaluation of compounds targeting PD-1/PD-L1 pathway for cancer immunotherapy[J]. J Oncol Pharm Prac, 2014: 1-17.

[80] Ito Y, Higashiyama T, Hirokawa M, et al. Clinical trial of weekly paclitaxel chemotherapy for papillary thyroid carcinoma with squamous cell carcinoma component[J]. Endocr J, 2012, 59(9): 839-844.

[81] Tennvall J, Lundell G, Hallquist A, Wahlberg P, Wallin G, Tibblin S. Combined doxorubicin, hyperfractionated radiotherapy, and surgery in anaplastic thyroid carcinoma. Report on two protocols The Swedish Anaplastic Thyroid Cancer Group[J]. Cancer, 1994, 74(4): 1348-1354.

[82] Crouzeix G, Michels JJ, Sevin E, et al. Unusual short-term complete response to two regimens of cytotoxic chemotherapy in a patient with poorly differentiated thyroid carcinoma[J]. J Clin Endocrinol Metab, 2012, 97(9): 3046-3050.

[83] McCarthy RP, Wang M, Jones TD, Strate RW, Cheng L. Molecular evidence for the same clonal origin of multifocal papillary thyroid carcinomas[J]. Clin Cancer Res, 2006, 12(8): 2414-2418.

[84] Honings J, Stephen AE, Marres HA, Gaissert HA. The management of thyroid carcinoma invading the larynx or trachea[J]. Laryngoscope, 2010, 120(4): 682-689.

[85] Kim KB, Cabanillas ME, Lazar AJ, et al. Clinical responses to vemurafenib in patients with metastatic papillary thyroid cancer harboring BRAF(V600E) mutation[J]. Thyroid, 2013, 23(10): 1277-1283.

[86] Kim JH, Leeper RD. Combination adriamycin and radiation therapy for locally advanced carcinoma of the thyroid gland[J]. Int J Radiat Oncol Biol Phys, 1983, 9(4): 565-567.

[87] Mahler C, Verhelst J, de Longueville M, Harris A. Long-term treatment of metastatic medullary thyroid carcinoma with the somatostatin analogue octreotide[J]. Clin Endocrinol (Oxf), 1990, 33(2): 261-269.

[88] Modigliani E, Cohen R, Joannidis S, et al. Results of long-term continuous subcutaneous octreotide administration in 14 patients with medullary thyroid carcinoma[J]. Clin Endocrinol (Oxf), 1992, 36(2): 183-186.

[89] Janson ET, Oberg K. Long-term management of the carcinoid syndrome. Treatment with octreotide alone and in combination with alpha-interferon[J]. Acta Oncol, 1993, 32(2): 225-229.

[90] Skoura E. Depicting medullary thyroid cancer recurrence: the past and the future of nuclear medicine imaging[J]. Int J Endocrinol Metab, 2013, 11(4), e8156.

[91] Rufini V, Castaldi P, Treglia G, et al. Nuclear medi- cine procedures in the diagnosis and therapy of medullary thyroid carcinoma[J]. Biomed Pharmacother, 2008, 62(3): 139-146.

[92] Vainas I, Koussis C, Pazaitou-Panayiotou K, et al. Somatostatin receptor expression in vivo and response to somatostatin analog therapy with or without other antineoplastic treatments in advanced medullary thyroid carcinoma[J]. J Exp Clin Cancer Res, 2004, 23(4): 549-559.

[93] American Thyroid Association Surgery Working Group, American Association of Endocrine Surgeons, American Academy of Otolaryngology- Head and Neck Surgery, et al. Consensus statement on the terminology and classification of central neck dissection for thyroid cancer[J]. Thyroid, 2009, 19(11): 1153-1158.

[94] Tuttle RM, Tala H, Shah J, et al. Estimating risk of recurrence in differentiated thyroid cancer after total thyroidectomy and radioactive iodine remnant ablation: using response to therapy variables to modify the initial risk estimates predicted by the new American Thyroid Association staging system[J]. Thyroid, 2010, 20(12): 1341-1349.

[95] Vaisman F, Momesso D, Bulzico DA, et al. Spontaneous remission in thyroid cancer patients after biochemical incomplete response to initial therapy[J]. Clin Endocrinol (Oxf), 2012, 77(1): 132-138.

[96] American Thyroid Association Guidelines Taskforce on Thyroid Nodules and Differentiated Thyroid Cancer, Cooper DS, et al. Revised American Thyroid Association management guidelines for patients with thyroid nodules and differentiated thyroid cancer[J]. Thyroid, 2009, 19(11): 1167-1214.

[97] Cooper DK, Novitzky D, Wicomb WN, Basker M, Rosendale JD, Myron KH. A review of studies relating to thyroid hormone therapy in brain-dead organ donors[J]. Front Biosci, 2009, 14: 3750-3770.

[98] Rubino C, de Vathaire F, Dottorini ME, et al. Second primary malignancies in thyroid cancer patients[J]. Br J Cancer, 2003, 89(9): 1638-1644.

[99] Sawka AM, Thabane L, Parlea L, et al. Second primary malignancy risk after radioactive iodine treatment for thyroid cancer: a systematic review and meta-analysis[J]. Thyroid, 2009, 19(5): 451-457.

[100] Vaisman F, Tala H, Grewal R, Tuttle RM. In differentiated thyroid cancer, an incomplete structural response to therapy is associated with significantly worse clinical outcomes than only

an incomplete thyroglobulin response[J]. Thyroid, 2011, 21(12): 1317-1322.

[101] Pryma DA, Mandel SJ. Radioiodine therapy for thyroid cancer in the era of risk stratification and alternative targeted therapies[J]. J Nucl Med, 2014, 55(9): 1485-1491.

[102] Efficace F, Cocks K, Breccia M, et al. Time for a new era in the evaluation of targeted therapies for patients with chronic myeloid leukemia: inclusion of quality of life and other patient-reported outcomes[J]. Crit Rev Oncol Hematol, 2012, 81(2): 123-135.

[103] Efficace F, Baccarani M, Rosti G, et al. Investigating factors associated with adherence behaviour in patients with chronic myeloid leukemia: an observational patient-centered outcome study[J]. Br J Cancer, 2012, 107(6): 904-909.

[104] Mulder SF, Bertens D, Desar IM, et al. Impairment of cognitive functioning during Sunitinib or Sorafenib treatment in cancer patients: a cross sectional study[J]. BMC Cancer. 2014, 14: 219.

[105] Gray SW, Hicks-Courant K, Lathan CS, Garraway L, Park ER, Weeks JC. Attitudes of patients with cancer about personalized medicine and somatic genetic testing[J]. J Oncol Pract/Am Soc Clin Oncol, 2012, 8(6): 329-335. 322 p following 335.

[106] Scherubl H, Raue F, Ziegler R. Combination therapy with adriamycin, cisplatin and vindesine in C cell carcinoma of the thyroid[J]. Onkologie, 1990, 13(3): 198-202.

[107] Scherubl H, Raue F, Ziegler R. Combination chemo- therapy of advanced medullary and differentiated thyroid cancer. Phase II study[J]. J Cancer Res Clin Oncol, 1990, 116(1): 21-23.

[108] Leaf AN, Wolf BC, Kirkwood JM, Haselow RE. Phase II study of etoposide (VP-16) in patients with thyroid cancer with no prior chemotherapy: an Eastern Cooperative Oncology Group Study (E1385) [J]. Med Oncol, 2000, 17(1): 47-51.

[109] Ain KB, Egorin MJ, DeSimone PA. Treatment of anaplastic thyroid carcinoma with paclitaxel: phase 2 trial using ninety-six-hour infusion. Collaborative Anaplastic Thyroid Cancer Health Intervention Trials (CATCHIT) Group[J]. Thyroid, 2000, 10(7): 587-594.

[110] Sherman SI, Wirth LJ, Droz JP, et al. Motesanib diphosphate in progressive differentiated thyroid cancer[J]. N Engl J Med, 2008, 359(1): 31-42.

译者：李波，兰州大学第一医院
审校：郭朱明，中山大学肿瘤防治中心

## 中国专家述评

# 原文导读及国内靶向药物应用研究体会

郭朱明

中山大学肿瘤防治中心

该章节为读者展示了甲状腺癌治疗的另一方面：非手术的各种治疗方法，让我们可以考虑手术治疗无法解决的局部晚期或远处转移的治疗问题。作者检索文献，结合最前沿的进展，分析了$^{131}$I治疗的疗效、不足与发展方向，特别是NIS转运体的重新激活研究。针对大家的惯性思维，即甲状腺癌的化学药物治疗无效的观点，作者还引经据典，推荐了几种化疗方案作为辅助治疗及新辅助治疗，至少对部分的难治性分化型甲状腺癌、未分化型甲状腺癌的治疗带来了可供选择的治疗手段。

更多的篇幅，作者介绍了甲状腺癌的分子标志物研究进展，特别是多个已深入研究的甲状腺癌相关基因检测和信号通路如BRAF、RET、RAS、MEK、MAPK等，并延伸到相对应的靶向药物的研究进展和治疗进展，为读者介绍了多个靶向药物，如索拉非尼、乐伐替尼、凡德尼布、威罗菲尼等，作为晚期甲状腺癌的一种治疗方法选择。并且，作者还介绍了靶向药物辅助治疗的耐药性研究及解决问题的思路，即交替用药，轮换用药。作者对晚期甲状腺癌的新辅助治疗（诱导治疗）—再手术治疗—辅助治疗的前景也进行了探讨。

中国的甲状腺癌病例中，同样有大量的晚期无法手术治疗或多发远处转移的患者，他们同样有非手术治疗的迫切需求。我国的多家医疗中心自2009年起参与了多项国际多中心靶向药物的临床Ⅲ期研究工作。如课题"在局部晚期/转移性放射性碘（RAI）难治性分化型甲状腺癌患者中评价索拉非尼与安慰剂相比的有效性和安全性的一项双盲、随机、Ⅲ期研究（Decision Study）"，全球18个国家的72家临床研究中心共入组了417例病例。中国有8家中心参加，入组45例，占全球入组病例的12%。这种基本接近真实状态的临床应用研究，让

347

我国的临床工作者尝试了靶向药物治疗晚期甲状腺癌的新手段，并从中积累了许多的晚期甲状腺癌靶向药物应用心得、实战案例、药物不良反应的解决方案，以及培养了甲状腺癌靶向药物临床研究团队。通过实践，我们体会到，对于无法手术治疗的原发病灶和颈部转移病灶、远处的肺部转移病灶、颅内转移病灶及骨转移病灶，索拉非尼均有不同程度的抑制性治疗作用，其中以肺部转移病灶的治疗效果最明显。我们在研究中尚未发现有完全缓解（CR）的病例，多数病例获得的是部分缓解（12.6%）和疾病无进展生存。靶向药物的不良反应多可以通过调整药物使用剂量，给予相应的对症治疗予以缓解。我们在临床研究工作中也发现，靶向药物治疗有效的病例，在1.5~2年的病灶可以受控后，会出现肿瘤的靶向药物耐药现象，表现为肿瘤病灶逐渐增大，或转移病灶逐渐增多，且进展表现比较明显。这时我们感到需要选择其他的靶向药物进行替换，或尝试交替用药，以便延长或改善靶向药物的治疗疗效。否则可能会影响患者对靶向药物治疗的信心和获益评估。

此外，我国的专家目前还参与了乐伐替尼、凡德尼布的晚期甲状腺癌全球多中心研究，及获得国际研究注册的国产多靶点酪氨酸激酶药物如安罗替尼、索凡替尼、阿帕替尼、多纳非尼的晚期甲状腺癌多中心临床研究试验。随着时间的推移，今后中国的各种靶向药物治疗晚期甲状腺癌病例也会和全世界一样逐渐增加，我们期待各种新的非手术治疗方法为更多的中国患者带来实实在在的生命获益。

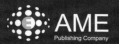

# 《甲状腺外科领域的争议》电子书

汇聚全球及全国甲状腺领域顶级专家和青年才俊的智慧，
回顾和解析甲状腺诊断技术进展的最新数据以及新兴手术技术的具体效果，
一本对于内分泌、普外科和耳鼻咽喉科医生临床实践均具有重要实用价值的专业书籍！

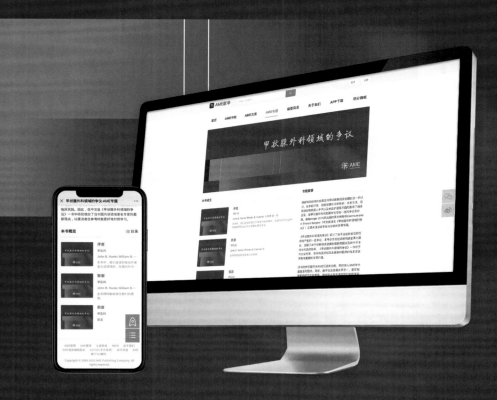

《甲状腺外科领域的争议》电子书
在线选读您需要的图书章节

# AME JOURNALS

Founded in 2009, AME has rapidly burst into the international market with a dozen of branches set up all over mainland China, Hong Kong, Taiwan and Sydney. Combining the highest editorial standards with cutting-edge publishing technologies, AME has published more than 60 peer-reviewed journals (13 indexed by SCIE and 18 indexed by PubMed), predominantly in English (some are translated into Chinese), covering various fields of medicine including oncology, pulmonology, cardiothoracic disease, andrology, urology and so forth (updated on Jun. 2020).

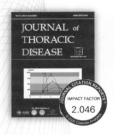
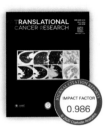
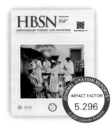
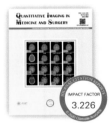
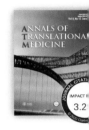

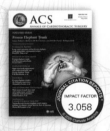
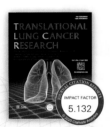
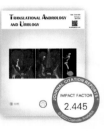
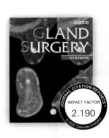
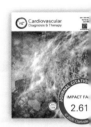

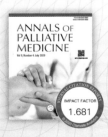
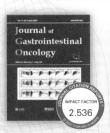
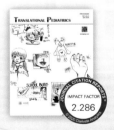

AME Publishing Company

*Academic Made Easy, Excellent and Enthusiastic*
砺穿千里目、快乐搞学术